TRAITÉ DE

KINÉSITHÉRAPIE GYNÉCOLOGIQUE

(Massage et gymnastique)

NOUVELLE MÉTHODE DE DIAGNOSTIC

ET DE

Traitement des maladies des Femmes

PAR

H. STAPFER

Ancien chef de clinique obstétricale et gynécologique de la Faculté de Paris,
Chargé de mission en Suède pour l'étude du traitement de Brandt (1891)

Préface de A. PINARD

Professeur à la Faculté de Paris, membre de l'Académie de Médecine.

Cet ouvrage contient 224 FIGURES, *schémas et graphiques,*
et dans la cinquième partie, la TRADUCTION DU LIVRE ET LE PORTRAIT DE BRANDT

A l'époque de gynécologie d'aventure que nous traversons, où l'on se contente de diagnostics superficiels, où l'on fait table rase des plus élémentaires notions physiologiques, où l'empirisme opératoire est roi, où — pour de simples troubles vaso-moteurs, — on coupe, abrase, rogne, fixe et luxe les organes des jeunes femmes avec *maestria*, où la technique du bistouri est seule en progrès, où la conscience, la dignité professionnelle, la probité scientifique, la sagesse clinique protestent inutilement, le massage, aventuré lui-même au début, s'offre à qui le pratique avec quatre avantages primordiaux : 1° il perfectionne le diagnostic; 2° il est inoffensif; 3° il guérit ou améliore; 4° il favorise la conception et facilite la grossesse. . . . . Page 31

La transformation des malades est telle parfois qu'on crie au prodige et que les médecins accusent la suggestion. En réalité, il n'y a de suggestion que dans leur esprit; cette suggestion s'appelle en bon français préjugé; et il n'y a de prodigieux que l'ignorance où l'art médical a laissé un procédé dont personne, jusqu'à présent, n'a cherché l'interprétation scientifique, et qui ouvre un nouvel horizon, non seulement à la thérapeutique, mais à toute la science gynécologique . . . Page 48
STAPFER.

PARIS

A. MALOINE, ÉDITEUR

21, PLACE DE L'ÉCOLE-DE-MÉDECINE, 21

1897

TRAITÉ DE

KINÈSITHÉRAPIE GYNÉCOLOGIQUE

(Massage et gymnastique.)

PAR

H. STAPFER

PUBLICATIONS
Sur le Traitement Kinèsique

FAITES

PAR L'AUTEUR OU SOUS SA DIRECTION

La Kinèsithérapie gynécologique. — Mission en Suède, 1891. — Rapport adressé à S. E. le Ministre de l'Instruction publique et communiqué à l'Académie de Médecine (séance du 26 juillet 1892). — Paris, Maloine, libraire-éditeur, 1892.

Applications de la kinèsithérapie à l'obstétrique. — Communication à la Société obstétricale de France. — Session de 1893.

Cellulite et myo-cellulite localisée douloureuse. — Annales de gynécologie. Juillet-Août 1893.

Valeur de la gymnastique de Brandt;
Cellulite, — paramétrisme, — fixations. — Communications au congrès de Rome, 1894.

Applications de la kinèsithérapie à l'obstétrique. — Communication à la Société obstétricale de France. — Session de 1895.

Le réflexe dynamogénique cardio-vasculaire du massage abdominal. — Thèse présentée et soutenue devant la Faculté de Paris, par le Dr Romano, de Bucharest. — Paris, J.-B. Baillière, 1895. — Conclusions communiquées au congrès de Bordeaux, 1895.

Considérations sur les rétrodéviations de l'utérus. — Communication au Congrès de Bordeaux (1895).

Dépendance des mouvements du cœur et de la circulation du ventre. — Effets du massage abdominal. — Différence physiologique entre la syncope et la lipothymie. — Communication à la Société de Biologie. 13 décembre 1895.

Disjonction utéro-rectale par le massage. — Observation résumée. — Résultats éloignés du traitement kinésique. — Annales de gynécologie. Mars 1896.

Les états syncopaux de la délivrance et de la grossesse. — Communication à la Société obstétricale de France. — Session de 1896. — Annales de gynécologie, Paris, Juillet 1896.

Valeur hémostatique de certains mouvements musculaires contre les méno- et métrorrhagies chroniques. — Thèse présentée et soutenue devant la Faculté de Paris par le Dr Guillarmou. — Paris, Steinheil, 1896.

Valeur diagnostique et thérapeutique du traitement kinésique. — Cure manuelle des rétrodéviations. — Communication au congrès de Genève, 1896.

DIJON. — IMPRIMERIE DARANTIÈRE, RUE CHABOT-CHARNY, 65

TRAITÉ DE

KINÈSITHÉRAPIE GYNÉCOLOGIQUE

(Massage et gymnastique)

NOUVELLE MÉTHODE DE DIAGNOSTIC

ET DE

Traitement des maladies des Femmes

PAR

H. STAPFER

Ancien chef de clinique obstétricale et gynécologique de la Faculté de Paris,
Chargé de mission en Suède pour l'étude du traitement de Brandt (1891)

Préface de A. PINARD

Professeur à la Faculté de Paris, membre de l'Académie de Médecine.

Cet ouvrage contient 224 Figures, *schémas et graphiques,*
et dans la cinquième partie, la Traduction du Livre et le Portrait de Brandt

A l'époque de gynécologie d'aventure que nous traversons, où l'on se contente de diagnostics superficiels, où l'on fait table rase des plus élémentaires notions physiologiques, où l'empirisme opératoire est roi, où — pour de simples troubles vaso-moteurs, — on coupe, abrase, rogne, fixe et luxe les organes des jeunes femmes avec *maestria*, où la technique du bistouri est seule en progrès, où la conscience, la dignité professionnelle, la probité scientifique, la sagesse clinique protestent inutilement, le massage, aventuré lui-même au début, s'offre à qui le pratique avec quatre avantages primordiaux : 1° il perfectionne le diagnostic; 2° il est inoffensif ; 3° il guérit ou améliore ; 4° il favorise la conception et facilite la grossesse. . . . . Page 31

. . . .
La transformation des malades est telle parfois qu'on crie au prodige et que les médecins accusent la suggestion. En réalité, il n'y a de suggestion que dans leur esprit; cette suggestion s'appelle en bon français préjugé ; et il n'y a de prodigieux que l'ignorance où l'art médical a laissé un procédé dont personne, jusqu'à présent, n'a cherché l'interprétation scientifique, et qui ouvre un nouvel horizon, non seulement à la thérapeutique, mais à toute la science gynécologique . . . Page 48
STAPFER.

PARIS

A. MALOINE, ÉDITEUR

21, PLACE DE L'ÉCOLE-DE-MÉDECINE, 21

1897

PRÉFACE

DU

Pᵣ PINARD

Depuis quinze ans j'assiste à l'évolution ou si l'on veut à la révolution qui a transformé la gynécologie opératoire. Nul plus que moi n'est pénétré des progrès réalisés pendant cette période et n'applaudit avec plus d'enthousiasme aux merveilleux résultats obtenus, et je proclame, après bien d'autres, que, dans cette branche de l'art de guérir, de véritables et grandes conquêtes ont été effectuées. Mais l'éclat des brillantes opérations chirurgicales ne doit pas nous aveugler à ce point de nous détourner de notre vrai chemin et de nous faire prendre la partie pour le tout.

Or, depuis que Pasteur a permis à cette chirurgie, réputée jusque-là « téméraire », de n'être plus qualifiée que « d'audacieuse », l'ACTE OPÉRATOIRE, — si souvent suivi de succès, je le reconnais, — semble dominer et rejeter dans l'ombre ou tout au moins considérer comme accessoire ce qui constitue « le *dernier terme de notre art : la détermination exacte des indications* (1). »

L'acte d'ouvrir le ventre pour voir ce qu'il y a dedans ne pourra jamais être considéré que comme un acte et un aveu d'impuissance, et nous devons nous efforcer de tout faire pour rendre cet acte aussi rare que possible.

---

(1) Pozzi, *Traité de gynécologie*, avant-propos, p. 8.

L'acte d'enlever des organes qui auraient pu être conservés et guéris ne sera jamais considéré que comme un acte de mutilation. encore que cet acte soit suivi de succès opératoire *souvent*, je le veux bien, de succès thérapeutique, *quelquefois*, je l'admets, mais succès d'ordre inférieur si l'on pouvait faire moins et mieux.

Tout acte opératoire, pour apparaître dans sa puissance et sa beauté, doit être au préalable justifié. Toute ablation d'organe doit être considérée comme ressource ultime.

C'est dans ces conditions seulement que le chirurgien digne de ce nom doit entreprendre une opération et, si, contrairement à ses prévisions, l'insuccès se montre, au moins pourra-t-il se consoler en disant : il n'y avait pas autre chose à faire. Reconnaître et déterminer avec précision les indications thérapeutiques sera toujours la caractéristique du véritable gynécologue. Aussi doit-on accepter avec reconnaissance et étudier consciencieusement tout procédé, toute méthode nouvelle venant s'adjoindre aux procédés d'exploration classique pour éclairer ce chapitre si souvent obscur du diagnostic.

C'est pourquoi je suis heureux et fier de présenter au public médical le Traité de kinésithérapie gynécologique.

En perfectionnant, comme il l'a fait, le procédé de Puzos, consistant à toucher, à explorer la matrice par ses deux extrémités — procédé rudimentaire, mais véritable embryon de la méthode de Brandt — le Dr Stapfer a mis entre les mains des médecins un procédé d'exploration d'une valeur diagnostique inappréciable. Aucun moyen, aucun procédé, aucune méthode, et je n'en excepte ni le toucher bi-manuel simple, ni le toucher bi-manuel avec anesthésie ne donne actuellement et ne peut donner ce qu'on obtient avec le *palper massage* pratiqué méthodiquement.

C'est bien là une arme nouvelle d'une puissance incomparable ayant cet énorme avantage de n'être pas tranchante. Elle a et aura pour d'aucuns cet inconvénient de ne pas donner souvent des résultats instantanés, cela est vrai, mais je considère, quant à moi, cet inconvénient comme un des plus grands avantages de la méthode. Car il en est des diagnostics faits instantanément, et ne reposant que sur un seul examen fait rapidement comme des diagnostics qui ne s'appuient que sur le *flair* : exacts quelquefois, ils sont erronés le plus souvent. Que de circonstances accidentelles, que de conditions différentes, peuvent se rencontrer chez une même malade, varier d'un instant à l'autre et masquer les véritables caractères de la lésion ! Certes les examens répétés sont recommandés depuis longtemps, mais pratiqués comme ils l'étaient c'est-à-dire avec les procédés ordinaires, ils ne pouvaient donner ce que donne ce nouveau procédé si puissant d'exploration et de dissociation.

Mais la méthode de Brandt complétée et perfectionnée par le Dr Stapfer n'est pas seulement le puissant moyen de diagnostic que nous venons de faire connaître, elle peut être, disait l'auteur en 1891 dans son Rapport au Ministre, et elle est, selon moi, « la source de découvertes physiologiques et pathologiques comme elle est le principe d'une thérapeutique nouvelle. »

Quand les lecteurs auront lu le résultat des expériences entreprises par Stapfer et ses élèves (1), ils comprendront pourquoi je suis affirmatif sur la réalité de découvertes faites sur le terrain de la physiologie. Et si je ne me trompe l'importance de ces découvertes sera considérable. Quant à la puissance de cette thérapeutique nouvelle je puis dire : *Je suis convaincu parce que j'ai vu.*

Depuis cinq ans que j'ai confié aux soins de mon collaborateur Stapfer une partie de la consultation de gynécologie de la clinique Baudelocque, j'ai vu et touché du doigt, je puis le dire, les résultats obtenus. Et j'ajoute : si par hasard, il y avait des incrédules après la lecture du livre, je les prie et

(1) Romano, Thèse de Paris, 1895.

supplie de venir voir. Mon service leur est largement ouvert. Passagers, venus en curieux, ils constateront la simplicité des procédés; assidus, ils verront les résultats.

En agissant comme je le fais, en écrivant ce que je pense, je suis bien moins mû par le désir, cependant bien grand, de remercier mon collaborateur et de lui prouver mon estime scientifique et mon amitié, que par celui de faire bénéficier le plus grand nombre de pauvres malades des bienfaits d'une telle méthode.

A. PINARD.

Décembre 1896.

PRÉFACE DE L'AUTEUR

Ce livre est personnel. Ce n'est pas une compilation.

Ce n'est pas non plus une simple adaptation de la méthode de Brandt le Suédois. En ce genre plus d'un vulgarisateur, plus d'un utile pionnier, m'a devancé.

J'essaie de dissiper l'obscurité, où Brandt lui-même, et les Allemands, premiers défenseurs officiels du massage gynécologique, l'ont laissé. J'entreprends de tirer au clair un vin généreux mais trouble.

Mon ambition est plus haute encore.

Si ce livre est lu, comme on devrait lire, j'espère qu'il contribuera à faire sortir la gynécologie de la période d'aventure chirurgicale où elle se traîne, par excès de grandes et réelles conquêtes opératoires. Je souhaite qu'il répande une thérapeutique bienfaisante et inoffensive, qu'il favorise la renaissance des études de physiologie et d'histologie normales et pathologiques, éclipsées depuis dix ans par la gloire un peu aveuglante de l'antisepsie, et qu'il relève *le premier des arts médicaux : le diagnostic.*

D'où vient ma conviction? D'où viennent mes vœux ?

De tout ce que j'ai observé pendant cinq ans ; d'une quantité de faits, sinon semblables, du moins analogues au suivant :

Mme X..., arthritique, âgée de 23 ans, souffre du ventre, a des pesanteurs et perd du sang. Curettage. Les pertes s'arrêtent. Les pesanteurs et les souffrances disparaissent ; mais pour renaître plus tard et s'exaspérer. La marche devient difficile. On lui fait porter un pessaire sous prétexte d'abaissement des organes génitaux.

Les symptômes s'accusent. Un maître chirurgien, incontesté

et incontestable opérateur, enlève à cette jeune femme l'utérus et les ovaires. Je les ai sous les yeux en écrivant ces lignes. Autant qu'on peut juger après séjour de sept mois dans l'alcool, les ovaires gros, sont scléreux, microkystiques; l'utérus a son volume normal.

L'opération est suivie d'une aggravation générale et locale. La malade ne peut rester debout sans tenir son ventre à deux mains. La marche rend intolérable la douleur. La faiblesse est d'autant plus marquée, que l'alitement est forcé.

Au bout de cinq ou six mois, ne voyant pas venir la guérison qu'on lui avait dite reculée mais certaine, elle mande le maître chirurgien qui déclare que la vessie est malade et dit: « *malheureusement, c'est un organe que nous ne pouvons enlever!* »

Sur ce propos, digne de Molière, il abandonne son opérée aux lavages de vessie, et l'estomac de cette femme devient l'alambic d'une quantité de drogues auxquelles on confie le soin de remonter les forces.

Les choses vont de mal en pis.

C'est alors que mon ami X..., chirurgien des hôpitaux, consulté à son tour, conseille à la malade de s'adresser à moi. Exploration faite et pièces vues, je crois reconnaître autour de l'urèthre et de la vessie, et dans les vestiges des ligaments larges, les restes d'une affection que j'ai décrite en France sous le nom trop vague de cellulite, emprunté aux Suédois, affection du tissu conjonctif dont selon moi le dernier terme est vraisemblablement la sclérose; mais qui, en tout cas, très fréquente chez les arthritiques, a pour principe les troubles circulatoires, stases veineuses, œdèmes locaux par arythmie de la vaso-dilatation et de la vaso-constriction, et déséquilibre de la pression sanguine.

Sur ce *diagnostic* et sur la connaissance que j'ai acquise des effets physiologiques de la kinésithérapie, j'entreprends, pour la première fois de ma vie, avec curiosité et une certaine confiance, de soigner cette malade *qui n'a plus d'organes géni-*

taux, mais dont la circulation abdomino-pelvienne est aussi défectueuse qu'avant l'opération, plus défectueuse même, puisque les évacuations menstruelles sont supprimées.

Voici quel fut le programme du traitement kinésique :

Mise en jeu de ce que j'ai appelé le réflexe dynamogénique cardio-vasculaire du massage abdomino-pelvien. Vibrations spéciales appropriées à la cellulite péri-uréthro-vésicale. Exercices gymnastiques propres à décongestionner le pelvis. Séances très courtes, quotidiennes. Suppression de toutes drogues, et du régime lacté, auquel la malade s'était soumise par ordonnance et faute d'appétit.

A l'issue de la première séance, la malade, frappée de l'insignifiance apparente du traitement, me déclara que *jamais il ne la guérirait.* Je cite ce fait pour ceux que hante l'idée de suggestion, et je les renvoie à la deuxième épigraphe de ce livre.

Dès la quinzième séance la malade, qui peu à peu reprenait la vie de tout le monde, donnait chez elle un dîner, et fêtait ce qu'elle appelle sa résurrection.

Dans le rapport à l'Académie sur la mission dont j'étais chargé, je me suis exprimé ainsi : « *la méthode de Brandt peut être la source de découvertes physiologiques et pathologiques comme elle est le principe d'une thérapeutique nouvelle.* »

Je ne crois pas avoir été mauvais prophète ; mais, « *découvertes* » me semble hardi et prétentieux, à moi, qui, déjà vieilli dans la pratique médicale, sais qu'en clinique on découvre rarement des faits nouveaux, et qu'on se borne le plus souvent à interpréter différemment des faits déjà constatés par d'autres. Et puis, quoique la physiologie soit déjà venue prêter son appui à ces prétendues découvertes et à mes théories, de nouvelles études sont encore nécessaires. Les recherches anatomo-pathologiques *personnelles* ne font pas absolument défaut à ce livre ; mais sont encore bien insuffisantes. Mon excuse est de n'avoir eu à ma disposition que dix cadavres en cinq ans. Sur ce nombre neuf étaient instructifs. Je compte donc sur des dissections à venir pour contrôler plusieurs de mes idées aujourd'hui fondées sur la seule clinique, ou sur la clinique et l'expérimentation.

Avoir les faits cliniques pour soi, c'est beaucoup. Si les théories sont erronées on les changera. Les faits subsistent et ce qui donne de la valeur à ce livre, dont je ne garantis que la bonne foi, *c'est qu'il est composé de choses vues et senties.*

Que je saisisse ici l'occasion de remercier publiquement le P\ Pinard de la petite salle offerte à Baudelocque, de son appui, de ses éloges, où perce le faible du maître pour un ancien élève, nul n'en sera étonné; mais en outre il y aurait mauvaise grâce à ne pas associer à la publication de cet ouvrage, tous ceux qui m'ont aidé, à commencer par les Suédois, depuis les simples complaisants — et ils ne manquent pas dans cet hospitalier pays — jusqu'aux réels collaborateurs (voyez V° partie).

Sans la vaillance au travail et la probité scientifique du D\ Romano (de Bucharest), sans l'obligeante compétence de M. Comte, préparateur au Collège de France, je n'aurais pas encore entrepris mes recherches expérimentales sur le réflexe dynamogénique du massage abdominal, dont l'observation clinique m'avait suggéré l'existence. Je leur suis donc redevable d'un bon quart de ce livre.

Au D\ Saquet (de Nantes), bibliographe à l'affût, je dois des renseignements qui m'eussent échappé, à moi souvent plus agacé par le foisonnement des publications médiocres, que par le dénigrement systématique ou les propos de ceux qui parlent de la méthode, comme les aveugles des couleurs.

Rien n'est inutile à qui veut aller au fond des choses. Pour la conception que je me suis faite de la valeur du système de Brandt, j'ai pris enseignement de tout, même de l'insignifiance et de l'insuffisance de certains auteurs et praticiens, comme, au laboratoire, j'ai quelquefois tiré parti d'expériences manquées et en apparence décevantes.

Au nombre des phénomènes que je crois avoir décrits le premier, en est-il que d'autres pourraient revendiquer? C'est possible. Si, par ignorance, je me suis attribué ce qui ne m'appartient pas, je suis prêt à rendre justice à la première plainte. A défaut de priorité littéraire involontairement méconnue, je souhaite que plus d'un lecteur reconnaisse sa propre observation dans la mienne; car la multiplicité des témoins est une garantie de l'authenticité des faits.

La cinquième partie de cet ouvrage renferme la traduction d'un livre indispensable à connaître, puisqu'il est l'*avatar* des procédés que je préconise. C'est le livre de Brandt. Il m'en avait confié la traduction en 1893.

Thure Brandt, le père du massage gynécologique, comme l'a appelé Schauta, et plus exactement du traitement des maladies des femmes que j'ai qualifié de kinèsique, est mort dans les premiers jours d'août 1895.

En essayant de perfectionner son œuvre, je rends hommage au *guérisseur* qui a donné aux *maîtres gynécologues* une leçon de diagnostic outre celle de thérapeutique, à l'homme de bien que la confraternité médicale Suédoise abreuva d'amertumes. *Pessima medicorum invidia.*

Brandt a disparu rassasié de jours et de travail, pauvre, laissant à ceux qui l'ont connu le souvenir d'un dévouement sans bornes aux souffrances humaines et d'une intégrité de conscience exceptionnels; mémoire vénérable s'il en fut.

Son héritage scientifique est important. Je tente de le recueillir et de réaliser l'humble vœu de sa vie « la fructification, entre les mains des médecins, de ce qui est utile dans ma méthode » (1).

Puisse donc mon ouvrage prendre place à côté du sien et contribuer à tirer ses découvertes de l'empirisme.

H. Stapfer.

Septembre 1896.

(1) V⁰ partie. — Page 448.

AVERTISSEMENT

Les positions de mains pour le diagnostic et le traitement, représentées dans cet ouvrage, paraîtront à plus d'un exagérées, voire invraisemblables. Elles sont cependant l'expression de la réalité. Je n'ai rien dessiné (1) que je n'aie vu ou perçu ; mais pour saisir l'utérus et les annexes comme le représentent les gravures, *il faut que les conditions nécessaires à cette saisie existent ;* principe commun à toute opération. Ces conditions se résument en ces mots : *longueur des doigts, souplesse et insensibilité des tissus.* Les deux dernières sont obtenues par la méthode.

Les figures sont calquées sur des photographies. Mon inexpérience n'a pas su corriger les déformations communes à ce genre de reproduction ; mais mes dessins n'ont qu'une prétention, celle d'être aussi exacts et aussi clairs que possible.

Il est superflu, je pense, d'expliquer pourquoi dans les exercices gymnastiques la malade est représentée par un homme.

Consultez les *notes complémeutaires* et *l'erratum* à la fin du volume; certaines corrections ou additions sont importantes ou instructives.

(1) Les clichés des vignettes signées Colombar, et ceux des graphiques sont la propriété des Drs Guillarmou et Romano.

PREMIÈRE PARTIE

INTRODUCTION A L'ÉTUDE

DE LA

KINESITHÉRAPIE GYNÉCOLOGIQUE

1

INTRODUCTION A L'ÉTUDE

DE LA

KINÉSITHÉRAPIE GYNÉCOLOGIQUE

ESSAI SUR L'ANATOMIE, LA PHYSIOLOGIE, L'ANATOMIE PATHOLOGIQUE, LA PATHOGÉNIE DES ORGANES GÉNITAUX DE LA FEMME AU POINT DE VUE DU TRAITEMENT KINÉSIQUE.

Découvrez la cavité abdominale d'une femme jeune en rabattant peau, muscles et aponévroses sur les cuisses comme un couvercle. Vous avez sous les yeux le paquet viscéral, intestin, estomac, tablier épiploïque. C'est sur lui et surtout sur les anses grêles que le massage agit d'abord, à travers la peau, le pannicule et les muscles. Ne perdez pas cela de vue. *Avant d'être utérin, ovarien, salpingien, ou en même temps, le massage gynécologique, est péritonéo-viscéral. Ce sont les vaisseaux mésentériques qui subissent les premiers son influence.* Vous verrez à quelles considérations et constatations les expériences physiologiques m'ont conduit sur ce sujet. Relevez les anses grêles. La cavité pelvienne apparaît. L'utérus est au centre, tantôt vertical, tantôt incliné dans un sens ou dans un autre. Si la femme est nullipare et très jeune, l'utérus est comme noyé dans les tissus ; le fond seul émerge à la façon d'un baril plongé dans l'eau et dont on ne voit qu'une petite portion convexe. Chez les multipares on l'isole au contraire facilement du plancher.

Cavité abdomino pelvienne.
Situation cadavérique de l'utérus. — Fosse postérieure.
Ligaments de Douglas.

L'utérus étant mis en situation verticale, et un peu soulevé pour tendre les ligaments larges, le pelvis offre sa division classique en deux fosses ou loges, l'une antérieure pour la vessie, l'autre postérieure pour le rectum. La fosse postérieure a deux étages. L'étage inférieur ou basse-fosse, ou fosse de Douglas, ou cul-de-sac péritonéal postérieur, est séparé de l'étage supérieur par un diaphragme membraneux à large ouverture dont le grand diamètre est transversal.

Ce diaphragme membraneux est constitué par les replis de Douglas, dits ligaments postérieurs ou utéro-sacrés dont il importe d'avoir une notion très exacte pour la pratique du traitement de Brandt, et une bonne exploration gynécologique.

Ils ont deux faces, l'une supérieure, l'autre inférieure et **un bord mince, tranchant, curviligne.** Supposez deux faucilles, horizontalement placées, à plat, se touchant par l'emmanchure, les pointes distantes l'une de l'autre, et vous aurez une image assez exacte des replis de Douglas. Les emmanchures s'entrecroisent sur l'isthme utérin. Les pointes s'effilent sur la paroi postérieure du pelvis. Le tranchant est formé par l'adossement de deux feuillets péritonéaux qui s'écartent l'un de l'autre, le supérieur pour se continuer avec le ligament large correspondant et le péritoine pariétal, l'inférieur pour tapisser la fosse de Douglas et former le cul-de-sac péritonéal postérieur.

Ainsi constitués les ligaments utéro-sacrés ont une disposition et une direction peu favorables au rôle qui leur a été attribué d'antéverseurs du fond utérin par la traction qu'ils exerceraient sur l'isthme et le col en arrière. Lorsqu'on les saisit avec une pince près du col utérin, on attire celui-ci vers la droite ou la gauche de l'excavation. Si la pince est placée et la traction exercée au milieu de la courbe faucillaire, le col reste immobile ou à peu près. En tous cas je ne l'ai jamais vu, la disposition de ces ligaments étant normale, se porter en arrière et le fond de l'utérus s'antéverser.

L'étage supérieur de la loge ou fosse postérieure est constitué par la face postérieure du corps de l'utérus, la face postérieure des ligaments larges, la paroi postérieure du pelvis et la face supérieure des ligaments utéro-sacrés qui en forment le plancher percé d'un large orifice conduisant à l'étage inférieur ou fosse de Douglas. Il se dessine nettement à

condition de tirer en haut le fond de l'utérus de manière à tendre
le ligament large. Plus on tend et mieux on voit que le feuillet postérieur du ligament large se continue sans ligne de démarcation avec
le feuillet supérieur des ligaments de Douglas. Tous deux forment
un talus en pente terminé par le précipice abrupt de la fosse de même
nom. C'est sur ce plan incliné à sa partie supérieure que reposent, quand
ils sont normaux, l'ovaire, la trompe avec leurs ligaments ou mésos.
Le ligament rond et non pas la trompe est sur la crête du talus.

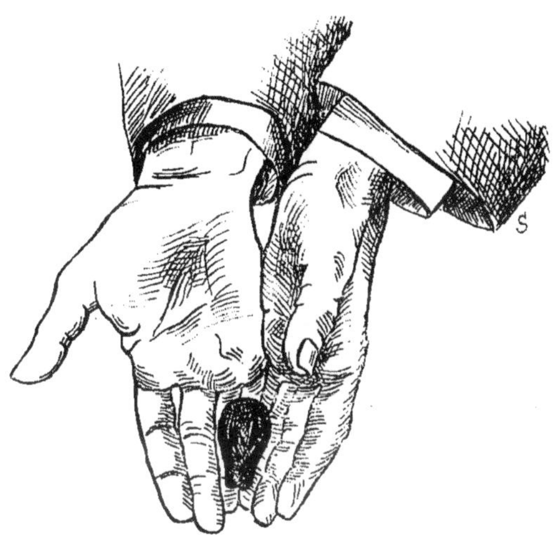

Fig. 1.

La fosse antérieure est constituée par une loge unique, profonde cuvette tapissée par le péritoine, limitée par la face antérieure de l'utérus, le feuillet antérieur des ligaments larges, la ceinture osseuse pelvienne antérieure et la vessie si bien aplatie, quand elle est vide, contre
la paroi vaginale antérieure et le plancher musculo-aponévrotique du
petit bassin, qu'elle devient invisible. C'est cette profonde cuvette qui
rend praticable et inoffensive la manœuvre de Brandt dite élévation de
l'utérus (fig. I). Il suffit de la voir sur le cadavre pour comprendre que
cette opération ne présente pas d'autre difficulté, l'utérus étant sai-

sissable et élevable, que la résistance de la paroi abdominale, contractée ou trop grasse.

C'est encore dans cette cuvette qu'on pratique la manœuvre appelée par Brandt *pression redressante* (fig. 2). Elle consiste à déprimer la paroi abdominale en avant de l'utérus, derrière le pubis avec quatre

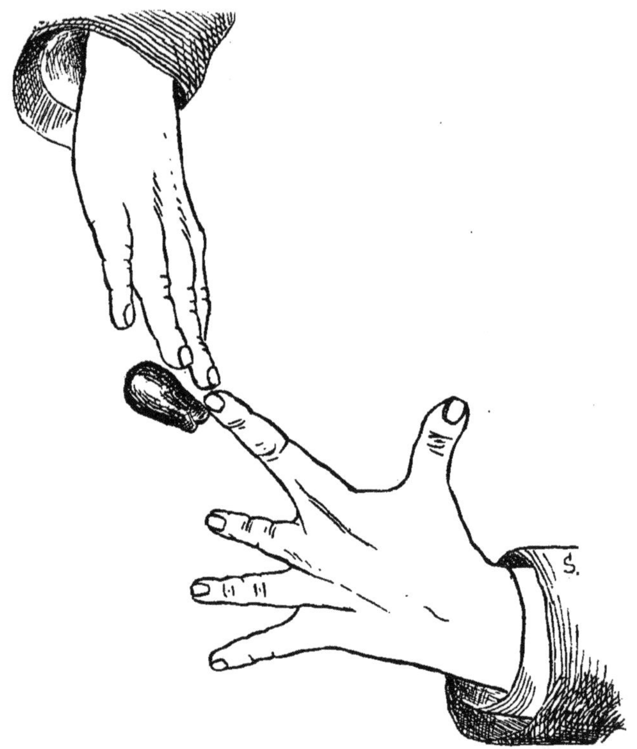

Fig. 2.

doigts de la main droite en pronation et obliquement dirigés d'arrière en avant jusqu'à ce que les pulpes digitales soient en contact médial avec l'index gauche placé sur la face antérieure du col. Alors si l'utérus n'est incliné ni à droite ni à gauche, s'il n'est ni rétrofléchi ni rétroversé, ou tout au moins si le fond est libre et situé au-dessus de la fosse de Douglas, il s'antéverse immédiatement (fig. 3). Quand on retire brusquement la main, la face antérieure de l'utérus est tirée en avant avec la force d'un ressort. J'ai constaté de plus maintes fois sur le vivant que pendant la pression l'utérus s'élève de un à deux centimètres. J'ai expliqué dans mon Rapport au ministre l'antéversion que

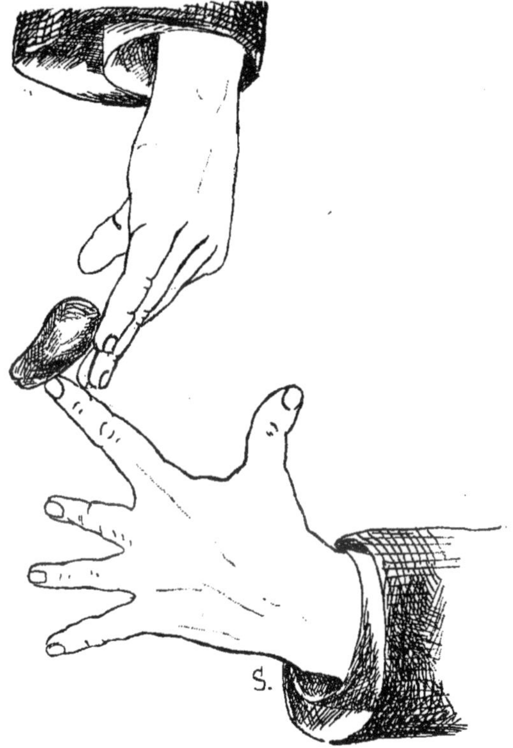

Fig. 3.

produit la manœuvre par l'excitation du revêtement péritonéal antérieur qui, brusquement tendu, se contracterait. Voilà pourquoi, dans mon Rapport à l'Académie, j'avais appelé *pression péritonéale antérieure* cette manœuvre. L'expérimentation cadavérique a complété cette ma-

nière de voir. On pourrait dire aussi *tension ou pression vaginale
antérieure.* Voici ce que j'ai observé sur deux cadavres qui avaient l'un
et l'autre l'utérus en situation verticale : *en déprimant, avec la main
placée comme j'ai dit, le fond de la loge pelvienne antérieure, directement sur la vessie vide, l'utérus s'élevait puis s'antéversait dès que
la paroi vaginale antérieure se tendait.* Ainsi la paroi vaginale antérieure, grâce à cette tension, se comportait comme un ligament antéverseur. Le phénomène cadavérique de l'antéversion s'explique par la
seule mécanique, mais sur le vivant, puisque l'utérus bascule avec
énergie au moment où la pression cesse, il faut peut-être admettre un
raccourcissement brusque des fibres vaginales ou péritonéales excitées.
Quant à l'ascension utérine qui accompagne la pression, je n'ai pu jusqu'à présent en découvrir la raison.

Les ligaments larges forment avec l'utérus la cloison médiane qui
divise le pelvis en deux loges. Suivant la description classique leur
bord supérieur se soulève en trois ailerons, occupés l'antérieur par le
ligament rond, le médian et supérieur par la trompe, dont le pavillon
émerge dans la cavité péritonéale, le postérieur par l'ovaire et son ligament utérin seul inclus, l'ovaire émergeant comme le pavillon tubaire.

Cette disposition exacte au point de vue de l'anatomie descriptive ne
l'est pas au point de vue clinique.

Le ligament rond est en réalité plus élevé que la trompe et l'ovaire,
parce que l'appareil suspenseur annexiel est plus ou moins lâche, et ne
résiste pas au poids de l'ovaire et de la trompe.

Les trompes sont appendues à un véritable méso signalé par Delbet
dans son traité des suppurations pelviennes. C'est l'aileron médian et
supérieur des auteurs. Sur l'un des cadavres que j'ai pris comme types
normaux, ce méso avait la forme d'un triangle dont le sommet corres-
pondait à l'insertion tubaire sur la corne utérine, et la base à l'évase-
ment du pavillon. Cette base mesurait dix à quinze millièmes sans
distension. Les franges du pavillon étaient reliées à la paroi pelvienne
et à l'ovaire par deux ligaments.

Le méso-salpinx a une disposition variable et des dimensions parfois
fort considérables, suivant les sujets. Il en résulte que ce voile membraneux permet à la trompe de glisser sur le feuillet postérieur du ligament

large. Voilà pourquoi je considère, *cliniquement*, le ligament rond comme placé sur la crête du talus formé par le feuillet postérieur du ligament large et le ligament de Douglas. La trompe en réalité plus élevée que lui, puisqu'elle part du *culmen* de la corne utérine, peut glisser en arrière, grâce à son méso, et occupe ainsi un plan inférieur ; fait dont la connaissance importe pour la recherche de cet organe par le toucher et le palper. Au chapitre du diagnostic sont représentés les degrés divers de glissement par élongation du méso.

La trompe morte, normale, a la consistance et la grosseur d'un brin de laine à broder. Ce ne sont pas toujours celles de la trompe vivante, même normale, car son volume varie suivant l'afflux sanguin et sa consistance suivant la contraction et le relâchement.

L'ovaire normal, mort ou vivant, donne la sensation d'une fève ou d'un haricot bouilli. Il est pourvu, comme la trompe, d'un méso (aileron postérieur des auteurs) qui enveloppe le ligament utéro-ovarien, longe le bord inférieur de l'ovaire et se prolonge jusqu'à la paroi, selon toute apparence au moins, puisque l'ovaire est fixé par une attache péritonéale au bassin, en même temps qu'il est relié aux franges du pavillon. Cette disposition a, d'ailleurs, comme celle du méso-salpinx, de nombreuses-variétés et ce qu'il importe encore de retenir c'est que *l'ovaire comme la trompe, suivant la laxité des membranes qui les fixent, glisse plus ou moins bas sur le plan incliné des ligaments larges et de Douglas.*

A l'état normal, lorsque l'utérus est vertical ou légèrement antécourbé, les annexes (ovaires et trompes) ont une direction à peu près transversale ; quelquefois rectilignes, elles décrivent souvent la courbe d'un hamac ; mais si l'inclinaison de l'utérus est très marquée et cet organe un peu haut situé, elles se dirigent obliquement de dedans en dehors et d'avant en arrière, se rapprochant ainsi plus ou moins des flancs de l'utérus penché en avant.

Sur dix cadavres de femmes, âgées de 25 à 50 ans, on n'en trouve guère que deux dont les organes génitaux aient l'apparence normale, proportion qui peut sembler exagérée, mais qui ne l'est point, si je m'en rapporte à ce que j'ai vu et à ce que m'ont dit quelques prosecteurs dont l'opinion, sur la matière, a une importance indiscutable à cause

du grand nombre de sujets qui passent sous leurs yeux. Il ne s'agit pas
bien entendu de grosses lésions ; et cela est tout à fait d'accord avec
l'observation clinique, puisque la majorité des femmes malades n'a pas
de grosses lésions. J'entends par grosses lésions, les tumeurs, de volume
notable, et les dégénérescences malignes. Les petites, bien plus fréquentes, source de misères parfois plus grandes, consistent en déformations, déplacements et déviations, adhérences, indurations, sclérose,
altérations vasculaires On les observe sur l'utérus, sur les annexes et
sur les ligaments.

L'utérus, d'un volume plus ou moins accru, peut être coriace, diffusément fibromateux, déformé par dégénérescence du parenchyme, dévié. Combien variable le volume, la forme, la situation des ovaires
et l'aspect de leur trame ! On en peut dire autant des trompes en ajou-
tant les variations de perméabilité. Combien fréquents les tissus vio-
lacés et variqueux, indices de stases sanguines les vaisseaux béants,
sans élasticité, et les adhérences depuis la toile d'araignée jusqu'aux
solides fixations que l'ongle et le couteau seuls entament en déchirant
ou en coupant ! *J'insiste, en particulier, sur les altérations vasculaires et sur celles du tissu conjonctif. Je leur fais jouer, en pathologie utérine, un rôle important et, en partie, méconnu.* Il y
a des rétractions et des indurations ligamentaires qui entraînent
la déviation et la fixation relative ou absolue autant que les soudures
péritonéales. On les retrouve sur le cadavre. Le ligament large d'un
côté est parfois notablement plus court que celui du côté opposé. Leur
base épaissie, peut être transformée en cordes roides. Les relâchements ne sont pas moins fréquents que les rétractions et indurations.
Le méso-salpinx considérablement élargi laisse glisser jusqu'au bas
du plan incliné formé par le feuillet postérieur du ligament large et le
ligament de Douglas, la trompe, qui se précipite dans la fosse si l'utérus se rétroverse, ou, si l'ovaire congestionné, gros et lourd, insuffisamment assujetti lui-même l'entraîne avec lui. Les ligaments de
l'ovaire offrent aussi de notables variétés. Celui qui unit l'organe aux
parois est parfois très court, ou très long, ou quasi supprimé. L'utéro-
ovarien peut être très allongé, ou comme résorbé tellement il est ténu
et flasque. On n'a pas la sensation de cordelette en palpant le repli

péritonéal. D'autres fois l'extrémité interne de l'ovaire touche presque l'utérus vers lequel il s'allonge et aux flancs duquel il est pendu comme s'il avait avalé son ligament.

Toutes ces petites lésions, que nous retrouverons, souvent accompagnées de vives douleurs, sur le vivant, sont-elles dues à l'infection, comme le veut la théorie régnante? Je crois qu'il est sage de faire à ce sujet de fortes réserves.

Actuellement on regarde l'infection comme la source originelle des maladies de la femme. C'est assez naturel à l'ère où nous vivons qui est l'ère des microbes. La théorie du microbisme latent donnerait la clef de la chronicité,prépondérante dans les affections gynécologiques. A mon avis tantôt lesdites affections sont (blennhorragies, suites de couches pathologiques) primitivement infectieuses, tantôt l'infection est secondaire ou n'existe pas. A l'état physiologique, les organes génitaux sont défendus contre elle par une circulation et des sécrétions normales. Que cette circulation devienne défectueuse, les sécrétions anormales, et la chronicité se prépare, puis s'installe. L'infection n'est pas indispensable. C'est un épiphénomène se manifestant dans un terrain préparé. Par conséquent, je chercherai, à l'exemple des anciens, *dans la structure des organes génitaux et dans leurs fonctions, sans oublier la constitution médicale de la malade, héréditaire ou créée par son genre de vie,* la principale source des affections gynécologiques et de leur chronicité.

C'est entre 25 et 40 ans que les affections utéro-annexielles sont le plus fréquentes, dans la pleine activité génitale par conséquent. Je crois que dans nombre de cas, une simple déviation des organes ou des fonctions, une erreur d'hygiène, une prédisposition constitutionnelle, l'accouchement ou une fausse couche athermiques en sont le point de départ, car souvent l'origine infectieuse ou bien n'est admissible que par hypothèse, ou bien est nettement contredite par les faits. Veut-on des preuves?

En 1892, à l'hôpital, le matin d'un jour d'opérations, une femme était sur l'un des lits d'attente, préparée, rasée. Elle souffrait depuis plusieurs années, avait de continuelles hémorrhagies, s'était soumise à divers traitements, en particulier entre les mains du Dr N... qui avait diagnostiqué une oophoro-salpingite. Lasse de souffrir et de

perdre, cette femme réclamait une opération radicale. Nous l'examinâmes, le Pr X..., le Dr Z... et moi. Utérus assez gros, mobile, ovaire
droit et trompe correspondante un peu volumineux. Diagnostic classique : métro-oophoro-salpingite, mot bien gros pour de petites lésions,
mais, je le répète, classique, pour le moment. Le Dr Z... proposait de
remettre à plus tard l'hystérectomie et d'essayer d'abord le tamponnement de la cavité utérine avec une bande de gaze iodoformée. Il
pensait, je le suppose, à une origine infectieuse possible ou même probable, hypothèse que les théories en cours rendent toute naturelle.
Sur dix médecins neuf l'auraient faite. Le Pr X..., qui désirait
mettre à l'épreuve le traitement suédois, et qui, par instinct d'accoucheur, se défiait des corps étrangers mis à demeure plus ou moins longtemps dans la cavité utérine, préféra la confier à la méthode de Brandt.
La femme regimba, car la perspective de recommencer un long traitement, dont je ne garantissais pas le succès, ne lui souriait guère ;
mais enfin elle se soumit, d'abord contrainte par la nécessité de rester
à l'hôpital et ensuite de son plein gré dès qu'elle éprouva les bienfaits
ordinaires de la kinésithérapie. Quelques mois plus tard elle était bien
réglée, ne souffrait plus, soignait son mari et ses enfants malades. La
guérison se maintient depuis quatre ans à condition d'entretenir la
régularité de la menstruation, au moyen de la gymnastique.

Je me borne ici à montrer que l'infection est souvent une hypothèse.
La kinésithérapie — traitement mécanique — aurait-elle débarrassé cette
femme de ses infirmités, si son utérus ou ses trompes avaient renfermé
un principe infectieux ? Je suppose que non, *à moins qu'on ne lui accorde le pouvoir de favoriser la phagocytose. Ce n'est pas illogique
et dès maintenant je suis disposé à l'admettre de par quelques faits,
mais j'attends qu'ils se soient multipliés pour affirmer.*

Depuis que l'antisepsie a permis d'employer la curette de Récamier
sans danger de mort, et de s'en servir couramment pour arrêter les hémorrhagies, plusieurs traités ou manuels attribuent à une forme de
métrite tous les accidents de ce genre. Le mot métrite hémorrhagique
sert à les caractériser et l'infection a été considérée comme sa cause habituelle parce qu'il n'est pas rare de l'observer après l'accouchement ou
l'avortement.

Or, j'ai vu ces prétendues métrites infectieuses survenir après des accouchements ou des fausses couches dont les suites ont été absolument athermiques. Il est même ordinairement impossible de démontrer l'existence réelle d'une inflammation de la muqueuse, justifiant le terme métrite. Le mot me semble avoir été imaginé pour les besoins de l'étiologie infectieuse et par une interprétation erronée des effets du curettage qui supprimerait l'hémorrhagie en guérissant la métrite. Une femme qui perd du sang en dehors de ses règles n'a pas pour cette raison une métrite et encore moins une métrite d'origine infectieuse. Elle a des congestions *hémorrhagipares,* comme disait Aran. Ce terme a l'avantage de ne rien préjuger. Voici nn exemple d'une de ces prétendues métrites, d'origine prétendue infectieuse, guérie par la kinésithérapie sans massage, c'est-à-dire *par la gymnastique seule.*

X... perd continuellement du sang, depuis trois ou quatre mois. Elle aurait fait une fausse couche et m'est adressée avec cette mention : — métrite hémorrhagique, utérus petit, origine puerpérale, légère infection probable au début. — Je commence par soumettre cette malade au traitement complet, massage et gymnastique, mais elle continue à perdre et l'hémorrhagie augmente plutôt qu'elle ne diminue, ce que j'attribue à l'impossibilité de pratiquer convenablement le massage, le ventre étant continuellement tendu. Je suspends donc le massage et je fais exécuter la gymnastique seule. Guérison rapide.

Est-il admissible que j'aie fait disparaître une métrite et des microbes infectieux *par la gymnastique seule?* N'ai-je pas simplement supprimé une perpétuelle congestion qui engendrait de perpétuelles hémorrhagies ?

Donc, l'infection puerpérale ou blennhorragique n'est pas, à mes yeux, la cause la plus fréquente des affections génitales. A défaut des faits nombreux et précis que je pourrais citer à l'appui de cette manière de voir, la logique et le bon sens suffiraient à en prouver la justesse, car il y a bon nombre de femmes malades qui n'ont été exposées ni à l'infection puerpérale ni à la blennhorragique. La statistique n'a pas démontré, que je sache, la diminution des affections gynécologiques depuis la pratique rigoureuse de l'antisepsie chez les accouchées. Enfin un dernier coup est porté aux exagérations de l'étiologie infectieuse par le fait que les maladies du bas ventre peuvent dater de la virginité.

Nécessité de revenir, en la rajeunissant, à la vieille théorie étiologique de la congestion, dont le massage démontre le bien fondé. — Vascularisation du pelvis.

Interrogez les femmes qui souffrent et plus d'une vous apprendra que ses douleurs ou ses irrégularités remontent à la puberté!

Il y a par conséquent beaucoup de vrai dans la vieille théorie étiologique de la congestion et, comme nous le verrons, de l'arthritisme. Il convient d'y revenir en la rajeunissant, en la complétant, sans l'isoler des autres causes.

Regardez, sur les planches coloriées de nos atlas d'anatomie, la circulation abdomino-pelvienne et surtout pelvienne. D'un coup d'œil vous saisirez la surcharge de ce système dont le réseau et en particulier le réseau veineux enlace chaque organe comme un filet à mailles tellement serrées qu'il le dérobe aux yeux, système utéro-annexiel, vaginal, vésical, ano-rectal, pariétal ; plexus inextricables, larges anastomoses ; vous accorderez alors à mon exemple une influence pathogénique prépondérante aux vaso-dilatations. Du même coup vous comprendrez l'efficacité du massage qui prévient, diminue ou supprime les stases, en vidant les plexus les uns dans les autres au moyen des anastomoses, comme on vide les divers bassins d'un canal les uns dans les autres par l'ouverture successive des écluses.

Les organes pelviens de la femme sont donc, par la richesse même de leur vascularisation et surtout par l'abondance des veines, prédisposés aux stases ; ils le sont de plus par ce fait que le sang ne circule guère dans les dites veines que par la *vis a tergo* et la faible contractilité des parois. Elles n'émergent pas, comme les veines profondes des membres. de muscles dont la contraction accélère le cours du sang ; enfin et avant tout la prédisposition aux stases est accrue par une ou plusieurs congestions, qui envahissent chaque mois le système vasculaire pelvien. A l'état absolument physiologique, il n'y en a qu'une, passagère, insignifiante, qu'emporte un raptus sanguin proportionné à la congestion et modéré comme elle. Ce raptus, cette saignée, dont l'utilité ne se borne pas à la déplétion locale, c'est la menstruation.

Tout ce que je vais écrire maintenant, comme d'ailleurs la presque totalité des idées neuves de ce livre est fondé sur la constatation de phénomènes que nul ne peut contrôler s'il ne pratique la méthode de Brandt, car cette constatation et ce contrôle exigent la pratique quotidienne du toucher sur une même femme au moins pendant vingt-huit jours, à partir du premier jour des règles jusqu'à l'apparition des menstrues suivantes. Ces phénomènes sont les suivants :

1° *Les retards, les suppressions, les avances de règles, leur insuffisance ou défaut d'équilibre entre la congestion et l'écoulement, représentent un état sub-pathologique qui prédispose aux affections génitales, les crée ou les aggrave en installant la chronicité.*

2° *L'état pathologique ou subpathologique entraine l'apparition d'un second molimen, chaque mois. Toute femme génitalement atteinte ou menacée a deux molimens.*

3° *Les molimens sont caractérisés, probablement par une vaso-dilatation locale, certainement par des œdèmes mous, pâteux ou durs des tissus conjonctifs, et par des troubles vaso-moteurs généraux erratiques.*

4° *Le premier molimen commence vers le huitième jour après le premier jour des règles. Il est fruste ou hémorrhagipare. Quand il est fruste, les œdèmes persistent. Ils disparaissent quand il est hémorrhagipare.*

5° *Le second molimen commence vers le vingtième jour. Il aboutit aux règles. La parésie vasculaire paraît cesser et les œdèmes cessent dans un temps qui varie de trois ou quatre jours à quelques heures avant l'apparition du sang.*

6° *Il résulte de ces alternatives de parésie et d'accélération du courant sanguin (phénomènes probables), d'apparition ou d'augmentation, de diminution ou de disparition d'œdèmes chroniques du tissu conjonctif (phénomènes certains) que les sensations procurées au toucher et au palper par le volume et la consistance des organes se modifient suivant l'époque du mois.*

Une fille ou femme dont les organes génitaux sont indemnes, et les fonctions régulières est menstruée tous les vingt-huit jours, en commençant à compter du premier jour de l'écoulement, qui se produit sans douleurs, est fluide, rouge d'emblée, toujours modéré, mais augmente rapidement et graduellement, pour diminuer de même et disparaître, le tout dans l'espace de cinq à sept jours au maximum. C'est là ce qu'on pourrait appeler règles idéales. Il y a des nuances ; mais ne les considérez qu'à bon escient comme des écarts physiologiques.

Pendant la période intercalaire, jusqu'au vingtième jour environ, aucun malaise ni général ni local ne se manifeste. A ce moment paraissent quelques troubles vaso-moteurs légers, localisés, abdomino-pelviens, et généraux, erratiques.

Réduits au minimum, ces troubles consistent en une modification de volume des seins et du ventre, en fugaces hyperesthésies, bouffées de chaleur, variations psychiques. A l'exploration bi-manuelle, la peau, l'intestin, le paramètre sont un peu empâtés. Les organes génitaux sont moins nettement perçus et semblent moins mobiles. Puis les selles deviennent molles, plus abondantes, fétides, parfois fluides et tout rentre dans l'ordre. Disparition des troubles vaso-moteurs erratiques ; disparition des sensations locales, subjectives et objectives. Le ventre et le paramètre sont souples, la mobilité des organes est accrue. Alors l'écoulement paraît.

Les règles de quinzaine, les règles avancées, prolongées, subintrantes, profuses, retardées, supprimées sans gravidité, le défaut d'équilibre entre le molimen et l'écoulement, ou menstrues insuffisantes, le double molimen, sont l'indice de l'état génital subpathologique ou pathologique.

Je n'ai pas encore vu de filles ou de femmes normalement réglées tous les quinze jours. J'ai même rarement vu de légères avances s'accordant avec l'intégrité de l'état local ou général. Simple écart physiologique au début, elles préparent la pathologie.

Les flux sanguins, d'abord trop fréquents, peuvent se transformer en pertes tantôt continues, abondantes, profuses même à l'issue et au milieu de la période intercalaire, tantôt intermittentes, atténuées, insignifiantes même dans les intervalles. La santé générale ne tarde pas à en souffrir. Elle s'épuise et cet épuisement facilite et contribue à entretenir l'hémorrhagie. Quand l'exploration bi-manuelle permet de constater des œdèmes, ils sont en général non douloureux, contrairement à ce qu'on observe dans les retards et les suppressions, pas toujours cependant. Ces œdèmes se développent à la périphérie des organes, qui, grossis et mous, étirant par leur poids les ligaments amollis, se déplacent, se disloquent.

Les règles avancées s'observent aussi bien chez les vierges que chez les femmes, et les désordres dont je parle se préparent souvent, s'installent même dès la virginité. Les rapports conjugaux les accentuent et ils prédisposent aux fausses couches qui les augmentent à leur tour ou les font naître par la perpétuelle congestion que crée la négligence ou l'insuffisance thérapeutique. J'appelle, avec Aran, cette congestion : *hémorrhagipare*.

Certaines femmes ont des périodes intermenstruelles qui se prolongent au delà du terme normal (28 jours), d'une façon constante, régulière sans inconvénient, et sans anomalie des organes génitaux ; mais en pareil cas le molimen lui-même est reculé et non pas l'écoulement seul. Il importe de ne pas confondre ce fait avec les retards de l'écoulement seul. Tantôt en effet, lorsque la menstruation est habituellement retardée, le molimen congestif paraît à la date réglementaire et l'écoulement se fait attendre, tantôt le molimen lui-même est reculé, fait rare et qui n'a pas d'inconvénient, si la santé générale pas plus que la santé locale n'en souffrent. Autrement on voit éclore tous les réflexes de la congestion utéro-annexielle qui n'aboutit pas, troubles locaux et généraux.

Ainsi, par exemple, une jeune fille chez laquelle le molimen paraît à date régulière, est prise non pas de ce léger flux intestinal qui facilite les garde-robes et que j'ai représenté comme un phénomène physiologique ; mais d'une diarrhée abondante. Alors les règles reculées sont précédées et accompagnées au début de réflexes plus ou moins violents. Au moyen d'une gymnastique appropriée ou simplement par des exercices assidus et variés en plein air ou par l'hydrothérapie, rétablissez la concordance du molimen et de l'écoulement ; bref, transformez ces conges'ions *frustes* en congestions hémorrhagipares et les réflexes feront défaut.

Ce que j'appelle congestion fruste est aussi bien la conséquence des suppressions que celle des retards. *Ne sont même pas toujours exceptées* les suppressions causées par l'arrêt de développement des organes génitaux, par l'obésité, le moindre en apparence des inconvénients de l'aménorrhée, et par les suppressions dites physiologiques que déterminent la grossesse, l'allaitement, la ménopause, car il est rare, dans tous ces cas, que la circulation abdomino-pelvienne se fasse avec une constante régularité, que ses élans soient rythmés comme le mouvement d'un pendule, d'un bout à l'autre du mois.

Les congestions frustes traînent à leur suite quantité de troubles
réflexes, vaso-dilatations erratiques, chlorose, accidents nerveux, syncopes, œdèmes douloureux génitaux, sensations de pesanteur, de corps
étranger qui veut sortir, de béance, de prurit vulvaires ; ballonnement ou
résistance abdominale avec augmentation de volume sans météorisme,
causés sans doute par l'hyperémie intestinale, épaississement et induration de la paroi abdominale, accidents de la locomotion depuis la
simple fatigue jusqu'à l'impotence, confondus avec la sciatique, la
coxalgie et même la paralysie. La puberté retardée et la ménopause
prématurée ou brusque, sont parfois le point de départ de ces manifestations, origine fréquente de diagnostics erronés. La menstruation
régulière les supprime. Dans ce cas les congestions locales, les vaso-
dilatations abdominales sont fugaces et insuffisantes pour forcer l'écoulement. Les troubles vaso-moteurs généraux prennent le pas, dominent
la scène et peuvent ruiner l'organisme, si la thérapeutique n'intervient
pas. J'ai vu une femme en ménopause qualifiée d'hystéro-épileptique
et traitée par le bromure à haute dose.

J'ai soigné par la gymnastique congestionnante pelvienne une fillette,
de 14 ans, infirme, alitée et traitée depuis deux ans par X..., chirurgien
des hôpitaux, par Z..., membre de l'Académie, et par N..., professeur
à la Faculté, pour des accidents du membre inférieur, attribués à une
coxalgie menaçante, puis à une lésion osseuse fémoro-tibiale et enfin à
de l'hystérie par les médecins à bout de latin. Divers symptômes me
persuadèrent qu'il s'agissait de troubles réflexes que la menstruation
ferait disparaître. Dès la sixième ou septième semaine du traitement,
l'enfant était réglée, ne souffrait plus et marchait. La guérison remonte
à trois ans (1).

Les avances, les retards, les suppressions ne constituent pas les
seuls écarts des fonctions menstruelles ; il en est un autre moins
connu, très rebelle à la thérapeutique qui consiste dans l'insuffisance
de l'écoulement du sang, ou plus exactement dans la persistance de
l'état congestif, après un écoulement sanguin trop court ou brusquement arrêté. Quel est le médecin qui n'a observé ces brusques arrêts et
leurs effets variés, dont le moindre est un malaise local et général qui
ne cesse d'ordinaire qu'à l'époque suivante.

(1) Observation publiée in th. de Romano.

Voici un fait qu'on peut observer même sur de jeunes vierges, ce qui lui donne un intérêt spécial, au point de vue de cette pathogénie indépendante de toute infection sur laquelle j'ai insisté. Une femme ou une jeune fille se plaignent de souffrir périodiquement dès que les règles sont arrêtées, pendant quelques jours, dans le côté droit ou gauche, dans l'aine et dans la cuisse correspondante de la hanche au genou. Si les règles sont insuffisantes ou brusquement suspendues les douleurs sont plus vives et se prolongent parfois jusqu'à l'époque suivante. Par le toucher vaginal ou plutôt rectal on trouve, quand il est accessible, l'ovaire du côté douloureux tuméfié, près de l'utérus, contre ses flancs, attaché à sa corne comme une excroissance. On distingue difficilement le tissu ovarien du tissu utérin. D'autres fois la situation de l'ovaire est inverse ; il se trouve près de la paroi pelvienne fixé par la bride péritonéale qui l'y rattache, rétractée. Quoi qu'il en soit de ces positions variables qui s'accompagnent ou non de déplacement utérin, mais souvent de tuméfaction salpingienne, l'ovaire est gros et douloureux, et si cette tuméfaction, si ces congestions, si cette *cellulite* s'installent, on voit se dérouler une chaîne de malaises généraux périodiques, et d'altérations locales, variant d'une simple induration du tissu conjonctif à des tumeurs dont le caractère protéique échappe à qui ne connaît pas *le double molimen*. Le chirurgien, à bout de ressources ou induit en erreur sur la nature des lésions, propose la castration partielle ou totale. La malade, en proie à la périodique exaspération de continuelles douleurs, accepte. On opère et trop souvent on extirpe des annexes dont les lésions sont insignifiantes, ou du moins ne justifient pas l'intervention.

Au lieu d'un molimen par mois, les femmes génitalement atteintes en ont deux. En est-il de même pour celles dont les organes sont indemnes ? C'est possible, et ce serait la justification de la théorie des pontes intercalaires ; autrement — et je le crois, — cette théorie serait fondée sur la généralisation du phénomène des règles de quinzaine, lequel est à mon avis exceptionnel, pathologique, ou subpathologique. En tous cas je n'ai pas trouvé trace du premier molimen en interrogeant les vierges bien réglées, et, s'il existe, il passe inaperçu.

Le premier molimen se montre au milieu du mois ; le second sept à huit jours avant les règles. L'un commence le huitième jour environ après l'apparition des menstrues et se termine à l'approche du quinzième; l'autre se manifeste du vingtième au vingt-quatrième ou vingt-cinquième jour.

Tous deux sont caractérisés par divers troubles généraux et locaux beaucoup plus marqués en général pendant le molimen intercalaire que pendant celui des règles ; il aboutit quelquefois à une perte rouge, assez souvent à une perte blanche.

Il est donc, *tantôt fruste, tantôt hémorrhagipare, tantôt leucorrhéipare.*

Les troubles généraux et locaux sont très variables, depuis une simple sensation de poids et des modifications psychiques, — plus ou moins marquées — jusqu'aux crises abdominales intenses, parfois fébriles, mais que n'accompagne jamais — en règle — l'inflammation de la séreuse, avec laquelle on les confond très souvent sous le nom de pelvi-péritonite.

Pour l'état général, les états intermédiaires sont représentés par les divers réflexes utérins que j'ai déjà signalés, troubles sympathiques des anciens que j'englobe sous le nom de vaso-dilatations et vaso-constrictions erratiques.

Pour l'état local, les états intermédiaires sont représentés par les pesanteurs, la douleur, l'induration des ligaments, la tuméfaction du ventre, celle des trompes et des ovaires, signes d'une vaso-dilatation locale qui, — chose curieuse — disparaît durant les trois ou quatre jours qui précèdent les règles, ou la veille du milieu de la période intercalaire lorsque le premier molimen est ou menace d'être hémorrhagipare. Alors les pesanteurs et douleurs s'évanouissent, les ligaments deviennent souples, le ventre s'amollit, les trompes et les ovaires diminuent.

Le molimen intercalaire est très fréquent puisqu'il existe chez toutes les femmes dont la circulation abdomino-pelvienne n'est pas régulière. Les bonnes observatrices le connaissent et l'appellent : *crise, ou période noire.* Elles savent que l'espace d'un mois ne leur apportera guère que huit bons jours, en deux fois, d'abord vers le quatorzième ou quinzième jour, puis immédiatement avant les règles et à leur début, si l'écoulement est franc d'emblée. Elles disent : « je suis dans la mauvaise », ou « je suis dans la bonne période. »

Le molimen intercalaire joue un rôle capital dans la vie des femmes et représente avec le molimen menstruel une double crise périodique.

C'est le moment — et cela intéresse spécialement le médecin — où l'on observe ce que les vieux maîtres appelaient congestions passives, phénomènes vaso-dilatateurs réflexes, éloignés de la sphère génitale. A l'apparition des molimens correspond peut-être l'aggravation de certaines affections ; à leur disparition, la détente, et si cela est vrai, ils justifient, pour la femme, la vieille théorie des jours critiques.

C'est le moment — et cela intéresse spécialement l'accoucheur — où les malaises généraux redoublent chez certaines femmes enceintes, où les menaces locales d'avortement et d'accouchement prématuré deviennent inquiétantes (et qui sait si au point de vue de. l'accouchement artificiel, si difficile parfois à provoquer, on ne tirera pas un jour parti de ces indications applicables aux femmes dont la circulation abdomino-pelvienne n'est pas rythmée). C'est le moment où pendant les suites de couches le sang reparaît ou augmente dans les lochies (dixième au douzième, dix-huitième au vingt et unième jour), et où peut-être pendant les suites infectieuses, les symptômes s'aggravent. On voit quel *rôle immense* je fais jouer aux molimens, aux vaso-dilatations et constrictions et à la circulation abdominale en particulier, mais je ne veux pas m'égarer dans les hypothèses et je reviens aux faits cliniques dûment constatés par moi.

C'est le moment — et cela intéresse spécialement le gynécologue — où les rétroversions douloureuses subissent une exacerbation, où les utérus fixés paraissent plus solidement attachés, même si le massage les a déjà mobilisés. Les trompes et les ovaires s'œdématient, les ligaments s'infiltrent et se contractent douloureusement. Les kystes tubaires — fait extrèmement curieux — se remplissent, deviennent rénitents, puis évacuent leur contenu. Les efflorescences cutanées s'exagèrent ; les poussées furonculaires prospèrent ; les tumeurs grossissent et dans les états aigus ou subaigus, la température pointe. C'est le moment où les erreurs de diagnostic et de pronostic ont beau jeu. J'ai vu l'hystérectomie déclarée urgente par le chirurgien X... à un pareil moment. Il s'agissait d'une femme au sujet de laquelle on avait porté le diagnostic pelvi-péritonite, sans qu'il en existât le moindre signe. Tumeur œdémateuse péri-salpingienne. Une forte poussée thermométrique et la crainte du pus déterminaient le docteur X... à intervenir sur-le-champ. On s'y refusa et quelques jours plus tard ce chirurgien reconnaissait, sans se rendre compte de ce qui s'était passé, qu'il aurait fait une opération inutile.

Le double molimen.
**Les troubles circulatoires sont les générateurs et
les accumulateurs des maux de la femme.**

A l'interrogatoire des malades, l'existence du molimen intercalaire me suggère toujours l'idée d'une altération utéro-annexielle petite ou grosse. C'est le signe de la chronicité débutante ou installée, et pour le moins de troubles circulatoires qu'il importe de traiter. Le fait d'avoir chaque mois deux molimens, c'est-à-dire une double congestion dont la première est tantôt hémorrhagipare, tantôt leucorrhéipare, tantôt fruste et doloripare avec réflexes généraux et poussées locales de cellulite aiguë ou subaiguë, explique la continuité et l'exacerbation de ce que j'appelais, dans mon rapport au ministre : *la misère gynécologique*. Sur vingt-huit jours ces malheureuses en ont à peine huit sans malaises. Elles perdent ou souffrent ou perdent et souffrent pendant les vingt autres puisque les molimens se succèdent à petit intervalle ou même sont subintrants. Et le principe de cette misère qui à la longue engendre des accidents plus ou moins graves, qui est l'occasion de diagnostics fantaisistes et d'opérations néfastes peut avoir été, originellement, un simple trouble circulatoire, facile à guérir à l'époque de son apparition.

Par tout ce qui précède je crois avoir démontré quelle erreur on commet en faisant de l'infection la cause unique des maladies de la femme, comme on l'a fait jadis du rhumatisme.

Si dans l'idée que je me fais du cycle des affections gynécologiques, je place au premier rang les troubles circulatoires cela ne veut pas dire que je les considère comme cause originelle. Il faut bien qu'ils aient été engendrés par quelque chose. Ce quelque chose sera tantôt une prédisposition générale telle que l'arthritisme dont l'influence indéniable est depuis longtemps admise, ou l'une des formes de la débilité, anémie, chlorose, neurasthénie ; tantôt une altération locale, consécutive à l'accouchement, aux fausses couches, à la suspension brusque des menstrues, aux efforts, à l'infection, aux dégénérescences, métrite, salpingite, oophorite, dislocation utéro-annexielle, tumeurs de toute nature ; tantôt, une cause mécanique, telle que l'immobilisation habituelle du pelvis dans une attitude congestionnante, ou certains mouvements musculaires toujours les mêmes, répétés à l'exclusion de tout autre exercice. Mais je soutiens qu'une fois les troubles circulatoires engendrés, ils se chargent d'entretenir la *misère gynécologique*. Principes de la chronicité, ils ne sont pas seulement les générateurs mais les accumulateurs des maux

de la femme, parce que de l'intégrité et du bon fonctionnement du territoire vasculaire abdomino-pelvien dépend l'intégrité et le bon fonctionnement de la circulation entière. Les congestions locales frustes entraînant
l'abaissement de la pression générale, avec vaso-dilatation et vaso constriction erratiques, entraveront les élans sanguins dans tout l'organisme.
Le rythme sera altéré. Elles deviendront ainsi une cause de soustraction indirecte des forces, tandis que les congestions hémorrhagipares en
seront une de soustraction directe. Voilà l'influence des troubles circulatoires du ventre sur l'état général. Je la démontrerai par l'expérimentation physiologique, mais la clinique suffirait. Tant que la circulation
abdominale n'est pas entravée, les plus grosses tumeurs restent muettes
et, par contre, dès qu'elle est gênée, les lésions les plus insignifiantes
accusent leur présence par des malaises hors de toute proportion. Hier
encore, j'examinais à ma consultation une femme qui se plaignait de
ténesme vésical passager. Anglaise, amateur de lawn-tenis, agile à
tous les sports, cette personne avait fait l'avant-veille cinquante kilomètres à bicyclette. La cavité abdominale renfermait un fibrôme plus
gros que la tête d'un fœtus à terme. Je connais au moins trois cas semblables ; mais j'ai vu mieux encore, un fibrôme du volume d'un utérus
gravide de huit à neuf mois, chez une femme de soixante-douze ans qui
avait presque toujours fait bon ménage avec lui ; femme active, levée
malgré son âge dès cinq heures du matin. De loin en loin seulement le
monstre traduisait sa présence par de petites pertes ou des malaises
généraux.

On pourrait multiplier les exemples des grosses lésions silencieuses et
des petites dont le tapage devient insupportable. Que de femmes vouées
à la souffrance abdominale n'ont en fait de lésions perceptibles qu'un
catarrhe et des œdèmes périodiques, des indurations passagères, une
immobilisation très relative du col ou du corps utérin, des trompes ou des
ovaires avec légère déviation. Pour un explorateur dont le doigt manque
de finesse, la douleur est le seul symptôme morbide. On appelait jadis
ces malades des rhumatisantes génitales, et on n'avait pas tort, puisque
chez certaines d'entre elles on ne peut trouver d'autre cause pathologique
que l'arthritisme ; mais, comme je l'ai dit plus haut, l'arthritisme n'est
que l'une des causes des troubles circulatoires.

Il me reste maintenant à décrire les lésions que ces troubles engendrent à leur tour. Cela ne veut pas dire que je vais parcourir tout le

cycle des maladies dont j'ai indiqué le point de départ. C'est l'affaire des traités de gynécologie. Je ne décrirai donc que les altérations chroniques du tissu cellulaire sur lesquelles ces livres sont muets quoiqu'elles accompagnent tout genre d'affection utéro-annexielle à condition que la circulation soit entravée. Elles devraient y figurer au chapitre du syndrôme. Je les considère comme le principe de la douleur génitale parce qu'elles sont la cause la plus fréquente de l'immobilisation relative ou absolue des organes, contrairement à l'opinion courante qui attribue la fixation aux seules adhérences et soudures par inflammation de la séreuse.

J'ai désigné les altérations chroniques du tissu cellulaire abdomino-pelvien sous le nom de cellulite et myo-cellulite, ou œdèmes douloureux, d'abord dans un mémoire que les Annales de gynécologie ont publié (1), puis dans une très sommaire communication au Congrès Romain en 1894.

Je résume ici, je complète, commente et rectifie ma pensée sur ce sujet qui reviendra sans cesse au cours de mon livre, puisque le traitement kinésique convient par excellence à une lésion dont les troubles circulatoires sont la source.

La cellulite est un œdème tantôt dur et douloureux, tantôt mou et indolent du tissu conjonctif qui peut se manifester partout où ce tissu existe, et que le gynécologue observera particulièrement dans la région abdomino-pelvienne.

1° Cellulite sous-cutanée et myo-cellulite de la sangle abdominale. Tous les gynécologues savent que certaines femmes, en apyrexie absolue, souffrent de la paroi abdominale. La moindre pression exercée sur cette paroi est douloureuse et lorsqu'on saisit la peau et le tissu cellulaire sous-cutané en y faisant un pli, la femme souffre si vivement que parfois elle pousse un cri.

Pour nous Français, nous reconnaissons à ce signe les névralgies de Beau et de Valleix qui appelaient l'attention de leurs élèves sur la confusion possible entre ces névralgies et les affections abdominales profondes. Les Suédois ne se sont pas contentés du diagnostic névralgie. Le massage leur a permis une exploration plus délicate, plus complète

(1) Juillet-août 1893.

et ils ont constaté en massant que les douleurs avaient leur point de départ dans des noyaux d'œdème, durs ou pâteux, gros comme des grains de riz et siégeant dans le tissu conjonctif. Ils ont constaté de plus que le massage anéantissait douleur et œdème.

L'œdème sous-cutané ou PANNICULITE est tantôt diffus, tantôt localisé. Il forme alors des noyaux de grosseur variable depuis le grain de chènevis jusqu'à la noix.

Ce n'est pas seulement dans le tissu cellulaire de la paroi abdominale qu'on l'observe, mais dans celui des cuisses, des fesses, de la nuque. Suivant les Suédois on peut le rencontrer dans toute l'étendue connective sous-cutanée.

Il occupe également les muscles, où il se révèle par la contraction, et de très vives douleurs spontanément et à la pression. La myo-cellulite des muscles du ventre est, plus aisément encore que la cellulite sous-cutanée, confondue avec des tumeurs ou lésions utéro-annexielles, gastriques, viscérales, parce que le diagnostic de la panniculite est tranché en faisant un pli à la peau, moyen très simple et très connu pour démontrer que la douleur est cutanée ou sous-cutanée, tandis qu'on ne peut isoler de même les muscles en les saisissant entre le pouce et les quatre doigts.

2° CELLULITE ET MYO-CELLULITE INTRA-PELVIENNE. — Elle occupe le tissu connectif, péri-génito-urinaire et viscéral. Elle se manifeste par la douleur, l'œdème, la contracture, et de plus par la sensation de poids et de descente. L'un ou l'autre de ces signes peut faire défaut, l'œdème excepté.

La douleur est spontanée ou provoquée par l'exploration. Spontanée elle se localise dans les lombes et la région sacrée, dans les fosses iliaques, aux plis de l'aine, autour de l'ombilic, dans le rectum sous forme de crampes avant et pendant les garde-robes, non pas après comme les souffrances de la fissure anale. Elle se répand dans tout le bas-ventre. Beaucoup de malades souffrent pour s'asseoir et se relever. La marche est difficile ou impossible; les besoins d'uriner trop fréquents. Au toucher vaginal quelques malades se plaignent lorsqu'on distend les parois; à droite, à gauche et en arrière; lorsqu'on exerce une pression même légère sur la face postérieure du pubis, sur les côtés de l'urèthre, autour du col de la vessie; mais c'est surtout au niveau de l'anneau celluleux péri-isthmique et de la base des ligaments larges que la douleur se confine, et s'exagère ou se révèle par les mouvements imprimés au col.

Au toucher rectal, les malades, dans certains cas, poussent un cri à la simple introduction du doigt, à plus forte raison s'il dilate les parois rectales, manœuvre qui d'ordinaire ne cause aucune douleur. La souffrance existe à l'anus, non fissuré, sur les bords du coccyx (coccygodynie), sur le raphé ano-coccygien, dans les fibres du releveur par conséquent. Elle s'exaspère au voisinage du cul-de-sac de Douglas, près du col utérin. Elle est parfois tellement vive que les malades s'évanouissent (rectum hystérique des Anglais).

L'œdème est dur ou mou, diffus ou localisé. D'ordinaire il se manifeste sous forme d'empâtements dans l'anneau celluleux péri-isthmique, de cordes raides à la base des ligaments larges, d'épaississements autour des ovaires, d'infiltrations molles à la périphérie des trompes, dans les parois vaginales et rectales, et dans la nappe connective du plancher pelvien où le Dr Viderström a signalé la présence de grains durs analogues à ceux qu'on trouve dans une des formes de la cellulite sous-cutanée. Comparée aux autres cette variété est rare.

La contracture existe dans les muscles végétatifs et striés où le toucher commence par l'exaspérer. Les sphincters semblent alors un anneau de fer ; le périnée n'a aucune souplesse. Dans le paramètre (appareil musculo-ligamentaire utéro-ovarien) les sensations varient du simple défaut d'élasticité à la roideur d'une corde à violon ; mais celle-là n'est guère perceptible que sur les faucilles de Douglas, que le doigt peut accrocher et dont il sent les fibrilles durcir puis s'assouplir, comme on perçoit le resserrement et le relâchement de l'orifice utérin pendant l'accouchement. Ailleurs les modifications du tissu lamineux se révèlent par une induration peut-être analogue à celle qui envahit rapidement après la mort les muscles, et les ligaments des animaux surmenés, et en tous cas assez semblable à celle que produit la demi-congélation. Le massage agit comme le filet d'eau chaude dont on se sert à l'amphithéâtre pour ramener la souplesse.

L'altération du tissu ligamentaire se révèle par l'immobilisation de l'utérus ou des annexes.

Un premier degré produit la tension des attaches, avec immobilisation relative. Une traction même peu marquée, exercée sur elles, provoque la souffrance. Elles ont perdu la mobilité et l'élasticité qui caractérisent l'état physiologique.

A un second degré la tension est telle que le raccourcissement est évident et l'immobilisation quasi absolue. L'utérus est dévié dans un sens ou dans l'autre, parfois recroquevillé, en antéflexion énergique, le fond paraissant toucher le col qui se dresse en avant comme dans les rétroversions. Le massage tranche la question d'adhérence par soudure ou par cellulite. S'il s'agit de cellulite avec contraction, en un nombre variable de séances, quelquefois en une seule on redresse un utérus qui semblait fixé, on élève une trompe prolabée, on mobilise un ovaire.

A un troisième degré, non seulement il y a rétraction, mais par suite déformation ligamentaire. C'est l'analogue, — au point de vue des effets, — de la fixation par adhérence ou soudure consécutive aux inflammations de la séreuse.

La sensation de poids ou de descente est continue ou intermittente. Elle s'exaspère deux fois par mois, fait croire à une menace de prolapsus et expose les malades à d'inutiles pessaires.

En résumé, troubles vaso-moteurs, altération du tissu lamineux, fixation des organes relative ou absolue, passagère ou définitive, forment, comme je l'ai dit au congrès de Rome, une trilogie qui se retrouve dans la plupart des affections génitales.

La cellulite est vraisemblablement une hypo-sclérose.

J'ai écrit dans les *Annales de Gynécologie* que l'anatomie pathologique de la cellulite ne serait peut-être jamais faite, parce que les lésions qu'elle entraîne, surtout les lésions originelles, disparaissaient sans doute après la mort. Je n'en suis pas convaincu. En attendant des recherches cadavériques, j'ai recours à Aran, observateur sincère, et de premier ordre. Il signale à la page 659 de son livre le fait suivant que je livre aux méditations de ceux qui dédaigneraient mes idées, parce qu'aujourd'hui encore elles sont presque exclusivement fondées sur la clinique : « on trouve fort souvent, dans l'anneau celluleux qui embrasse le col de l'utérus, plus rarement dans les ligaments larges, des épaississements et indurations, qui peuvent, après la mort, perdre de leur consistance au point qu'il est difficile de les découvrir. Ce sont des infiltrations de lymphe plastique, ou de sérosité, déposée dans les mailles, ou de simples indurations avec noyaux fibro-plastiques. »

Cinq années d'observations m'ont donné la preuve péremptoire de l'influence des altérations du tissu conjonctif sur les déplacements et les fixations et de la fréquence de cette variété comparée aux relâchements et aux soudures.

J'ai traité trente-cinq utérus rétroversés fixés. Trois l'étaient — je suppose — par soudure consécutive à l'inflammation de la séreuse. Dans un cas seulement, cette soudure ne laissait aucun doute, le rectum adhérent étant entraîné dans les manœuvres de réduction. Dans les deux autres cas, je me fonde sur les accidents pelvi-péritonitiques antérieurs nettement décrits par la malade pour y croire. Les trente-deux utérus qui restent étaient, à mon sens, déviés et fixés par cellulite chronique, latéro et rétro-déviation, fixation par l'une des cornes ou par l'isthme, c'est-à-dire par la base ou par le sommet de l'un des ligaments larges raccourci ; mais on peut objecter que j'affirme, sans preuve, l'existence de la cellulite chronique dans ces cas, malgré ce mode de fixation tout spécial qui prouve l'action ligamentaire. Soit. Sur ces trente-deux utérus, j'en rejette huit que je n'ai pu libérer. Étaient-ils fixés par adhérence, ou, comme je le crois, par rétraction du tissu lamineux ? Peu importe. Je les laisse de côté. J'en abandonne encore trois que j'ai antéversés séance tenante, bien qu'ils parussent irréductibles, et que l'un d'entre eux ait été déclaré adhérent par un chirurgien des hôpitaux ; car on peut encore soutenir que ces utérus étaient, en réalité, libres et que mon habileté, ou plutôt le procédé de Brandt, a simplement triomphé de résistances pariétales ou viscérales.

Maintenant, voici, réunis en une seule description, divers phénomènes constatés dans le temps que j'ai mis à réduire les autres utérus et qui me semblent démontrer, d'une manière irréfutable, l'absence de soudures et l'existence des altérations du tissu conjonctif.

Ces utérus ont été mobilisés, puis réduits dans un temps variable, rarement moindre que trois mois, sans violence, presque sans effort. De simples frictions circulaires exercées sur le paquet viscéral et sur les flancs de l'organe permettaient à l'index explorateur d'imprimer des mouvements au fond et au col, par le vagin ou par le rectum. Il se soulevait pour ainsi dire de lui-même au-dessus de la concavité sacrée, pour y retomber et s'immobiliser de nouveau surtout au moment des molimens. Dans la plupart des cas, après un traitement plus ou moins long, l'ovaire et la trompe du côté fixé, jadis confusément sentis ou même devinés dans une masse molle et pâteuse se dessinaient, s'isolaient. Alors la réduction pouvait être opérée. Dès qu'elle était faite, l'utérus diminuait d'un tiers, et j'ai souvent constaté que les ligaments antérieurs, loin d'être relâchés, avaient conservé leur élasticité et leur souplesse, car ils la retrouvaient de suite, sauf autour des annexes du côté où la fixation avait existé. Là, ils restaient durs et épais. Le lendemain du jour de la première réduction, on retrouvait l'utérus rétroversé. Le travail était à recommencer et ainsi de suite, tous les jours, mais de plus en plus facilement, avec des retards et même des reculs, lors des molimens. Dans la minorité des cas, on est arrivé au maintien de l'antéposition, d'un jour à l'autre, et c'est constamment à la veille des règles, quelquefois au milieu de la période intercalaire, c'est-à-dire au moment de l'assouplissement physiologique que ce progrès s'est révélé. Il était lié à la disparition de la cellulite péri-annexielle du côté originellement fixé, cette disparition se manifestant par le moindre volume de l'ovaire et de la trompe et le retour à la souplesse du ligament correspondant.

De pareils faits ont suffi pour me persuader que je n'avais pas eu à faire à des adhérences par soudure; et qu'il existait une variété commune de fixation causée par les altérations du tissu lamineux sans inflammation de la séreuse et entretenues par les vaso-dilatations périodiques; mais une heureuse rencontre m'en a fourni la très belle et très convaincante démonstration que voici :

J'ai soigné, en 1893-1894, une femme qui souffrait depuis neuf ans d'une rétroversion douloureuse. On avait proposé de lui ouvrir le cul-de-sac postérieur pour détruire les *adhérences*. Utérus couché et fixé dans le diamètre oblique, fond à droite, col à gauche. Ovaire correspondant tuméfié, immobile, atrocement douloureux. La malade marchait à petits pas, courbée en deux au début du traitement qui a duré quatorze mois. Durant ce temps, je suis arrivé à diminuer l'utérus, à le mobiliser relativement et par exception une fois, la veille d'une époque, à le réduire. La malade conservait la facilité de marche que je lui avais assez promptement rendue et que j'entretenais; les crises périodiques douloureuses étaient très atténuées. De guerre lasse, je l'abandonnai.

En 1895, elle est revenue me voir ; son utérus était rétroversé, irréductible ; elle vaquait à ses occupations dans l'intervalle des crises dont l'atténuation persistait.

En 1896, elle est venue me consulter, pleine d'inquiétude, à propos de troubles généraux qui me parurent *a priori* d'origine vaso-motrice et imputables à la ménopause, car cette femme approchait de cinquante ans, n'avait pas eu ses règles depuis six mois, et ne souffrait plus du ventre. Je l'examinai par curiosité et voici ce que je trouvai à ma grande satisfaction et stupéfaction : *utérus antéversé, fond en contact avec la symphyse, paramètre souple et élastique.*

Ainsi, du jour où cette femme n'avait plus été exposée aux congestions périodiques, ses organes disloqués pendant neuf ans s'étaient remis en équilibre, aussi bien suspendus que ceux d'une vierge. Où étaient donc les adhérences ? Y a-t-il, je le demande, plus éclatante preuve de l'existence de la cellulite, de son influence sur les déviations et fixations, et de sa dépendance des troubles circulatoires ?

En conséquence, de tout ce qui précède et de tout ce qui suivra dans ce livre, je conclus que l'intégrité de la circulation abdominale commande celle des organes génitaux de la femme et de sa santé générale, et qu'il existe une affection, dite cellulite chronique, sans tendance à la suppuration, sans inflammation de la séreuse, s'exacerbant périodiquement au moment des molimens, origine de fixations et de déviations plus communes que les adhérences. Les exacerbations sont maintes fois confondues avec la pelvi-péritonite dont la fréquence a été exagérée depuis Bernutz et Goupil. La cellulite chronique occupe le tissu connectif de l'anneau péri-isthmique, du vagin, du rectum, du plancher pelvien, du col de la vessie, de l'urèthre, des organes annexiels, du cœcum. Elle expose les femmes à de préjudiciables erreurs de diagnostic, quand les lésions qu'elle entraîne sont grosses (infiltration plastique, exsudat des Allemands) et, accompagnée de fièvre, elle fait croire à la purulence ou à la dégénérescence grave des tissus. Quand les lésions sont petites on la traite de névralgie *sinè materiâ.* On la gratifie souvent de métrite, rectite, cystite, salpingite, oophorite, tiphlite, termes insuffisants ou peu justifiés.

On pourrait à la rigueur — et on le fait — conserver ces expressions précédées de l'adverbe *péri ;* mais en faisant bien entendre qu'elles n'impliquent pas l'idée d'une inflammation de la séreuse, complication éventuelle nullement indispensable.

On pourrait encore — et on le fait aussi — employer l'adverbe *para*
au lieu de *péri* ; mais je trouve plus clair, plus synthétique, de dire
cellulite chronique de l'anneau cervical utérin, du vagin, du rectum,
du plancher pelvien, du col de la vessie, des trompes, des ovaires, etc.,
etc., et plus simplement encore : cellulite chronique, pelvienne ou abdomino-pelvienne, puisqu'il s'agit d'une affection difficile à localiser,
caractérisée par l'infiltration des tissus conjonctifs ou leur altération
(sclérose, hyposclérose) et que la circulation du bassin tient sous sa
dépendance.

Il me semble qu'en adoptant ce terme et mes idées, on verse de
l'eau claire dans la bouteille d'encre de la gynécologie.

Jetons maintenant un coup d'œil sur les traitements gynécologiques
les plus usités, et voyons si la méthode kinésique mérite comme je le
crois d'être placée au premier rang de ces traitements.

Il y a peu d'années, avant Pasteur, le traitement des affections de
la femme était avant tout un traitement médical. On distinguait bien
la petite et la grande gynécologie ; mais cette dernière était si dangereuse qu'on s'y aventurait seulement *in-extremis*. Pasteur venu, cette
grande gynécologie ou gynécologie opératoire est devenue bénigne en
ce sens qu'on a pu ouvrir le ventre des femmes sans exposer leur vie.
L'extirpation radicale des tumeurs abdomino-pelviennes, liquides ou
solides, dont l'existence constituait un péril et contre lesquelles toute
médication était et restera impuissante, est une des belles conséquences des découvertes pastoriennes.

Malheureusement de telles opérations légitimées par le diagnostic,
par l'expérience clinique des temps passés, par les résultats immédiats
et éloignés, ont engendré une foule d'interventions inutiles ou néfastes
qui sont la honte de la chirurgie contemporaine, car la science ne les
explique pas, mais l'impunité seule. On se contente de diagnostics superficiels, on fait table rase de théories qui, pour être anciennes, n'en sont
pas moins fondées sur une remarquable observation clinique, et même
de notions physiologiques élémentaires, on coupe, on abrase, on rogne,
on luxe, on fixe les organes génitaux, sans souci de l'intégrité circulatoire, ni de la souplesse et de l'élasticité ligamentaire, ni de la mobilité,
indispensable à l'appareil utéro-annexiel, et au mépris du *noli me tan-*
gere nisi prudenti manu levique ; on dédaigne ou ignore les vaso-

dilatations passives de l'énorme réseau vasculaire pelvien, on voit l'infection partout, on méconnaît des principes gynécologiques qui seront éternellement vrais, on oublie que beaucoup d'affections aujourd'hui vouées au couteau, guérissaient jadis par de simples procédés thérapeutiques, que les fonctions génitales ne sont nullement entravées par certaines altérations, que l'état général joue un rôle capital en gynécoolgie, que la disparition des troubles fonctionnels équivaut souvent à la guérison, que la congestion, la douleur, l'excès de sécrétion, la déviation des règles, l'hyperplasie, les troubles de statique, et en un mot les troubles circulatoires sont le principe des huit dixièmes des affections utéro-annexielles, qu'on peut les prévenir dans la majorité des cas par l'hygiène et une thérapeutique simple, ou en atténuer les inconvénients quand la chronicité est établie. Avec quelle admiration un maître en gynécologie, un observateur tel qu'Aran, assisterait à certaines laparotomies ou hystérectomies, qui rendent la santé aux femmes atteintes de kystes ovariens ou épuisées par de vastes suppurations, à des curettages utérins immédiatement suivis de chute thermométrique ; mais aussi avec quel haussement d'épaules il verrait amputer des cols ulcérés ou simplement érodés, râcler une muqueuse utérine lisse pour guérir des affections annexielles considérées sans preuve comme infectieuses, ouvrir le ventre sous prétexte de néoplasme, tomber sur un utérus gravide et se féliciter d'une pareille bévue, en disant que la laparotomie a permis de faire le diagnostic. La stupéfaction des gynécologues à venir en se faisant expliquer ce que Lawson Tait entendait par *tube case*, expression qu'on pourrait traduire librement par « la trompe prétexte à laparotomie », n'aura d'égale que la mienne quand j'ai vu pour la première fois proposer et exécuter la castration pour un œdème périoophoro-tubaire, et l'hystérectomie pour une rétroversion douloureuse. Pourquoi donc nos sociétés savantes, dont l'autorité a quelquefois suffi pour arrêter dans son essor des méthodes thérapeutiques que leur excellence a plus tard consacrées, ont-elles laissé libre cours à l'empirisme opératoire ? Une ferme protestation n'eût pas nui au bon renom de la chirurgie française.

La réaction se fait toute seule aujourd'hui par les excès commis. Le corps médical réclame tout bas au nom du bon sens et de la dignité professionnelle. Il serait préférable, pour cette dignité, que le public ne s'en mêlât point ; ce qui est déjà arrivé ; mais l'essentiel est que le recul se fasse, et je souhaite que, dans un avenir prochain, les défenseurs de la chirurgie à outrance ne demandent qu'à se replier en silence (1).

L'envahissement de la gynécologie chirurgicale n'a guère laissé à la petite gynécologie que les topiques locaux, les injections, les cautérisations, les pessaires, les révulsifs, les courants électriques, le repos absolu ou relatif, les saignées, les cures d'eaux médicinales et l'hydrothérapie.

C'est plus qu'il n'en faut pour guérir et soulager beaucoup de femmes. C'est plus aussi qu'il n'en faut pour leur nuire. Tout dépend de la précision du diagnostic, de la netteté des indications et de l'emploi judicieux qu'on fait de ces divers procédés. Je n'ai pas à les analyser ici. Je ne m'occupe que du traitement kinésique, je développerai successivement les propositions suivantes :

A. — LA KINÉSITHÉRAPIE GYNÉCOLOGIQUE EST A LA FOIS UN TRAITEMENT LOCAL ET GÉNÉRAL. LE MASSAGE DU VENTRE EST LE POINT DE DÉPART ÉLECTIF D'UN RÉFLEXE DYNAMOGÉNIQUE CARDIO-VASCULAIRE DONT LES EFFETS TONIQUES SONT INDISCUTABLES.

B. — LA KINÉSITHÉRAPIE GYNÉCOLOGIQUE EST LE SEUL TRAITEMENT QUI EXERCE UNE ACTION DIRECTE SUR L'APPAREIL SUSPENSEUR UTÉRO-ANNEXIEL.

C. — LA KINÉSITHÉRAPIE GYNÉCOLOGIQUE ET NOTAMMENT LE MASSAGE A SUR LA LOCOMOTION LA PLUS REMARQUABLE INFLUENCE.

(1) Le congrès de gynécologie de Genève (1896) marque un nouveau recul de la chirurgie non seulement par les protestations directes, qui se sont élevées çà et là, dès le début (discours du président Reverdin), mais dans les Rapports mêmes des laparo et hystérectomistes. Que nous ont-ils appris ? Que la castration partielle ou totale exposait rarement la vie ? Nous le savions depuis longtemps. De statistique sur les résultats éloignés des castrations ? Nulle. De progrès dans l'art du diagnostic ? Point. D'aperçus nouveaux sur la physiologie génitale ? Aucun.

Le Dr Keiffer de Bruxelles a fait remarquer, cette année dans une thèse, qu'en ce genre tout progrès s'était arrêté il y a dix ou quinze ans. C'est l'époque d'apparition de ce que j'appelle l'empirisme opératoire. On lui a laissé libre essor. D'aucuns en attendaient grande lumière et certes les hardiesses, voire les excès eussent été excusés au prix de découvertes scientifiques. Aujourd'hui il faut avouer qu'*en ce sens il a été absolument stérile.*

D. — La kinésithérapie gynécologique est dans la majorité des cas aisément maitresse du sang et de la douleur. La gymnastique sans massage est très puissante au point de vue du sang.

E. — La kinésithérapie gynécologique n'est pas seulement curative ou palliative, elle est préventive.

F. — La kinésithérapie gynécologique est une méthode de diagnostic.

G. — La kinésithérapie gynécologique est opposée en principe au repos absolu parce qu'il crée dans nombre de cas un obstacle a la guérison.

H. — La kinésithérapie gynécologique est inoffensive.

———

A. — La kynésithérapie gynécologique est a la fois un traitement local et général. Le massage du ventre est le point de départ électif d'un réflexe dynamogénique cardio-vasculaire, dont les effets toniques sont indiscutables.

———

Un bon traitement gynécologique doit être à la fois local et général. C'est là une vérité primordiale que ne pouvait effacer la discussion académique de 1850 entre les partisans du traitement local et ceux du traitement général. L'un prime l'autre, l'un peut même dispenser de l'autre. Cela dépend des cas ; mais dans nombre d'affections gynécologiques on fait avec raison concourir ou succéder les pansements locaux et l'hydrothérapie, ou les cures d'eaux médicinales.

La kinésithérapie gynécologique a l'avantage d'être simultanément un traitement local et un traitement général. On ne peut pratiquer l'un sans l'autre. A mon retour de Suède je pensais que la partie gymnastique de la méthode de Brandt, indépendamment des effets locaux de congestion ou de décongestion que produisent certains mouvements, constituait dans son ensemble la fraction du traitement qui vise l'état général. Telle est la conception de Brandt lui-même.

Je constatai les bienfaits locaux et généraux de la gymnastique mais peu à peu l'idée que le massage du ventre lui aussi possédait, outre l'action locale, une action générale des plus remarquables, se fit jour dans mon esprit.

Je vais dire comment cette idée naquit et se développa.

Au début de ma pratique je recrutais mes malades à la clinique Baudelocque, mais je les soignais chez moi. La première choisie était venue en se traînant à la consultation. Elle pouvait à peine marcher. Je me demandais même si elle arriverait jusqu'à ma porte. Elle ne supportait pas la voiture. Elle vint cependant, en s'asseyant tous les cinquante pas sur les bancs publics. Elle avait à faire un kilomètre environ.

J'introduisis l'index gauche dans le vagin et le plaçai sous une tumeur dont j'ignorais la nature, mais que je présumais être utéro-annexielle. Je mis la main droite sur le ventre au-dessus de cette tumeur et j'exerçai de petites frictions circulaires avec la pulpe des quatre doigts, et une si grande légèreté que les viscères en étaient à peine déprimés, et que le doigt intérieur ne percevait aucun mouvement communiqué. Toute pression un peu accentuée de haut en bas ou de bas en haut était douloureuse. La séance dura trois ou quatre minutes, et se termina par quatre à cinq mouvements des abducteurs fémoraux, siège soulevé. La femme partit en se demandant si elle aurait la force de revenir le lendemain. *Moi, je me demandai si,*

dans de semblables

terie. Je me po

après des séan

la dixième la m

que trois fois

point outre me

noter tous les

bles, surtout

conçues. De

l'expérience

Je répète que

lité de marc

Aussi l'attri

geais fortem

dèrent pa

ne pouv

tence l

génér

tumeurs que j'ai décrites sous le nom de tumeurs œdémateuses et que l'on nomme en France, péri-salpingite, péri-métro-salpingite, péri-oophoro-salpingite, en Allemagne exsudat. Cette tumeur se dissocia, la trompe, l'ovaire, l'utérus libéré en émergèrent, et en même temps la malade marcha de plus en plus facilement, l'appétit et le sommeil revinrent, le facies gynécologique disparut. Il était donc naturel de rattacher les progrès de l'état général à ceux de l'état local et de les en faire dériver.

Après quelques semaines de traitement cette malade ne revint plus. Elle, qui se traînait pour arriver jusque chez moi, avait fait aisément le voyage de Paris à Bordeaux. « Malgré la peur que j'avais de retomber malade, m'écrivait cette femme, j'ai fait assez bon voyage car je suis à peine fatiguée. Je me suis remise entre les mains d'un des meilleurs médecins du pays qui m'a affirmé que mon état était satisfaisant. »

Quelques jours plus tard, je reçus une lettre de ce médecin qui, connaissant la malade depuis longtemps, s'étonnait de sa transformation et me priait de lui faire savoir comment on s'y prenait pour obtenir un tel résultat. Je sais aujourd'hui ce qu'il advint de cette malade incomplètement traitée ; elle s'est bien portée pendant cinq ans. Je l'ai revue, il y a peu de jours, grasse et florissante mais commençant à souffrir d'une rétroversion

'te Enseignement précieux,
ı l'amélioration de

lioration de l'état
ɔ ce jour un doute
ɔns aussi légères,
-elles été ressen-
urais à peine ? *Je
al ou en même
ɔtion générale et
ou sous-cutanés
réflexe.*
nalade que lui
'890 pour une
.tion on cons-
ɡnée de per-
e pratiquée
nartagé par

les chirurgiens de Paris. Le mari s'y refusa, et c'est alors que le P. X..., consulté, me demanda si je ne pourrais pas intervenir avec efficacité.

Cette malade, au début du traitement, le 10 juin, prenait une voiture pour tourner le coin de la rue où j'habite. Le 14 juillet suivant, elle allait à la revue de Longchamps et disait : « je me croirais guérie si vous ne m'affirmiez que non. » Elle a voyagé dans les Pyrénées pendant l'été de 1893. Et que l'on note bien ceci : ce n'est qu'au bout de plusieurs mois de traitement que je suis arrivé à creuser le cul-de-sac postérieur et à redresser l'utérus. On trouvera au chapitre des rétroversions douloureuses l'observation détaillée.

Dans ce cas l'amélioration de l'état général devançait l'amélioration locale, et était encore extraordinaire.

Au mois d'octobre 1892, l'externe du service gynécologique de Baudelocque, me sachant en quête de prolapsus, me fit savoir qu'on avait admis une femme portant un volumineux pessaire. Le prolapsus n'existait pas, et l'énorme et aggravant engin était la conséquence d'une de ces erreurs de diagnostic si fréquentes, qui consistent à conclure d'une sensation de poids ou de descente à une chute confirmée ou menaçante. L'utérus était gros et mou, le paramètre très sensible ; la pression du rectum, du plancher du bassin, et de divers points localisés du tissu cellulaire abdominal sous-cutané, éveillait des crises de souffrance atroce avec accidents hystériformes. Cette névrosée a été l'un des points de départ de mes recherches sur les œdèmes douloureux, mais ce ne fut pas ce qui m'attira d'abord. Ce fut l'état général absolument déplorable. J'ai rarement vu un pareil degré de misère physique.

Cette malheureuse, apportée à l'hôpital sur un brancard, ne marchait pas depuis vingt-sept mois, et depuis dix-neuf ne pouvait s'asseoir sans souffrir. Le mal datait de dix ans. Le traitement fut ainsi institué : massage léger du ventre avec point d'appui interne mais en évitant la compression des organes ; effleurage des parois pelviennes. Quatre à cinq mouvements des abducteurs fémoraux, siège soulevé, quand la malade eut la force de les exécuter.

Traitement commencé le 22 octobre. Le 25 elle s'asseyait un peu dans son lit. Le 28 elle s'asseyait comme elle n'avait pu le faire, disait-elle, depuis sept mois. Le 5 novembre elle restait levée pendant une demi-heure ; le 7 pendant une heure et demie. Le 18 pendant cinq heures. Le 20 elle quittait l'hôpital. Le 21 elle venait chez moi difficilement, en

voiture. Le 29 elle descendait à pied du haut de la rue des Trois-Cou-
ronnes, prenait le tramway à la place de la République, et arrivait par
un froid de neuf degrés. Elle continua, quotidiennement ou à peu près,
sauf pendant les règles, malgré mes instances.

J'indique ici ce qui a trait au sujet, et j'insiste seulement sur ce fait
qu'à ce moment les résultats locaux obtenus, quoique appréciables,
étaient très inférieurs à la transformation de l'état général.

Le 13 septembre 1892, j'avais entrepris le traitement d'une vierge de
vingt-neuf ans qui déroutait diagnostic et thérapeutique depuis sa
quinzième année. Il s'agissait du cas de cellulite abdomino-pelvienne
le plus remarquable que j'aie vu. Elle était impotente du membre inférieur gauche depuis neuf ans. Tout le segment postérieur du pelvis
était en proie à d'incessantes et douloureuses contractures avec crises
correspondant aux molimens. Utérus violemment antéfléchi, ligaments
coriaces, annexes œdématiées, spasmes des sphincters intestinaux supérieurs. Noyaux durs, légèrement pâteux, dans la sangle abdominale et
sous elle. Aucun accident hystérique ou hystériforme. Malade courageuse et de grande force morale. Elle était couchée à plat sur le dos *et
n'avait pu s'asseoir depuis neuf ans.*

*L'année suivante, au mois de février, elle s'asseyait ; au mois de
juin elle marchait à l'aide de béquilles.*

En même temps l'appétit s'éveillait de plus en plus, bien que les
fonctions digestives fussent imparfaites, l'embonpoint s'accusait, le
visage se colorait, les forces étaient récupérées. Ces résultats se sont
annoncés bien avant les effets remarquables produits sur la locomotion.

C'est au massage seul que revient l'honneur de cette amélioration. Ce sont les frictions circulaires abdominales et les effleurages
pelviens qui ont métamorphosé cette malade, le membre impotent ex-
cluant toute gymnastique efficace. Depuis cette époque (juin 1892), le
traitement a été continué par intervalles. Les résultats locaux sont
arrêtés parce que je ne puis plus atteindre avec le doigt qui touche
les œdèmes trop haut situés. Trouverai-je moyen de les atteindre autrement ? Les seules modifications de l'état général suffiront-elles pour
les détruire ? Je ne sais. Toujours est-il que ces modifications non seulement se maintiennent, mais s'accroissent. *L'aspect* de la malade est
florissant. Le pouvoir locomoteur progresse.

Au mois de juillet 1894, le Pr X... et le Dr N..., médecin des hôpitaux,

adressaient à mes soins une malade dont l'histoire se résume ainsi : le
Pr Z... consulté en septembre 1893 par cette personne, en apparence bien
portante et qui voulait savoir pourquoi elle n'avait eu jusqu'alors qu'un
enfant, diagnostique une salpingite, et l'envoie à Salins. Peu après
cette cure elle souffre du ventre, et après divers conseils pris de ci et
de là, se remet au Dr N... qui conseille le repos absolu. Durant cette
période qui dure plus de huit à dix semaines, la malade, à deux reprises, a du ballonnement abdominal, qui, dit-elle, disparaît comme par
enchantement après une crise de vomissements. Je la vois peu de jours
après la seconde de ces crises. Par le toucher on sent une tumeur qui
empâte le cul-de-sac droit et une partie du cul-de-sac postérieur. On ne
peut la délimiter, pas plus que l'utérus tiré à droite et un peu abaissé.
L'examen bi-manuel ne donne rien de précis, parce que le ventre, bien
que la paroi soit relâchée, est dur et rénitent, ce dont j'accuse la
résistance involontaire de cette malade. S'agit-il d'une tumeur œdémateuse vulgaire péri-salpingienne ? C'est possible ; mais *je conserve
un doute parce que ce genre d'affection a d'ordinaire pour point de
départ une fausse couche, un accouchement, ou des troubles menstruels, et que rien de semblable n'a été observé.* En somme pas de
diagnostic, mais le massage est grand débrouilleur, et nous donnera au
moins ce diagnostic. Il nous donnera autre chose encore : des modifications locales et *cette transformation de l'état général* que trois ans de
pratique du traitement de Brandt m'ont fait constater. La malade affaiblie, sans appétit, qui se sent des jambes de coton, et a derrière elle plusieurs mois de misères, me trouve bien téméraire quand je lui promets
de la faire venir promptement chez moi. Cependant, après sept ou huit
séances de kinésithérapie, elle vient, marchant de plus en plus facilement, et recouvrant un peu d'appétit. Par malheur, le traitement ne
pouvait durer que trois semaines. Je m'absentais pour deux mois. A mon
départ j'ignorais moins qu'au début du traitement la topographie de la
tumeur ; mais de sa nature je ne savais rien. Je la supposais bénigne,
à cause de la légère amélioration de l'état général.

La malade me revint au bout de deux mois, ballonnée et marchant
très difficilement. Elle sortait de son lit où l'avait clouée une crise du
genre de celles qui précédèrent mon traitement. Le Dr X..., son médecin
à la campagne, vint me dire qu'il croyait à un kyste de l'ovaire gauche.
Malgré la difficulté ou l'impossibilité de déplacer le liquide, je penchai

pour de l'ascite, parce que les parois de ce kyste étaient introuvables. Nous résolûmes de prendre l'avis du Dr N... mais son absence recula la consultation d'une dizaine de jours. Entre temps je décidai de continuer le traitement en le dirigeant de façon à provoquer les règles, la dernière époque ayant été insuffisante et la crise consécutive. Je réussis, mais *ce qui me frappa le plus ce fut l'amélioration presque immédiate de l'état général, et en particulier, la marche de plus en plus aisée.* Le ventre diminua. Le Dr N... fut d'avis que les résultats du traitement étaient trop encourageants pour ne pas le continuer. Pour sa part il ne croyait ni à un kyste, ni à de l'ascite, mais à une pseudo-fluctuation. J'avais pu à cette époque faire la topographie de la tumeur que le massage avait dissociée. Elle n'était point purement œdémateuse, mais constituée par des billes plus ou moins dures dont l'amalgame formait un plateau mamelonné. Deux ou trois de ces billes grosses comme de petits biscaïens tenaient à l'utérus refoulé en avant ; ni l'ovaire, ni la trompe n'étaient reconnaissables.

Le mois suivant fut moins heureux. L'utérus se prolabait, la rénitence augmentait. Peu à peu je ne tins plus entre mes mains qu'un gros ventre ascitique ; impossible de masser dans ces conditions. Cependant l'*état général s'améliorait encore ; marche facile, reprise de la vie mondaine, excellent appétit, excellent sommeil.* Ce fut ce qui me décida à demander, dans une nouvelle rencontre avec le Pr X... et le Dr N..., l'évacuation du liquide. Je connais les justes objections dont elle est passible mais il me semblait que *grâce à la kinésithérapie la malade n'était pas dans les conditions où se trouvent habituellement ses pareilles.* Par le massage de la tumeur elle était à l'abri des adhérences qui auraient pu gêner l'opération possible dans l'avenir. Par le massage et la gymnastique la santé générale fortifiée, annulerait les effets parfois désastreux des soustractions brusques, ou des sécrétions rapides d'une grande quantité de liquide. J'eus peut-être tort de ne pas exposer au Pr X... mes idées sur le sujet, mais quand mes conceptions ne sont pas étayées par des faits cliniques — et je n'avais jamais traité de cas semblables — je ne me sens pas la hardiesse de les soutenir. Le Pr X... pensa classiquement que la ponction exposait la malade à la reproduction rapide d'une grande quantité de liquide et à la déchéance de l'état général. Il conseilla de profiter de ce que cet état général était bon pour pratiquer l'extirpation radicale, tout en faisant au Dr N..., à moi et au mari des réserves sur le résultat à cause de la nature incertaine de la tumeur. La malade n'entendit point de cette oreille : « je me porte très bien, dit-elle, si je n'avais pas le ventre gros, je ne me douterais pas que je suis malade. Qu'est-ce qui me prouve que la grosse opération ne sera pas plus dangereuse que la petite? »

Voyant que ni le Dr N..., ni moi, ne voulions prendre le contre-pied du Pr X..., elle demanda le conseil d'un autre maître qui fut le Pr W... Après examen celui-ci nous dit : « Je viens de tâter une grosse tumeur, du liquide ascitique et, je crois, un gros kyste du côté gauche. Tout cela sent bien mauvais. L'opération précipiterait le dénouement quasi fatal. Mieux vaut la ponction? Il la fit et nous dit en s'en allant : « ce que j'ai tenu dans mes mains tout à l'heure comme sur une table d'amphithéâtre est de nature à n'inspirer aucun doute, vous entendez bien, aucun doute. »

Après ce verdict, ne pouvant et ne voulant abandonner la malade, je repris le traitement, avec mélancolie, et toutes précautions prises vis-à-vis du mari. On avait extrait neuf litres de liquide et il en restait. La tumeur aisément accessible présentait les caractères décrits plus haut, mais avait une étendue que je ne pouvais précédemment constater. Tout le ligament gauche me parut infiltré et coriace.

Infiltration et induration s'atténuèrent en quelques jours. Le liquide augmenta assez rapidement ; les règles furent presque frustes. Ving-neuf jours après la première ponction il fallut en faire une seconde qui, plus complète, donna encore neuf litres. Je variai le procédé de traitement cherchant toujours à augmenter les règles, qui vinrent à jour fixe et abondamment mais pour s'arrêter brusquement le troisième jour. De suite le liquide fut rapidement sécrété et trente-trois jours après la seconde ponction on procéda à la troisième, qui fournit onze litres. *État général toujours excellent. Appétit de premier ordre, marche très facile* sauf la gêne causée par le prolapsus contre lequel je ne pouvais rien en de pareilles conditions.

Le visage offrait avant la première ponction un aspect qui nous préoccupait le Dr N... et moi, bien que nombre de mes malades, tout en se portant mieux, maigrissent pendant le traitement parce qu'il active les combustions et brûle les déchets. Mais le visage de la malade en question ne maigrissait pas seulement, il s'amincissait, s'étirait, s'émaciait, et le pronostic du Pr W... me hantait encore lorsque je vis avec grande satisfaction cette mauvaise apparence disparaître et le visage se colorer. A mon avis, *l'amélioration de l'état général prouvait la bénignité de la tumeur* et me permettrait de conduire cette malade à une opération grandement facilitée par les forces acquises et par la libération des organes morbides, à moins qu'on n'admit, avec le D' N..., que mon traitement retardait la cachexie, chose bien surprenante.... Quoi qu'il en fût, je réfléchissais aux faits acquis. Une femme alitée, en proie à des inflammations locales aiguës ou subaiguës, une femme sans force, mettant difficilement un pied devant l'autre, avalant avec répugnance le peu qu'on lui servait, s'était relevée deux fois sous l'influence du traitement, vaquait à ses occupations et à ses plaisirs comme par le passé, mangeait comme quatre. On avait extrait de son ventre, dans le court espace de deux mois, vingt-neuf litres de liquide ascitique et non seulement les forces se conservaient, mais elles continuaient à augmenter; le visage se colorait quoique l'organisme fournît une sécréti on intra-abdominale continuelle.

Voici la conclusion du fait. L'état général étant toujours meilleur, le visage même un peu engraissé, je décidai de cesser la kinésithérapie; et j'exhortai la malade à se faire opérer promptement pour ne pas s'exposer à perdre le bénéfice du traitement; bénéfice dont je ne connaissais pas alors l'étonnante durée; mais elle partit pour Nantes et se soumit à une sage-femme qui la pansait avec des pommades. Dans les premiers jours d'août 1895, le mari vint me dire qu'elle avait les jambes enflées. Je fis part de cette nouvelle au D' N... et au P' X .., qui, toujours pénétrés de l'idée d'une tumeur maligne, eurent pour première pensée la phlébite. J'arrivai à Nantes convaincu que la phlébite n'existait pas parce que la malignité me semblait incompatible avec l'amélioration de l'état général, gage certain de bénignité. Je trouvai le ventre ascitique au maximum de réplétion, et les membres inférieurs distendus par un œdème dû à la compression. Le col de l'utérus parfaitement sain faisait saillie entre les grandes lèvres. *L'état général, sommeil, appétit, locomotion même, réserve faite du poids que la malade traînait avec elle, ne laissaient rien à désirer.* Je conseillai une ponction immédiate ou au moins très prochaine, de crainte d'œdème pulmonaire. On soutira vingt-deux litres de liquide. Trois mois plus tard le D' N... en faisait à Paris une autre de onze litres après laquelle je constatai qu'un petit kyste du côté gauche avait pris le volume d'une orange. Sur nos nouvelles instances la malade se décida à se confier à la chirurgie et choisit le Dr Z... Extraction par laparotomie d'un papillôme de l'ovaire droit gros comme les deux poings et de deux petits choux-fleurs, greffés sur l'ovaire gauche, kystique. Opération facile : utérus sain, *aucune adhérence* ni ancienne ni nouvelle. *La malade se porte à merveille,* et aujourd'hui 8 août 1896 se promène à bicyclette.

Ce cas donne un puissant relief à la valeur diagnostique, pronostique, et à l'un des modes curatifs de la kinésithérapie ; mais je ne m'occupe ici que des effets généraux. Or, pas plus que ceux qui précèdent, il ne doit être considéré comme une exception. Je suis dans ma cinquième année de pratique quotidienne du traitement de Brandt, à la maternité Baudelocque et chez moi, et si j'ai vu les résultats locaux de cette méthode, tantôt excellents, tantôt imparfaits, faciles ou difficiles, presque toujours lents à obtenir, j'ai observé la constance des résultats généraux. Jusqu'à présent ils n'ont pas manqué ; je les ai obtenus ou vu obtenir assez rapidement, en un mois, six semaines, ou deux mois de traitement, persister et augmenter durant son cours, se maintenir plus ou moins longtemps ou même définitivement autant que je puis juger par mes cinq ans d'exercice.

La première chose qui frappe chez les femmes traitées c'est qu'elles sont plus alertes. La seconde c'est la disparition du facies gynécologique. Quand on les interroge après des soins de quelque durée, elles répondent invariablement : « Je me sens plus forte. J'étais incapable de faire cinquante pas sans m'asseoir et maintenant je marche sans y penser. » Même invariabilité dans les rapports de l'entourage des malades : « nous ne la reconnaissons plus, elle est transformée, elle marchait à peine et maintenant elle court. » Le sang menstruel devient plus rouge. Le sommeil renaît ; l'appétit s'éveille, même si la constipation persiste, ce qui est assez fréquent, certaines pratiques de la kinésithérapie gynécologique, indispensables dans tel ou tel cas, la favorisant.

Les obésités de mauvais aloi, graisses et bouffissures, fondent. L'embonpoint de la santé les remplace ; mais la plupart des malades, tout en se portant mieux, maigrissent pendant le traitement par accélération du travail cellulaire. Il y a résorption active des vieux matériaux. Après le traitement, ou pendant une interruption, à échéance suffisante, elles engraissent.

Les divers mouvements deviennent de plus en plus aisés. La locomotion d'abord, puis la station sur pieds, la station assise sont de moins en moins fatigantes. Je pourrais ajouter que certaines attitudes, comme celle de se coucher indifféremment à droite ou à gauche, sur le dos et sur le ventre, impossibles ou pénibles, ou douloureuses avant le traitement et perdues par certaines malades, sont retrouvées; mais ce progrès, comme la locomotion d'ailleurs, revient en partie, ce me semble, aux améliorations pelviennes et je tâche de me restreindre ici aux effets généraux. Je dis que je tâche parce qu'il n'est pas facile de faire une répartition exacte dans un traitement qui, je le répète, est — chose remarquable — *simultanément* local et général. La circulation périphérique reçoit un coup de fouet; les troubles réflexes qui se produisent sur des points éloignés de la zone génitale et que les vieux maîtres appelaient congestions passives, phénomènes vaso-dilatateurs, périodiques, coïncidant avec les molimens, s'accompagnant ou non de douleurs, certaines crises hystériques ou hystériformes, certains états psychiques s'amendent et finissent par s'évanouir.

Il va sans dire que les résultats sont plus ou moins rapides suivant la persévérance de la malade qui doit avoir la sagesse de comprendre qu'amélioration n'est pas guérison, et ne point abuser de la liberté de mouvements qui est un des principes de la kinésithérapie, suivant aussi le mode de traitement qui peut consister dans le massage abdominal seul, ou dans la gymnastique seule, ou dans la gymnastique associée au massage des membres et du ventre sans point d'appui interne, ou dans la gymnastique associée au massage gynécologique proprement dit, suivant enfin que le médecin est plus ou moins apte et instruit; mais *pour ce qui concerne l'influence du mode opératoire et de l'habileté de l'opérateur, je dois faire immédiatement une restriction importante, car mes observations à ce sujet ont contribué, avec les constatations cliniques, à faire dans mon esprit la lumière sur les effets généraux du traitement et sur l'existence du réflexe dynamogénique.*

Voici comment je résumerais ces observations :

J'ai vu les effets généraux se produire :

1° Quel que fût le mode kinésithérapique employé;
2° Quelle que fût l'habileté de l'opérateur.

Donnons maintenant leur juste valeur à ces deux propositions *d'un absolutisme dangereux,* mais exactes et instructives.

Brandt n'a cessé de dire à ses élèves : « ne vous contentez pas du massage ; la gymnastique a la même importance que le massage. Si vous voulez obtenir les résultats que j'obtiens, unissez la gymnastique au massage. » Brandt a mille fois raison ; cependant ni les Allemands, ni les Anglais, ni les Américains, ni les Français qui m'ont précédé n'ont cru à la parole du maître, scientifiquement mal étayée.

Ils ont pratiqué le massage seul, et dans tous les cas où la gymnastique n'avait pas l'importance locale si merveilleusement observée par le génie de Brandt, ils ont eu de bons résultats. Or, comme dans les huit dixièmes des cas gynécologiques, il n'y a pas de bons résultats sans amélioration de la santé générale, comme un grand nombre des observations publiées, même de celles qui prêtent le flanc à la critique par un doute sur la qualité du diagnostic, ou sur la réalité des améliorations locales mentionnent des faits qui démontrent un progrès de l'état général, *je soupçonne depuis longtemps le massage du ventre d'être à lui seul, sans le secours de la gymnastique, un tonique puissant.* Mon expérience n'a fait que confirmer ce soupçon. A l'hôpital où pendant des mois et des mois j'ai travaillé chaque matin seul, où j'ai été plus tard bénévolement mais insuffisamment aidé, j'ai été forcé de restreindre la gymnastique aux mouvements qui agissent sur la circulation pelvienne, j'ai traité des cas où l'impotence s'opposait à la gymnastique, et j'ai cependant vu la disparition du facies gynécologique, des règles décolorées, des essoufflements, des locomotions difficiles, de l'inappétence, des dyspepsies, enfin de tout ce que l'on englobe sous le nom de débilité. Je me hâte d'ajouter que je les ai vu disparaître plus vite et plus constamment par l'emploi intégral de la méthode de Brandt, gymnastique et massage. J'ajoute aussi que je les ai vu disparaître par l'emploi de la gymnastique seule ou associée au massage des membres, mais les résultats étaient meilleurs lorsqu'on y joignait le massage abdominal avec ou sans point d'appui interne.

Si toute la kinésithérapie, quel qu'en soit le mode, exerce *sa puissance* sur l'ensemble des organes, le massage abdominal a une action élective *tonifiante,* qu'il soit pratiqué avec point d'appui interne, ce qui constitue le massage gynécologique proprement dit, ou qu'il consiste en frictions circulaires, pétrissages et effleurages exercés sans ce point d'appui. Le premier est certainement plus actif que l'autre, mais tous deux, je le répète, possèdent cette action élective. Enfin et surtout j'ai été frappé de voir ces mêmes résultats généraux obtenus par des opérateurs d'une insuffisance notoire, incapables de redresser un utérus, ou même de poser un diagnostic. Je reviendrai sur ce sujet à un autre point de vue quand je traiterai des qualités que doit avoir un bon opérateur.

Les faits qui précèdent m'ont conduit à admettre par induction que la kinésithérapie et tout particulièrement le massage du ventre mettaient en jeu un réflexe puissant, réflexe de la circulation, la logique l'indiquait ; mais quel était ce réflexe ? Parti des plexus abdomino-pelviens, pour ce qui concerne le massage du ventre, où aboutissait-il ? Au cœur ?... au poumon ?... C'était encore logique ; seulement il fallait le démontrer par l'expérimentation, reprendre les recherches des auteurs, en instituer de nouvelles, et trouver un phénomène constant qui, expliquant les effets généraux du traitement, donnât la valeur d'une déduction physiologique aux inductions cliniques.

Parmi les quelques travaux cités çà et là à propos de la physiologie du massage, ceux de Goltz, dont je ne connaissais que l'analyse de Reibmayr, piquaient ma curiosité et je croyais y trouver ce que je cherchais ; mais la lecture des monographies du physiologiste allemand mises à ma disposition par le Dr Guillarmou, m'avait fort désappointé.

Goltz n'y prononce pas le nom de massage dont il n'étudie point les effets, par conséquent. Dans une série de recherches faites à l'origine pour démontrer que le pneumogastrique est le nerf sensible du cœur, Goltz a constaté qu'en frappant, même légèrement, le ventre des grenouilles on arrête le cœur en diastole et que les coups redoublés paralysent la circulation abdominale.

Cette paralysie a pour conséquence l'anémie du cœur qui fonctionne péniblement comme une pompe privée d'eau.

Pouvait-on assimiler un pareil procédé et de pareils effets au massage et à ses résultats ? Assurément non. Mes conceptions allaient en sens diamétralement opposé. Toutes mes observations cliniques m'enseignaient l'innocuité du massage, et l'amélioration de l'état général comme son résultat constant.

Il fallait donc reprendre les expériences en pratiquant un véritable massage, et comparer tout d'abord les excitations légères aux excitations fortes. La solution du problème était-elle dans cette différence entre les excitations légères et fortes ? Goltz affirmait qu'il était impossible d'obtenir par voie réflexe autre chose qu'une paralysie du cœur, si léger que fût le tapotement, et à tout prendre un tapotement léger est un mode de massage. Ce n'était guère encourageant ; mais en étudiant de très près les mémoires allemands originaux, j'y trouvai des *contradictions* et des *inconséquences* faites pour m'encourager et les *erreurs* devinrent patentes en reprenant les expériences.

Entreprises avec le Dr Romano, de Bucharest, et l'assistance de M. Comte, elles ont prouvé l'exactitude de mon hypothèse, fondée sur l'observation clinique. *Nous avons constaté l'existence d'un réflexe dynamogénique puissant, facile à mettre en jeu, réflexe cardio-vasculaire, ayant son point de départ électif dans les plexus abdominaux ou abdomino-pelviens, excité par le massage, léger, court et entrecoupé de pauses.*

Nos expériences m'ont, en outre, incidemment conduit à une interprétation nouvelle des états syncopaux et à la description d'une variété inconnue, la variété systolique.

Le lecteur trouvera au chapitre du traitement et au paragraphe de la débilité générale, le résumé de nos expériences, dont le détail se trouve dans la thèse du Dr Romano (1), et les conclusions que j'en tire.

B. — LA KINÉSITHÉRAPIE GYNÉCOLOGIQUE ET SURTOUT LE MASSAGE EST LE SEUL MODE DE TRAITEMENT QUI EXERCE UNE ACTION DIRECTE SUR L'APPAREIL SUSPENSEUR UTÉRO-ANNEXIEL. IL EXERCE AUSSI UNE ACTION INDIRECTE. TOUTES DEUX ASSURENT AUX ORGANES UNE MOBILITÉ ABSOLUE OU RELATIVE.

L'action directe tombe tellement sous le sens qu'il est superflu de la démontrer. Il est évident que ni les pansements, ni l'électricité, ni l'hydrothérapie, ni les cures médicinales n'agissent comme deux mains qui

(1) *Effets dynamogéniques cardio-vasculaires du massage abdominal,* J.-B. Baillière, 1895.

palpent, saisissent, malaxent, étirent les ligaments, mais quelle que soit l'importance de cette action directe, j'en attache une au moins aussi grande à l'indirecte. *C'est en irriguant l'appareil suspenseur par une circulation active et régulière qu'on lui rend la souplesse plutôt qu'en allongeant les ligaments durcis.* On ne réussirait même pas à les étirer si on ne les massait auparavant. Quand la sclérose, dernier terme de la cellulite, les a envahis, on a beau les travailler, on ne leur rend pas l'élasticité. De même pour les adhérences par soudure d'organe à organe, *on ne les rompt pas, on les dissout* quand elles sont jeunes, par cette même irrigation, ou circulation bien rythmée qui arrose, amollit les tissus, et facilite les résorptions.

Mobiliser l'utérus et les annexes, entretenir la souplesse ligamentaire ou la réveiller, est la seconde merveille de la kinésithérapie, la première étant le réflexe dynamogénique. Je dis merveille car, par ce retour à la souplesse, se trouvent guéries ou réduites au minimum des affections utéro-annexielles, que le chirurgien, toujours enclin à mesurer la gravité des lésions à leur volume apparent, déclarait incurables.

On ne se doute pas du rôle que jouent les ligaments dans les maladies de la femme, les traités de gynécologie étant muets sur ce point sauf sur le relâchement. Cependant dès 1858, Aran écrivait ceci : « la consistance des ligaments, leur résistance, leur tonicité, jouent un rôle trop peu connu dans la détermination de certains accidents, et c'est dans les états pathologiques des moyens de suspension de l'utérus que se trouve certainement la clef de beaucoup de maladies, dont l'explication restait difficile jusqu'à ce jour. »

Cette idée a passé inaperçue. Personne que je sache n'a entrepris de recherches en ce sens. Aran lui-même s'est borné à cette conception géniale.

C. — LA KINÉSITHÉRAPIE GYNÉCOLOGIQUE ET NOTAMMENT LE MASSAGE A SUR LA LOCOMOTION LA PLUS REMARQUABLE INFLUENCE.

C'est la troisième merveille du traitement kinésique. En ce sens, la transformation des malades est parfois telle qu'on crie au prodige et que les médecins accusent la suggestion. En réalité il n'y a dé

suggestion que dans leur esprit ; cette suggestion s'appelle préjugé ; et
il n'y a de prodigieux que l'ignorance où l'art médical a laissé un pareil
procédé thérapeutique.

J'ai cité dans ma préface, et dans cette introduction quelques observations choisies parmi celles où l'influence du traitement kinésique
tient du prodige ; mais ce prodige est pour ainsi dire constant. Dans
mon service, nos oreilles et nos yeux font depuis cinq ans la compa-
raison entre la marche lente et pénible, l'attitude courbée des malades
qui se présentent pour la première fois, et leur pas alerte, ferme et
résonnant, la rectitude de leur maintien après un nombre variable
mais ordinairement restreint de séances.

A quoi tient cette transformation ? D'abord à l'éveil du réflexe dynamogénique cardio-vasculaire général, ensuite à l'élan local de la circulation abdomino-pelvienne. De même que le cœur et tout le reste de
l'arbre circulatoire, les vaisseaux du pelvis se contractent au moment
où le massage est exercé et se dilatent pendant les pauses. Ce sont les
troubles vaso-moteurs, les stases génitales ou abdominales qui diminuent la force locomotrice, et alourdissent les malades, comme s'ap-
pesantissent les jambes d'un variqueux dans la station debout prolongée.

Telle est pour moi l'explication fort simple du prodige.

D. — LA KINÉSITHÉRAPIE GYNÉCOLOGIQUE EST DANS LA MAJORITÉ DES
CAS AISÉMENT MAITRESSE DU SANG ET DE LA DOULEUR. LA GYMNAS-
TIQUE EST TRÈS PUISSANTE AU POINT DE VUE DU SANG.

La kinésithérapie gynécologique arrête le sang ou en provoque l'écoulement au moyen du massage et de la gymnastique. Cette dernière
suffit dans nombre de cas et parfois enraye les pertes dès la seconde ou
troisième séance. Sa puissance inverse est également très grande, moindre cependant, et surtout moins prompte. Le massage possède les mêmes
propriétés. Il est à volonté, sous certaines conditions, congestionnant ou décongestionnant ; avec ce grand désavantage sur la gymnastique, d'exiger des connaissances médicales, d'être impraticable par des

doigts trop courts et, dans certains cas, par n'importe quelle main. Aussi tous ceux qui considèrent la gymnastique de Brandt comme une superfétation commettent une lourde faute ; mais ils sont à moitié excusables parce que Brandt, peu clair et privé du sens didactique, n'a pas su mettre en lumière les diverses catégories de mouvements que son génie a découverts.

Il y a donc une gymnastique et un massage qui provoquent le flux sanguin, une gymnastique et un massage qui l'arrêtent. La technique en sera donnée dans des chapitres spéciaux. Je me borne ici à des généralités.

La kinésithérapie gynécologique prendra rang surtout, par sa gymnastique décongestionnante, parmi les procédés d'hémostase les plus efficaces, non pour l'arrêt immédiat du sang, mais pour la diminution graduelle des ménorrhagies répétées et leur disparition quand elles sont entretenues par la simple congestion et non par des altérations vasculaires. Incontestablement supérieure aux injections d'eau chaude, elle a sur l'hydrothérapie l'avantage de modifier non seulement l'état général, mais l'état local. Elle s'applique à tous les cas, qu'il y ait ou non début de grossesse, intégrité ou altération des annexes. Enfin son action est extraordinairement constante et prompte, et la pratique de certains mouvements, des plus efficaces heureusement, n'exige aucune étude approfondie. Je ne crois pas qu'il existe un procédé plus simple, plus fidèle que la gymnastique pour régulariser les femmes menstruées avec trop d'abondance ou de fréquence. Elle a eu entre mes mains des succès pour ainsi dire non démentis. Cette quasi-constance des résultats a fait défaut pour le rappel des règles supprimées ou insuffisantes, c'est-à-dire pour la gymnastique congestionnante. D'après ce que j'ai constaté, l'hydrothérapie et l'électricité auraient, à cet égard, au moins la supériorité d'une plus rapide action. Je connais de prompts rappels obtenus par l'hydrothérapie. Tandis que j'emploie le traitement kinésique pour les femmes atteintes de méno et métrorrhagies après l'accouchement, je donne la préférence à l'eau froide pour celles dont la menstruation ne se rétablit pas. J'ai vu également le Dr Apostoli provoquer vite et sûrement le flux menstruel par sa méthode. Cela n'empêche point d'ailleurs la gymnastique congestionnante de rendre les plus grands services dans des cas où l'hydrothérapie et l'électricité ne seraient pas applicables et offriraient des inconvénients. J'ai cité plus

haut un remarquable exemple des effets de la kinésithérapie sur la
puberté retardée.

Un des résultats les plus vantés du massage est la disparition de la
douleur. Ceux qui, dénigrant le massage sans le connaître, cherchent
quelque qualité à lui accorder, pour ne pas avoir l'air de le déprécier
systématiquement, résument ses bienfaits dans cette disparition ou
atténuation, qu'ils représentent comme chose aisément obtenue. C'est
une double erreur. Les bienfaits du traitement kinésique sont loin de
se résumer à l'analgésie, comme je le prouve dans ce livre de la première à la dernière page.

Rien n'est plus difficile, dans certains cas, que de faire disparaître
la douleur. Cela pour deux raisons. D'abord la douleur est assez souvent causée par des fixations annexielles éloignées de l'orifice vaginal
ou rectal, avec cellulite haut située, et par conséquent, difficile ou
même impossible à atteindre. C'est alors qu'éclate la supériorité des
doigts longs et des diagnostics topographiques précis. Ensuite, on a
souvent à traiter des malades qui souffrent quand elles ne perdent pas
et qui perdent quand elles ne souffrent pas ; cercle vicieux d'où on a
peine à les tirer. En effet, la douleur est engendrée par la congestion
fruste qui exaspère les poussées de cellulite. Or, en supprimant les
pertes au moyen de la gymnastique et des massages légers ou de la
gymnastique seule, on ne supprime pas d'emblée la congestion ; on
transforme d'abord la congestion hémorrhagipare en congestion fruste.
De là une recrudescence ou une perpétuation des douleurs pour un
temps parfois très long, ce qui désespère la malade et le médecin. En
s'armant de patience, on obtient, très souvent tout au moins, d'abord
l'atténuation, puis la suppression des molimens douloureux.

E. — La kinésithérapie gynécologique n'est pas seulement curative et palliative, mais préventive.

Incapable d'atteindre la *restitutio ad integrum* dans les très
vieilles affections chroniques, le traitement kinésique peut les réduire
au silence. Il est donc palliatif à défaut de curatif. C'est ainsi que sou-

vent on n'arrive pas à maintenir *in situ* l'utérus et les annexes disloqués et fixés avec cellulite douloureuse ambiante. On les libère d'une façon absolue ou relative, mais même absolument libres, ils ne conservent pas la place normale où on les ramène chaque jour avec patience et une facilité de plus en plus grande. Seulement la malade est délivrée pour toujours ou pour longtemps de la douleur, des pertes, des sensations de poids, enfin de toutes les infirmités communes à la pathologie génitale. C'est l'essentiel, car, comme le disait une femme d'esprit : « qu'importe que mon utérus ne se tienne pas *droit*, si je ne m'en aperçois pas. Ce n'est pas comme si j'avais le nez de travers. » A l'hôpital, les malades qui sont des travailleuses et non des coureuses de cliniques, et dont l'utérus douloureux est rétroversé, abandonnent d'elles-mêmes le traitement dès qu'elles en éprouvent les bienfaits, dès qu'elles se sentent fortes, débarrassées de leurs souffrances et capables de vaquer à leurs occupations. Les intelligentes y reviennent, à la moindre alerte, écarts de menstruation, retour des douleurs, comme à une cure *de plus en plus courte, de moins en moins fréquente.*

En effet, contrairement aux prévisions du début de ma pratique, les résultats palliatifs sont tenaces. Les malades reprennent le traitement à des intervalles de plus en plus éloignés et les reprises sont de moins en moins longues, trois semaines, quinze jours ; mais il faut que la première cure ait été assidue et suffisamment prolongée, trois mois en moyenne.

Les malades mal réglées ne conservent le bénéfice acquis qu'à condition de veiller, pendant les interruptions ou après cessation du traitement, à la régularité des menstrues, s'astreignant d'elles-mêmes à une gymnastique quotidienne pour provoquer, arrêter, ou enrayer le flux menstruel.

Comme toutes les méthodes thérapeutiques fondées sur l'hygiène, la kinésithérapie est préventive, surtout si l'on admet ma théorie de la génération ou de l'accumulation des misères gynécologiques par les troubles circulatoires. Le traitement préventif consiste à ne pas considérer comme quantité négligeable les écarts de règles. On y est disposé, depuis que certains succès brillants et immédiats des opérations ont masqué leurs conséquences lointaines. Trop de médecins sont persuadés que la suppression des fonctions menstruelles n'a pas d'inconvénients. Est-il donc nécessaire d'avoir passé par la faculté pour savoir que les fonctions du corps humain sont des besoins? De ce que certaines femmes ne souffrent point d'être châtrées, doit-on en conclure que la majorité soit ainsi? Toutes les exceptions se voient dans la nature.

Il tombe sous le sens que la menstruation est une nécessité ; la clinique confirme ce que la logique suggère à cet égard, l'antique opinion de l'émonctoire n'a pas encore fait son temps, et une statistique intégrale des conséquences éloignées de la castration ne la ruinerait certainement pas. Voici une preuve entre mille du bien fondé de cette vieille théorie hippocratique. J'ai été consulté par une femme de vingt-cinq ans qui avait une tumeur oophoro-salpingienne, de nature bénigne, et dont les règles étaient supprimées depuis quatre mois. Elle éprouvait à chaque quinzaine des malaises variés consistant en éruptions furonculaires, transpirations nocturnes, crises hystériformes, vertiges et lipothymies, au point qu'elle n'osait plus sortir sans être accompagnée. Un chirurgien des hôpitaux qui avait conseillé d'opérer la tumeur en réservant la question de laparotomie ou d'hystérectomie s'était moqué de ses malaises. « Comment, lui avait-il dit, vous vous figurez que la suppression des règles a tant d'inconvénients. Eh bien ! moi, je ne vous souhaite qu'une chose, c'est de n'en plus avoir. C'est la seule chance que vous ayez d'éviter une opération, en supposant que vous puissiez l'éviter. » Cette boutade est tout à fait celle d'un homme qui connaît le retentissement local des congestions menstruelles sur les affections utéro-annexielles, et pour lequel la lésion tangible, palpable, suffit à tout expliquer, comme sa suppression suffira pour tout guérir.

J'ai traité cette jeune femme, j'ai rappelé ses règles, par l'hydrothérapie et non par la gymnastique. Les troubles réflexes dont elle se plaignait se sont évanouis. Je l'ai de plus débarrassée de sa tumeur.

F. — LA KINÉSITHÉRAPIE GYNÉCOLOGIQUE N'EST PAS SEULEMENT UNE MÉTHODE DE TRAITEMENT, C'EST UNE MÉTHODE DE DIAGNOSTIC.

Je ne suis pas le premier qui fasse cette remarque ; mais nul, je crois, ne l'a commentée et expliquée avant moi.

J'ai eu la satisfaction d'entendre dire à des médecins qui n'étudiaient pas la kinésithérapie et auxquels j'avais donné quelques indications sommaires, qu'ils atteignaient en effet bien plus facilement les organes en associant un léger massage à l'exploration bi-manuelle.

Ce n'est cependant pas, de cette façon seulement, d'emblée et dès un premier examen, que le massage rend service. Déjà constaté par Theilhaber en Allemagne et par d'autres probablement, ce service, s'il se résumait à diminuer la résistance de la paroi abdominale, à rassurer les femmes qui se contractent involontairement par crainte de la douleur, et à assouplir un peu les tissus, aboutirait à d'assez maigres et assez inconstants résultats, très inférieurs à ceux de la résolution chloroformique.

Le massage a des effets bien plus remarquables au point de vue de l'exploration et c'est précisément sa supériorité sur le chloroforme que je prétends démontrer dans ce paragraphe. Les affections utéro-annexielles, quelle que soit leur nature, sont englobées dans une couche d'œdème qui déforme les organes, les pénètre, les cimente, les immobilise, les rend indistincts et méconnaissables. Cette infiltration des tissus augmente parfois d'un tiers le volume des utérus rétroversés, quadruple, quintuple, sextuple le volume des trompes et des ovaires peu ou même point lésés, épaissit et indure les ligaments. Il en résulte que les plus grosses erreurs sur l'existence réelle, sur le volume, le siège, la nature des lésions sont commises par des doigts très exercés. On se méprend sur l'existence même d'une tumeur, ou sur l'organe qui en est le point de départ. On attribue à l'utérus ce qui appartient aux annexes et aux annexes ce qui appartient à l'utérus. Il arrive aussi qu'à quelques jours, parfois à quelques heures de distance, deux médecins, ou le même médecin posent un diagnostic différent, parce que selon le moment du mois (voyez mon étude sur les molimens) l'infiltration augmente ou diminue dans des proportions notables. Mêmes erreurs de pronostic. Tel médecin qui a constaté une tumeur pour laquelle il n'a pas trouvé l'intervention urgente, juge quinze jours plus tard, d'après une augmentation de volume subite, cette intervention indispensable et pressante. C'est ainsi que j'ai vu conseiller l'opération immédiate pour une péri-salpingite prise pour grosseur extra-utérine, conseil donné par un professeur très réservé sur les interventions chirurgicales, accoucheur de profession, et qu'un autre professeur, chirurgien, ne trouvait pas motivé. Il m'écrivait à ce sujet : « je ne comprends rien aux alarmes de mon ami X. »

J'ai vu deux chirurgiens préparer l'hystérectomie pour une volumineuse cellulite péri-oophoro-tubaire accompagnée de fièvre, de douleur vive localisée à la fosse iliaque droite, s'irradiant dans le pli de l'aine, la hanche et la cuisse correspondantes, sans vomissements, ni tension, ni sensibilité du ventre, phénomènes attribués par ces chirurgiens, dont l'un est justement réputé pour son expérience clinique, à une poussée de péritonite autour d'un foyer oophoro-salpingien purulent. L'opération fut fixée au lendemain ; mais heureusement pour la malade tous les symptômes s'étaient amendés, et la famille demanda l'expectation. Quelques jours plus tard la fièvre n'avait pas reparu, le cul-de-sac reprenait sa souplesse, l'utérus se mobilisait. Un mois après la malade se promenait. Il s'agissait en réalité d'une forte poussée d'œdème douloureux qui s'était faite à la suite d'une violente chute, autour des annexes droites. Cette malade avait souffert de ce côté peut-être dès la puberté, en tous cas dès la virginité, et j'avais constaté, après d'imprudentes suites de couches, que la trompe droite était œdématiée et prolabée.

Dans ces deux cas ce n'est pas le chloroforme qui aurait facilité le diagnostic. Il ne fait pas disparaître les œdèmes, les agglutinations d'organes, la cellulite interstitielle molle, pâteuse, ou dure, l'infiltration, véritable mortier qui coule dans les mailles connectives et dont la quantité et la consistance varient suivant le moment du mois. Le chloroforme ne supprime que la contraction des muscles striés, ce qui est utile, et la souffrance, ce qui ne me semble pas toujours avantageux en exploration gynécologique, car l'existence de la douleur et sa localisation sont des éléments utiles de diagnostic.

Le hasard et une de ces heureuses défiances de l'art médical qui en expliquent de moins opportunes, parfois chèrement payées, ont seuls épargné la castration à ces deux malades. Il n'y a qu'un moyen d'éviter à coup sûr d'aussi regrettables erreurs, c'est de se défier dans tous les cas qui ne sont pas bien clairs — et la plupart, ne le sont pas — des diagnostics hâtifs — et d'avoir recours, avant de rien affirmer, à une série d'explorations quotidiennes. Je dis à une *série* d'explorations *quotidiennes*. Je ne dis pas à deux ou trois explorations faites à deux ou trois jours d'intervalle. Il est de plus indispensable que cette série d'explorations occupe la période qui précède, qui accompagne, et qui suit les molimens.

De cette façon on constatera les variations de volumes imputables à ces derniers et on se mettra déjà à l'abri de certaines erreurs ; mais il en reste d'autres et pour les fuir à coup sûr le mieux est d'associer aux explorations le massage qui dissocie et délimite les organes.

Je ne vois pas d'objection à faire à cette façon d'agir :

1° Parce que l'urgence du diagnostic est rare en gynécologie où la chronicité est de règle ;

2° Parce que la kinésithérapie bien pratiquée est inoffensive et que pendant les recherches topographiques avant même que le diagnostic soit posé, s'il tarde à l'être, la malade aura le bénéfice des effets du traitement sur l'état général, et sur l'état local.

Que de fois, il m'est arrivé en commençant un traitement, de ne pas savoir à quel genre de tumeur j'avais à faire, de la croire maligne alors qu'elle était bénigne, de diagnostiquer un fibrôme ou une salpingite, alors qu'il s'agissait d'une salpingite ou d'un fibrôme, de croire à une grosse lésion et de la voir s'évanouir entre mes mains, etc., etc. Lisez les statistiques chirurgicales et comptez les erreurs avouées. Jugez d'après leur nombre de celles qu'on cache et réfléchissez aux bienfaits de la kinésithérapie qui est un moyen de traitement en même temps qu'un moyen de diagnostic, et grâce à laquelle on diminuera sans aucun doute le nombre des erreurs.

G. — La kinésithérapie gynécologique est opposée en principe au repos absolu parce qu'il crée dans nombre de cas un obstacle à la guérison.

A l'hôpital, lorsqu'une femme en cours de traitement m'apprend qu'elle exerce un métier qui l'oblige à conserver pendant des heures la même attitude, comme la couture assise, ou le travail dans la station debout et l'immobilité, je la préviens des difficultés particulières qui en résulteront pour sa guérison ou son amélioration. De même lorsqu'une femme est couchée, mon premier soin est de la faire sortir le plus tôt possible de son lit, car tout ce qui débilite, tout ce qui entrave la circulation est fâcheux en pathologie génitale.

J'ai été consulté pour une domestique, jeune fille de dix-huit ans, vierge, dont la menstruation était irrégulière, tantôt avancée, tantôt retardée,

insuffisante ou trop abondante, douloureuse, avec troubles vaso-moteurs,
erratiques, refroidissements des extrémités, gastralgie, céphalalgie.
Ayant appris que depuis deux ans cette jeune fille se livrait exclusivement à la couture, assise, tirant l'aiguille du matin au soir, et que
la déchéance de sa santé s'était graduellement accusée pendant ces deux
années, je pensai qu'au lieu d'instituer un traitement gymnastique,
je ferais mieux de modifier du tout au tout son genre de vie. Je conseillai donc à ses maîtres de la soumettre à des travaux actifs et variés, au
lieu de l'immobiliser sur une chaise. En six ou sept mois, cette enfant
était transformée. Disparition de tous les troubles vaso-moteurs. Règles régulières au point de vue de la durée, de la quantité; intervalles
physiologiques.

Le repos absolu et prolongé est un contre-sens dans les affections
chroniques et subaiguës de l'appareil utéro-annexiel, si l'on admet avec
moi que les troubles circulatoires dominent la scène; mais il faut distinguer le repos absolu du repos relatif et le repos général du repos local.
Adversaire du repos absolu et général je suis partisan du repos relatif
et local. Une femme qui se fatigue, se surmène, dès que le traitement
a produit une amélioration, réduit à néant ses bons effets. Par repos
local, j'entends le repos génital. Je le conseille; mais comme plusieurs de mes malades sont devenues enceintes au cours du traitement,
j'en conclus que je ne suis pas toujours écouté.

Presque toutes les filles mal réglées, la plupart des femmes en ménopause, et toutes les femmes en proie à la chronicité génitale ont une
circulation locale et générale défectueuse. Beaucoup ont les extrémités
froides, les mains, les jambes, les pieds. Cette diminution locale de la
chaleur est produite par une vaso-constriction qui devient habituelle, se
manifeste dans l'immobilité, même peu prolongée, même par une température extérieure relativement élevée, 15 ou 16 degrés centigrades,
et davantage, car on la constate au lit sous de chaudes couvertures.

Chez d'autres les phénomènes vaso-dilatateurs dominent : bouffées
de chaleurs, pyrosis, congestions, étouffements, états syncopaux. Certaines de ces manifestations sont visibles, d'autres accusées par la malade,
qui indique comme siège des sensations perçues, le visage, le pharynx,
le larynx, la poitrine, la région précordiale.

Beaucoup plus marqués encore sont les troubles locaux de la circulation. Dus à la parésie vaso-motrice abdomino-pelvienne, ils se traduisent par des sensations de gêne, de plénitude, de chaleur intérieure, de corps étranger qui veut sortir, de poids, de béance de l'orifice vaginal, alors qu'il reste complètement fermé, par l'augmentation de volume du ventre, par les troubles de la miction et de la défécation, par les prurits vulvaires de même origine que les prurits variqueux, par l'exacerbation des coliques continues ou intermittentes, spasmodiques, des douleurs dans les lombes, dans la région sacrée et sacro-coccygienne, dans les hanches, dans les aines, dans les flancs, autour de l'ombilic, dans le rectum, à l'anus, où elles font croire à des fissures inaperçues ; par la difficulté à s'asseoir, à se relever, à se tenir debout, à marcher, par les flux sanguins, aqueux, muqueux ou muco-purulents ; par les œdèmes douloureux ou indolores du tissu conjonctif, les contractions et rétractions du paramètre, par les fixations. Tous ces accidents sont sinon causés, du moins entretenus et aggravés par des parésies vaso-motrices dont le caractère propre est de paraître ou d'augmenter périodiquement deux fois par mois, du huitième au quinzième, et du vingtième au vingt-huitième jour, en comptant un du premier, c'est-à-dire de l'apparition des règles, sortes de crises que j'ai décrites plus haut sous le nom de double molimen mensuel.

Condamner à l'immobilité absolue et continue, ou relative et intermittente, des malades en proie à des troubles circulatoires quasi perpétuels constitue une méthode de pis aller, faiblement palliative et nullement curative. Le véritable remède c'est le mouvement, non pas n'importe quel mouvement, n'importe quel exercice, mais certains mouvements et certains exercices capables de rétablir l'équilibre entre la vaso-constriction et la vaso-dilatation, de supprimer les stases veineuses et lymphatiques, de rétablir le cours normal du sang sur les points où il est d'ordinaire insuffisant, d'arrêter ou de provoquer le flux ca.ménial, et notamment de couper court aux hémorrhagies. C'est ce que réalise la kinésithérapie. Par des mouvements gymnastiques locaux, doux et mesurés, appropriés à la force et à l'état des malades, et par le massage abdominal léger ou tout au moins bien gradué, qui n'est autre chose lui aussi qu'une gymnastique locale, on fait affluer le sang vers les parties du corps qui en sont privées, on le dérive de celles où il stagne, et de même que la mise en jeu d'un groupe

musculaire isolé éveille par synergie la contractilité d'autres groupes,
de même les effets de la gymnastique et du massage sur le cours du
sang ne sont pas limités à tel ou tel organe, mais ont leur contre-coup
sur l'ensemble de la circulation, par le moyen du réflexe dynamogénique cardio-vasculaire.

A ces mouvements spéciaux, gymnastique et massage, il faut ajouter
les mouvements de la vie courante, qui, nuls ou pénibles avant
le traitement, sont rendus possibles et de plus en plus facilités d'abord
par lui, puis par une sorte d'entraînement graduel. Ils prennent rang
de cette façon dans l'œuvre kinésique. J'ai constaté en effet que les
malades traitées chez elles progressaient moins rapidement que les
malades astreintes à se rendre chaque jour chez le médecin, et l'expérience m'a appris que les hospitalisées avaient tout intérêt à quitter
l'hôpital dès que l'amélioration leur permettait de marcher, et à y venir
de chez elles régulièrement chaque matin. Celles qui ont un long trajet
à faire usent d'un mode de locomotion quelconque, préférablement des
tramways, mais s'arrêtent toujours à quelque distance de l'hôpital pour
marcher, et doivent le quitter en marchant.

II. — La kinésithérapie gynécologique est inoffensive.

X... a affirmé le contraire à la Société de Chirurgie de Paris en présentant des pièces à l'appui. Que dirait le présentateur si d'une opération pratiquée par un ignorant ou par un savant aux mains sales, on
concluait que l'ablation des kystes ovariens uniloculaires mobiles est
une intervention dangereuse? *La méthode de Brandt entre mes mains
pendant cinq ans, entre les siennes pendant trente-cinq ans — et il
a traité ou fait traiter sous ses yeux jusqu'à cinquante malades par
jour — n'a causé aucun accident entraînant la mort, l'infirmité, ou
un préjudice quelconque.*

A propos de cette communication, je me suis exprimé ainsi (in thèse
de Romano) : « je crois que le massage peut commettre des méfaits;
mais je doute que même entre des mains ignorantes il en ait commis
autant que les opérations entre des mains savantes trop pressées. La

devise du massage est *primò non nocere*, et ce n'est pas une devise de parade. Après quatre années d'étude, je considère la méthode de Brandt bien conduite comme tellement inoffensive, même dans certains cas aigus ou subaigus avec purulence possible, que si l'un de ces cas me tombait sous la main, je le traiterais rien que pour prouver cette bénignité. »

Ce cas s'est présenté. Je l'ai traité et j'ai prouvé ce que j'avais avancé sans crainte de me compromettre. En effet cette opinion, fondée sur cinq ans d'expériences, ne date pas d'hier. J'ai cru à sa légitimité et je l'ai exprimée avant toute pratique personnelle dans mon rapport au ministre. Au congrès de Bordeaux (1895) où je faisais une communication sur les rétro-déviations, j'ai rappelé l'origine de mon hypothèse en ces termes : « Arrivé en Suède, je me préoccupai d'abord de savoir, premier et capital point d'interrogation, si la méthode de Brandt était inoffensive. Or, ce traitement était pratiqué depuis trente ans par un empirique de génie, qui, pendant plus de vingt années, avait eu à lutter contre le corps médical de son pays. Si sa méthode avait causé, durant ce laps de temps, un seul accident grave, on l'aurait prié de prendre la porte. Il faut savoir, en effet, qu'en Suède, les choses ne se passent pas à la légère. Il n'y a pas bien longtemps qu'un chirurgien de ce pays, qui avait pris un utérus gravide pour une tumeur et pratiqué la laparotomie, a été contraint par l'opinion publique d'aller exercer ailleurs ses talents. »

Donc, le traitement tel que Brandt le pratiquait était inoffensif. Je ne pouvais, en attendant la démonstration pratique, en avoir une meilleure preuve, confirmant celle que donnait l'exceptionnelle probité d'un maître dont la sincérité était poussée jusqu'au scrupule et qui se serait reproché, comme faute grave, non seulement les jongleries et tours de passe-passe habituels aux consciences lâches, mais même les atténuations et petites dissimulations dont s'accommodent les intégrités relatives.

Cinq ans se sont écoulés depuis que j'admettais ainsi *à priori* l'innocuité de la kinésithérapie. Aujourd'hui, *à posteriori*, de par les faits, par l'accumulation des preuves les plus objectives, j'affirme que la méthode de Brandt est inoffensive. Je dis la méthode de Brandt, je ne dis pas la méthode de X ou de Z.

DEUXIÈME PARTIE

CONDITIONS NÉCESSAIRES

A LA PRATIQUE DE LA

KINÉSITHÉRAPIE GYNÉCOLOGIQUE

QUALITÉS DES OPÉRATEURS

APPAREILS — DIAGNOSTIC

CHAPITRE I

QUALITÉS DES OPÉRATEURS

---

§ I. — LA MAIN

Celui qui à la souplesse, à la légèreté, à la dextérité, joindra l'écart exceptionnel de l'index gauche et du médius et la longueur également exceptionnelle de l'index, acquerra vite dans la pratique du traitement une indiscutable supériorité.

On enseigne aux élèves, à propos de l'exploration gynécologique et obstétricale, que les doigts courts s'allongent par l'exercice. Brandt a dit avec esprit que les doigts longs s'allongent encore davantage, et de fait l'instructive boutade des professeurs signifie simplement que l'adresse et surtout l'expérience suppléent à la brièveté naturelle des doigts, comme l'intelligence et le bon sens suppléent à la science. Cependant l'allongement réel est possible, mais à la condition *d'abandonner la méthode classique du toucher,* .dans laquelle le médius, l'annulaire et l'auriculaire sont fléchis dans la paume, ou du moins de la réserver pour l'exploration du cul-de-sac antérieur.

Si l'on adopte la position de Brandt, dans laquelle tous les doigts sont
étendus avec légère flexion métacarpo-phalangienne du médius, de
l'annulaire et de l'auriculaire (fig. 4) l'index s'allonge réellement par

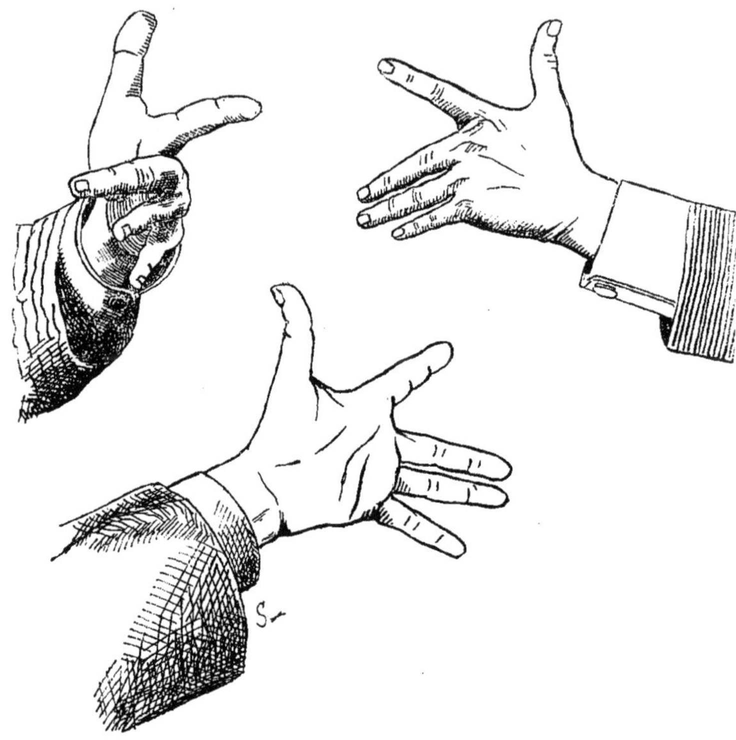

Fig. 4.

l'écart croissant de ce doigt et du médius. Il ne faut pas confondre cet
allongement réel avec la pénétration de plus en plus profonde que l'on
remarque au cours des traitements et dont l'assouplissement graduel
du périnée par le massage est la cause.

Heureusement pour les femmes et pour la méthode sans cela destinée
à périr avec son inventeur, les doigts longs ne sont nécessaires que pour
un *maximum* d'effets thérapeutiques. Un minimum fort appréciable est
obtenu par des doigts courts.

Il s'agit d'effets thérapeutiques généraux et locaux. Le massage du ventre est, je le rappelle, le point de départ électif d'un réflexe dynamogénique cardio-vasculaire d'une étonnante puissance. Une main insuffisante pour le redressement des utérus, l'élongation des ligaments, la résorption des œdèmes, le massage direct, la reposition *in situ* ou tout au moins le dégagement des ovaires et des trompes est considérablement aidée par ce réflexe.

On sait déjà quelle a été l'origine de mon hypothèse à ce sujet.

Si le traitement exigeait une véritable virtuosité, comment s'était-il aussi vite répandu, comment avait-il réussi entre des mains d'apprentis ? Comment, tronqué, privé de sa gymnastique, réduit au massage, était-il resté efficace ? Evidemment derrière la très réelle mais un peu légendaire habileté de l'inventeur, derrière les difficultés exceptionnelles dont triomphait sa main affinée par trente ans de pratique, se cachaient des résultats simples, accessibles à tous, dont il s'était contenté lui-même au début, plus tard par force majeure, sans s'expliquer leur excellence, leur généralité, leur extension même aux cas incurables et qui prouvaient que le massage gynécologique était bon en lui-même avant de l'être entre telle ou telle main.

J'ai fait à ce sujet d'intéressantes expériences, prenant des élèves, hommes ou femmes à doigts courts, sans expérience du traitement. leur indiquant un schéma de massage, et mettant entre leurs mains des malades dont l'utérus était rétroversé, mobilisable ou non, fixé ou pseudo-fixé, avec ou sans altérations annexielles concomitantes, hémorrhagies, douleurs, incapacité de marcher, tous les troubles réflexes qu'entraînent pareilles infirmités, et que faisaient disparaître ces mains de néophytes incapables de saisir les organes, mais suivant avec docilité mes instructions, et également incapables d'impatience et de brutalité. Il est hors de doute qu'à l'origine, Brandt, comme cela m'est arrivé à moi-même, allait au hasard ou se guidait sur des conceptions théoriques quand il massait un ventre, et il a toujours ignoré, puisque je crois l'avoir démontré, la principale cause de ce qu'on a justement appelé les merveilles de son traitement.

Brandt manifestait quelque dédain pour les opérateurs qui s'improvisaient autour de lui et à l'étranger après l'avoir regardé faire pendant trois semaines. Il ne jugeait pas avec moins de sévérité les hommes ou les femmes aux doigts courts dont la prétention d'exercer le massage lui semblait outrecuidante ; mais en même temps il disait que ces opérateurs improvisés ou mal outillés étaient des concurrents avec lesquels il fallait compter. A ce propos, ma raison ne parvenait pas à se tirer du dilemme suivant : ou le massage gynécologique est difficile, ou il est facile ; s'il est difficile, les concurrences ignorantes ou aux doigts courts n'ont aucune chance de réussir ; s'il est facile, en quoi leur prétention est-elle outrecuidante ?

Je ne pouvais poser à Brandt ce dilemme incommode à traduire. Je lui fis entendre tant bien que mal ma pensée. Il ne la comprit pas et crut me répondre en réduisant séance tenante un utérus rétroversé que j'avais jugé irréductible. Cela prouvait que, lui Brandt, rompu au métier, avait une adresse que moi, novice, je ne possédais pas, mais le problème n'en était pas résolu. La véritable réponse eût été, comme je l'ai dit plus haut, que le massage était bon en soi avant de l'être suivant telle ou telle main. Seulement cela n'expliquait rien.

C'est à ce que j'ai appelé réflexe dynamogénique cardio-vasculaire que la méthode doit d'abord sa puissance et ses succès, réflexe que le massage du ventre éveille et qui accélérant et rythmant les courants abdomino-pelviens, retentit sur le cœur dont les mouvements accélérés et rythmés à leur tour se répercutent dans tout l'arbre circulatoire.

Telle est la solution scientifique du dilemme que je m'étais posé et voilà pourquoi, maintenant, j'accepte des élèves aux doigts courts, au lieu de les refuser comme je faisais autrefois. Pour être limités les services qu'ils rendront ne sont pas moins incontestables, mais à une condition, c'est que leur main soit légère. *Quiconque a la main pesante et dure, quelle que soit son instruction gynécologique, et fût-il mieux outillé que personne, sera toujours un masseur médiocre ou dangereux.* Je me défierai plus d'un tel savant que d'un empirique semblable à celui dont on me citait dernièrement ce mot naïf et bien instructif : « C'est curieux, le massage. Je ne savais pas comment m'y prendre et j'ai obtenu quand même des résultats. »

Si cinq années d'études cliniques et six mois d'expérimentation physiologique m'ont dévoilé le mystère des doigts courts, des praticiens insuffisants, ou même sans valeur, réussissant quand même, et ont ruiné l'hypothèse de la suggestion par laquelle d'aucuns croient se rendre compte des merveilles du massage, ces cinq années m'ont aussi appris la supériorité des doigts longs, d'une pratique et d'une instruction consommées. J'ai pris la peine d'expliquer comment les doigts courts n'étaient pas absolument incapables. Je ne prendrai pas celle de montrer en quoi les doigts longs sont supérieurs, à légèreté et finesse de tact égales. Faudrait-il donc aussi prouver que science surpasse ignorance ? Il est des malades, améliorées déjà par mes élèves aux doigts courts, dont j'ai achevé ou perfectionné la cure. Il en est d'autres que j'ai abandonnées, parce que mes doigts n'avaient pas la longueur suffisante, ou, ce qui revient au même, parce que les tissus étaient trop épais et trop résistants.

La longueur de l'index, utile au massage, doit se mesurer, l'index et le médius étant au maximum d'écart, de l'angle formé par le pli inter-digito-palmaire refoulé, à l'extrémité de la pulpe indicatrice. Cette longueur atteint chez moi 90^{mm}. Ce n'est pas exceptionnel. La distance qui sépare l'articulation métacarpo-phalangienne indexielle, de la pulpe du même doigt, ou longueur squelettique, était de 98 à 100 ^{mm} chez Brandt. J'ai dit quelle était l'importance de l'écart du médius et de l'index et ce que l'accroissement graduel de cet écart fait gagner en longueur utile.

De la grosseur des mains et de leur ténuité, n'inférez pas la lourdeur et la délicatesse. Les grosses pattes sont quelquefois à peine senties et les doigts fuselés, pesants. Les malades le savent et prétendent que les hommes ont la main plus légère que les femmes. Je crois, à en juger par un nombre assez respectable d'élèves en obstétrique et gynécologie, que la répartition entre les deux sexes est à cet égard à peu près égale; mais les femmes ayant d'ordinaire les doigts plus courts, font de plus grands efforts pour atteindre les organes.

Pour la gymnastique à laquelle la kinésithérapie doit un bon tiers de ses succès, point n'est besoin de qualités manuelles innées ; cependant la finesse du toucher s'allie d'ordinaire à une souplesse générale, à une acuité des divers sens, à une agilité qui ne sont pas à dédaigner dans les exercices musculaires gynécologiques.

En terminant ce paragraphe, j'insiste, au point de vue des qualités de main, pour la pratique du massage, sur la légèreté. Elle prime les autres. L'exemple qui suit fera bien apprécier sa valeur : une malade que j'ai traitée pour des accidents congestifs accompagnés de cellulite péricœcale et périoophoro-tubaire du même côté avec déviation utérine postéro-latérale droite et abaissement du rein correspondant, m'a raconté que l'idée de se faire masser lui était spontanément venue après une exploration des Dᵣˢ X... et N.... qu'un soulagement marqué et assez durable avait suivi. « J'en ai été, ajoutait-elle, d'autant plus surprise, que j'appréhende beaucoup les examens, ceux de mon médecin habituel étant en général suivis soit d'une recrudescence de douleurs, soit de l'apparition du sang. »

Je ne connais pas le médecin en question, mais la malade n'aurait pas eu besoin de me dire qu'il avait la main lourde comparée à celle des Dᵣˢ X... et N... que je connais et qui l'ont très légère. Tous trois avaient inconsciemment pratiqué le massage, car une exploration bimanuelle, prolongée pendant deux ou trois minutes, est un massage ; seulement les mains différaient, et ce seulement est presque tout. Exercez une compression forte sur une contusion douloureuse, vous augmenterez la douleur, le sang affluera dans les tissus dont les vaisseaux sont parésiés. Exercez-en de légères autour de la même contusion, la douleur diminuera. Chacune de ces compressions excitera les vaisseaux sous-jacents dont la contractilité n'a pas été atteinte, et cette circulation activée à la périphérie du mal aidera au dégorgement de la région contuse et congestionnée. La malade croyait que les Dᵣˢ X.. et N... avaient réduit son utérus, car elle attribuait ses souffrances à une déviation qui n'était qu'un épiphénomène. Peut-être les Dᵣˢ X... et N... avaient-ils réduit l'utérus en désinfiltrant le ligament large, droit, et en lui rendant sa souplesse. J'en doute cependant, sachant comment je conseille à mes élèves de procéder en pareil cas, et comment je procède moi-même au début des traitements pour que la malade soit soulagée. Je crois donc qu'ils s'étaient bornés à soulever, à soupeser l'utérus et les parties ambiantes, *prudenti manu levique.* Quoi qu'il en soit, ils avaient fait du massage, comme M. Jourdain faisait de la prose, sans le savoir.

C'est là certainement un des plus curieux exemples qu'on puisse donner de la valeur absolue et relative du massage.

§ II. — LE TEMPÉRAMENT

Le tempérament d'un bon masseur est celui d'un bon accoucheur. De même que les annales de la chirurgie comptent un très petit nombre d'opérateurs qui ont fait preuve de qualités obstétricales, de même le massage gynécologique ne sera jamais bien pratiqué par les chirurgiens, exclusivement chirurgiens. Ce n'est pas l'affaire des gens pressés pour lesquels la lésion locale est tout, et auxquels il faut promptitude de diagnostic et d'intervention. De la patience et encore de la patience, voilà ce qu'exige la pratique de la kinésithérapie.

Une bonne santé et la résistance à la fatigue sont en outre nécessaires, mais non une grande force musculaire. Ce genre de traitement fatigue par la continuité des petits efforts, plus que par l'effort même, auquel d'ailleurs on a rarement recours. Pour se ménager, on doit faire succéder un traitement simple et facile à un traitement compliqué et pénible, un massage léger à un massage fort, si l'on exécute soi-même gymnastique et massage ; mais un spécialiste a besoin d'aides.

§ III. — LES AIDES

Il est une manœuvre de Brandt appelée par lui élévation de l'utérus, pour la correction de laquelle l'aide est indispensable ; mais combien de services on rend, combien de traitements on mène à bien, sans aides ou avec une aide improvisée. C'est surtout en cas de prolapsus utérin que l'aide s'impose. Je n'ai traité jusqu'à présent que deux cas de prolapsus complet avec issue du col et d'une partie du segment inférieur. J'ai réussi à guérir l'un ; j'avais un aide qui pratiquait l'opération pour la première fois ; j'ai échoué pour l'autre, j'avais un aide qui la pratique remarquablement bien. J'en ai conclu que le succès dépend beaucoup plus des conditions où se trouve la femme infirme, et qui seront examinées au chapitre de l'élévation, que du savoir de l'aide.

L'aide d'un spécialiste est, de préférence, femme. Les meilleurs, je pourrais dire les seuls bons, sortent de l'Institut gymnastique de Stockholm, à condition d'y avoir étudié la méthode de Brandt : si l'on veut dresser soi-même une femme à la pratique de la gymnastique, il faut la choisir très vigoureuse, d'excellente santé, entraînée à la fatigue, bien réglée. Autrement elle s'épuisera vite et s'exposera, par inhabileté professionnelle, défaut de mesure, faiblesse générale, à l'influence fâcheuse que certains mouvements exerceront sur ses propres organes. L'aide est chargée de faire exécuter la gymnastique indiquée par le médecin. Elle est également employée au traitement par le massage des troubles réflexes, locaux et généraux, qui dépendent de la pathologie génitale ou la compliquent. Enfin on peut l'employer dans certains cas (abdomen volumineux et dur, œdèmes sous-cutanés abdominaux) à préparer et assouplir les tissus pour le massage gynécologique que le médecin pratiquera.

CHAPITRE II

APPAREILS

La pratique de la kinésithérapie n'exige aucun instrument spécial.
Une chaise longue dure, un tabouret-siège et un tabouret de pieds suffisent au massage et à la plupart des mouvements gymnastiques.
Quand il le faut on utilise un meuble quelconque, un mur, une porte,
ses chambranles, etc. Cette simplicité des accessoires n'est pas l'un des
moindres avantages de la méthode de Brandt.

La banquette représentée sur la fig. 5 est d'usage courant dans
les Instituts suédois de gymnastique médicale générale. Je m'en sers à

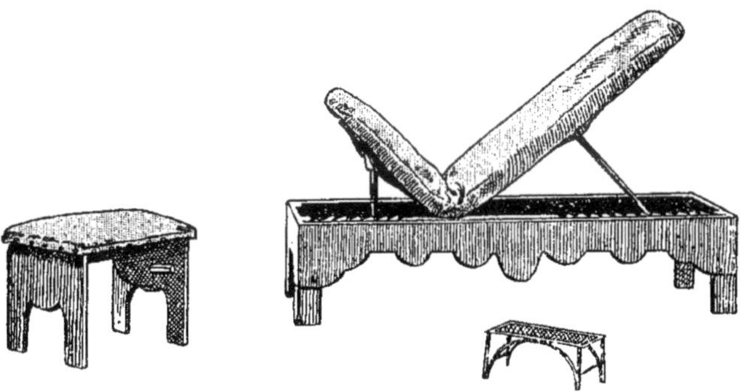

Fig. 5.

l'hôpital. Haute de 45^{cm}, large de 55^{cm}, longue de 1^{m}30, on en fait à volonté soit un banc horizontal, soit une chaise longue avec chevet pour
la tête et les épaules de la malade étendue, soit une chaise à haut dossier où elle s'assied et s'appuie à son aise. La suite des vignettes de ce
livre fera clairement comprendre ces divers usages.

Le tabouret-siège a 45^{cm} de hauteur, dimension variable d'ailleurs, suivant la taille de l'opérateur et l'effort à déployer. On a plus de force quand on domine le ventre. Brandt employait quelquefois un tabouret à vis.

Le tabouret de pieds est en fer ou en bois. Il sert, quand la femme est traitée ou examinée debout, à hausser le pied, et par conséquent le genou sur lequel le coude du médecin s'appuie.

CHAPITRE III

DIAGNOSTIC

Le diagnostic se pose par L'INTERROGATOIRE, LA VUE, LE TOUCHER, LE PALPER, SIMPLES, ASSOCIÉS, ET COMBINÉS AU MASSAGE. Aucun de ces procédés n'est négligeable.

Quant aux INSTRUMENTS, je ne les proscris pas absolument, mais peu s'en faut. Le spéculum seul est utile, servez-vous des valves de Sims. L'hystéromètre, outil aveugle, provocateur d'avortements, est dangereux. *Toutes les fois que la méthode est applicable,* elle donne bien mieux que lui la mesure de la cavité utérine, puisqu'elle permet de prendre l'utérus entre les mains comme s'il était sur la table.

§ 1. — INTERROGATOIRE

Son importance, quelquefois secondaire, peut devenir capitale lorsque vous avez à faire à une fille pubère non réglée, ou à une vierge, car, contrairement à des usages hospitaliers trop répandus, je n'admets pas qu'on les soumette à l'exploration sans nécessité absolue. D'ailleurs du seul interrogatoire bien dirigé d'un sujet intelligent peut, à la rigueur, sortir un diagnostic que l'exploration confirme, et la plus rationnelle, la plus efficace des thérapeutiques. Je ne prétends pas justifier ainsi *les diagnostics de chic,* et je m'expliquerai sur ce point ; mais la valeur de l'interrogatoire est grande. Que de choses les malades enseignent en décrivant leurs sensations ! Perdez donc l'habitude de leur couper à toutes la parole, pour passer de suite à l'exploration, comme on le fait dans les consultations encombrées.

L'interrogatoire, tel que je vais le décrire, est celui de la femme en pleine vie génitale; mais le lecteur fera facilement la part applicable à la puberté, à la virginité, et à la ménopause.

L'interrogatoire portera sur les antécédents, puis sur l'état actuel.

Antécédents. — Leur examen a surtout pour but la recherche du principe des troubles locaux et généraux. L'idée d'un principe infectieux s'offrira tout naturellement à votre esprit, par la simple suggestion des théories courantes. Voyons donc d'abord ce que l'interrogatoire donne à son sujet.

Le gonocoque inoculé par le coït, et le streptocoque d'origine puerpérale, sont les plus incriminés des microbes, en pathologie génitale.

Pour ce qui concerne la blennorrhagie, ce n'est pas en général la femme qui vous renseignera, et très souvent, la plus élémentaire des convenances sociales interdit de mettre son esprit en éveil sur la contamination. C'est donc au mari que vous poserez catégoriquement la question. Il donnera, quand il voudra ou se souviendra, de très utiles renseignements; mais que de chances d'erreurs, tant qu'on n'a pas sous les yeux le corps du délit. Tenez donc pour suspects les ménages dont la femme, en parfaite santé génitale, jusqu'à son mariage, a vu éclore la misère gynécologique à ce moment ou plus tard, en dehors de toute fausse couche et irrégularités menstruelles; les ménages dont le mari avoue une blennorrhagie, même ancienne, même disparue, mais dont la marche a été chronique avec guérison apparente pendant des périodes plus ou moins longues; enfin tenez pour plus que suspects les ménages dont le mari affirme qu'au moment des noces il avait un écoulement uréthral continu ou intermittent. L'infection y est indéfiniment perpétuée par échange réciproque.

L'interrogatoire vous permet également d'apprécier les chances d'infection d'origine puerpérale; il faut savoir si les suites de couches ont été ou non pathologiques? Tout est là. Si elles ont été physiologiques, l'infection n'est pas en cause. Or, athermiques, apyrétiques, elles sont physiologiques. Point de controverse possible sur ce point à mon avis. Jamais une accouchée qui cultive des microbes n'a la température normale. L'éclosion des accidents peut se faire attendre; mais le thermomètre ne se maintient pas entre 36°5 et 37°5. Il pointe faiblement en bien des cas; mais il pointe dans les quatre premiers jours (1). Vous avez plusieurs moyens de savoir à quoi vous en tenir sur la pyrexie; un simple renseignement suffit à la rigueur : la durée du séjour au lit; une accouchée qui l'a quitté du neuvième au quinzième jour, ou avant, *et qui ne l'a pas repris,* n'est point infectée. Et ce sont précisément celles qui se lèvent trop tôt après leurs fausses couches ou leurs couches, surtout si elles n'allaitent pas et ont des grossesses rapprochées, *plus encore si elles s'abandonnent de suite au coït,* celles en un mot dont les organes en régression ne sont point ménagés, qui payent le plus large tribut aux affections génitales. La subinvolution est en elle-même une source vive de métrites et de métro-salpingites, plus vive encore, si le mari malpropre apporte un germe dans ce terrain excellent pour la culture. Beaucoup de femmes d'hôpital s'exposent à ces dangers par nécessité sociale. Je crois qu'on les protégerait en les soumettant systématiquement à la kinésithérapie préventive pendant cinq ou six semaines à partir du neuvième jour, date fatidique des relevailles populaires.

L'infection blennorrhagique et puerpérale, la subinvolution consécutive à l'accouchement et aux fausses couches écartées, cherchez ailleurs et remontez loin dans la vie génitale, jusqu'aux irrégularités menstruelles de la virginité, règles profuses, trop fréquentes, insuffisantes, douloureuses, sans oublier *l'arthritisme,* principe de nombreux troubles circulatoires, et d'altération du tissu conjonctif, les professions qui favorisent la stase abdomino-pelvienne et l'habitude de se serrer.

Il est très rare qu'une femme convienne qu'elle sangle ou ait sanglé son corset à une époque quelconque de sa vie. Elles avouent tout au plus qu'elles se maintiennent ou se sont maintenues. C'est l'euphémisme en cours pour exprimer les exagérations d'une mode dont la première, la plus générale et *la moindre* des conséquences est la saillie de l'abdomen produite par le refoulement des viscères étranglés à la base du thorax, et plus encore sans doute, par la gêne circulatoire. La maladie de Glénard et particulièrement la poche pylorique et la dyspepsie dite nerveuse, les déformations du foie et l'entrave de ses fonc-

(1) *Remarques sur la température des accouchées et les accidents infectieux réputés tardifs.* Union 1890, Stapfer.

tions, la ptose rénale sont *peut-être* causées et en tous cas entretenues par la pression du corset. Or, si j'en juge par ce que j'ai vu, les diverses variétés de reins mobiles sont bien souvent accompagnées de déviations ou d'altérations utéro-annexielles droites, et de cellulite péri-intestinale (cœcum et colon ascendant). Cette cellulite s'exaspère au moment des molimens.

Le corset déforme et comprime non seulement les femmes qui le serrent mais celles qui ne le serrent pas. Sa rigidité et le constant usage qu'on en fait suffisent pour cela. Il serait naïf, comme je l'ai dit plus haut, de demander à vos malades si elles se sanglent ; mais voici un moyen pratique et très fidèle de vous renseigner à ce sujet. Dites-leur, quand vous aurez un doute, d'agrafer leur corset, assises. *Celles qui ne pourront pas le faire sont serrées.*

Les causes pathologiques ci-dessus énumérées faisant défaut, il y a chance, surtout entre 30 et 40 ans, pour que vous trouviez un néoplasme bénin ou malin, ce qui ne veut pas dire qu'il ne puisse exister concurremment, mais que son éclosion ou sa révélation est parfois brusque et ne se rattache à aucun accident antérieur.

Sachez qu'il est fort difficile, parfois impossible, de s'éclairer sur la nature des accidents dits pelvipéritonitiques qui sont parfois la conséquence des altérations génitales. Beaucoup de médecins, et à leur exemple beaucoup de malades qualifient de pelvipéritonite, c'est-à-dire d'état inflammatoire aigu, les manifestations subaiguës de l'affection chronique d'ordinaire sans tendance à la suppuration et par exception fébrile que je décris dans ce livre sous le nom de cellulite.

Il importe de se renseigner sur les antécédents nerveux, hystériformes, hystériques, car vous supprimerez ceux que régissent les modifications de la circulation abdominale, et non pas les autres.

Informez-vous aussi des interventions qui ont précédé vos conseils. Les opérations, notamment celles sur le col, les cautérisations intra-utérines, les redressements au moyen de l'hystéromètre, les curettages, les pessaires, créent parfois des complications, qui rendent le traitement plus difficile, plus long, et même inefficace. Les plus communs de ces *impedimenta* consistent en tissus cicatriciels ; indurations douloureuses, ou cellulite des ligaments violentés ; suppression brusque des congestions hémorrhagipares, remplacées par des congestions frustes avec poussées de péri-oophorite ; surdistension et atonie des parois vaginales. Hormis les positives indications on ne devrait jamais, pour commencer, intervenir autrement que par le massage dans les affections chroniques utéro-annexielles car lui seul, avec les toniques et les émollients, est inoffensif.

ÉTAT GÉNÉRAL. — Recherchez les troubles de l'innervation vaso-motrice, sensations de bouffées chaudes au visage (vaso-dilatation), refroidissement des extrémités (vaso-constriction), même par une température ambiante relativement élevée, et les perturbations de même ordre que j'ai qualifiées d'erratiques, sous l'influence desquelles les congestions pelviennes et les malaises locaux consécutifs s'atténuent parfois ou s'effacent. Une sorte de balance s'établit entre ces phénomènes de même ordre. L'exemple suivant les fera nettement concevoir : J'ai avec un succès relatif soigné, par la gymnastique et par l'hydrothérapie, une vierge de 23 ans, fille d'arthritiques, dont les règles étaient devenues insignifiantes. Sous l'influence de ce que j'appelle congestions frustes, les signes suivants s'étaient peu à peu accusés : règles diminuées, retardées, apparition du molimen intercalaire, pesanteur pelvienne, augmentation de volume du ventre, sensation de béance vulvaire et d'un corps qui veut s'échapper, marche difficile, douleur ovarienne. Cette malade devint sujette aux congestions pharyngiennes, puis des varices se développèrent sur les membres inférieurs. Dès lors l'alternance s'établit. Quand le pharynx s'irritait ou quand les varices devenaient douloureuses, les phénomènes d'origine pelvienne s'amendaient. C'est là un type de ce que j'appelle vaso-dilatations erratiques. J'en cite, au chapitre du traitement des troubles vaso-moteurs, un autre exemple saisissant, parce que dans ce cas la gymnastique très active supprimait en telle ou telle région la vaso-dilatation pour la faire naître dans une autre.

Attribuez au défaut d'équilibre de l'innervation vaso-motrice les troubles de fonctions des divers appareils. Vous trouverez maintes fois un principe génital aux phénomènes suivants : dyspepsies et gastralgies avec tiraillements épigastriques, besoins fréquents et impérieux d'alimentation, sensation de défaillance causée par la faim, satiété

immédiate, éructations, aigreurs, dilatation, gonflements avec ou sans
tympanisme, hypersécrétions acides, vomissements biliaires, crises du
foie et du rein, simulant les coliques hépatiques et néphrétiques, con-
jonctivites, troubles oculaires, altérations passagères du poumon, toux
fugaces ou persistantes, accidents hystériformes, névralgies dites à tort
sine materiâ, névroses, modifications psychiques, fièvre avec ascension
thermique sans purulence, subfébricité caractérisée par des malaises
vespéraux, etc. Il n'y a pas de région où la vaso-dilatation erratique
ne puisse faire apparition et causer l'apparente morbidité, à la longue la
morbidité réelle.

Les irrégularités et l'arythmie de la circulation abdomino-pelvienne
retentissent sur tout le système cardio-vasculaire, et par lui sur l'organisme entier. Les accidents de la locomotion sont très fréquents, surtout
la simple difficulté à marcher ; ils peuvent aller jusqu'à l'impotence.
J'ai dit ailleurs quelles préjudiciables erreurs de diagnostic et partant
de thérapeutique ils faisaient commettre. Donc quand une femme ou
une fille les accusent pensez à l'origine génitale, aux engorgements du
système veineux pelvien, aux congestions frustes, sur lesquels vous
serez éclairé par l'état local.

ÉTAT LOCAL. — Éclairez-vous de suite sur l'existence du double molimen. Comme je l'ai dit ailleurs il est le symptôme non équivoque de la
chronicité débutante ou installée.

C'est du huitième au quinzième et vers le vingt et unième de la période de vingt-huit jours qui sépare normalement le début de deux
époques que les signes locaux, comme les généraux, se manifestent ou
s'exacerbent. Recherchez donc ces exacerbations périodiques. Enqué-
rez-vous avec soin des écoulements rouges et blancs, de leur nature et
de leur marche, de la douleur et de sa localisation, point de départ et
irradiations, hypochondre, flancs, région iliaque, péri-ombilicale, lombaire, fémorale, crurale, de l'augmentation de volume du ventre,
des pesanteurs, des sensations de béance, des prurits sans éruptions,
des envies fréquentes d'uriner, des crampes rectales et vésicales.
Bref, pensez à tout ce que j'ai décrit et décrirai sous le nom de double
molimen, congestion hémorrhagipare, leucorrhéipare, fruste, cellulite
et myo-cellulite chronique.

Tenez cependant, en règle, vos prévisions pour revisables. L'interrogatoire n'est que l'un des points de repère du diagnostic. Donc pas de jugement anticipé. Ne concluez point *à priori* à l'existence d'un déplacement, d'une tumeur, d'une affection grave, ou au contraire bénigne. Vous risqueriez d'être détrompé par la suite de l'examen. Affirmer de par tel ou tel symptôme accusé par la malade, telle ou telle altération, c'est jeter de la poudre dans vos propres yeux et dans ceux de la galerie, si vous professez. En déduisant, par exemple, du symptôme douleurs de reins, la rétroversion, des pertes fétides et de l'âge, le cancer, de la pesanteur, et de la sensation de béance, de corps qui veut sortir, l'abaissement ou prolapsus, de la fièvre, la purulence, de l'intensité et de la permanence des signes subjectifs, une volumineuse lésion, et une petite, de leur absence relative ou même absolue, vous risquez de vous tromper autant qu'en déduisant la gravidité du grossissement graduel de l'abdomen joint à la suppression ou diminution des règles; mais d'autre part il serait aussi impardonnable de ne pas songer à ces éventualités que de ne pas penser à la gestation quand les règles sont en retard, fût-ce de huit jours.

§ II. — VUE

Second point de repère du diagnostic, elle vous renseigne d'abord sur l'aspect général de la malade et sur sa façon de marcher ; choses fort variables. Le visage est tantôt pâle plombé (vaso-constriction) ; c'est ce qu'on nomme *facies* utérin ; tantôt alternativement pâle et coloré; coloration quelquefois diffuse, régulière, au point de donner à la malade les apparences de la bonne et même de la florissante santé. D'autres ont les joues et surtout les pommettes plaquées d'une large tache rouge (vaso-dilatation permanente ou fugace). Enfin l'apparence cachectique peut être des plus nettes, et cela sans correspondre à une réalité cancéreuse, de même que cette réalité peut exister sans cachexie.

L'*habitus corporis* varie aussi de la maigreur étique à l'embonpoint exagéré, adiposité vraie, ou bouffissure.

Notez l'allure et le maintien, s'il y a lieu, pour constater la différence après un traitement parfois très court. La transformation est telle dans certains cas que l'entourage crie au miracle ; mais il n'y a d'extraordi-

Le médecin doit épargner à la malade les exhibitions inutiles et ne dispensera même pas les vierges des explorations nécessaires.

naire, comme je l'ai dit ailleurs, que l'ignorance où l'art médical s'est tenu d'un procédé thérapeutique aussi simple à pratiquer que ses effets sont faciles à expliquer ; il en est ainsi de toute grande découverte.

La nécessité d'examiner la vulve est rare. Épargnez aux femmes cette exhibition quand le speculum est inutile et quand rien ne fait supposer l'existence d'affections externes dont je ne m'occupe pas dans ce livre ; mais quand elle est nécessaire, n'admettez pas que la virginité même en dispense. Il ne vous apprendra rien ni sur la sensation de béance, ni sur la pesanteur ano-vulvaire, ni sur les prurits sans éruption cutanée ou muqueuse, ni sur les envies fréquentes d'uriner, car ces phénomènes sont l'expression des congestions frustes pelviennes, vaso-dilatations, engorgements veineux, et de la cellulite douloureuse péri-uréthro-vési-cale, que révèle le seul toucher de la voûte vaginale et du tissu con-jonctif postéro-pubien.

Par contre l'examen vulvaire est le seul moyen de constater l'uré-thrite blennorrhagique et les cystocèles ou rectocèles menaçantes qu'af-firme le retrait lent des parois, herniées par un effort de la malade, et que le retrait brusque contredit. L'inspection du vagin et du col utérin à l'aide du speculum vous dévoilera l'étendue des érosions et ulcérations, le volume cervical, et la variété d'aspect des écoulements muqueux, albumineux (origine utérine), séreux (origine annexielle, quand ils sont brusques) ; muco-purulents, caséeux, laiteux, caillebottés, blancs, jaunes ou verdâtres (origine vaginale plus souvent qu'utérine ou utéro-annexielle). Il ne vous dévoilera pas la nature de ces épiphénomènes. Pour les ulcérations, la vue ne suffit pas toujours au diagnostic, le toucher peut être nécessaire, quelquefois le microscope, et mieux le traitement, car il modifie d'ordinaire assez vite celles qui sont béni-gnes. Quant aux écoulements, pour savoir s'ils sont infectés ou non, vous aurez recours aux cultures de liquides recueillis d'abord à n'im-porte quel moment du mois dans les sécrétions vaginales et utérines, quotidiennes, puis si elles sont négatives dans les liquides venant de la profondeur, le sang des règles, et chez certaines salpingitiques, dans la perte séreuse, muqueuse, séro ou muco-purulente qui sur-vient brusquement du huitième au quinzième jour à dater du début des menstrues.

Constatez l'acidité des sécrétions au point de vue de la stérilité que cette acidité favorise, et que l'alcalinité combat.

La cause des sécrétions morbides utérines, utéro-annexielles et vaginales, relève soit des lésions locales, soit de l'état général. L'abondance du flux catharral chez certaines petites filles arthritiques, au moment des poussées d'eczéma, son accroissement lorsque la santé déchoit, sa diminution ou sa complète suppression, lorsqu'elle se relève, ôtent le moindre doute à cet égard.

§ III. TOUCHER. — PALPATION

L'exploration proprement dite est tantôt uni-manuelle, tantôt bi-manuelle et alors toujours combinée avec le massage.

Elle fournit un troisième et dernier point de repère au diagnostic le plus important ; mais isolée, unique, elle est en nombre de cas insuffisante. Alors on la renouvelle, chaque jour, pendant un mois entier. Cela est préférable car le massage progressif permet des pénétrations de plus en plus profondes. En outre, l'exploration ainsi pratiquée devient une véritable ébauche de traitement.

Un autre procédé moins assujettissant, — mais combien inférieur — consiste à la renouveler au moins deux fois dans la période de vingt-huit jours, la première vers le dixième, qui marque d'ordinaire l'apogée des lésions, la seconde vers le vingt-sixième, moment de leur déclin.

Donc, *en raison de ce que j'ai appelé l'aspect protéique des affections utéro-annexielles suivant l'époque du mois, en raison aussi des indurations de tissus superficielles ou profondes, souvent confondues avec les résistances involontaires, en raison enfin de la douleur qu'il importe de constater, d'épargner et de localiser, les examens successifs, quotidiens, accompagnés du massage, sont les plus favorables à un diagnostic approfondi.* C'est le principe fondamental de la méthode que je préconise et pour laquelle je propose le nom d'*exploration bi-manuelle associée au massage.*

Son but est la topographie des organes génitaux, volume, situation, consistance, anomalies, intégrité, état pathologique ou sub-pathologique de l'utérus, des trompes et des ovaires, à divers moments du mois, et non pas l'énoncé, après un seul et rapide examen, d'une affection très apparente au moment de cet examen mais qui aura disparu le lendemain, ou tout au moins dont le volume aura diminué au point de changer un pronostic grave en pronostic bénin et par conséquent de modifier du tout au tout les indications thérapeutiques.

J'ai insisté sur *l'aspect protéique des lésions génitales*, j'insiste sur l'utilité de ce *diagnostic topographique, analytique et graduel*, d'où sort une juste, utile et synthétique conception de la maladie. Le plus souvent on se contente d'apprécier, *grosso modo*, la situation et le volume de l'utérus, sa mobilité, la liberté ou l'encombrement des culs-de-sac, Les erreurs grossières, fréquentes, même entre de bonnes mains, démontrent l'insuffisance des explorations isolées, rapides et superficielles. Ceux qui s'en contentent et raillent les finesses et les temporisations que je réclame pour le diagnostic gynécologique, me rappellent ce chirurgien

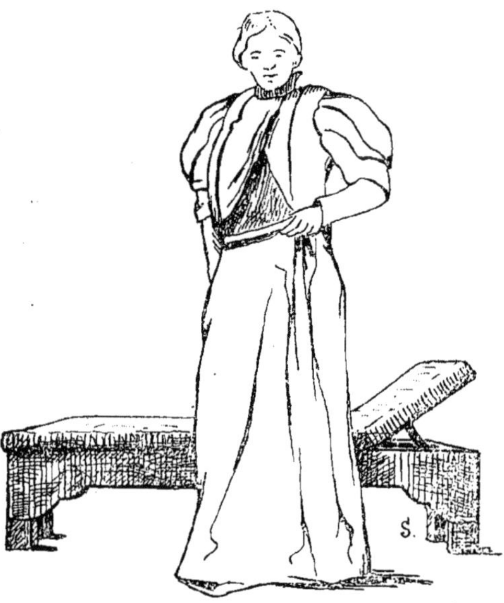

Fig. 6.

pour lequel la découverte de Laennec se résumait à constater « si ça ronfle, ou si ça ne ronfle pas ».

Etudions maintenant les préliminaires et les règles générales de l'exploration.

Préparatifs de la malade. — Vêtements flottants : corsage et corset dégrafés, coulisses des jupes et jupons très lâches (fig. 6), vessie vide, rectum point encombré.

ATTITUDES DE LA MALADE. — Debout ou couchée pour l'exploration uni-
manuelle. Couchée pour la bi-manuelle.

Debout elle tiendra ses jupes de la main droite, la gauche s'appuyant
légèrement sur l'épaule droite du médecin assis devant elle.

Couchée elle aura les jambes et les cuisses fléchies, plus ou moins
écartées, les épaules et la tête un peu soulevées, le siège, tantôt posant
sur la chaise longue (bassins peu profonds, organes très accessibles) ou
sur les poings (bassins plus profonds, organes moins accessibles) tantôt tenu en l'air par l'effort des muscles dorsaux (bassins plus profonds
encore) (fig. 7).

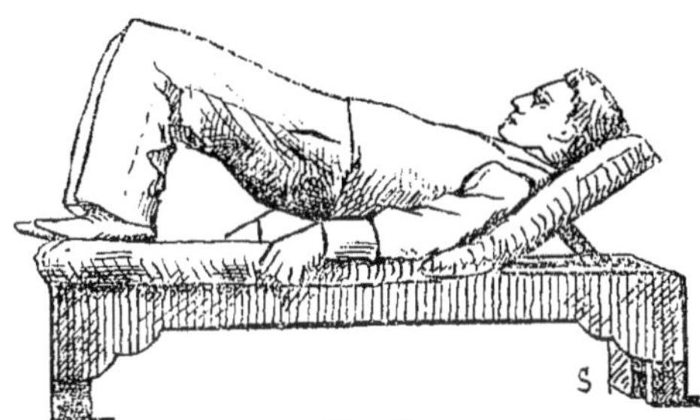

Fig. 7.

C'est une erreur de croire qu'on obtienne autant d'effet en plaçant
sous les fesses un gros coussin. Ce soulèvement passif ne vaut pas le
soulèvement actif que représente la figure.

Il est quelquefois utile de faire fléchir latéralement le tronc de façon
à rapprocher la cage thoracique du bassin pour détendre la paroi, faciliter la recherche des annexes du côté correspondant (fig. 8).

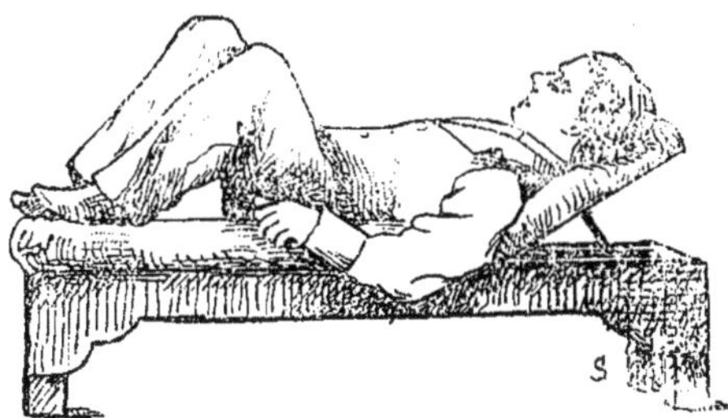

Fig. 8.

Le decubitus latéral gauche rend dans certains cas grand service pour l'exploration du cœcum et des annexes droites par le toucher et le palper associés au massage.

Bref, ingéniez-vous de toutes façons pour faciliter l'exploration. Telle attitude convient à telle femme et à tel cas, et telle, à telle et tel autre.

Dans le decubitus dorsal, jambes fléchies, veillez à la situation des pieds qui doivent être à plat et non sur les talons, orteils en l'air, à celle de la tête que la malade se gardera de fléchir, mouvement qui, pour la fixation de la cage thoracique nécessaire à la flexion céphalique, provoque la contraction des droits de l'abdomen. Respiration naturelle, régulière.

Le ventre seul est découvert. *A part cette nudité, la femme est cachée par ses vêtements des pieds jusqu'à la tête.*

Préparatifs du médecin. — Mains tièdes et propres. L'asepsie minutieuse n'est de rigueur que si elles sont suspectes.

Pour le toucher, l'index gauche, l'espace qui sépare ce doigt du pouce, le pouce, le bord radial du médius sont enduits de vaseline boriquée, sans excès pour que ce corps gras fluidifié par la chaleur ne coule pas sur les vêtements et les linges.

Attitude du médecin. — Toujours assis. Appliquez à l'exploration le principe qui régit les opérations : être bien installé. Debout et à genoux on se fatigue vite. Mettez-vous donc à votre aise, sur un tabouret de même hauteur ou à peine plus élevé que la chaise longue.

Manœuvres et positions du médecin. — L'ordre que je préconise pour l'examen a l'avantage d'épargner les lavages multiples. Grâce aux procédés que je vais dépeindre et figurer, les explorations pariétale, vaginale, rectale, vagino-rectale , vagino ou recto-abdominale, uni-manuelle, bi-manuelle, uni-digitale et bi-digitale (index et pouce) se succèdent aisément. L'ordre est le suivant :

1° Exploration pariétale bi-manuelle ;

2° Exploration viscérale bi-manuelle ;

3° Lavage des mains ;

4° Exploration vaginale uni-manuelle, uni-digitale ; femme couchée sur le dos (*toucher classique*);

5° Exploration vagino-abdominale bi-manuelle (*toucher et palper*), combinée au massage; femme couchée sur le dos ;

6° EXPLORATION VAGINALE UNI-MANUELLE, UNI-DIGITALE ; FEMME DEBOUT ;

7° EXPLORATION RECTALE UNI-MANUELLE, UNI-DIGITALE, FEMME COUCHÉE SUR LE DOS ;

8° EXPLORATION RECTO-ABDOMINALE BI-MANUELLE COMBINÉE AU MASSAGE, FEMME COUCHÉE SUR LE DOS ;

9° EXPLORATION RECTO-VAGINALE UNI-MANUELLE, BI-DIGITALE (*index et pouce*), FEMME COUCHÉE SUR LE DOS ;

10° EXPLORATION RECTO-VAGINO-ABDOMINALE BI-MANUELLE COMBINÉE AU MASSAGE, FEMME COUCHÉE ;

11° EXPLORATION RECTALE ET RECTO-VAGINALE UNI-MANUELLE, UNI OU BI-DIGITALE (*index et pouce*) FEMME DEBOUT ;

12° LAVAGE DES MAINS.

Il va sans dire que tous les cas ne commandent point une investigation aussi variée qui exige une souplesse de tissus et une indolence rares lors d'un premier examen ; mais elle conduit d'emblée ou à la longue à l'exacte topographie indispensable au diagnostic, et les difficultés même ou les impossibilités qu'on rencontre constituent autant d'indices précieux de l'état pathologique ou sub-pathologique.

Pour de simples examens, je n'emploie couramment que la malaxation pariétale, l'exploration viscérale bi-manuelle, le toucher vaginal, le toucher et le palper combinés au massage, dans le décubitus dorsal, et je termine par le toucher rectal dans la même attitude. On se fait ainsi une idée approximative quelquefois suffisante, *jamais approfondie*, de l'état pathologique.

Ce n'est pas seulement, je le répète, parce que chaque cas ne réclame point une investigation aussi variée, que je ne l'emploie pas toujours, c'est parce qu'elle exige une souplesse de tissus et une indolence qui ne sont obtenues en général qu'à la longue, au cours des traitements. Lors d'un premier examen, je me contente d'un aperçu. Ma main se fait aussi légère que possible. Je m'abstiens systématiquement de forcer les obstacles ; j'évite les compressions capables de provoquer ou d'augmenter les écoulements sanguins ; je constate les points douloureux et m'en éloigne aussitôt. Je me borne donc à une appréciation très révisable. Le temps et le massage la transforment sûrement en un diagnostic exact et complet, pour lequel, chacun des neuf procédés mis en ordre plus haut peut trouver emploi. Il faut par conséquent les connaître et passer en revue leurs règles générales.

1° EXPLORATION PARIÉTALE BI-MANUELLE.

Faites des plis à la peau saisie avec la couche sous-cutanée entre les doigts des deux mains (fig. 9) dans toutes les régions et en tous sens. Palpez les tissus avec délicatesse en les étirant doucement. Vous apprécierez ainsi non seulement leur épaisseur mais les indurations diffuses ou localisées, douloureuses (*névralgie de Beau et Valleix, panniculite ou forme abdominale de la cellulite*).

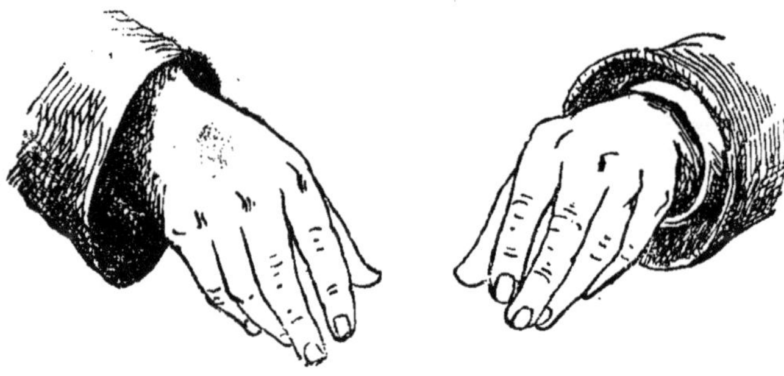

Fig. 9.

Si la cellulite ou la surcharge graisseuse existent, et tant qu'on ne les a pas fait disparaître, l'exploration bi-manuelle du pelvis n'est pas possible.

2° EXPLORATION VISCÉRALE BI-MANUELLE.

A l'aide du palper et de la percussion, on détermine l'état des viscères, intestin, estomac, foie, rein, tumeurs volumineuses, hyperémie, dilatation, déplacements, ascite, tympanisme, matités anormales.

3° EXPLORATION VAGINALE UNI-MANUELLE, UNI-DIGITALE, INDEXIELLE GAUCHE ; FEMME COUCHÉE.

De la main droite introduite sous la cuisse gauche, le médecin aplatit les jupons, et tout ce qui gêne le libre accès de la région vulvaire et anale, de façon que la main gauche, qui est substituée à la droite, ne tache pas, sur son passage, les jupes et jupons. La main gauche est placée dans la position suivante, dite de Brandt, qui, d'après Aran, était aussi celle de Lisfranc, mais dont Brandt est le véritable inventeur puisqu'il en a fait une méthode. Le médius, l'annulaire et l'auriculaire ne sont pas fléchis dans la paume. Ils sont étendus, légèrement fléchis dans la seule articulation métacarpo-phalangienne. Le pouce et l'index sont en extension forcée. L'index et le médius conservent le maximum d'écart possible. L'index est introduit dans le vagin jusqu'à la garde, c'est-à-dire d'une part jusqu'au pli digito-palmaire médio-indexiel, qui bute contre le périnée, d'autre part jusqu'à la face palmaire du pouce qui occupe soit

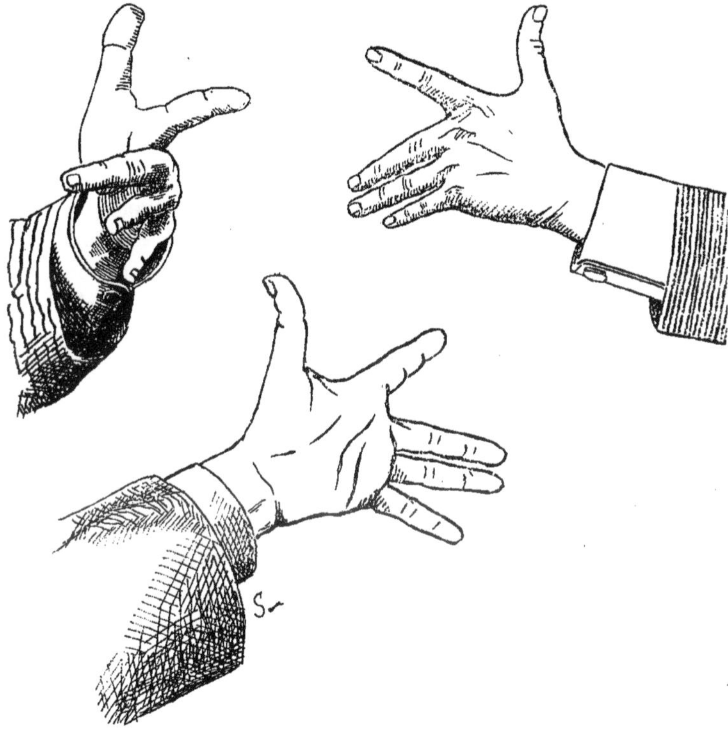

Fig. 10.

l'un des plis inguinaux, soit la ligne médiane mais à distance du clitoris. Le médius, l'annulaire et l'auriculaire embrassent la convexité de la fesse gauche, le médius occupant le sillon inter-fessier (fig. 4).

Je résume ici et je complète les avantages déjà signalés (voir qualités de l'opérateur) de cette position :

A. Le doigt est en réalité plus long.

B. Cette longueur réelle augmente par l'écart sans cesse accru du médius et de l'index.

C. On peut exagérer, forcer la pénétration sans que les femmes se
plaignent, ce qu'elles font lorsque la main étant en position classique,
l'angle de flexion du médius et de l'auriculaire appuient contre la région vulvo-périnéale.

D. Le bord radial de la phalange de l'index ne touche jamais ou touche à peine, que le médecin y veille ou non, à la paroi antérieure du
vagin et à la région sous-clitoridienne.

Je signale cet avantage à cause des critiques suggérées à l'origine
par la méthode de Brandt, et qui ont dégénéré en plaisanteries, propres
à défrayer les imaginations polissonnes. En admettant que lesdites critiques aient été exceptionnellement justifiées, je me borne à faire remarquer que la position de Brandt, presque constamment conservée
pendant le massage, met mieux qu'une autre à l'abri de l'éréthisme.
Pour ma part j'attache peu d'importance à ce quatrième avantage, car
en vingt années de pratique, je n'ai rencontré que deux fois pareille
aventure, à une époque où je ne m'occupais pas de massage, sur deux
femmes explorées par le procédé classique.

J'insiste donc sur la véritable supériorité de la position de Brandt
qui permet d'atteindre des organes inaccessibles par la position classique. S'il y a des exceptions individuelles, cela est rare. La vérité est
qu'il est difficile de se débarrasser d'une habitude prise et d'admettre
la perfectibilité d'un outil dont on tire déjà grand parti.

La main gauche étant donc dans la position de Brandt, appuyez votre
coude sur la cuisse correspondante pour conserver sans effort la même
profondeur de pénétration ; explorez le col, ce que vous sentirez du
corps, les culs-de-sac postérieurs et latéraux et les parois vaginales de
même nom.

Pour la paroi et le cul-de-sac antérieur, on abandonne la position de
Brandt et on revient à la classique, car si grand que soit l'écart du
médius et de l'index on ne saurait, sans fléchir les doigts, palper la
face postérieure du pubis, l'urèthre, le col et le corps vésical. Donc que
votre main exécutant demi-tour se mette en supination forcée et que
l'index courbé examine la région susdite, le médius, l'annulaire et

l'auriculaire étant tenus pliés dans la paume par le pouce. La femme n'en éprouve aucune gêne. Comme la pénétration de la phalangette et de la phalangine indexielle suffisent, l'angle phalango-phalanginien du médius effleure à peine la vulve.

Sur la fig. 11, qui représente cette attitude, le poignet est fixé par la main droite, mais cela n'est point utile pour la simple exploration.

4° Exploration vagino-abdominale, bi-manuelle combinée au massage ; Femme couchée sur le dos.

La fig. 12 représente l'attitude de la femme, celle du médecin et la position des mains pendant l'exploration bi-manuelle, vagino ou recto-

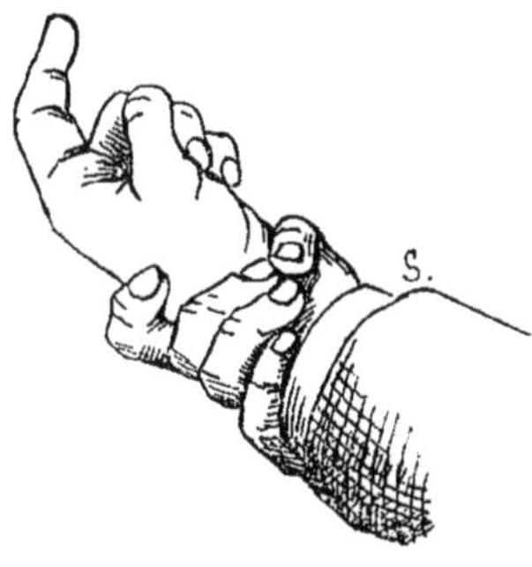

Fig. 11.

abdominale, combinée avec la forme la plus habituelle du massage : la friction circulaire.

L'exploration bi-manuelle combinée avec le massage est la base de

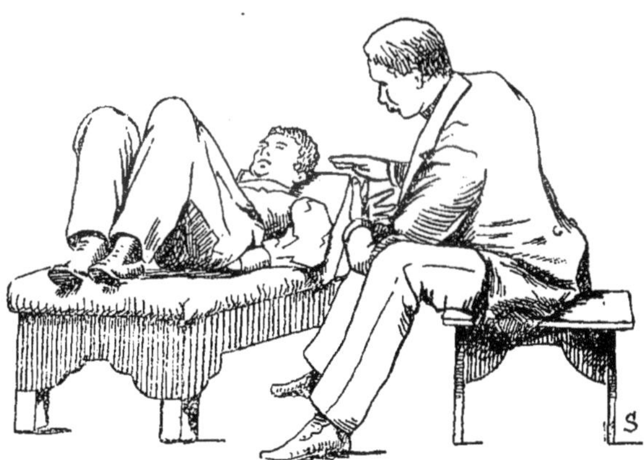

Fig. 12.

la méthode de diagnostic que je préconise. Elle est sans cesse employée dans les examens et recherches dont le détail suivra ces préliminaires et règles générales. J'en indique donc ici le schéma.

Malaxez d'abord avec douceur la peau et le pannicule sous-cutané, en les saisissant soit à deux mains (fig. 9), soit — dans le cas où votre index est déjà dans le vagin — d'une seule main, à poignée entre l'éminence thénar et les pulpes digitales. Ce dernier procédé est excellent, toutes les fois que les tissus sont épais et diffusément durs, sans cellulite. Mettez ensuite l'index vaginal — ou rectal — sous la région à explorer. Alors, avec la pulpe des quatre doigts de la main libre,

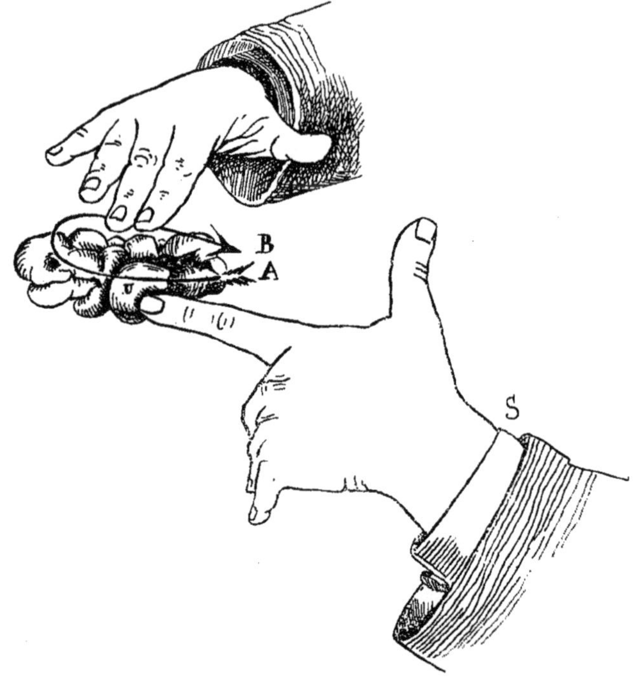

Fig. 13.

exécutez au-dessus de cette région, sur la peau du ventre, très graduellement déprimée, de petites frictions en cercle (fig. 13).

Vos doigts remuent les tissus sous-jacents. Le rayon du cercle est assez restreint. Augmentez-le un peu, et changez fréquemment la main de place, à moins que vous n'atteigniez d'emblée ce que vous cherchez.

Les frictions circulaires sont tantôt rapides, tantôt lentes. On apprécie soi-même celles qui conviennent. Ne déprimez jamais avec brusquerie la peau et les viscères. Plus vous irez doucement, mieux les défenses involontaires céderont, et comme la force diminue le tact, vous n'aurez qu'à ce prix des sensations délicates.

5° Exploration vaginale, uni-manuelle, uni-digitale ; femme debout.

Il s'agit d'abord de mettre la femme debout sans que le doigt quitte le vagin, et de façon que votre bras, qui est passé sous la cuisse gauche, se

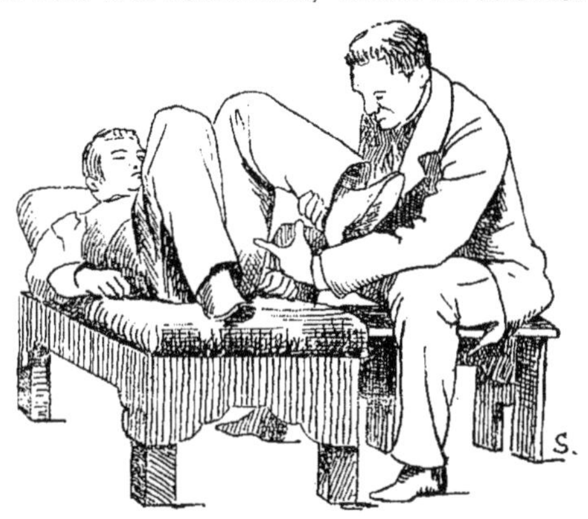

Fig. 14.

trouve entre les cuisses au moment où la femme sera sur pieds. On s'y prend de la façon suivante : saisissez avec la main droite la jambe gauche de la malade au-dessus des malléoles et faites-la passer par dessus votre avant-bras gauche (fig. 14).

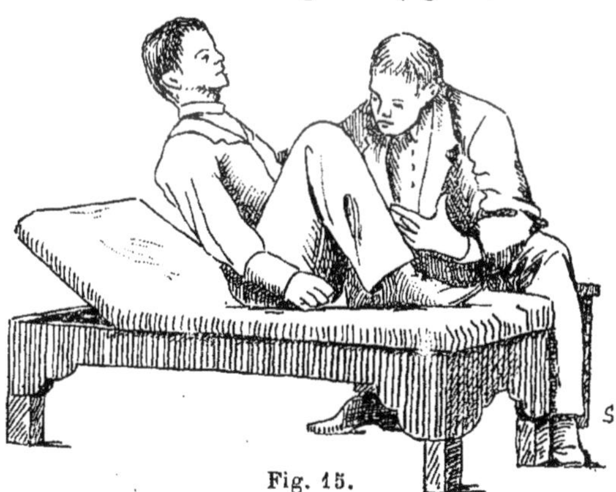

Fig. 15.

Dès lors, cet avant-bras se trouve entre les cuisses de la femme, qui pose elle-même son pied gauche à terre. Glissez la main libre sous la nuque, entre les omoplates et mettez sur son séant la malade qui roidit ses muscles dorsaux pour ne pas contracter les abdominaux, ce qu'elle ferait si elle s'asseyait d'elle-même (fig. 15).

De son séant, la malade se dresse en pieds, mais le poids du corps ne porte que sur le gauche qui seul est à terre; le droit reste sur la chaise longue. Le membre correspondant est donc fléchi, ce qui rend la pénétration du doigt plus aisée et plus profonde (fig. 16).

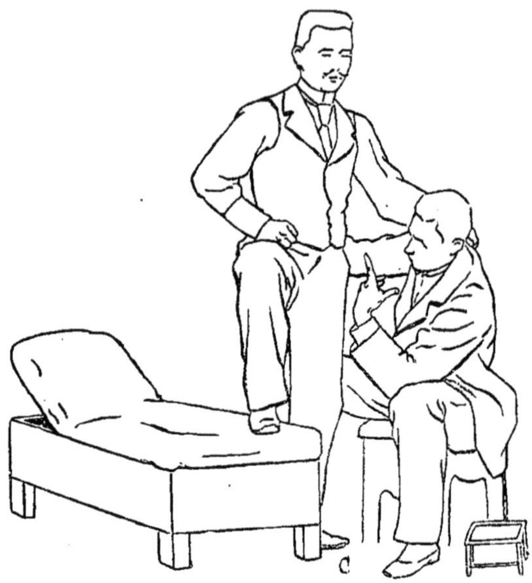

Fig. 16.

Votre coude gauche prend, suivant la règle, un point d'appui sur la cuisse de même nom. Si la femme est grande ou si vous êtes petit, un tabouret en fer ou en bois, solide en tous cas et un peu haut (fig. 16) sert à hausser votre pied, et par suite la jambe, l'avant-bras et la main.

La malade tient ses jupes de sa main droite et pose la gauche sur l'épaule droite du médecin dont la main libre ouverte s'applique sur la région lombaire et la soutient (fig. 16).

L'exploration vaginale uni-manuelle, uni-digitale, femme debout, sert à comparer la situation des organes dans la station sur pieds, à leur situation dans le decubitus. En outre elle en facilite l'accès, car le poids de l'intestin tend à les abaisser; mais à ce dernier point de vue elle est inférieure à l'exploration rectale dans la même attitude. J'emploie celle-ci non pas en règle mais assez souvent, et rarement la vaginale.

Ce mode d'exploration achevé la femme s'assied, se couche, passe sa jambe gauche par dessus le bras gauche du médecin qui lui prête assistance. Elle se retrouve de cette façon dans la situation primitive.

6° EXPLORATION RECTALE UNI-MANUELLE, UNI-DIGITALE, FEMME COUCHÉE.

Ce mode est indispensable, dans tous les cas au moins à un premier ou second examen. S'il est inutile, on n'y revient pas ; mais il n'y a pas d'investigation génitale complète, sans toucher rectal. Les femmes s'y soumettent et si le médecin reculait devant ce qu'il a de répugnant, il ne serait pas médecin. L'index gauche retiré du vagin descend vers l'orifice anal et y pénètre en appuyant sur la commissure antérieure pour rendre la douleur moins vive si elle existe. Notez donc en franchissant doucement les sphincters leur sensibilité et leur contracture. Notez ensuite celle des parois rectales, pelviennes et du plancher périnéal. Cette exploration se fait par effleurage de bas en haut, en partant de la ligne médiane. Dilatez le rectum sans brusquerie. Pour

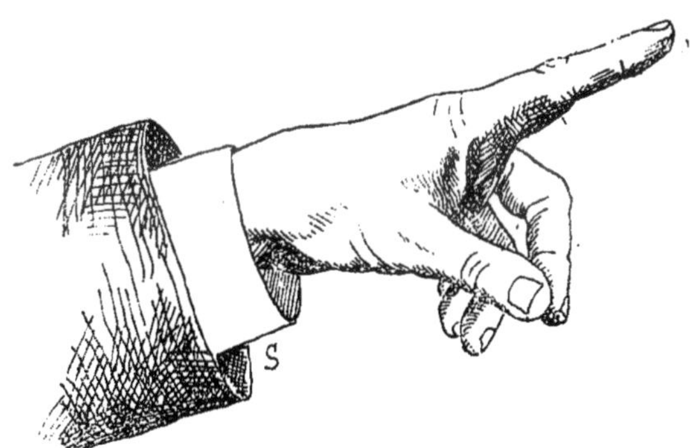

Fig. 17.

la paroi gauche votre main peut, dans la majorité des cas, conserver la position de Brandt. Cependant, en raison de l'arc de cercle décrit par l'index qui effleure, il est parfois nécessaire, surtout chez les femmes grasses et charnues, de fléchir l'annulaire, le médius et l'auriculaire (fig. 17).

Cette flexion est, dans tous les cas, indispensable pour l'effleurage de la paroi droite (fig. 18).

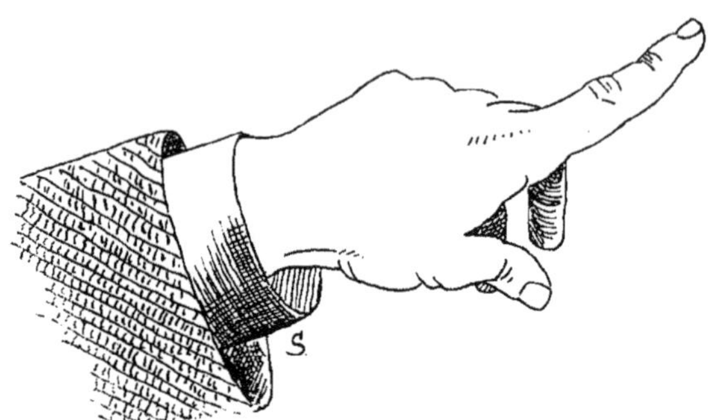

Fig. 18.

Reprenant ensuite la position de Brandt, cherchez le sphincter supérieur, presque toujours accessible, pas toujours facile à trouver, ouvrez-le et allant au delà, palpez le cul-de-sac de Douglas, les annexes prolabées, le fond des utérus fléchis ou versés en arrière, les ligaments utéro-sacrés, ou du moins la partie antérieure de leur courbe faucillaire, seule accessible, l'anneau celluleux post-isthmique, la base des ligaments larges. Tout cela est insensible, élastique, souple, à l'état normal. Si la douleur existe, pas trop vive, localisée, précisez ce lieu. Si elle est insupportable, retirez le doigt à peine introduit, lentement, sans brusquerie, en déprimant la commissure antérieure. Vous approfondirez les choses ultérieurement ; mais, à moins de fissures anales, ou d'hémorrhoïdes, le diagnostic de cellulite pelvienne est fait.

7° EXPLORATION RECTO-ABDOMINALE BI-MANUELLE COMBINÉE AU MASSAGE, FEMME DEBOUT.

C'est la répétition de l'examen vagino-abdominal décrit plus haut avec cette différence que l'index est dans le rectum.

8° EXPLORATION RECTO-VAGINALE, UNI-MANUELLE, BI-DIGITALE, FEMME COUCHÉE.

L'index étant toujours dans le rectum, le pouce cherche la commissure postérieure du vagin et pénètre dans ce conduit. Ce mode d'examen est le seul par lequel on délimite bien certains utérus. Il est très communément employé pour apprécier la réductibilité de cet organe et pour ébaucher la réduction (fig. 19).

9° Exploration recto-va-gino-abdominale bi-manuelle combinée au massage.

L'index étant toujours

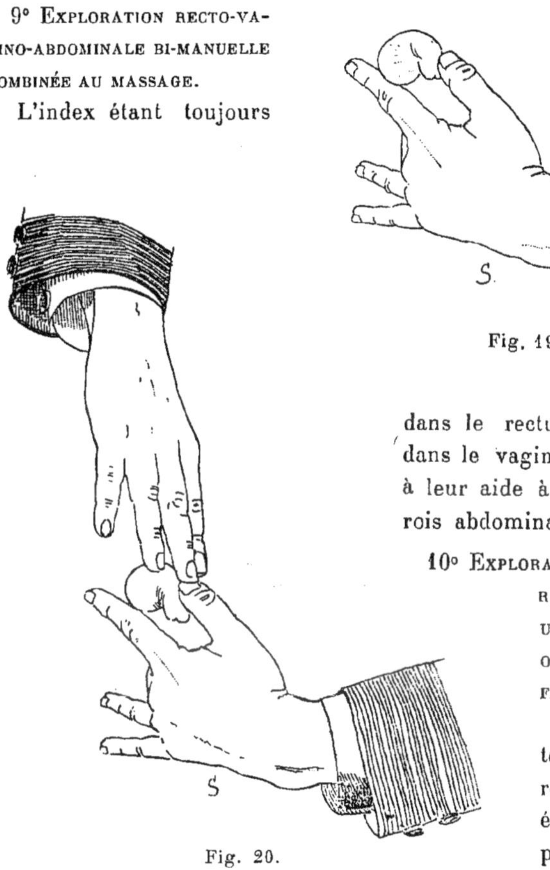

Fig. 19.

dans le rectum et le pouce dans le vagin la main vient à leur aide à travers les parois abdominales (fig. 20).

10° Exploration rectale et recto-vaginale uni-manuelle, uni ou bi-digitale, femme debout.

L'index étant toujours dans le rectum et le pouce étant ou n'étant pas dans le vagin, on répète, pour mettre la femme debout, la manœuvre indiquée plus haut pour passer de l'exploration vaginale ou vagino-abdominale dans le decubitus dorsal, à l'exploration vaginale dans la station sur pieds. Les organes sont plus accessibles dans cette attitude et la pénétration est plus profonde par ce procédé. C'est le seul qui permette de dépasser le

Fig. 20.

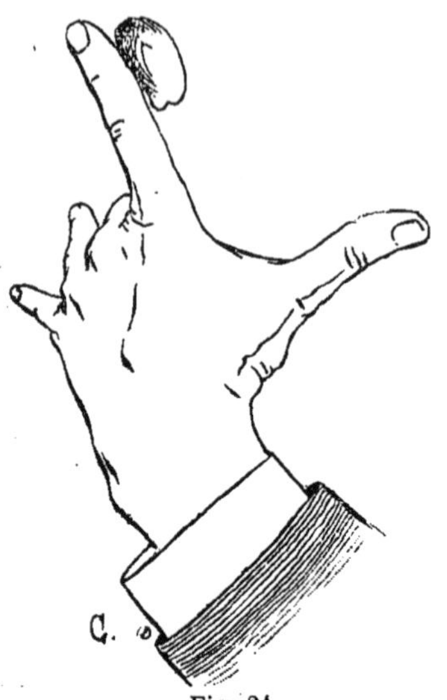

Fig. 21.

fond de certains utérus (fig. 21). Il est fort utile pour l'ébauche des réductions.

Tel est le sommaire des modes d'exploration, tels sont les principes fondamentaux, les règles et procédés de la méthode. Mettons-les en pratique pour la topographie des organes abdominaux pelviens et de leurs lésions.

EXPLORATION DU PANNICULE ADIPEUX ET DE LA SANGLE MUSCULO-APONÉVROTIQUE ABDOMINALE.

Recherche de la cellulite sous-cutanée *panniculite* **et de la myo-cellulite.**

La malade étant couchée, faites successivement dans l'hypochondre, dans les flancs, à l'épi et à l'hypogastre, dans les régions iliaque et

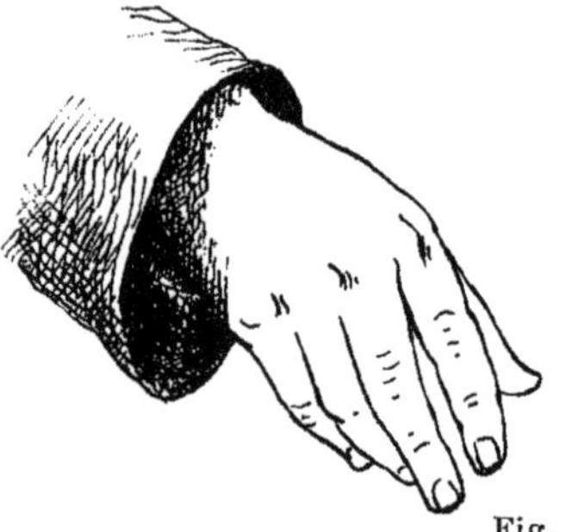

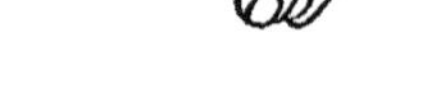

Fig. 22.

périombilicale, une série de plis que vous palperez entre le pouce et l'index de vos deux mains (fig. 22).

En cas de cellulite sous-cutanée ou panniculite, vous trouverez l'une
ou l'autre de ces régions douloureuse, dure, empâtée. L'œdème est diffus ou circonscrit; il peut rester diffus ; mais, d'ordinaire, quelques
séances de massage suffisent pour mettre à découvert, si on ne les a
pas trouvés d'emblée, des noyaux pâteux ou durs, qui varient de la
grosseur d'une noix à celle d'un grain de millet, et qui sont épars ou
agglomérés dans le tissu conjonctif adipeux sous-cutané.

Ces noyaux sont *douloureux, très douloureux et même atrocement
douloureux*. Quand on les saisit, la malade, si courageuse qu'elle soit,
pousse parfois un cri et les larmes jaillissent. J'en ai vu qui se mor-
daient les doigts, comme certaines parturientes, pour garder le silence.
J'ai également constaté l'état syncopal et des accidents hystériformes,
mais par exception.

Beaucoup d'affections ont été et peuvent être confondues avec la cellulite abdominale quand on ne la connaît pas. Dès qu'on la connaît le
diagnostic devient facile.

La contraction que la douleur et une instinctive défense provoquent
dans les muscles sous-jacents simule des tumeurs profondes. Les
exemples de tumeurs qui s'évanouissent sous le chloroforme sont probablement des cas de cellulite avec contracture musculaire. Le médecin,
constatant la disparition subite de la tumeur, conclut qu'il n'y a rien
qu'une névralgie *sine materiâ*. La malade continue à souffrir de ce
rien qui peut faire d'elle une percluse ou une impotente.

Les névralgies lombo-abdominale et iléo-lombaire de Beau et Valleix
sont causées par la cellulite.

Tous les organes de la cavité abdominale ont été, sans nul doute,
soupçonnés dans des cas où la douleur avait son point de départ dans
une panniculite ou une myo-cellulite. Elle a notamment été confondue avec les altérations de l'utérus et des annexes, mais elle est souvent une de leurs complications, elle en dérive huit ou neuf fois sur
dix, car toute affection génitale s'accompagne de troubles circulatoires,
abdominaux, et la cellulite est engendrée par les troubles circulatoires.

Quand vous aurez découvert les signes pathognomoniques de la cellulite sous-cutanée dans les parois du ventre, cherchez-la sur d'autres
points du corps, aux faces interne et postérieure des cuisses, au pli
de l'aine, à la région lombaire, au-dessus des épines scapulaires et à la

7

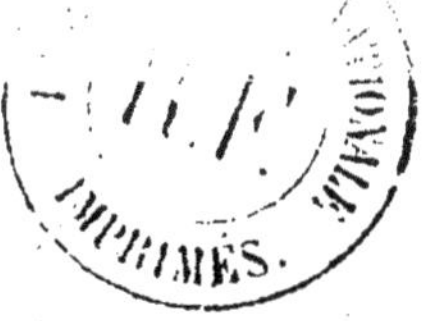

nuque où je l'ai vue liée à des migraines rebelles qui ont disparu avec elle.

La myo-cellulite, affection de même nature que la panniculite, mais développée, *je suppose*, dans le tissu connectif des faisceaux musculaires, n'est point diagnostiquable par le même procédé que la panniculite, au moins pour les muscles de la sangle abdominale, parce qu'on ne saurait les saisir dans un pli. Elle se révèle au palper, à condition que la graisse ne soit pas trop épaisse, par de petits noyaux durs, siégeant d'ordinaire au creux épigastrique, par la douleur spontanée prêtant à la confusion avec les gastralgies et par la roideur et contracture des droits de l'abdomen au voisinage de leur insertion sterno-chondrale.

EXPLORATION DE LA GRANDE CAVITÉ SPLANCHNIQUE ET DE SES VISCÈRES

Intestin, estomac, foie et rein.

INTESTIN. — L'accroissement de volume du ventre, qui n'est dû ni à quelque importante tumeur, ni à la grossesse, ni à l'adiposité, est causé, soit par un épanchement ascitique, soit par l'accumulation des gaz, soit par un état particulier de l'intestin que je qualifie d'hyperémique.

Je n'ai à décrire dans ce livre ni la fluctuation, ni le ventre de batracien, ni le tympanisme ; mais je m'arrête à l'hyperémie. C'est un phénomène bien connu, mais non catalogué, et souvent mal interprété, que le *gros ventre* des femmes. Les accouchées plus ou moins récentes, qui ne nourrissent point et ne sont pas menstruées, les multipares et les primipares dont les parois ont perdu la tonicité, les filles et les femmes mal réglées, celles qui sanglent leur corset, la plupart des dysménorrhéiques, presque toutes les malades y sont sujettes. Le signe pathognomonique de cette vaso-dilatation ou paresse du courant sanguin est d'abord l'augmentation de volume constatée par la femme. Cette augmentation est tantôt intermittente, tantôt continue avec exacerbation périodique. C'est ensuite une résistance élastique qui ne ressemble point à la rénitence d'un liquide et est souvent confondue avec la défense involontaire par contraction musculaire ou avec le tympanisme. Rien de plus impatientant qu'elle, car ne trouvant à la percussion ni liquide, ni gaz pour expliquer l'impossibilité de déprimer profondément les tissus, de vaincre cet obstacle sans cesse renaissant, qui cède tout d'abord à la façon d'un ballon de caoutchouc, puis arrête la main, le médecin accuse la malade de mal respirer, s'épuise en efforts, se fâche et pénètre de moins en moins, car la femme, à laquelle il fait mal, se protège instinctivement en tendant la paroi abdominale, ou en immobilisant plus ou moins son diaphragme.

Ainsi non seulement l'hyperémie fait grossir le ventre, sensation perçue par la malade, mais elle donne aux viscères un volume ou une consistance qui empêche de les déplacer ou de les aplatir, sensation perçue par l'explorateur.

L'hyperémie a donc un signe subjectif, le volume de l'abdomen, et un signe objectif, les viscères de caoutchouc.

Elle se manifeste ou s'exagère au moment des molimens. Par conséquent elle coïncide avec les vaso-dilatations génitales qui, elles-mêmes, s'accompagnent d'induration ligamentaire. Elle s'évanouit ou diminue au moment où disparaissent les vaso-dilatations génitales et où les ligaments s'assouplissent, c'est-à-dire après les molimens vers le quatorzième et le vingt-sixième jour, époque où la circulation abdomino-pelvienne est activée. Puisque la stase des courants sanguins utéro-annexiels entraîne l'épaississement, l'infiltration, la roideur des ligaments, et leur accélération, l'amincissement, le dégorgement, la souplesse de l'appareil suspenseur, il est logique d'assimiler les viscères aux ligaments et d'admettre qu'ils sont tantôt épaissis et résistants, tantôt minces et dépressibles suivant l'état de leur circulation. C'est ainsi que je justifie le terme hyperémie.

L'hyperémie se reconnaît à l'impossibilité de l'exploration bi-manuelle, la femme respirant bien, les parois étant souples, la fluctuation et le météorisme nuls. L'encombrement du cul-de-sac postérieur par l'utérus dévié, l'exagère. Il faut se borner au toucher pour l'examen des organes pelviens et remettre la palpation à plus tard ; mais « ce plus tard » peut se faire longtemps attendre, si l'hyperémie est permanente avec exacerbations périodiques et non pas temporaire. J'ai attendu maintes fois des semaines, avant que ma main pût descendre dans la fosse de Douglas et accrocher le fond d'utérus rétroversés, au-dessus desquels s'étalait l'intestin hyperémié ; mais un massage quotidien, patient, bien conduit, finit par assouplir, aplatir et déplacer les « viscères de caoutchouc ».

Le phénomène que je viens de décrire donne la clef d'un ancien et jusqu'à présent incompréhensible proverbe : *à ventre plat enfant il y a*. En effet, quand la gestation débute, la circulation est accélérée, les tissus sont assouplis, et le ventre diminue, comme à la veille des règles et à l'issue du premier molimen. Le même phénomène complète l'interprétation du fait bien connu de la *légèreté abdominale*, à l'issue de la grossesse, quand le ventre diminue, par engagement de la région fœtale. Lui seul explique *les alternatives et la périodicité du bien-être et des malaises*, au cours de la gestation.

Le ballonnement du ventre avec ou sans pesanteur, signe subjectif de l'hyperémie ou stase, coïncidant avec un retard menstruel, a pris, à mes yeux, une légitime, quoique *relative*, valeur diagnostique. La grossesse est en pareil cas improbable. Le retard est accidentel. Au contraire, si les signes de vaso-dilatation sont nuls, si l'époque passe pour ainsi dire inaperçue, et plus encore se fait remarquer par la diminution de volume du ventre, par une sensation de légèreté particulière, la grossesse est probable. Ce symptôme est surtout appréciable chez les femmes sans lésions génitales dont la menstruation s'annonce d'ordinaire par des malaises généraux et locaux. Chez les malades, les stases avec poussées périodiques reparaissent assez vite et constituent même pour plusieurs une menace d'avortement que la kinésithérapie supprime ou atténue.

On peut constater chez les malades atteintes de péritonite généralisée le phénomène de l'hyperémie et de la parésie intestinales poussé à l'extrême. Compliqué de tympanisme, il transforme le ventre en une sorte de ballon qui s'affaisse par l'amendement des symptômes congestifs, et prend une consistance de gelée tremblotante de bon augure.

En gynécologie, le cas le plus curieux, et le plus démonstratif — car

on explorait l'intestin presque directement — que j'aie vu de la parésie
intestinale, est celui d'une femme atteinte d'oophoro-salpingite avec
péritonite localisée ; le cul-de-sac vaginal postérieur était distendu
par une anse grêle dilatée. Sans le massage dont ce fait permet
d'apprécier la valeur diagnostique, cette femme serait morte, car nous
étions, le chirurgien et moi, à la veille d'ouvrir cette énorme poche,
lorsqu'elle devint réductible à la suite du massage. On le continua,
elle disparut. En même temps le ventre s'assouplissait, s'affaissait.
Tel est l'un des effets du retour de la circulation rhytmée sous l'influence du traitement kinésique. Je parlerai ailleurs d'autres effets dus
à l'irrigation régulière des tissus : retour à la vitalité, résorption probable des jeunes adhérences.

La partie droite du gros intestin (cœcum et colon) se ressent parfois
des altérations génitales ou du moins coïncide avec elles ; mais ces
altérations sont ordinairement liées à la ptose du rein. J'en parlerai à
propos de cet organe.

Estomac. — Vous trouverez souvent l'estomac dilaté, flatulent ou
formant poche avec résidus liquides qui clapotent. Cette poche sous-
pylorique est tantôt permanente ; quelle que soit l'heure à laquelle on
examine, près ou loin des repas, on la trouve ; tantôt passagère, augmentant avec la constipation, disparaissant avec elle, ou lorsque les
aliments sont digérés sans peine, soumise enfin à des variations que
régissent les molimens et l'état général.

Ne confondez pas la douleur épigastrique, spontanée ou provoquée,
avec la gastralgie proprement dite. Explorez la région supérieure des
muscles droits et le pannicule adipeux. La cellulite sous-cutanée dont
vous saisirez le semis de grains durs, entre le pouce et la pulpe des
doigts en formant des plis à la peau, et plus souvent la myo-cellulite
reconnaissable à la tension douloureuse de la partie supérieure des
muscles droits, peuvent être la cause de la souffrance et l'estomac
proprement dit y être étranger. Pour trouver la myo-cellulite faites
prendre à la femme l'attitude commune à l'exploration et au massage,
dans le but de favoriser le relâchement des muscles abdominaux ou
tout au moins de réduire leur tension au minimum, puis très doucement déprimez le creux épigastrique avec les quatre doigts réunis,

et vous sentirez les faisceaux musculaires roidis comme des cordes. Au contraire, si cette roideur n'existe pas et si par conséquent la panse seule est en cause, pour l'explorer, faites travailler séparément les doigts des deux mains en allant de l'appendice xyphoïde à l'hypochondre et au flanc gauches. Ce mode d'exploration est en même temps un massage, comme tous les modes d'exploration d'ailleurs.

Foie. — L'examen du foie se fait par les procédés ordinaires de percussion et de palpation. Je n'ai pas encore entrepris les recherches que je me propose de faire au sujet des variations de volume de la glande hépatique, mais leur existence et leur périodicité me semblent très probables. En tous cas il est hors de doute que la sécrétion biliaire de certaines malades est modifiée au moment des molimens et détermine des accidents gastriques et intestinaux, pour lesquels on ordonne des cures d'eaux minérales plus ou moins efficaces, parfois nuisibles. La véritable cause de ces crises hépatiques est la stase circulatoire abdomino-pelvienne à la suite de lésions ou déplacements utéro-annexiels souvent minimes. Dès que la kinésithérapie a régularisé le cours du sang, les crises s'amendent puis disparaissent.

Rein. — Les déplacements du rein et surtout du rein droit sont très fréquents. Toute exploration gynécologique sans recherche de la ptose rénale est incomplète ; et la constatation de cette ptose doit suggérer l'idée d'une altération génitale. L'interrogatoire et le toucher en fournissent maintes fois la preuve.

Cherchez donc le rein mobile chez vos malades et quand vous l'aurez trouvé, sachez 1° si ce rein est altéré ou non, ce que le mode et l'aspect de la sécrétion urinaire vous apprendront ; 2° si ce rein, même sain, même fonctionnant bien, n'augmente pas de volume et ne devient pas sensible lors des molimens ; 3° si le cœcum et le colon ascendant ne se modifient pas aussi de même façon à pareille époque.

Rappelez-vous que le decubitus latéral gauche facilite quelquefois beaucoup l'examen du cœcum et des annexes droites par le toucher et le palper associés au massage. Quand vous observerez cette chaîne d'accidents soyez sûrs que la lésion utéro-annexielle en est le principe ou en tous cas l'entretient, car on ne saurait dire quel organe débute dans cette série pathologique.

Les altérations de l'appareil génital que j'ai le plus communément observées sont : 1° la déviation de l'utérus rétro ou latéro ou rétro-latéro-versé ou fléchi à des degrés divers, du *côté droit ;* 2° l'augmentation de volume d'abord périodique et passagère, puis permanente avec exacerba-tions moliminaires de la trompe *droite* et de l'ovaire correspondant ; 3° l'infiltration avec contracture ou rétraction, et altération concomitante du tissu conjonctif (cellulite) du ligament large *droit* tirant l'utérus et l'assujettissant dans sa position vicieuse.

La ptose rénale, la tuméfaction du colon ascendant et du cœcum, de la trompe et de l'ovaire droits, avec déviation utérine du même côté représentent une manifestation complexe de l'affection que j'ai décrite sous le nom d'œdème douloureux ou cellulite. Ptose, tumé-faction, déviation, s'exagèrent périodiquement au moment des moli-mens, avec prédominance de la congestion, sur l'un ou l'autre des organes atteints, et non pas, — en général du moins, — égale répartition à chacun d'eux. Ainsi est expliquée la contradiction apparente d'avis médicaux donnés cependant par des hommes d'égale compétence, dont les examens n'ont pas été faits le même jour et demeurent par suite incomplets quelque soin que les uns et les autres y aient apporté.

Pour la recherche du rein mobile, voici quels procédés j'utilise : la femme étant dans la situation habituelle au massage et à l'exploration, je saisis le flanc à pleine main, pouce en avant et je dis à la malade de respirer largement. Si le rein est mobile, mais non disloqué, il s'abaisse au moment de l'inspiration et s'engage dans l'anneau formé par la main qui empoigne le flanc. Pendant l'expiration il remonte. S'il est disloqué, je le cherche dans les régions iliaque, ombilicale et dans le flanc, par la palpation. Celle-ci est pratiquée avec la main droite ou gauche, l'autre occupant toujours le flanc mais sans l'empoigner, sou-levant par derrière les tissus pour porter l'organe déplacé à la rencontre des doigts qui palpent ; manœuvre utile si le rein est sus-jacent, illu-soire s'il ne l'est pas. Le decubitus latéral facilite parfois les recher-ches. Ces procédés sont simples et en général efficaces, mais on les perfectionnera beaucoup, je n'en doute pas, par l'étude des travaux jus-tement réputés de Glénard.

Ne vous fiez ni au volume ni à la sensibilité du rein mobile ou dis-loqué pour juger son intégrité ou son altération. Ce volume et cette sensibilité sont assez souvent dus à l'hyperémie et subissent d'une semaine à l'autre des variations en rapport avec les molimens. Faites donc des explorations quotidiennes suivies et nombreuses et étudiez au jour le jour pendant un mois la sécrétion urinaire.

EXPLORATION DU VAGIN

La vue ne suffit pas plus pour l'exploration du vagin que pour celle du col utérin. Le toucher uni-digital indexiel est indispensable. Il renseigne sur la brièveté, la longueur, la souplesse, l'induration ou empâtement, la fermeté élastique, le relâchement, les cicatrices, les tumeurs des parois, la contracture de l'orifice ou vaginisme, et les anomalies. Le tissu conjonctif péri-vaginal peut être envahi par la cellulite. Rare dans les parois latérales, elle est assez fréquente dans l'épaisseur de la voûte ou paroi antérieure. Vous la reconnaîtrez aux trois caractères suivants : douleur, empâtement, induration. Déprimez doucement les parois à droite et à gauche, vous aurez la sensation d'infiltration diffuse, d'épaississement, et la femme se plaindra. C'est bien dans les parois que le mal siège et non dans les organes voisins, car le traitement rendra à la texture vaginale son élasticité, sa souplesse, son épaisseur normales, alors que les organes voisins, simultanément envahis d'ordinaire, seront encore indurés et douloureux.

Il n'en est pas de même de la cellulite de la voûte ; l'intime union d'une portion de l'appareil urinaire à cette voûte fait que dans cette région la cellulite est à la fois vaginale, péri-vésicale, et surtout péri-sphinctéro-uréthrale. On ne guérit pas l'une sans l'autre.

Recourbant l'index en crochet, main en supination (fig. 23), vous sr econnaîtrez la cellulite de la cloison vagino-vésico-uréthrale, à la tension

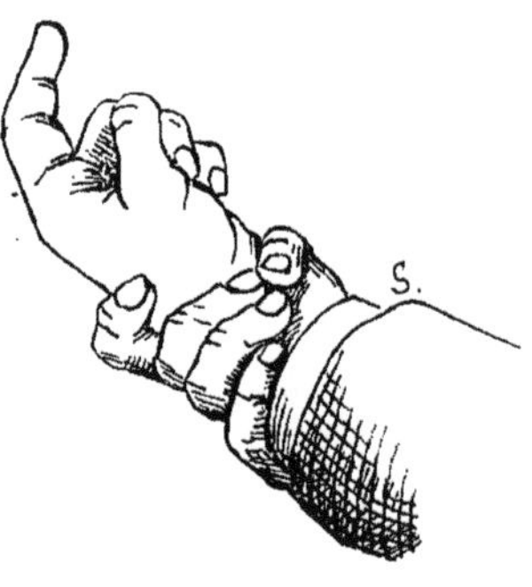

Fig. 23.

de la voûte, à son induration, à la souffrance provoquée par de légères pressions à droite et à gauche de l'urèthre.

A ces signes s'ajouteront ceux de la cellulite péri-uréthro-vésicale qui seront décrits au paragraphe de l'exploration de la vessie.

EXPLORATION DE L'UTÉRUS

On doit *cerner entièrement l'organe,* le tenir entre les deux mains, comme le représentent les figures de cet ouvrage ; on y arrive toujours à la longue, dès la première séance, quelquefois.

La méthode affinera singulièrement vos sens, sur là DIRECTION, la SITUATION, la MOBILITÉ, le VOLUME, la CONSISTANCE de l'utérus, toutes choses que je vais examiner.

DIRECTION ET SITUATION NORMALES. — L'utérus normal, non gravide, dans un bassin normal, occupe la cavité pelvienne. Il est médian ou très peu incliné à droite, fortement incliné en avant, la vessie étant vide. Dans ce cas le fond même, dans le decubitus dorsal, regarde et touche la face postérieure et le bord supérieur du pubis. Le col est dirigé vers la concavité sacrée. L'anté-inclinaison n'est pas rectiligne; c'est une anté-courbure par flexion légère du corps sur le col (fig. 24).

Cette disposition offre, surtout chez les multipares, des variantes qui consistent dans la fermeture plus ou moins prononcée de l'angle de flexion, ou au contraire dans son ouverture jusqu'à disparition. C'est l'antéflexion et l'antéversion normales.

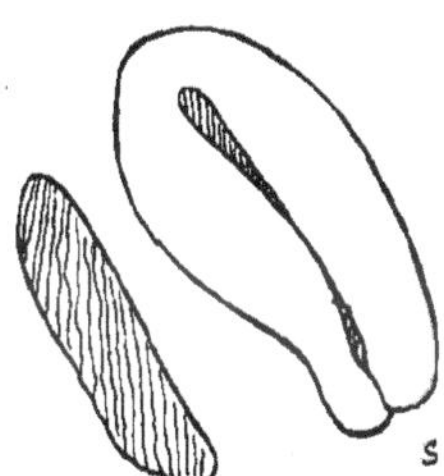

Fig. 24.

DIRECTIONS ET SITUATIONS ANORMALES ou VICIEUSES. — Indépendamment des déplacements momentanés auxquels la mobilité de l'utérus le soumet, et qui disparaissent d'eux-mêmes par l'élasticité de l'appareil suspenseur, il en est d'autres, d'ordinaire permanents, quelquefois temporaires, qui doivent être considérés comme des anomalies ou des vices, non que l'organisme en ressente toujours le contre-coup, mais parce qu'ils indiquent une altération de l'appareil suspenseur, elle-même permanente ou temporaire.

L'ectopie totale, cas dans lequel l'organe entier est tiré ou chassé vers tel ou tel point du bassin, ou hors de lui, est exceptionnelle ; les déplacements consistent d'ordinaire dans l'abaissement dans le pro-

lapsus avec issue partielle ou complète, et dans les déviations proprement dites. Celles-ci ont pour critérium la bascule en avant ou en
arrière du corps et du col — anté et rétro-versions — ou du corps

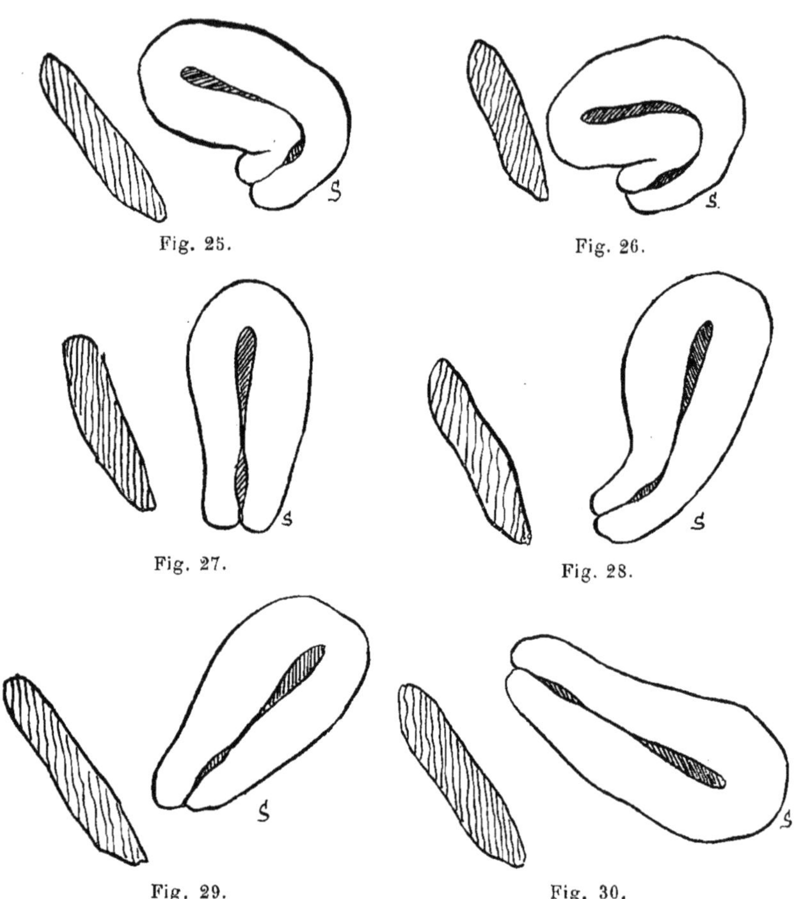

Fig. 25.   Fig. 26.

Fig. 27.   Fig. 28.

Fig. 29.   Fig. 30.

seulement — anté et rétroflexions, et dans les inclinaisons latérales —
latéro-versions. Les latéro-flexions n'existent pas, pour des raisons
anatomiques faciles à comprendre. Habituellement les déviations antérieures ou postérieures se combinent avec l'inclinaison latérale.

Les figures schématiques, 25, 26, 27, 28, 29, 30, 31, 32, 33, 34 et
35 donnent l'idée de la variété des rapports respectifs du corps et
du col dans les anté et rétro-déviations (comparez avec la normale,
fig. 24).

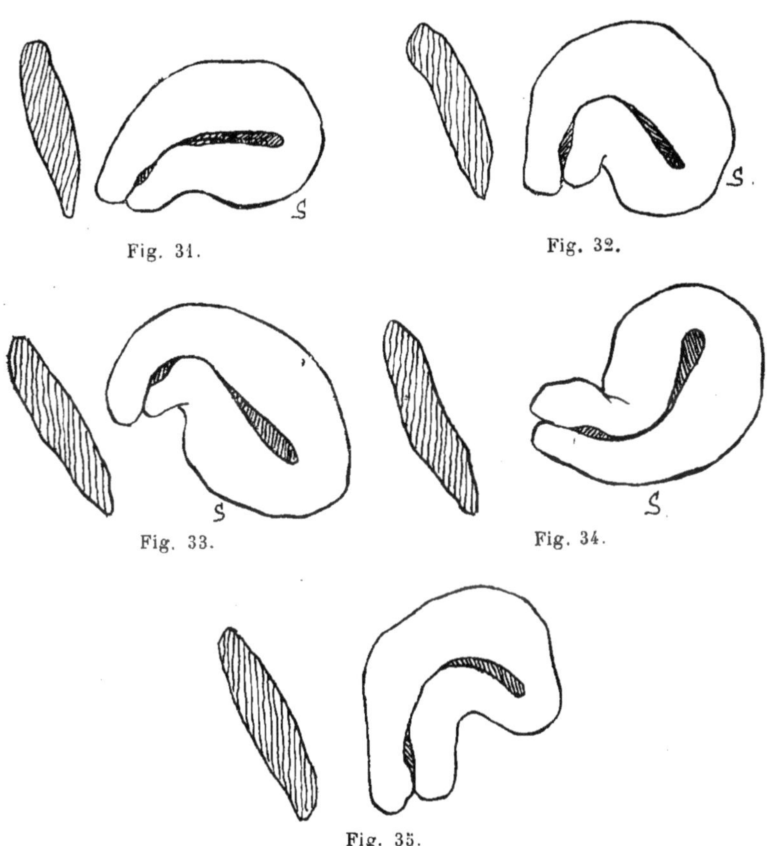

Fig. 31.   Fig. 32.

Fig. 33.   Fig. 34.

Fig. 35.

La figure 34 représente une variété de déviation non décrite, dans
laquelle l'antéflexion et la bascule en arrière du corps, ou tout au
moins de sa face postérieure sont associées.

J'ai observé plusieurs fois ces utérus recroquevillés comme des copeaux d'acier. J'appelle cette *variété,* anté-rétro-position. Elle est d'ordinaire la conséquence de ce qu'on pourrait appeler paramétrisme (communication au Congrès de Rome) et s'accompagne de contracture.

C'est par le TOUCHER VAGINAL et RECTAL, uni ou bidigital (index et pouce), simples ou associés à la palpation et au massage, qu'on se rend compte de la direction et de la situation de l'utérus.

TOUCHER VAGINAL. — Cherchez avec la pulpe de l'index le col, à sa place normale d'abord, ensuite ailleurs. Il peut occuper n'importe quel point de la cuvette pelvienne depuis la concavité sacrée jusqu'à la face postérieure du pubis. Le col se reconnaît non pas à la saillie du museau de tanche, mais à l'orifice dont celui-ci est pourvu. *C'est seulement après avoir senti cet orifice que vous pouvez dire : le col est là.* J'ai vu un accoucheur des hôpitaux prendre le fond d'un utérus nullipare

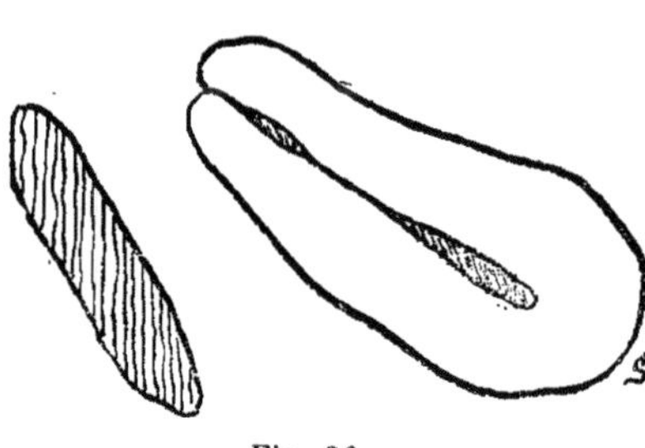

Fig. 36.

rétroversé pour le col. La direction de l'utérus était celle qu'indique la figure 30, c'est-à-dire diamétralement inverse de la normale. Ce médecin avait senti la saillie formée par le fond, dur et de médiocre volume, comme si l'organe était unicorne, dans la concavité sacrée et le corps incliné en apparence en avant.

Les sensations étaient exactement celles de l'utérus antéversé. *L'orifice, cupule de nullipare, ou fente de multipare, est donc le seul signe caractéristique du col.*

La chute de l'utérus paraît souvent menaçante, quand l'utérus est rétroversé. Tout l'organe semble abaissé, et le col est voisin de l'orifice vulvaire, comme on le voit sur plusieurs de nos schémas, ce qui fait croire à un premier degré de prolapsus. On y croit d'autant plus que la femme se plaint souvent de pesanteur, et que cette pesanteur, symptôme de congestion, qui peut exister lors même qu'il n'y a plus d'utérus (voyez l'observation de la préface), est considérée à tort comme un signe de descente. Ne vous laissez pas tromper par ces apparences. L'organe étant redressé, les ligaments assouplis par le massage et la circulation pelvienne activée, la descente fictive disparaîtra.

La situation et la direction du col étant reconnues, de deux choses l'une : ou cette situation et cette direction sont vicieuses ou elles ne le sont pas. Si elles le sont vous pouvez en inférer une situation et une direction vicieuse du corps, qu'il faut cependant trouver ; mais si elles sont normales ou à peu près, vous n'êtes nullement autorisé à conclure que la situation et la direction du corps le sont aussi.

Donc dans tous les cas cherchez le corps en explorant successivement les culs-de-sac vaginaux suivant les règles classiques. Or, si à une direction et une situation à peu près normales du col se joint la liberté des culs-de-sac, vous n'êtes encore nullement en droit de conclure que le corps n'est pas dévié et que sa situation et direction se rapprochent de la verticale. Donc l'exploration bimanuelle est toujours nécessaire soit pour confirmer le toucher vaginal, soit pour le rectifier, soit pour y suppléer.

Toucher vaginal et palpation abdominale associés au massage. — Mettez l'index vaginal dans le cul-de-sac antérieur sur le col, ou à côté de lui dans les culs-de-sac latéraux, si vous présumez l'antéposition ou la verticalité du corps, dans le cul-de-sac postérieur derrière le col si vous présumez la rétroposition. Avec la main libre exercez des frictions circulaires brèves et légères autour de la région que l'utérus occupe d'après votre sentiment. Si le pannicule abdominal est épais ou dur, faites précéder les frictions circulaires d'une malaxation de la paroi saisie à poignée entre l'éminence thénar et la pulpe des doigts. Entrecoupez les frictions circulaires de vibrations brèves exécutées sur le bas-ventre avec la paume posée à plat çà et là, et déprimant avec légèreté les tissus.

Au cours des frictions circulaires et des vibrations précédées au besoin de malaxation, votre index gauche sert d'explorateur et de guide mais non de soutien aux organes puisque vous ne cherchez pas encore à les saisir. Il guette l'assouplissement des tissus, la mobilisation relative de ces organes, une sorte de tremblement du paquet viscéral qui en général mais non toujours (fixations, infiltrations), ne tarde pas à se produire. Une ou deux minutes de massage bien conduit suffisent en règle. Autrement remettez le diagnostic aux séances ultérieures. Contentez-vous de l'approximation revisable du toucher vaginal ou rectal simples.

Dès que vous avez perçu cette détente à laquelle je faisais allusion,

que votre index se fixe de préférence dans un cul-de-sac latéral et soulève, sans force, les tissus. Simultanément la main libre déprime au-
dessus de cet index avec douceur, peu à peu, et toujours en décrivant
des cercles, la sangle abdominale.

Si vous parvenez ainsi à percevoir la sensation d'un corps qui, placé
entre vos mains, transmet à l'index gauche les mouvements imprimés
par la pulpe des doigts qui palpent, ce corps est l'utérus ; *mais cela ne
suffit pas.* Il importe de savoir si vous en tenez les deux bouts, col et
fond. Pour le col il n'y a pas d'erreur possible, puisque vous avez
senti l'orifice ; mais pour le fond, à quoi le reconnaître ? *Il faut une mé-
thode.* Combien de médecins, ayant saisi entre l'ombilic et la symphyse un corps que le toucher combiné au palper fait ballotter, sont persuadés que l'utérus est antéplacé ou vertical, et se trompent. En réalité, ce n'est pas le fond mais la partie supérieure de la

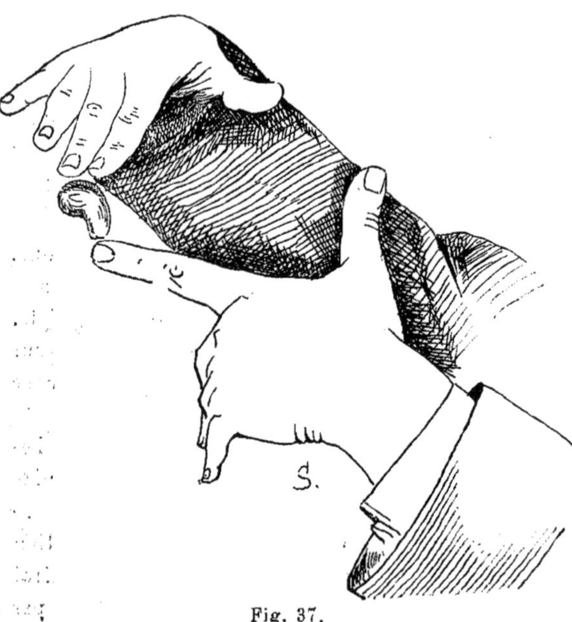

Fig. 37.

face antérieure du corps d'un utérus dont le fond est recourbé en arrière, et forme un sac mou. Regardez la fig. 35 de mes schémas utérins
et la possibilité de cette erreur très commune vous sautera aux yeux.
J'insiste beaucoup sur cette faute que représente la fig. 37.

Donc quand vous avez saisi le corps qui ballotte et qui est l'utérus, conformez-vous à la méthode suivante : faites glisser l'index qui touche dans le cul-de-sac antérieur sur le prolongement du col, et palpez au ras des pubis, derrière les os. Si la sensation de mouvement communiqué persiste, alors, selon toute vraisemblance, vous tenez le fond sur la main. Un léger massage le fera durcir et accusera sa forme caractéristique. Pas toujours cependant. En conséquence que vos sensations soient nettes, vagues ou nulles, et quel que soit le point de la voûte pariétale où vous croyez percevoir le fond de l'utérus, *cherchez*

immédiatement, par le palper et le massage, le vide caractéristique, le locus minoris resistentiœ *qui existe toujours derrière l'utérus antéplacé ou vertical, et creusant doucement cette fosse remplie par les anses intestinales dépressibles, saisissez l'isthme utérin ou même le col entre l'index qui touche et la pulpe des doigts qui palpent, main en pronation, ou en supination comme le représente* la fig. 38.

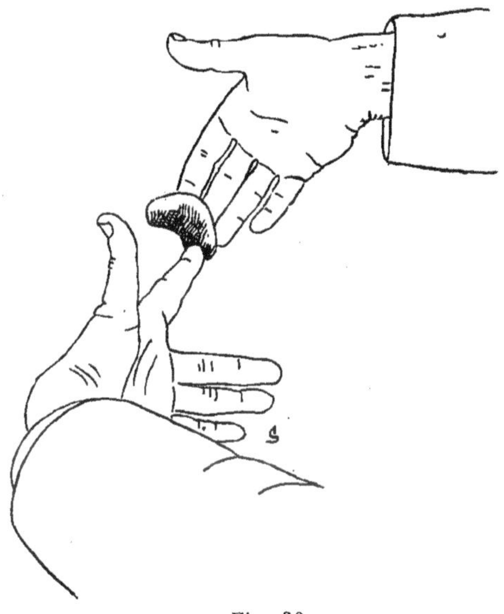

Fig. 38.

Si vous ne percevez pas ce vide, ce *locus minoris resistentiœ,* et si cependant vous croyez avoir sous les doigts le fond de l'organe vertical, ou incliné en arrière, exécutez la manœuvre suivante — pression redressante (Brandt) — tension de la paroi vaginale antérieure et pression péritonéale antérieure (Stapfer) — main libre en pronation, ongles tournés vers la face postérieure du pubis, pulpe vers ce que vous considérez comme la face antérieure utérine, déprimez les tissus lentement, en vous y reprenant plusieurs

fois pour descendre plus bas chaque fois. Creusant ainsi la fosse vésicale vous atteindrez la face antérieure du col. Cela ne suffit pas. Il
faut atteindre votre index gauche et que les doigts le heurtent ou
soient presque en contact (fig. 39).

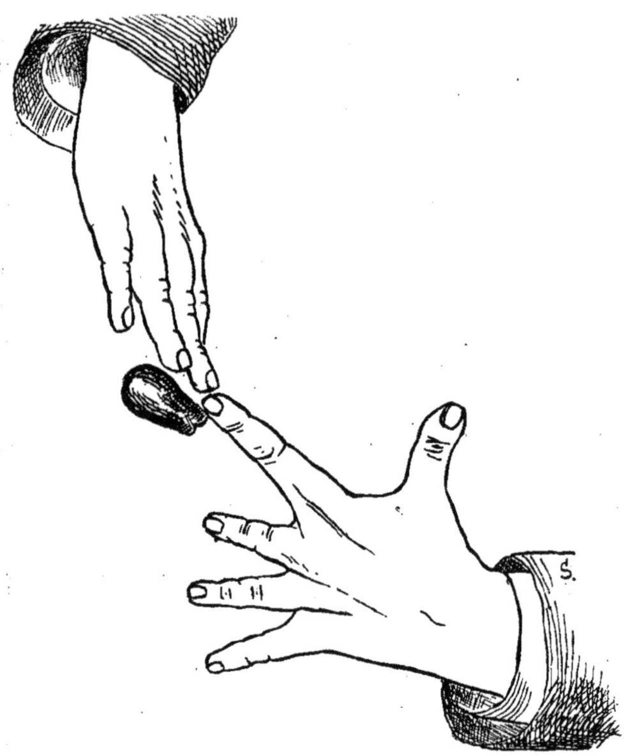

Fig. 39.

Alors que votre index gauche, sans lâcher le col, s'abaisse d'une quantité suffisante pour que la main libre déprime la paroi vaginale antérieure, aussitôt, si l'utérus est incliné en arrière (fig. 39) sans rétroflexion du fond (fig. 35), ou s'il est vertical, la pulpe des phalangettes

et phalangines percevra la face antérieure de l'organe qui s'incline
vers elle (fig. 40).

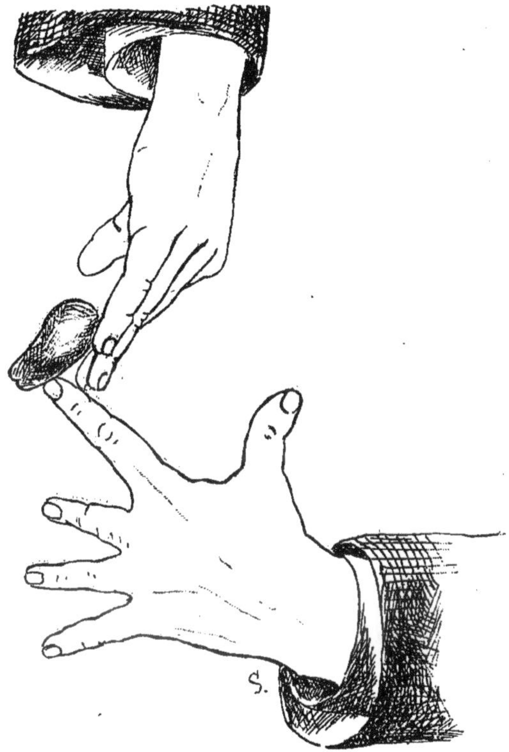

Fig. 40.

Retirez brusquement la main et l'utérus, comme tiré par un ressort,
viendra choquer l'index vaginal en se couchant sur lui.

Quand la main éprouve, au lieu de la sensation de vide postérieur,
celle d'un obstacle, d'une résistance, même sans délimitation possible
d'une forme utérine quelconque, l'utérus est vraisemblablement très
incliné en arrière ou son fond recourbé comme une cornue, ce fond étant
dans l'un et dans l'autre cas trop haut pour être senti dans le cul-de-

sac postérieur du vagin (fig. 29 et 35). Alors le toucher vaginal combiné au palper est insuffisant pour le diagnostic de la direction et de la situation de l'utérus et on est obligé de recourir au toucher rectal ou recto-vaginal toujours combiné avec le palper et le massage.

Toucher rectal uni-digital et recto-vaginal bidigital associé au palper et au massage.

La voie rectale est la seule par laquelle on puisse parcourir la face postérieure et le fond des utérus rétrodéviés, quand la bascule en arrière est aussi complète que possible, ou au contraire quand elle est très incomplète, le fond occupant une position relativement élevée dans la concavité sacrée, comme le représente la fig. 41.

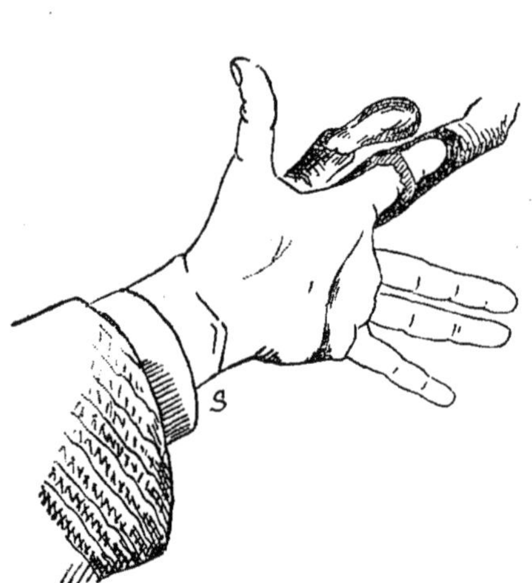

Fig. 41.

Introduisez l'index dans le rectum. Dépassez le sphincter supérieur, anneau contractile représenté sur la fig. 41. Sachez qu'il est parfois si haut situé ou si bien clos qu'il vous échappera, votre doigt parcourant en vain l'ampoule rectale et butant contre les parois comme il bute par le vagin au fond des culs-de-sac. Alors vous perdrez une partie des avantages du toucher rectal ; vous ne pourrez contourner le fond ; mais vous sentirez toujours une plus ou moins grande portion de la face postérieure.

Chemin faisant, si le col n'est pas trop haut dévié vers la symphyse pubienne, vous l'aurez senti au passage à travers la cloison recto-vaginale. Il appuie sur le rectum et chez les multipares vous distinguez l'orifice à travers la paroi ; mais chez les vierges, lorsque vous serez réduit à l'exploration rectale, il arrive, l'utérus étant renversé, qu'on ne puisse distinguer le fond du col parce que l'orifice (cupule) peu distinct échappe. On est d'autant plus enclin à confondre les deux extrémités de l'organe et à prendre le col pour le fond, le fond pour le col, que celui-ci, conservant les caractères de la pubescence, sera parfois plus volumineux que le corps (fig. 42). Les annexes en ce cas éclaireront quelquefois la situation ; mais quelquefois seulement.

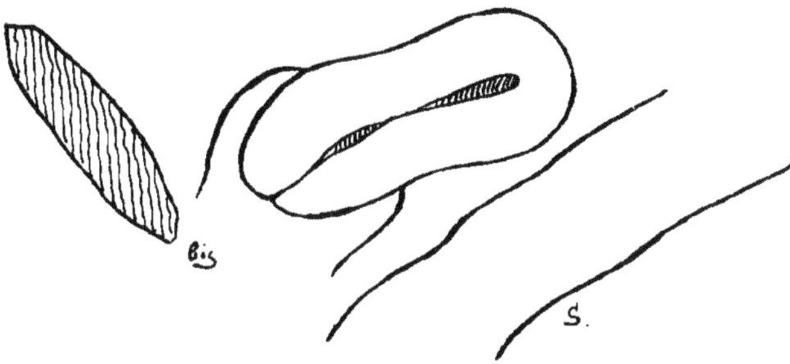

Fig. 42.

Il arrive même chez les femmes, nulli, uni ou multipares, quoiqu'on ait déterminé la place du col par un toucher vaginal préalable, de se demander, lors de l'exploration rectale, si le doigt rencontre le col ou le corps, l'orifice restant indistinct à cause de l'épaisseur de la cloison. Ayez alors recours au toucher recto-vaginal bi digital.

La voie recto-vaginale est la seule par laquelle un segment plus ou moins considérable de l'utérus puisse être saisi dans la pince vivante que forment le pouce et l'index. L'index étant dans le rectum, faites glisser le pouce dans le vagin et avec sa pulpe, placée dans le cul-de-sac antérieur, agrippez le col, saisissez et palpez l'organe entre vos deux doigts. Cette méthode n'est utile et praticable que si l'utérus est bien situé ; autrement les doigts ne peuvent agir qu'isolément. On est obligé en effet, quand l'utérus est élevé, de retirer en partie l'index pour faire pénétrer le pouce profondément jusqu'au col, ou de retirer en partie le pouce pour parcourir, avec l'index, la plus grande étendue possible de la face postérieure du corps.

Toutes les méthodes ci-dessus décrites sont bonnes, aucune n'est souveraine. Elles se complètent et en les combinant vous arriverez, dans la majorité des cas, à fixer votre opinion sur la situation et direction de l'utérus.

L'exploration, dans la station sur pieds, permet de constater les variations de positions dues à l'attitude. Certains utérus rétroversés quand la femme est couchée sont antéversés quand elle est debout. Vous pouvez également combiner le palper avec l'examen rectal uni-digital ou recto-vaginal bi-digital. Je le répète, s'il n'est pas nécessaire de mettre en œuvre, à chaque examen et pour chaque femme, tous les genres d'exploration, ils rendent tous service, chacun suivant tel ou tel cas, telle ou telle indication, et, ne l'oubliez pas, *toutes fois que les organes seront déformés, soudés ou agglutinés, en masses indistinctes, un nombre indéterminé de séances d'exploration bimanuelle combinée avec le massage sera nécessaire pour le diagnostic topographique.*

Mobilité de l'utérus. — Le toucher vaginal simple, vaginal ou vagino-rectal associé au palper et au massage renseignent, à ce sujet, très exactement.

La mobilité normale se mesure à l'élasticité tonique. Soulevez, poussez à droite, à gauche, en arrière, tirez en avant ou en bas toujours doucement l'utérus. Bien suspendu, il reprendra, dès que vous le lâcherez, sa situation et sa direction physiologiques, sans brusquerie, comme un rameau flexible et non comme s'il était tiré par un ressort d'acier, ce que l'on observe quand les attaches sont altérées.

La mobilité anomale consiste dans la disparition de l'élasticité et de la tonicité, et se mesure à l'aisance avec laquelle l'organe dévié se laisse remettre en position physiologique pour retomber promptement dans sa situation première et vicieuse.

L'immobilité est causée par la fixation et caractérisée par l'impossibilité de remettre l'organe *in situ,* ou même de le déplacer.

Le col peut être mobile et le corps fixé, et inversement. La fixation est définitive ou temporaire. Dans le premier cas il y a soudure par adhérences de la séreuse, ou rétraction par sclérose des ligaments. Dans le second il y a infiltration, épaississement, œdème des ligaments avec contraction ou contracture de leurs fibres musculaires.

Il importe de savoir reconnaître ces diverses variétés dont la troisième n'a pas été, que je sache, décrite avant moi.

La fixation par adhérence et soudure de la séreuse a pour cause des accidents aigus inflammatoires antérieurs dits pelvi-péritonitiques. J'ai expliqué au paragraphe de l'interrogatoire combien il était **difficile de** faire la lumière sur ce point, à cause de la confusion commise par les médecins entre la pelvi-péritonite et les accidents subaigus de la cellulite.

La fixation par rétraction des ligaments devenus scléreux peut être elle aussi la conséquence d'accidents inflammatoires aigus; mais elle est également produite, à la longue, par les accidents subaigus non-phlogogènes, qu'entraîne périodiquement, lors des molimens, la cellulite chronique.

La fixation par infiltration, épaississement des ligaments avec contraction ou contracture des éléments musculaires, ne reconnaît pas d'autre cause que la cellulite. Elle est le premier stade de modifications qui peuvent aboutir à la rétraction des tissus par sclérose.

Comment diagnostiquer ces trois variétés, par soudure, par sclérose, par infiltration avec contracture.

La soudure rectale est la seule adhérence utéro-viscérale qui puisse être reconnue à coup sûr, quelquefois promptement, mais à condition qu'il n'y ait pas complication d'adhérence aux parois et que les ligaments larges ne soient ni rétractés ni infiltrés et contracturés; complications qu'il faut faire disparaître pour percevoir les signes pathognomoniques de la soudure au rectum. Ces signes consistent dans la mobilité de l'utérus aisément redressable, mais entraînant avec lui le cul-de-sac postérieur. De plus si la soudure a une certaine étendue, plus on amène l'utérus en avant, plus la paroi rectale se tend et le tire en ar-

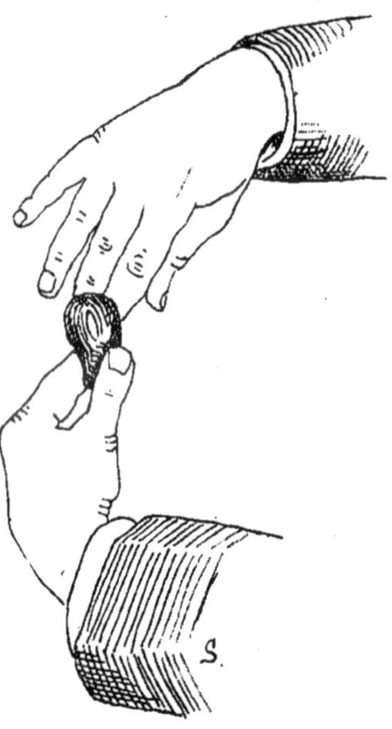

Fig. 43.

rière. Enfin lorsqu'on saisit par le toucher recto-vaginal-bidigital, le col et le segment inférieur, entre le pouce et l'index, formant à ce segment une sorte de tuteur, de pessaire qui le tient en situation verti-

cale, les doigts de la main libre ne peuvent pénétrer entre la face postérieure de l'utérus et le rectum, qu'en refoulant la paroi antérieure de
ce conduit, et le fond utérin se recourbe en arrière, d'autant plus vite
que la soudure est plus étendue, l'utérus se pliant sur le bout de l'index
dont la pression maintient l'isthme. La fig. 43 représente cette saisie
recto-vaginale bi-digitale du segment inférieur, et le travail de séparation des deux organes.

Jusqu'à présent je ne connais pas de signe caractéristique des autres
soudures viscéro-utérines et utéro-épiploïques.

Vous ne distinguerez pas l'adhérence aux parois pelviennes par soudure ou par brides (néo-membranes) de l'adhérence par rétraction des
ligaments sclérosés.

La confusion faite entre les néo-membranes et les rétractions ligamentaires s'explique par l'extraordinaire déformation des ligaments
rétractés. Les divers faisceaux du paramètre raccourci sont modifiés au
point d'être méconnaissables. On ne sait si le doigt palpe des brides
péritonéales ou les diverses cordes qui rayonnent à la base, au sommet
et sur la face postérieure des ligaments larges, déviés, indurés, coriaces.
Parfois, même sur la table de dissection, on s'y perd.

Bien différentes au contraire et aisément distinctes d'avec les adhérences par soudures et néo-membranes, sont les adhérences par contraction, contracture, et infiltrations.

Je suppose que vous examinez une femme dont l'utérus est fixé. Plaçant un doigt derrière la face postérieure de l'organe, vous exécutez un
massage méthodique léger autour de lui au moyen de frictions circulaires accompagnées de vibrations multiples. Si vous sentez cet utérus
trembloter, il y a chance mais non encore certitude que vous n'ayez pas
à faire à des soudures ou à des néo-membranes, ou du moins que celles-
ci soient réduites à ces fines toiles d'araignée si communes sur le cadavre et celles-là à de simples agglutinations. Placez alors l'index sous le
ligament large infiltré et contracté. Massez-le soit par frictions circulaires avec la main libre, soit par effleurages avec l'index qui touche.
Sentez infiltrations et indurations fondre sous ce doigt. Quand l'assouplissement sera complet, redressez l'utérus par un des procédés décrits
ailleurs. Le diagnostic est fait. C'est une *pseudo-adhérence*. Infiltration, induration, déviation se reproduiront d'ordinaire quelques heures

plus tard. Vous recommencerez donc le travail à la séance suivante. Il vous conduira au même résultat confirmant pleinement le diagnostic. Sachez cependant que vous pouvez échouer. Donc succès la veille, échec le lendemain, ou l'inverse. Cette inconstance des résultats s'explique comme l'aspect protéique des affections utéro-annexielles par les poussées congestives périodiques sur lesquelles j'insiste tellement dans cet ouvrage. Cette congestion qui accroît l'induration augmente la contracture et donne toute apparence d'irréductibilité à un organe que vous savez réductible, vous pouvez la produire artificiellement par des impatiences, ou des brutalités de main. Confiez à un élève entreprenant et désireux d'arriver coûte que coûte à la réduction un utérus fixé de cette façon, il le rendra momentanément irréductible ou très difficilement réductible, même pour votre main légère et experte.

Concluez que vous n'êtes pas autorisé à affirmer la fixation définitive d'un utérus irréductible à un premier examen, surtout si cet examen se fait à l'époque des molimens, ou s'il succède à celui d'un impatient, à plus forte raison d'un brutal. Brandt a dit avec raison : « certains utérus semblent *a priori* solidement fixés et comme collés ; en quelques séances, en une seule même on les mobilise. »

N'aventurez donc pas vos paroles et demandez au besoin un nombre indéterminé de séances pour trancher le diagnostic de la nature des fixations.

Pour terminer je dirai : quand vous constaterez l'immobilisation utérine, pensez toujours à la déformation ligamentaire (rétraction, contracture, infiltration). Elle est plus fréquente et plus importante que l'immobilisation par soudure ou adhérence, et souvent confondue avec elle.

Elle est plus fréquente, car il n'y a guère de soudure et de néo-membranes sans déformation ligamentaire ; au contraire il y a beaucoup de déformations ligamentaires sans soudures ou néo-membranes. Elle est plus importante, car on parvient, dans bien des cas, à disjoindre les organes soudés, à allonger les néo-membranes, à faciliter la résorption des jeunes adhérences, mais on ne rend pas leur élasticité aux ligaments raccourcis quand ils sont transformés en tissu inextensible. La plus grande fréquence et importance de l'immobilisation due aux altérations ligamentaires est encore prouvée par les échecs d'opérations qui ont pour but de rompre les adhérences. Ces opérations réussiraient plus fréquemment si la perte d'élasticité de l'appareil suspenseur, sa rétraction, sa contraction, ses infiltrations entretenues par la chronicité utéro-annexielle n'étaient pas la véritable source du mal. Leur valeur thérapeutique m'a toujours semblé comparable à celle du traitement de la métrite par le pansement de l'ulcère qu'elle entraîne.

Volume et forme. — Le seul procédé qui puisse donner une idée précise du volume et de la forme de l'utérus est la palpation bi-manuelle. Saisissez l'utérus entre vos deux mains, parcourez attentivement avec celle qui est libre, à travers les parois abdominales les faces, les bords, le fond, sans négliger aucun segment, aucune région et vous saurez au juste à quoi vous en tenir. Un nombre variable de séances de massage seront, dans la majorité des cas, nécessaires pour arriver à l'assouplissement de tissus qu'exige un examen aussi complet. Le plus souvent vous devrez vous contenter d'une appréciation sommaire, que les examens ultérieurs démontreront exacte ou erronée.

En général on ne connaît au juste le volume et la forme de l'utérus que si cet organe est en position normale, non seulement parce qu'il n'est saisissable bi-manuellement que dans cette situation ; mais parce qu'il n'a sa vraie forme et son vrai volume que s'il est antéversé. *Quand la situation de l'utérus est anomale, il est, en règle, augmenté de volume et plus ou moins déformé, corps et col dans le prolapsus, corps seulement dans les déviations. Il s'allonge, s'étale, forme sac, et grossit souvent d'un bon tiers, ce dont vous vous apercevrez en constatant la diminution immédiate qu'il subit quand on le remet en place. Ce retour instantané aux proportions physiologiques ou en tous cas cette diminution dont l'antéversion est cause démontre combien est approximative l'idée qu'on peut se faire du vrai volume et de la vraie forme d'un utérus exploré en situation vicieuse, et combien certaines hypertrophies sont illusoires.* Attendez donc la réduction avant de vous prononcer avec assurance sur la forme et le volume. La forme d'un utérus normal non gravide et *in situ*, est celle d'une calebasse aplatie et son volume celui d'un œuf de poule, petit, moyen ou gros, suivant le degré variable de congestion et l'état de nulli, primi ou multiparité.

Plusieurs de mes malades étant devenues enceintes au cours du traitement que j'ai continué à dessein, j'ai cherché les modifications de forme qui pourraient servir à caractériser la gestation débutante. Je n'en ai pas trouvé. L'étranglement isthmique m'avait paru plus prononcé d'avant en arrière et s'effacer au contraire sur les bords élargis, étalés, mais dans un cas cette modification conforme au signe de Hegar a fait défaut.

Le volume varie pendant la grossesse non seulement avec l'âge et le développement de l'œuf; mais suivant l'état de la circulation utéro-ovarienne, *certains utérus gravides s'infiltrant et s'œdématiant lors des molimens*.

De même pour les néoplasmes le volume ne correspond pas toujours à celui de la tumeur proprement dite. Une coque œdémateuse l'augmente d'un bon tiers au moment des poussées congestives.

Je devrais examiner ici l'augmentation de volume limitée au col qu'a décrite Huguier aux yeux duquel le prolapsus n'était le plus souvent qu'une hypertrophie cervicale ; mais je n'ai eu l'occasion de l'observer jusqu'à présent que dans quatre cas de chute non douteuse, constatée sur des femmes adultes. Voilà pourquoi j'ai dit plus haut que l'utérus abaissé était plus gros corps et col, tandis que le corps seul, ou le corps surtout était augmenté dans la plupart des nombreuses déviations qui ont passé par mes mains.

Quant aux variétés de forme du col et de l'orifice, anomalies congénitales, malformations, modifications qu'entraînent la grossesse, l'accouchement, altérations de la muqueuse et du parenchyme, que perçoit le toucher et que le speculum confirme, je les passe sous silence. Elles sont décrites depuis longtemps dans les traités ; mais j'appelle l'attention sur ce fait qu'il est impossible d'apprécier exactement la forme du col et en particulier sa longueur sans le saisir entre le pouce introduit dans le vagin et l'index dans le rectum de façon à explorer la totalité du cervix.

Il importe de plus, pour être fixé sur la longueur réelle du col d'un utérus dévié, de réduire le corps. La lèvre antérieure, dans certains cas, semble très courte, comme rongée et réduite à rien tant que l'organe est rétrodévié. Le pouce (fig. 44) ne parvient pas à accrocher cette lèvre même si le cervix est bas situé.

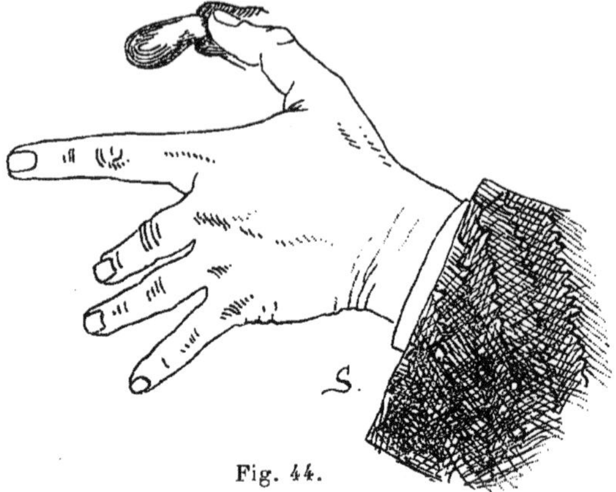

Fig. 44.

Dès que la réduction est ébauchée cette lèvre antérieure s'allonge et retrouve ses vraies dimensions (fig. 45).

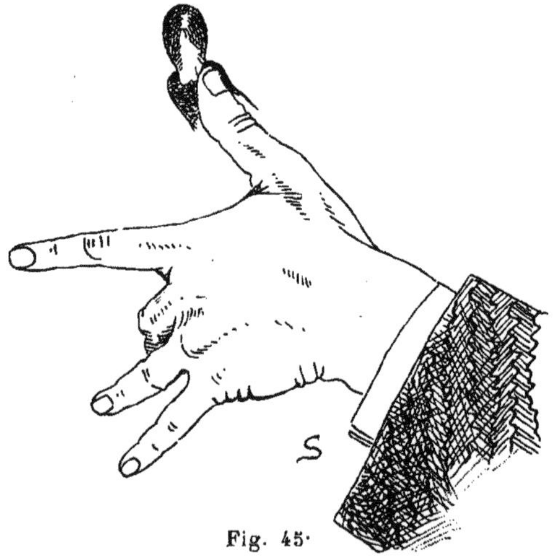

Fig. 45.

CONSISTANCE. — La consistance de l'utérus normal adulte, non gravide, et aux époques du mois où il n'y a ni règles ni menace de règles, varie du col aux cornes, suivant la région qu'on palpe, et suivant l'état de nulli ou multiparité. La définir est difficile car elle est toute dans des nuances de fermeté et de mollesse, pour lesquelles la langue française n'a pas de termes précis. La portion vaginale du col est de toutes les régions la plus ferme. La supra-vaginale s'amollit au voisinage de l'isthme où cette mollesse atteint le maximum, et envahit le segment inférieur puis va diminuant jusqu'au fond, où la fermeté se retrouve sans atteindre le degré de celle du col.

Dans les jours qui précèdent l'écoulement menstruel et à son début, les nuances disparaissent ou s'effacent, parce que l'amollissement envahit les régions fermes. Il en est de même au début de la grossesse. Le doigt perçoit en outre une résistance élastique qui trompe rarement les accoucheurs, et que, pour ma part, je place dans la base des ligaments larges, perçus à travers les culs-de-sac latéraux plutôt que dans l'utérus même.

J'ai vu plusieurs fois dans des cas pathologiques ou subpathologiques et une fois pendant la grossesse, le corps utérin tellement mou qu'il se confondait avec les viscères ambiants. Il s'agissait d'une grossesse du troisième mois, traitée par la kinésithérapie pour des hémorrhagies. J'élevais, je massais et par conséquent je saisissais chaque jour l'organe gestateur. Un jour, la veille ou l'avant-veille de celui où cette femme aurait été réglée si elle n'avait pas été enceinte, il me fut impossible de le découvrir quoique ma main déprimât en toute liberté paroi abdominale et viscères. Le lendemain je le saisissais comme d'habitude et il se contractait sous ma main. Le fait a été signalé après la mort et la rétention prolongée du germe ; mais, dans mon cas, celui-ci était vivant, vécut, et se développa jusqu'au septième mois, époque où il fut expulsé et succomba peu après sa naissance. L'utérus peut donc exceptionnellement être mou comme un chiffon et indélimitable vers le troisième mois de la grossesse.

La mollesse excessive s'observe assez fréquemment à l'état pathologique ou sub-pathologique. C'est ainsi que l'utérus des femmes sujettes aux méno et métrorrhagies est gros et mou le plus souvent. Cette flaccidité est générale ou partielle. Le fond des utérus anté ou rétrofléchis donne fréquemment au doigt la sensation d'un sac vide, le reste du corps et le col conservant une consistance ferme. Réduisez ces utérus et la fermeté envahira le fond qui diminuera en se contractant. J'ai déjà insisté à maintes reprises sur cette particularité.

L'induration généralisée n'est pas plus rare sous les mêmes conditions pathologiques ou sub-pathologiques, que la mollesse générale ou partielle.

L'utérus des femmes sujettes aux méno ou métrorrhagies est parfois petit et dur. Libre et rigide, il se meut tout d'une pièce, le fond allant directement en sens inverse de celui où le col est poussé. Le corps de certains utérus rétro ou antéversés a parfois la consistance d'une racine de chou. La persistance de cet état, même après réduction, est un signe d'altération chronique du parenchyme. Pour savoir — et cela est important — si cette altération est profonde, si les vaisseaux et les tissus ambiants sont dégénérés, procédez de la façon suivante : *L'antéversion existant,* condition *sinè quà non* de l'expérience, à droite et à gauche le long des branches descendantes du pubis et ascendante de l'ischion sur les parois vaginales au niveau des bulbes, exercez deux ou trois effleurages en aplatissant légèrement ces plexus contre les os. Vous viderez ainsi les veines du vagin. La vaginale s'anastomosant largement avec l'utérine, le sang de cet organe viendra remplir les plexus que vous aurez vidés et si son parenchyme n'est pas irrémédiablement altéré, ¡'utérus diminuera de volume et la succulence fera place à l'induration. Toutes les fois que l'organe a conservé sa forme de calebasse aplatie, vous pouvez espérer que les tissus ne sont pas dégénérés. Il n'en est pas de même s'il est globuleux, dur comme du caoutchouc, cartilagineux ou pierreux, signe de l'état fibromateux diffus. Cependant ayez toujours recours au procédé que je viens d'indiquer ; c'est une excellente pierre de touche, quand, je le répète, l'utérus est *in situ.* Il ne réussit pas en cas de rétrodéviation. Alors ayez recours au massage pour connaître la nature de l'induration et sa curabilité.

La consistance pierreuse avec déformation simultanée s'observe dans les anciennes déviations. Elle peut faire porter un diagnostic grave, celui de carcinome du corps. Si le col est indemne, et partant l'erreur possible, usez du massage. Dans le cas où vous aurez à faire à une lésion curable un jour viendra où vous sentirez la consistance se modifier et devenir succulente. Il m'est arrivé, après avoir refusé de traiter à Baudelocque une femme dont l'utérus était rétroversé, volumineux, dur comme un cartilage, avec tumeur droite, oophoro-salpingienne, et qui présentait le symptôme alarmant d'une cachexie déjà avancée, de me raviser et d'entreprendre le traitement, parce qu'on m'affirma que cette cachexie n'était qu'apparente et datait d'un séjour prolongé en pays chaud. J'ai eu la satisfaction, après quatre ou cinq semaines de kinésithérapie, de sentir la consistance utérine se modifier, de cartilagineuse devenir dépressible, bien que dure encore, de voir la malade reprendre ses forces, marcher et engraisser. Encore un exemple de la valeur diagnostique de la méthode.

Sensibilité. — L'utérus normal est insensible, sauf au niveau de l'isthme quand on le presse d'avant en arrière ; cette sensibilité est donc plutôt ligamentaire qu'utérine. Elle cesse dès qu'on diminue la pression.

EXPLORATION DES ANNEXES

Trompes. — Ovaires. — Ligaments.

Les annexes sont constituées par le paramètre, et comprennent non pas, comme on l'entend d'ordinaire, les trompes et les ovaires, exclusivement, mais les trompes, les ovaires et les ligaments. Pour un bon diagnostic et partant pour un bon traitement, le médecin doit, *autant que faire se peut,* saisir et palper des deux mains ces divers organes. Il tâchera donc de les cerner avec ses doigts comme il a cerné l'utérus, et de se renseigner exactement sur leur direction, situation, volume, forme, consistance, sensibilité.

Je dis *autant que faire se peut.* On a écrit, en effet, que l'exploration du paramètre, et en particulier des trompes et des ovaires — car jusqu'à présent on a négligé les ligaments — était très difficile pour ne pas dire impossible, et par contre on a écrit que rien n'était plus facile. *La vérité est qu'elle est tantôt facile, tantôt difficile ou même impossible suivant la longueur des doigts, l'expérience, la méthode et les cas.*

Je me suis expliqué sur cette question capitale des doigts ; l'expérience
s'acquiert, la méthode s'apprend. Celle de Brandt est la meilleure.
Seulement il faut prendre son temps et s'armer de patience.

Quant aux difficultés résultant de la variété des cas, celles-là seules
sont insurmontables qui dépendent de la profondeur des bassins et de
l'éloignement absolu des organes. Je dis éloignement absolu. Je ne dis
pas éloignement relatif, car ce dernier est causé par des épaisseurs et
indurations des tissus abdominaux et périnéaux dont le massage est
maître à la longue, comme il est maître des œdèmes et infiltrations
plastiques qui masquent les organes au début.

Rappelez-vous aussi que telle trompe et tel ovaire, insaisissables à
telle période du mois, seront facilement perçus à telle autre. Ne pas arriver à délimiter les annexes représente, au point de vue des résultats
définitifs du traitement kinésique, une infériorité non douteuse. Comme
je l'ai déjà écrit, un diagnostic topographique précis et par conséquent
la saisie individuelle de chaque organe permet seule d'obtenir le *maximum* des effets thérapeutiques. Sans ce diagnostic topographique précis, le plus habile redescend au rang des néophytes et des ignorants,
dont j'ai expliqué les très réels exploits. Il se contente d'éveiller et mettre en jeu le réflexe dynamogénique. C'est le principal, soit ; mais ce
principal est parfois notoirement insuffisant.

A. — Trompes.

Anatomiquement la trompe occupe l'aileron supérieur du ligament
large et est dirigée de dedans en dehors. Cliniquement il n'en est plus
de même. J'ai déjà fait remarquer, dans les considérations anatomiques
de l'introduction, que le méso-salpinx, voile triangulaire, faisait de la
trompe un organe plus ou moins flottant, suivant la fixité et la distension variables de ce méso, et lui permettait de glisser sur le plan
incliné que forme le feuillet postérieur des ligaments larges.

La figure 46 représente les organes dans la situation que l'anatomie
descriptive leur donne, en étalant et tirant en haut le ligament large.

Elle détermine leur situation respective d'après le point d'émergence utérin.

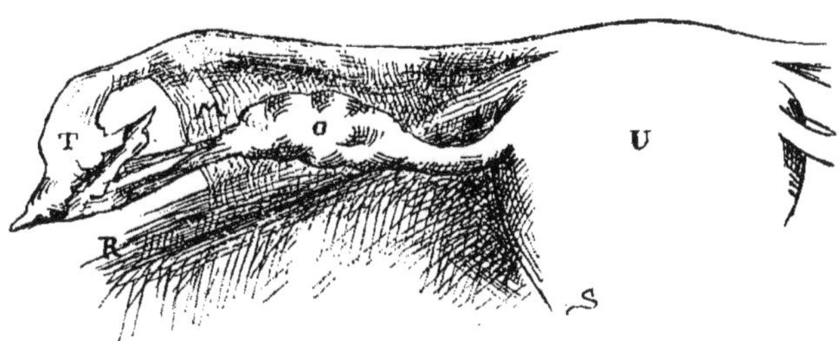

Fig. 46.

U, le fond de l'utérus vu par sa face postérieure. — T, la trompe. — M, le méso-salpinx (aileron moyen et supérieur). — R, le relief du ligament rond. — O, l'ovaire, son ligament utéro-ovarien, et le tubo-ovarien.

Cette disposition n'est pas celle des organes vivants. L'artifice de l'étalement du ligament large en anatomie descriptive bouleverse les véritables rapports de la trompe, que la figure 47 rétablit.

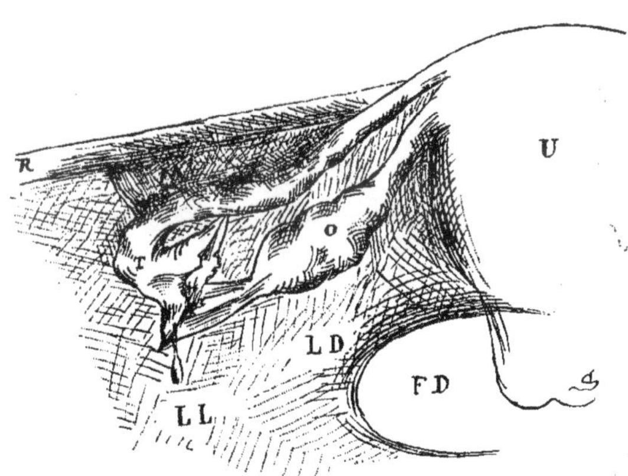

Fig. 47.

U, utérus vu par sa face postérieure. — LL, feuillet postérieur du ligament large. — LD, ligaments ou faucilles de Douglas. — FD, fosse de Douglas. — R, ligament rond. — T, trompe. — M, méso-salpinx (aileron médian et supérieur des anatomistes). — O, ovaire et ses ligaments utéro et tubo-ovariens.

Sur cette figure cliniquement exacte la trompe entraînant et renversant son méso-salpinx s'est couchée sur le feuillet postérieur du ligament large, et par conséquent le ligament rond est plus élevé qu'elle.

Par conséquent c'est sur le feuillet postérieur du ligament large, derrière le ligament rond et plus bas que lui que se trouve la trompe quand l'utérus est antéversé. Plus elle sera lourde (et si les attaches pariétales de l'ovaire, non figurées sur mes dessins n'existent pas ou sont très relâchées, son poids s'ajoute à celui de la trompe) plus elle tiraillera son faible méso ; glissant alors sur le plan incliné du feuillet postérieur des ligaments larges, elle finira par proéminer ou se prolaber dans la fosse de Douglas. La figure 48 montre la trompe œdématiée et prolabée dont une anse proémine dans le cul-de-sac de Douglas et est accessible au doigt explorateur par le vagin ou par le rectum.

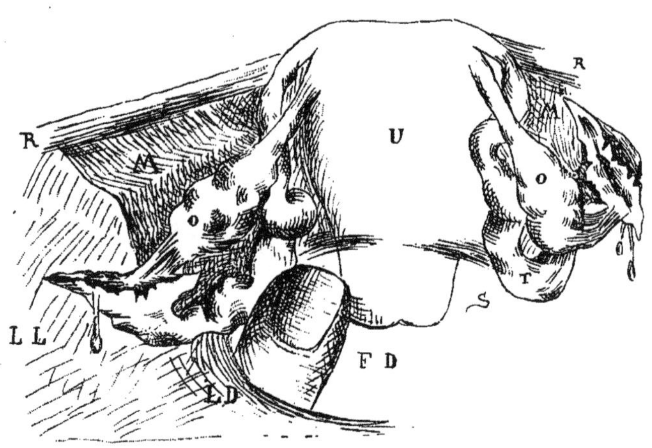

Fig. 48.

U, utérus vu par sa face postérieure. — T, trompe œdématiée et prolabée. — R, ligament rond. — LL, face postérieure du ligament large. — M, méso-salpinx, relâché et distendu par la chute de l'ovaire et de la trompe. — LD, ligament ou faucille de Douglas contre lequel est une anse de la trompe proéminant dans la fosse. — FD, fosse de Douglas. — I, index explorateur. — O, ovaire prolabé.

On comprend sans peine, maintenant, que si certaines trompes bien suspendues et maintenues — ce qui n'est peut-être pas commun même chez les vierges — sont dirigées de dedans en dehors directement, la

plupart ont une direction oblique d'autant plus marquée que le méso
est plus lâche et finissent par être plus ou moins parallèles aux flancs
de l'utérus.

Cette situation et cette direction de la trompe (couchée sur le feuillet
postérieur du ligament large) la rendent difficile ou impossible à palper
quand elle occupe le milieu dudit feuillet parce que le doigt qui touche
doit la sentir à travers la triple épaisseur des parois vaginales et des
deux feuillets du ligament large, plus ou moins tendus, plus ou moins
épaissis, et que la main extérieure ne touche ainsi que médiatement ce
corps souvent mou et toujours fuyant.

La méthode qui consiste à chercher la corne utérine et à partir d'elle
pour suivre la trompe correspondante et en déterminer la situation et
la direction réussit très rarement, parce que la trompe se confond à ce
niveau avec les plis ligamentaires voisins, ligament rond, ligament de
l'ovaire.

Par contre la situation et la direction de la trompe sont très facilement
déterminées, quand horizontale elle domine le ligament large ou quand
elle proémine dans la fosse de Douglas, *mais à condition qu'elle soit
turgide*. Horizontale on la saisit sans peine bi-manuellement; prolabée on la touche aisément à travers la paroi vaginale ou mieux rectale,
contre la faucille ou au-dessous d'elle. Examen médial encore, mais des
plus faciles puisqu'il se fait sans l'intermédiaire des ligaments qui sont
le principal obstacle.

La direction horizontale et le prolapsus sur le plan incliné postérieur
des ligaments larges représentent la situation ordinaire des trompes ;
mais elles peuvent occuper une région quelconque du pelvis et être en
rapport avec n'importe quel viscère peu distant de l'utérus. En pareil
cas ces organes sont fixés.

Il est possible, pour des raisons qui seront données à propos du
volume des trompes, que prolabées et libres, elles se relèvent à époque
déterminée. Pour l'utérus le fait est certain; il se réduit ou tend à se
réduire spontanément au moment où le courant sanguin accéléré
irrigue abondamment le paramètre et l'amollit, c'est-à-dire à la fin des
périodes moliminaires, vers le quatorzième ou quinzième jour et à la
veille des règles ; mais je n'ai pu faire la preuve directe du phénomène tubaire, comme je l'ai faite du phénomène utérin parce que la
trompe dégorgée est très difficile à saisir et à explorer.

9

La trompe est le plus mobile des organes utéro-annexiels. Cette mobilité augmente avec le relâchement du méso-salpinx. Elle acquiert son
maximum quand non seulement le méso-salpinx est distendu mais
quand les attaches de l'ovaire à la paroi du bassin manquent ou sont très
lâches. L'ovaire en effet étant relié au pavillon de la trompe par un ligament maintient celui-ci lorsque les attaches oophoro-pariétales existent
et sont courtes. Dans ce cas si le méso-salpinx est lâche, la partie médiane de la trompe est la plus mobile. C'est elle seule qui glisse sur le
plan incliné du feuillet postérieur du ligament large. Autrement la
trompe est libre de se porter en totalité où la pesanteur l'entraîne. Une
mobilité pareille n'est pas sans inconvénients ; mais ces inconvénients
ne sont point à comparer à ceux des fixations ; celles-ci, presque toujours accompagnées de douleurs périodiques tenaces, peuvent opposer
au traitement d'insurmontables difficultés.

Il importe donc de constater le degré de mobilité des trompes. Pour
cela les organes étant accessibles par le vagin, ou par le rectum, placez
votre index sous une de leurs anses, comme sous l'anse d'un cordon
ombilical procident et voyez si elles sont refoulables et réductibles. Si
cette réduction ne peut être obtenue, même après redressement de l'utérus souvent dévié en pareil cas, tâchez avec le temps et la patience de
faire la topographie de la direction et de la situation salpingiennes et
de reconnaître le lieu et la nature des fixations ; mais rien n'est moins
aisé et vous échouerez aussi bien dans le diagnostic que dans le traitement quand les fixations seront des soudures viscérales, tandis que
vous réussirez — à la longue — pour les adhérences pariétales, et
surtout quand la trompe sera englobée dans ces masses plastiques
que les Allemands nomment exsudats ou collée aux flancs d'une
tumeur de même nature.

Les trompes peuvent être rectilignes ; elles deviennent parfois si-
nueuses, flexueuses, au moment des molimens. Le volume est aussi
variable que la forme et c'est encore la congestion qui le fait varier. La
trompe exsangue ou non œdématiée a la grosseur d'un brin de laine à
border. Peut-on sentir nettement un organe d'aussi petite dimension ?
Cela m'est arrivé une fois en cinq ans. J'ai senti nettement même le
pavillon si flasque qu'il fût. C'était la trompe sans erreur, d'abord parce
que les sensations perçues étaient, je le répète, aussi nettes que sur le

cadavre, ensuite parce que le lendemain et les jours suivants, le molimen intercalaire ayant fait apparition, j'ai trouvé le même organe à la
même place, œdématié, turgide, flexueux; mais lesdites trompes étaient
appliquées sur la concavité sacrée et c'est en les parcourant sur ce plan
dur et résistant que mon doigt parvint à les reconnaître. Je déclare pour
ma part qu'*il* m'est impossible de distinguer la trompe quand elle a le
volume d'un brin de laine à broder, et quand elle flotte. Il n'en est plus
de même quand elle est œdématiée et surtout prolabée. Elle est alors
aisément accessible et perceptible. Sa grosseur est celle d'un macaroni
ou d'un petit doigt de femme. Cet œdème, ce volume, ne sont pas l'indice d'un état pathologique et existent indépendamment du catarrhe
chez beaucoup de femmes, mais peut-être ils y prédisposent à la longue,
car il est commun d'observer les trompes turgides et infiltrées chez les
femmes sujettes aux méno et métrorrhagies. L'œdème obéit aux molimens, c'est-à-dire que les trompes augmentent de volume du huitième
au treizième jour environ et dans la semaine qui précède les règles.
Elles se dégonflent d'ordinaire deux ou trois jours avant les menstrues,
et quelquefois le quatorzième et le quinzième jour. Les rétrodéviations
utérines sont pour ainsi dire constamment accompagnées d'infiltration
péritubaire.

Reconnaître les dilatations kystiques, est chose tantôt facile, tantôt difficile, parfois impossible. Voici à quelles conditions se fait le diagnostic, et de quels éléments le médecin dispose. Il faut que le trajet tubaire
cysto-utérin soit perméable. *Le signe caractéristique* mais non constant
*est la réplétion et l'évacuation intermittente, soit spontanée, soit après
massage.* La rénitence n'est pas un symptôme pathognomonique,
d'abord parce qu'elle suppose un degré de tension des parois kystiques
qui peut manquer ; ensuite parce qu'elle existe dans les kystes ovariens,
Elle prouve l'existence d'une collection liquide, mais non celle d'une
collection tubaire. La réplétion et l'évacuation intermittente des kystes
salpingiens a été signalée je crois en France par un chirurgien des hôpitaux, Richard. C'est le Dr Lindblom en Suède qui a appelé mon
attention sur ce phénomène. J'ai observé sa *périodicité.* Il obéit aux
molimens. La distension qui commence environ huit jours après les règles est à son maximum vers le quinzième à moins que l'évacuation ne
survienne dans cet intervalle. Elle recommence vers le vingtième. Ce

phénomène était très constant chez une malade que j'ai traitée et dont
l'amélioration équivaut à une guérison, puisqué les kystes,sans disparaître, ne se remplissent qu'à des intervalles de plus en plus éloignés
et que cette femme, infirme pendant des années, travaille maintenant
comme au temps jadis ; mais comme elle ne prend aucune précaution,
pas même celle d'entretenir la régularité des menstrues par la gymnastique, précaution capitale, elle revient au traitement pour une quinzaine de jours, dès « qu'elle s'aperçoit qu'elle a un ventre. » Je me sers
à dessein de cette expression pittoresque et instructive, qui lui appartient.

Le massage est un bon procédé de diagnostic des kystes tubaires. Il est
souvent accompagné ou suivi de l'expulsion brusque d'un flot séreux,
ou séro-sanguin. L'absence d'évacuation indique l'imperméabilité de la
trompe. Dans ce cas si les parois kystiques sont épaisses, si l'ovaire
voisin ne peut être délimité, ce qui est la règle, vous ne saurez que
dans la suite, au cours du traitement, si vous avez à faire à un kyste
tubaire, à une tumeur ovarienne, ou du ligament large et encore ne
le saurez-vous pas toujours.

C'est à propos des trompes dilatées kystiques que se pose la question
de purulence. Hors le cas de poche volumineuse faisant saillie, bien
accessible, *manifestement et constamment* fluctuante, je ne connais
pas un seul signe qui permette de la trancher. J'ai cependant encore
dans les oreilles certain rapport fait par un des jeunes et brillants
maîtres de la chirurgie française qui prétendait le contraire, ou du
moins qui ne soufflait mot, ni des difficultés de ce diagnostic, ni des
erreurs commises par lui ou d'autres et dont les conséquences ont
été désastreuses, soit que le pus existât et eût été mis en doute, soit
que sa présence eût été affirmée et qu'il n'y en eût pas une goutte. La
fièvre n'est en aucune façon un indice certain de purulence, même installée et persistante, même de 40°, ou 41°. Le pus est assez fréquemment collecté en très petits foyers disséminés dans une coque épaisse
contenant l'ovaire inaccessible et à laquelle est accolée la trompe plus
ou moins volumineuse. J'ai traité plusieurs cas semblables. La coque
a disparu, la trompe et l'ovaire sont devenus accessibles avec induration tenace du ligament large. Y avait-il du pus? En ai-je favorisé la

disparition? je n'en sais rien. Je me borne à dire ici que *hors cette fluctuation nette* — BIEN EXCEPTIONNELLE — car la paroi des foyers est d'ordinaire ligneuse, hors l'évacuation du pus par un des viscères pelviens, et en cas de suppuration tubaire, par la trompe, après massage, la purulence n'a pas de criterium, et les plus sages en décident sur un ensemble symptomatique souvent trompeur. Le massage, véritable pierre de touche en gynécologie, débrouilleur des situations douteuses et complexes, rendra plus de services qu'il ne commettra de méfaits dans les cas extrêmement nombreux où la purulence ne peut être que soupçonnée. J'en ai cité un frappant exemple. C'est en dissociant les organes agglutinés et en résolvant les plastrons de bois que le massage facilite le diagnostic. Cette propriété remarquable, et la RARETÉ RELATIVE DE LA SUPPURATION DANS LES AFFECTIONS GÉNITALES, vérité clinique trop méconnue, conseillent de ne pas entreprendre, *en règle*, d'opération sans avoir éclairé la situation par un massage bien conduit.

La consistance de la trompe exsangue ou non œdématiée est celle d'un brin de laine à broder. La trompe œdématiée est molle, mollesse de limace, ou un peu plus ferme. Roulez-la du bout de l'index, si elle n'est pas trop sensible. Contractée, elle devient dure comme une racine et ses flexuosités forment des nœuds très résistants, qu'on ne confondra point avec les petites boules fécales logées dans une anse intestinale voisine, parfois douloureuse ; mais se laissant aplatir. J'ai vu la trompe déviée, fixée en avant, le long du pli inguinal et kystique, avoir l'apparence d'une chaîne ganglionnaire ; ces prétendus ganglions s'effaçaient après massage et grossissaient au moment des molimens. Ces deux phénomènes m'ont permis de faire le diagnostic. Je dis les deux parce que j'ai vu jusqu'à présent le massage sans prompte action sur les glandes lymphatiques. C'est d'abord et avant tout sur les vaisseaux sanguins qu'il agit.

La sensibilité de la trompe est nulle à l'état physiologique. Brandt m'a signalé un point douloureux que je fixe au tiers interne non loin de la corne utérine ; mais je répète que la souplesse du tissu, indispensable pour percevoir avec netteté la trompe au voisinage de l'utérus, est rare. De plus, même à l'état pathologique, la trompe n'augmente guère de volume près de l'ostium et se confond dans le paquet ligamentaire. Enfin le point douloureux en question n'a rien de caractéris-

**

tique. Tout cela, joint à la mobilité d'un organe qui échappe sans cesse au doigt, fait que cette sensibilité localisée ne saurait servir de point de repère dans la topographie tubaire.

Les trompes à l'état pathologique, quand elles sont fixées, engendrent une douleur spontanée ou provoquée par les tractions exercées sur elles, *pathognomonique et différente par son siège de la douleur ovarienne.*

Elle se fait sentir de l'articulation de la hanche au genou, et peut imposer l'idée d'une coxalgie menaçante. Ces douleurs dépendent, j'en suis convaincu, du siège de la fixation et de la cellulite ambiante. Elles sont à la fois ligamentaires et tubaires. Je les ai vues persister après hystérectomie, s'exagérer au moment des molimens, et j'ai constaté que les vestiges du ligament large, *contenant peut-être ceux du pavillon,* s'œdématiaient douloureusement près de la paroi postéro-latérale du pelvis. La douleur est parfois accompagnée ou remplacée par une *parésie des muscles pelvi-trochantériens* qui se révèle en faisant exécuter le mouvement d'abduction fémorale. Les deux membres fonctionnent inégalement. On doit s'assurer, bien entendu, que cette inégalité n'est pas causée simplement par une mauvaise attitude.

B. — Ovaires.

Je répète à propos des ovaires ce que j'ai dit au sujet des trompes. Ils sont tantôt faciles, tantôt difficiles, tantôt impossibles à atteindre ou à reconnaître. Tout dépend de leur siège, de la profondeur du bassin, de la dépressibilité des parois, de la longueur des doigts, des tumeurs qui altèrent leur forme, et, quand leur volume est normal ou médiocrement accru, des infiltrations de voisinage qui les masquent. Ils se confondent dans le paquet salpingien même délimitable. Les lésions oophoro-tubaires sont connexes.

On devrait rencontrer l'ovaire normal au voisinage du bord supérieur de la cavité pelvienne, à peu près à mi-chemin de la corne utérine derrière laquelle naît son ligament, et du couronnement osseux ; mais les attaches qui le retiennent aux parois du bassin se relâchent si aisément, qu'on le trouve très souvent sur les côtés de l'utérus, à peu près parallèle à ses flancs, non loin de l'isthme, surtout lorsque les trompes sont prolabées, car l'ovaire les accompagne dans leur chute. Comme elles il glisse sur le plan incliné du feuillet postérieur des ligaments larges. Cependant je l'ai trouvé en général plus élevé qu'elles. Je ne l'ai pas encore rencontré dans la fosse de Douglas où glissent si souvent les trompes en totalité ou en partie. Cela s'explique par la brièveté du ligament oophoro-utérin et par les attaches de l'ovaire aux parois. Même relâchées elles suffisent pour le maintenir à une certaine hauteur. — Exceptionnellement ces attaches osseuses sont nulles ou tellement lâches que l'ovaire pend sur les flancs de l'utérus à l'extrémité de son ligament utérin comme un gland au cordon d'une sonnette. Si ce cordon existe, c'est-à-dire si le ligament utéro-ovarien est cylindrique — ce qui n'est pas constant car je l'ai vu sur le cadavre remplacé par un repli-membraneux et je le trouve exceptionnellement sur mes malades — c'est un excellent point de repère pour découvrir sûrement l'ovaire. Partez de la corne utérine, en arrière de cette corne, tâtez de l'index ou mieux saisissez bimanuellement ledit cordon, suivez-le. Il vous conduira sûrement à l'ovaire. Malheureusement, je le répète, son existence n'est pas constante.

L'ovaire normal a la mobilité d'un corps suspendu dans un hamac, c'est-à-dire qu'il est fixé par ses deux extrémités. Il est libre mais suspendu et bien suspendu par des liens fermes et élastiques.

Ce juste degré de mobilité, cette suspension parfaite, existent chez les nullipares bien réglées et chez les multipares dont les organes non seulement sont indemnes, mais ont conservé l'élasticité, ce qui est aussi rare que la conservation de l'intégrité des parois abdominales. Ordinairement, plus il y a eu d'enfants plus les attaches ovariennes se relâchent. Le hamac se creuse, ce qui rend l'ovaire moins accessible, plus difficile à saisir. Entre la mobilité normale et celle d'un gland de cordon de sonnette, d'un noyau de fruit qui glisse entre les doigts, tous les degrés peuvent s'observer. Ces différences n'ont qu'une importance très secondaire.

Si la mobilité exagérée n'est guère préjudiciable il n'en est pas de même de la fixation. Je ne pense pas qu'il y ait un seul point du bassin où la fixation ne puisse être observée mais elle est plus fréquente au voisinage de l'attache osseuse du ligament oophoro-pariétal, c'est-à-dire près des symphyses sacro-iliaques, sur le bord ou au-dessus des replis de Douglas et contre les flancs de l'utérus, sans parler de la

fixation au centre ou sur les flancs d'un noyau de cellulite, d'une infiltration plastique.

L'exploration bi-manuelle abdomino-vaginale peut suffire pour la
recherche des ovaires, mais bien souvent il faut avoir recours à l'abdomino-rectale.

Il importe comme pour l'utérus, comme pour les trompes, de diagnostiquer l'adhérence proprement dite ou soudure de la fixation par œdème
et contracture. Ce que j'ai dit sur ce sujet à propos de l'utérus et des
trompes est applicable aux ovaires. La figure 49 fera comprendre

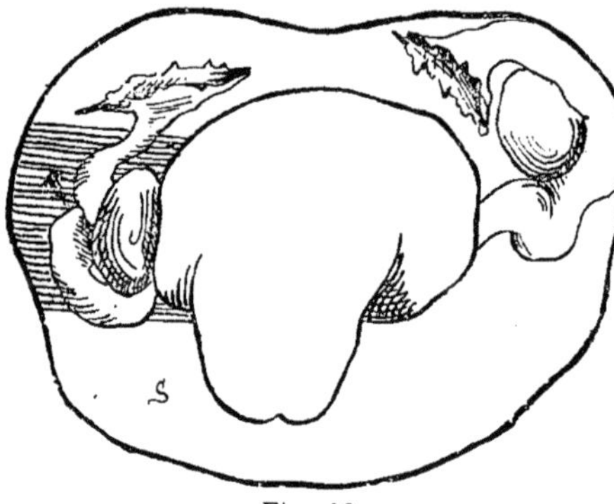

mieux qu'une description
comment on s'y prend
pour faire le diagnos-
tic de la fixation parié-
tale. Il représente une
coupe horizontale du bas-
sin, l'utérus rétrofléchi,
la trompe et l'ovaire
gauche fixés au couron-
nement. Les doigts de
l'opérateur doivent s'in-
sinuer entre ces organes
et le point de fixation,

Fig. 49.

tout en massant pour voir s'ils sont séparables.

Il est rare qu'on puisse dès la première exploration faire le diagnostic
du genre et du point de fixation. Sur la même figure l'ovaire droit est
également fixé, mais à l'utérus. Il est de plus englobé dans une masse
plastique représentée schématiquement par les rayures sous-jacentes.
La trompe est recroquevillée autour de lui. L'ovaire n'a pour ainsi
dire plus de ligament. Celui-ci infiltré donne au doigt la sensation
d'une prolongation de tissu ovarien ; tout le ligament large correspondant est infiltré lui-même, durci et sans élasticité surtout au moment des molimens. Dès que le massage a transformé ce caoutchouc
durci en caoutchouc souple, l'ovaire devient perceptible, relativement
mobile d'abord, puis absolument, et en même temps l'utérus irréductible
se laisse redresser.

L'ovaire normal donne la sensation d'un petit corps ovoïde. — Son
volume varie dans des proportions notables.

Suivant les femmes et suivant le moment du mois, ces variations individuelles ou périodiques le font osciller des dimensions d'un haricot à celles d'une fève. Plus gros il est altéré et si ces altérations du tissu conjonctif (cellulite périovarienne et ovarienne, périoophorite et oophorite de la nomenclature classique) vont jusqu'à la douloureuse mais bénigne dégénérescence qui rend toute régression impossible, c'est-à-dire jusqu'à la sclérose et à la microkystie, le massage ne diminuera pas l'ovaire.

La consistance de l'ovaire normal est celle d'une fève bouillie. La cellulite le rend d'autant plus dur que les lésions sont plus anciennes et plus voisines de la sclérose.

La sensibilité est obtuse à l'état absolument normal sauf au moment des molimens. Si l'on parvient à saisir l'ovaire isolé, on constate que cette sensibilité a un siège spécial. Née de l'organe même, elle s'irradie non plus vers la cuisse comme la sensibilité des trompes, mais en haut *vers le flanc et en arrière* sur la limite de la région lombaire au-dessus du rebord iliaque.

Ces quelques notions sur la direction, situation, mobilité, forme, volume, consistance, sensibilité oophoriennes sont utiles pour la recherche de ces organes, fort difficile en bien des circonstances. Même à l'aide du massage qui représente la méthode topographique la meilleure, l'ovaire se dérobe parfois longtemps, et quelquefois toujours aux investigations, en raison de son petit volume, de la région éloignée du pelvis qu'il peut occuper, de sa mobilité qui le rend fuyant, de sa fixation qui le colle aux parois ou le confond avec les tissus voisins. Je ne parle pas des difficultés qui tiennent à l'épaisseur et à la résistance des tissus, aux œdèmes du voisinage. De celles-là le massage triomphe.

C. — Ligaments.

Leur forme, leur consistance, leur sensibilité doivent être explorées. Toutes trois sont modifiées dans les cas de lésions utéro-annexielles.

Pour examiner la forme, la consistance et la sensibilité des ligaments

larges, commencez par bien vous rendre compte de la direction de l'utérus. Est-il médian ou à peu près médian ? les deux ligaments ont, selon
toute vraisemblance, des dimensions à peu près égales. Est-il dévié à
droite ou à gauche, l'un ou l'autre est déformé. Il s'agit de reconnaître
lequel et de préciser le siège et la nature de la déformation. Pour cela
il faut d'abord avoir recours à la sensibilité. A l'état normal les ligaments sont insensibles à des tractions légères. A l'état pathologique ils
sont sensibles. Poussez le col à droite avec l'index, si le malade se plaint
du côté gauche, c'est que la déformation occupe la partie supérieure du
ligament large gauche (fixation des cornes). Si elle se plaint du côté
droit la déformation occupe la base du ligament large droit (fixation de
l'isthme). Vous répéterez en poussant le col à gauche l'expérience que
vous avez faite en le poussant à droite et vous en tirerez des conséquences analogues. Le schéma 50 fera mieux comprendre la manœuvre et le parti qu'on en tire.

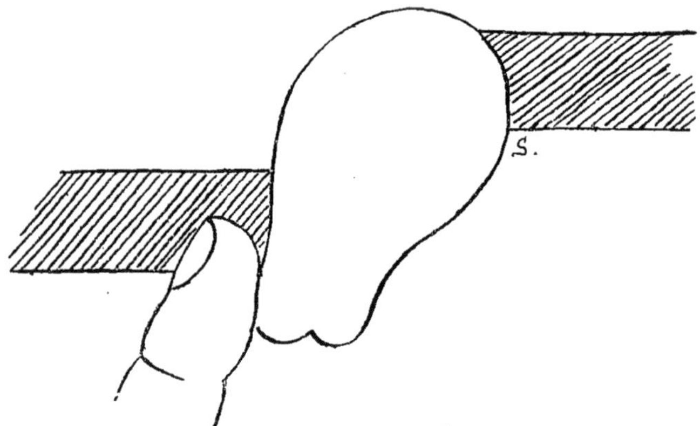

Fig. 50.

Vous voyez l'utérus, l'index et deux ligaments déformés (fixation
par contraction, contracture, rétraction, infiltration). Il est évident que
la bascule imprimée à l'utérus par l'index tiraille à la fois le sommet
du ligament large gauche et la base du ligament large droit.

Ce n'est pas là une simple conception, c'est une réalité clinique,
mais on aurait tort de se fier uniquement à ce procédé. D'abord il n'est
pas toujours praticable, notamment lorsque l'utérus est rétrofléchi ou

mou. Ensuite les deux déformations peuvent exister simultanément et l'utérus être fixé d'une part par une de ses cornes et de l'autre par l'isthme du côté opposé ; de plus la sensibilité n'est pas constante ou peut exister sans déformation ; enfin, chose bizarre mais exacte, cette sensibilité se manifeste parfois du côté opposé à la fixation, ce qui s'explique parfois, pas toujours, par de petites lésions moins avancées.

Le véritable moyen de constater avec certitude le siège des déformations ligamentaires est de saisir directement par le palper ou le toucher et d'explorer ladite déformation ; mais cela ne peut se faire en général qu'après plusieurs séances de massage. Du même coup vous reconnaîtrez la nature des déformations.

S'agit-il d'une contraction ou d'une contracture, ou d'une infiltration récente, après quelques séances de massage, quelquefois dès la première, vous aurez fait disparaître la contraction ou la contracture, ou dissipé les œdèmes, et l'utérus sera revenu à sa place normale. Il arrive qu'on prenne sur le fait la contracture. EXEMPLE : mettez, par le rectum, l'index sur *toute la longueur* du bord droit de l'utérus fixé de cette façon et à droite. Exercez une pression *continue mais contenue*. L'utérus semble d'abord se coller avec énergie aux parois, puis la résistance cède, *parfois brusquement* et le fond de l'organe passe à gauche. Il reprend ensuite sa place primitive, spontanément, plus ou moins vite. *L'étirement-diagnostic* est uni ou bi-manuel, suivant les cas.

Il ne faudrait pas croire que les choses se passent aussi aisément en toute occurrence. Il y a telle contracture, telle infiltration dont la cause première est une altération annexielle, déjà ancienne, tenace, qui exige beaucoup de temps, beaucoup de patience. Malgré un traitement quotidien cette déformation se reproduit dans les heures qui suivent le massage, sans jamais retourner cependant, si j'en juge par mes expériences, à l'état primitif, c'est-à-dire que cette contracture ou cet œdème, qui ont exigé au début, pour disparaître, plusieurs semaines de traitement, s'évanouissent plus tard en quelques minutes par un massage précis et correctement fait ; mais quelquefois, le travail ressemble à celui des Danaïdes, en particulier quand la ptose rénale accompagne les altérations annexielles.

S'agit-il non plus d'une contraction ou d'une contracture, mais d'une rétraction, c'est-à-dire d'un raccourcissement par altération fondamentale du tissu ligamentaire qui a perdu toute élasticité, en un mot, d'une sclérose, ou bien s'agit-il encore d'un œdème, mais cette fois d'un œdème dur et non d'une infiltration molle, alors vous n'arriverez que lentement au diagnostic. Sans doute, les antécédents, l'ancienneté de l'affection, seront pour vous des signes de présomption; mais vous n'arriverez que peu à peu à saisir le corps du délit. Il faudra dissoudre d'abord les couches d'œdème mou stratifiées qui enveloppent ce corps du délit placé à leur centre, sorte de noyau dur, véritable racine de chou qui emprisonne souvent l'ovaire.

La présence de brides, d'épaississements, de cordes à des endroits où il ne devrait point y en avoir n'est pas toujours le signe de néo-membranes, de pelvi-péritonite adhésive ancienne, car la déformation ligamentaire par rétraction atteint quelquefois un degré tel que la topographie du ligament déformé est méconnaissable.

Les ligaments de Douglas peuvent être vaguement sentis par le vagin. Ils le sont nettement par le rectum. Ayez soin seulement de dépasser le troisième sphincter. Ne confondez pas les bords de ce sphincter avec lesdits ligaments, toujours tendus, et cependant souples, quand on les presse de bas en haut, dirigés horizontalement à droite et à gauche, à bords tranchants, difficilement accessibles ou inaccessibles au niveau de leur courbure. Insensibles à l'état physiologique, à moins de tractions fortes exercées sur eux, les ligaments de Douglas sont, au contraire, très sensibles dans les cas de lésions utéro-annexielles même minimes. D'ordinaire minces sur leur bord, comme l'est, au début de la dilatation, l'orifice du col effacé d'une primipare, ou comme la concavité d'une faucille dont ils ont normalement la forme, ils sont parfois épaissis, infiltrés, coriaces, déformés, et donnent au doigt la sensation d'une corde et non plus d'un bord tranchant, filiforme.

Cette sensibilité, ces épaississements, ces déformations, sont causés, comme pour les ligaments larges, tantôt par la prolifération du tissu conjonctif, tantôt par l'infiltration ou l'œdème, tantôt par la contracture ou la contraction. Dans le premier cas (prolifération du tissu conjonctif) les ligaments sont coriaces, ils ont la consistance d'une nervure de feuille de chou, et la sensibilité n'est pas constante, ou du moins ne se manifeste que si l'on exerce de fortes tractions, et on ne peut plus affirmer alors que le ligament lui-même est sensible à cause du tiraillement inévitable des organes voisins. Dans le second cas (infiltration) l'œdème paraît encore dur à cause de la roideur naturelle du ligament qui est plus ou moins épaissi et presque toujours douloureux. Dans le troisième cas (contraction, contracture) qui complique d'ordinaire le second, mais existe aussi indépendamment, le ligament, s'il n'y a pas œdème concomitant, est tranchant et mince c'est-à-dire qu'il procure au doigt les mêmes sensations que le ligament normal. Il est de plus extrêmement douloureux. Le moindre attouchement éveille cette douleur qui cède, en quelques instants, aux effleurages, à condition que le massage compte déjà un certain nombre de séances, probablement parce qu'au début des traitements, il y a contracture, état permanent, sorte de torticolis ligamentaire, qu'on me passe l'expression, et qu'au fur et à mesure que les massages font disparaître les œdèmes voisins, la contraction, état passager, se substitue à la contracture. On peut sentir la contraction se produire sous le doigt et disparaître sous lui. Elle ne se révèle point par un raccourcissement de toute l'étendue du ligament entraînant l'isthme utérin à droite ou à gauche, mais par un durcissement localisé, momentané, accompagné de douleur, auquel l'effleurage fait succéder la souplesse et l'insensibilité. On remarquera l'accord qui existe entre ce phénomène clinique, et les enseignements de la physiologie sur le mode contractile des fibres lisses.

Certains ligaments raccourcis donnent la sensation d'un tissu caoutchouté qui aurait pour propriété de se laisser allonger sans peine et de revenir lentement aux dimensions primitives. On constate quelquefois le fait dès le début du traitement, d'ordinaire pendant son cours. On l'observe nettement dans certaines déviations utéro-annexielles, rebelles à la réduction non pas temporaire, mais définitive. Pour bien faire comprendre le fait, je suppose l'utérus fixé. Vous appréciez l'induration ligamentaire, cause de cette déviation et fixation, Vous massez ce ligament épais et dur ; il devient mou et se relâche, puis le fond de l'utérus se laisse conduire à sa place normale, sans effort, du bout des doigts de la main libre ou par un simple mouvement de bascule imprimé au col, si l'organe est rigide. Bref, il se laisse faire comme si la guérison était radicale, puis peu à peu, en quelques minutes ou quelques heures, il retourne à sa position vicieuse et se refixe.

 Confusion entre la cystite et la cystalgie
(cellulite péri-uréthro-vésicale), entre l'incontinence
d'urine et les épreintes. — Rectum douloureux.
Cellulite des parois pelviennes.

EXPLORATION DE LA VESSIE,

DE L'URÈTHRE, DU RECTUM, DES PAROIS PELVIENNES ET DU PÉRINÉE

Beaucoup de femmes malades se plaignent de la vessie. Vous ne confondrez pas, comme on le fait journellement, la cystite avec la cystalgie qui pour moi est une manifestation de la cellulite dans le tissu conjonctif péri-uréthral et péri-sphinctérien. Vous ne confondrez pas davantage l'incontinence d'urine produite par le relâchement du sphincter avec le ténesme et l'épreinte dus à la contraction et caractérisant ladite cellulite. Je n'ai pas à décrire la cystite. La cellulite péri-uréthrale et péri-vésicale se reconnaît à la tension de la voûte vaginale, à la douleur provoquée par les pressions légères exercées à droite et à gauche de l'urèthre sur la face postérieure du pubis, aux besoins impérieux d'uriner. Placez la main gauche en supination, doigts fléchis dans la paume, à l'exception de l'index qui légèrement recourbé tâte la voûte

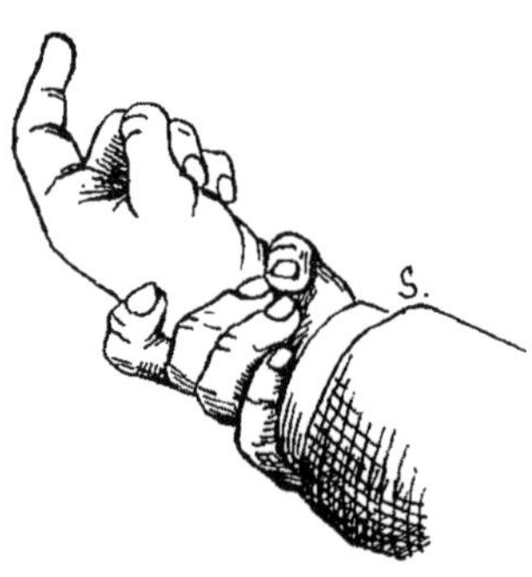

Fig. 51.

vagino-vésicale, en apprécie la souplesse, puis applique les tissus contre la paroi osseuse. La main gauche peut être soutenue *ad libitum* par la droite qui saisit le poignet (fig. 51). En cas de cellulite la douleur est excitée, l'induration et surtout la tension se révèlent et viennent s'ajouter à l'épreinte et aux mictions fréquentes pour confirmer le diagnostic. Ces signes s'exaspèrent tous au moment des molimens. Il est possible que l'affection décrite chez l'homme sous le nom de cystite variqueuse et que guérit ou soulage le massage de l'urèthre par cathétérisme, soit analogue.

Comme la vessie l'urèthre et les tissus ambiants, le rectum et les tissus conjonctifs qui l'entourent, ceux qui tapissent le plancher et les parois pelviennes, la trame connective des muscles périnéaux superficiels et profonds, deviennent, sous l'influence des troubles vaso-moteurs de l'appareil génital, le siège de la cellulite chronique.

On la recherche par la voie rectale avec l'index. Pour une exploration complète le doigt doit pénétrer haut et dépasser le troisième sphincter qu'il dilate par des pressions ménagées jusqu'à l'application des parois intestinales contre celles du pelvis; mais la douleur, la contracture du périnée sont parfois telles que les pénétrations profondes sont impossibles d'emblée et se font graduellement. Le rectum, l'anus, les tissus voisins sont insensibles à l'état physiologique. Il n'en est plus de même en cas de cellulite. Je reprends un à un les signes caractéristiques de la manifestation intrapelvienne, rectale de cette affection, c'est-à-dire 1° la DOULEUR, 2° la CONTRACTURE, 3° la CHALEUR, 4° l'ŒDÈME.

1° DOULEUR. — Elle est exceptionnellement si vive que la malade pousse un cri, se tord, mord ses poings, ou même s'évanouit. Tâtez donc le terrain avec prudence à un premier examen. Dans tous les cas introduisez le doigt avec tous les ménagements que je recommanderai pour le traitement du vaginisme. Appuyez sur la commissure antérieure. Agissez de même en le retirant. Comme la douleur s'exaspère au moment des molimens, toutes les fois qu'une femme chez laquelle vous soupçonnez l'existence de rectum douloureux, se présente à une première exploration, lors de ces périodes, remettez l'exploration de quelques jours. Mieux vaut s'abstenir alors du toucher rectal, destiné cependant à guérir cette malade dans la suite.

C'est donc surtout et quelquefois seulement par le toucher que la douleur se révèle. Elle siège au niveau des sphincters, des attaches coccy-anales du releveur, sur tous les points du plancher périnéal, des parois pelviennes et dans le cul-de-sac postérieur. Elle s'exalte au contact de l'anneau celluleux péri-isthmique, du bord tranchant des faucilles de Douglas, et dans les tissus voisins du fond des utérus renversés et des annexes prolabées, car les déviations mobiles ou fixes ne sont douloureuses que par les œdèmes concomitants. Elle peut n'exister que dans la fosse ; à tort ou à raison je crois que c'est là qu'elle naît pour rayonner. C'est là en tous cas que le massage la supprime en dernier lieu, et qu'elle se cantonne désespérément si les doigts du médecin manquent de longueur et d'expérience. Explorez au besoin dans la station sur pieds et non pas seulement dans le decubitus. La douleur se manifeste aussi spontanément — pas toujours cependant — par des crampes, une sensation de brûlure, ou une simple pesanteur. Les garde-robes l'exaspèrent au passage.

2° CONTRACTURE. — Elle siège dans les muscles périnéaux, surtout dans les sphincters qui serrent parfois le doigt comme un anneau de fer. Elle est perçue aussi à travers les parois rectales dans les fibres végétatives de l'un ou des deux ligaments de Douglas tendus comme des cordes à violon et exceptionnellement dans le rectum lui-même, au niveau du troisième sphincter. Après l'avoir trouvé et franchi, l'index est saisi par lui et au lieu de se perdre dans la cavité d'un tube à parois unies, déplisse difficilement et douloureusement l'intestin contracté.

3° CHALEUR. — Elle n'est pas constante. On la perçoit d'ordinaire au niveau du cul-de-sac postérieur. Le doigt l'apprécie sans peine comme s'il approchait d'un foyer brûlant, et cela sans état général fébrile, sans état local aigu.

4° ŒDÈME. — Si facile à reconnaître dans le pannicule et autour des trompes, des ovaires et des utérus, l'œdème du tissu conjonctif des parois et du plancher est difficilement perceptible. Je l'ai trouvé toujours diffus, et l'agglomérat de grains durs analogues à ceux de la cellulite sous-cutanée abdominale, qu'a signalé Viderstrœm, premier auteur d'une description de la forme intra-pelvienne, m'a jusqu'à présent échappé. Par contre l'œdème intra-ligamentaire est très net et se manifeste sous forme de cordes, d'indurations, d'épaississements. Je l'ai décrit au paragraphe de l'exploration de l'appareil suspenseur. *Douleur, contracture, chaleur, empatement,* croissent au moment des périodes congestives du huitième au quinzième et vers le vingtième jour à dater de l'apparition des règles.

La cellulite, altération chronique du tissu conjonctif, ne se manifestant au toucher que par les quatre signes décrits plus haut, ne peut pas être confondue avec les dégénérescences. Elle ne le sera pas davantage avec les hémorrhoïdes quoique le principe de la contracture soit probablement le même dans les deux cas ; mais les hémorrhoïdes se voient ou se sentent. Quant aux fissures dites inaperçues ou invisibles, je les tiens pour de la cellulite méconnue. A plus forte raison, l'affection décrite sous le nom de coccygodynie. J'ajoute, à propos des fissures, que je n'ai pas encore observé dans les cas de cellulite, la douleur dite retardée. La souffrance, point constante d'ailleurs, se manifeste comme j'ai dit au passage des garde-robes et non un quart d'heure ou vingt minutes plus tard.

Ne prenez pas pour signe de cellulite la sensation de fer rouge ou de plaie vive dont se plaignent certaines malades quand le doigt frotte le rectum. Cette sensibilité de la muqueuse est constatée chez quelques-unes des femmes qui expulsent ce qu'elles nomment des peaux blanches, conséquence de l'entérite pseudo-membraneuse fréquente dans les cas de tumeurs ou de déviations génitales. Cette manifestation pathologique n'est pas le corollaire obligatoire de la cellulite.

L'affection caractérisée par la douleur rectale et que les Anglais ont baptisée du nom de rectum hystérique n'est pas autre chose, j'en suis convaincu, que la cellulite intra-pelvienne. J'ai toujours guéri jusqu'à présent (55 cas), le rectum douloureux par le massage, et le massage, que je sache, ne guérit pas l'hystérie. Il ne fait disparaître que les accidents hystériformes consécutifs à des lésions utéro-annexielles parce qu'il supprime ou atténue ces lésions. Enfin dans lesdits 55 cas de cellulite, celle-ci était manifestement liée aux troubles circulatoires que l'état pathologique ou subpathologique génital entraîne. Donc l'hystérie n'a rien à faire avec le rectum douloureux pas plus que l'hystérie proprement dite n'a de relation de cause à effet avec les affections génitales mais le rectum douloureux peut engendrer des accidents hystériformes qui disparaissent avec lui.

Je classe la prétendue entité morbide qualifiée récemment de névralgie *sine materiâ* avec le rectum hystérique. Névralgie soit. Toute douleur est névralgique; mais pour la *matière* elle existe si bien que *sublatâ causâ, sublatus fuit effectus in 55 cas*. Rétablissez le courant sanguin, empêchez les stases veineuses, excitez la contractilité des parois vasculaires, et vous guérirez le rectum douloureux; la cellulite disparaîtra. Il est bien possible que les hystérectomies proposées et exécutées, pour débarrasser les femmes de ces névralgies aient réussi moins souvent que mes massages. Relisez à ce sujet l'observation de l'avant-propos.

TROISIÈME PARTIE

TRAITEMENT

CHAPITRE I

INDICATIONS ET CONTR'INDICATIONS

La méthode de Brandt est indiquée :

A. — *Comme moyen de diagnostic ;*

B. — *Comme moyen de traitement préventif, curatif ou palliatif.*

Dans le premier cas, le massage seul est utile.

Dans le second, tantôt le massage est associé à la gymnastique, tantôt la gymnastique est seule employée.

Pour ce qui concerne l'utilité de la méthode au point de vue du diagnostic, je résume mes idées, ailleurs développées, en ces termes :

HORS LES CAS RARES OU LE DIAGNOSTIC EST FAIT D'EMBLÉE ET OU DES ACCIDENTS GRAVES RENDENT L'INTERVENTION URGENTE, ON NE DOIT JAMAIS CONSEILLER UN TRAITEMENT, NI SURTOUT UNE OPÉRATION, SANS AVOIR ÉCLAIRÉ LA SITUATION PAR LE MASSAGE. IL CONSTITUE, MALGRÉ SA LENTEUR, LE MEILLEUR PROCÉDÉ DE DIAGNOSTIC GÉNITAL, PARCE QUE, OUTRE LES AVANTAGES DU CHLOROFORME (SUPPRESSION DES CONTRACTURES PARIÉTALES, DE LA DÉFENSE INVOLONTAIRE), IL POSSÈDE CELUI DE DISSIPER LES ŒDÈMES, LES INFILTRATIONS PLASTIQUES, DE DISSOUDRE LES ADHÉRENCES MOLLES QUI AGGLUTINENT LES ORGANES RENDUS MÉCONNAISSABLES, DE METTRE EN GARDE LE PRATICIEN CONTRE CE QUE J'AI APPELÉ L'ASPECT PROTÉIQUE DES LÉSIONS GÉNITALES, DE NE PAS EXPOSER LES GROSSESSES LATENTES, ET DE CONSTITUER DÉJA UN TRAITEMENT EN FAVORISANT LA CIRCULATION, ET, PAR ELLE, LES COMBUSTIONS INTERSTITIELLES.

Pour ce qui conçerne la valeur préventive, palliative et curative du traitement, je la résume aussi de la façon suivante :

1° La kinésithérapie gynécologique (*gymnastique seule ou massage et gymnastique*) est indiquée comme traitement préventif local DES AFFECTIONS CHRONIQUES ET SUBAIGUES parce que les maladies des femmes ont, la plupart, pour origine des troubles circulatoires qui préparent le terrain a l'infection, ou engendrent a eux seuls la misère génitale, et que la kinésithérapie supprime ou atténue ces troubles, en réglant les vierges et les femmes et en activant chez ces dernières l'involution utéro-annexielle après la grossesse.

2° La kinésithérapie gynécologique (*massage et gymnastique*) est indiquée comme traitement curatif local DES AFFECTIONS CHRONIQUES ET SUBAIGUES, parce que, entreprise avant l'irrémédiable dégénérescence des tissus, elle conserve ou rend a l'appareil suspenseur l'indispensable élasticité, libère les organes, y régularise le cours du sang, en assure la nutrition, modifie leurs sécrétions, et favorise la régression des produits morbides d'autant plus vite qu'ils sont plus récents — POUSSÉES AIGUES.

3° La kinésithérapie gynécologique (*massage et gymnastique*) est indiquée comme traitement palliatif local DES AFFECTIONS CHRONIQUES ET SUBAIGUES, parce que même incurables, sauf malignité, les malades en bénéficient, tantot par une amélioration de plusieurs mois, que prolongent et renouvellent les reprises du traitement auquel la malade retourne comme on revient a une cure, mais pour un temps de plus en plus court, si le premier traitement a une durée suffisante, tantot, lorsque l'intervention chirurgicale est nécessaire, en lui créant des conditions favorables. Elle pallie les difficultés opératoires par la libération relative ou complète des organes, et atténue leur danger par le RELÈVEMENT DE L'ÉTAT GÉNÉRAL, un de ses plus constants bienfaits.

En effet, correctrice des spasmes et des relâchements vasculaires localisés, elle constitue, en régularisant la pression sanguine, le plus remarquable, le plus actif traitement des troubles vaso-moteurs, qui rendent les femmes plus ou moins infirmes, au moment de la puberté, pendant la vie conjugale, pendant la gestation, pendant la ménopause, même sans lésions locales, à plus forte raison si ces lésions existent. La gymnastique n'est, à cet égard, que l'auxiliaire du massage du ventre, dont, ici, l'action est élective.

La conception que je me suis faite du cycle des affections gynécologiques, l'importance que prennent à mes yeux les troubles vaso-moteurs, par moi nommés *générateurs ou accumulateurs de la misère gynécologique,* le rôle capital que j'accorde aux altérations du tissu conjonctif, m'oblige, dans le détail des indications, à modifier la nomenclature usuelle. J'expliquerai brièvement les termes dont je me servirai. Ils sont d'ailleurs commentés de la première à la dernière page de ce livre.

A. — La méthode de Brandt est indiquée par les CONGESTIONS HÉMORRHAGIPARES OU FRUSTES.

J'entends par congestion l'afflux sanguin auquel les fonctions du système utérin le prédisposent lui, et les viscères ambiants ; afflux, dont les irrégularités créent ou entretiennent la morbidité et constituent une perpétuelle entrave à la guérison. Leur moindre inconvénient est : *le gros ventre.* La congestion aboutit soit à l'écoulement du sang — elle est alors HÉMORRHAGIPARE ; — soit à l'œdème dur — elle est alors FRUSTE.

La congestion HÉMORRHAGIPARE est caractérisée par les méno et métrorrhagies à marche chronique, depuis les écoulements sanguins dits essentiels, jusqu'à ceux qui compliquent des états pathologiques variés, — et par les œdèmes mous, d'ordinaire indolores.

Donc de la kinésithérapie relèvent : *toutes les hémorrhagies utéro-annexielles à marche chronique, de la puberté, de l'âge adulte et de la ménopause : règles prolongées, règles trop fréquentes, pertes sanguines liées aux états pathologiques et sub-pathologiques métro-oophoro tubaires, et favorisées, quand cet état existe, par les rapports conjugaux, la grossesse, les suites de couches, la lactation.*

La congestion FRUSTE est caractérisée par *l'insuffisance, l'absence, la suppression* et le *retard* des règles, et par les hyperplasies et les indurations du tissu conjonctif (œdème douloureux, cellulite).

La congestion HÉMORRHAGIPARE OU FRUSTE est une des premières indications de la kinésithérapie, car elle est l'*alpha de toute la misère gynécologique.*

B. — La méthode de Brandt est indiquée par les INFILTRATIONS ET LES ALTÉRATIONS DU TISSU CONJONCTIF ABDOMINO-PELVIEN.

Sont compris dans cette catégorie :

1° Les *œdèmes*, localisés ou diffus, indolores ou douloureux, de volume et de consistance variables, petits comme des noisettes, des lentilles, des grains de riz, gros à remplir comme un ciment la cavité pelvienne, mous comme des fruits blets, pâteux, durs comme des racines de choux.

2° Les *scléroses*.

J'englobe, sous le nom d'œdèmes, *la cellulite sous-cutanée abdominale des Suédois* que j'ai appelée : *panniculite ; la myo-cellulite ; notre ancien phlegmon non suppuré* qui s'est appelé lui-même cellulite, l'*exsudat des Allemands*, la *paramétrite*, la *péri-cystite*, la *péri-salpingite*, la *péri-métro-salpingite*, la *péri-oophorite*, la *péri-typhlite*, l'*hyperémie péri-rénale*, et toutes les *infiltrations* et *hyperplasies péri-viscérales* à poussées régulières et intermittentes que gouverne l'état génital. Tout cela forme à mes yeux une seule et même famille, celle des cellulites abdomino-pelviennes subaiguës et chroniques. Telle est ma conception synthétique. Ces variétés de modification du tissu conjonctif, depuis le simple œdème jusqu'à la sclérose, dérivent de l'arythmie circulatoire, qui les entretient et les fait lentement évoluer. C'est elle qui les rend tenaces, par le perpétuel déséquilibre de la pression sanguine, et le retour périodique, deux fois par mois, des troubles vaso-moteurs donne sans doute à l'infection éventuelle un regain de vie, comme on favorise, par la chaleur ou le refroidissement, l'éclosion microbienne, dans un bouillon de culture ou dans un animal.

C. — La méthode de Brandt est indiquée par les NÉO-MEMBRANES ET LES SOUDURES D'ORGANE A ORGANE, OU ADHÉRENCES PROPREMENT DITES.

D. — La méthode de Brandt est indiquée par les DÉVIATIONS ET FIXATIONS UTÉRO-ANNEXIELLES, UTÉRUS, OVAIRES, TROMPES.

Cette indication est le corollaire de la précédente.

Il y a deux sortes d'adhérences et de fixations : les *adhérences vraies*, les *pseudo-adhérences*. Les unes sont la conséquence d'accidents pelvi-péritonitiques, ce sont les néo-membranes, les soudures d'organe à organe; les autres, contractions, contracture et rétraction ligamentaires, sont la conséquence de la cellulite chronique qui durcit le ligament et provoque la contraction de ses éléments musculaires, comme elle provoque celle des muscles pelviens en s'étendant au tissu cellulaire qui tapisse le plancher.

E. — La méthode de Brandt est indiquée par les RELACHEMENTS LIGA-MENTAIRES ET MUSCULAIRES, PROLAPSUS UTÉRIN, VAGINAL, RECTAL, PTOSE RÉNALE, LAXITÉ DU PÉRINÉE ET DU SPHINCTER DE LA VESSIE.

F. — La méthode de Brandt est indiquée par les ALTÉRATIONS DU PARENCHYME ET DE LA MUQUEUSE DE L'UTÉRUS, DU STROMA OVARIEN, DE LA MUQUEUSE ET DES PAROIS DES TROMPES, accompagnées ou non d'*ulcérations*, d'*hypersécrétions*, d'*écoulements continus* ou *intermittents*, *muqueux, séreux, muco* et *séro-purulents, sanguins* et *séro-sanguins*, et connus sous les noms de *métrite, oophorite, salpingite, métro-salpingite catarrhale, hémorrhagique, fongueuse, parenchymateuse.*

G. — La méthode de Brandt est indiquée par les TUMEURS génitales *solides ou liquides ; mais bénignes* et de l'une des catégories suivantes : TUMEURS *résolubles ;* TUMEURS *non résolubles*, mais *expulsables ou évacuables par les voies naturelles ;* TUMEURS *non résolubles* mais *à volume variable, croissant à intervalles réguliers*, sous l'influence de la double poussée congestive mensuelle, exacerbation chronique ou subaiguë qui compromet l'état général et favorise les adhérences. Le traitement est dans ce dernier cas palliatif; tantôt il fait éviter une opération, tantôt il en facilite l'exécution, rend ses suites plus simples et en complète les résultats.

Sont compris dans le contingent des TUMEURS résolubles : les *œdèmes et infiltrations plastiques* dont il a été question plus haut, avec ou sans prolifération et métamorphose des éléments anatomiques à condition que ces éléments soient régressibles ; l'*hématocèle* en voie de résolution ; dans le contingent des TUMEURS non résolubles mais expulsables, ou évacuables par les voies naturelles, les *polypes utérins*, les *kystes tubaires ;* dans le contingent des tumeurs non résolubles de la dernière classe, les *fibromes*, les *fibro-myomes*, les *papillomes*, les *kystes* ovariens et parovariens *dont le volume ne rend pas le massage impraticable.*

H. — La méthode de Brandt est indiquée par les cas nombreux en gynécologie où le diagnostic n'est pas prouvé par A + B. Elle est capable de réduire à néant une hypothèse de malignité très fondée *a priori*. Elle est capable, lorsqu'on croit à la présence du pus, de prouver qu'il n'existe pas, à moins que l'on n'admette — ce qui est possible mais non démontrable — qu'elle puisse faire résorber le pus contenu dans de tout petits foyers clos et non évacuables par les voies naturelles.

I. — La méthode de Brandt est indiquée par la DÉBILITÉ GÉNÉRALE et par les TROUBLES VASO-MOTEURS qui sont l'effet, soit des lésions génitales, soit d'une entrave à l'émonctoire menstruel, soit de la simple surcharge du territoire vasculaire abdomino-pelvien : *puberté retardée, congestions périodiques de la grossesse, ménopause prématurée ou brusque, castration* et leurs conséquences ordinaires, plus ou moins graves, origine de diagnostics erronés : *phénomènes erratiques vaso-constricteurs et vaso-dilatateurs, gastralgies, dyspepsies, états syncopaux, toux persistante ou fugace avec congestions intermittentes, fièvre vespérale sans affection caractérisée,* qui en imposent pour la bacillose latente, *anémie, chlorose, accidents nerveux.*

La méthode de Brandt est contr'indiquée

Relativement :

A. — Par les ACCIDENTS PÉRITONITIQUES AIGUS LOCALISÉS ;

B. — Par la GROSSESSE EXTRA-UTÉRINE et les AFFECTIONS MALIGNES ;

C. — Par les TUMEURS BÉNIGNES LIQUIDES ET SOLIDES NON RÉSOLUBLES ET NON ÉVACUABLES.

Je considère comme accidents péritonitiques aigus localisés, permettant d'entreprendre ou de continuer le traitement, les poussées inflammatoires, accompagnées de fièvre, de nausées ou vomissements, d'état saburral et d'une recrudescence ou d'une extension de la douleur, cependant limitée à une région, autour de laquelle le doigt qui touche et la main qui masse peuvent manœuvrer.

Lorsqu'un malade, au début ou au cours du traitement, présente de tels accidents, je l'entreprends ou je le continue, à condition que les séances soient suivies d'un soulagement de plus en plus durable, avec amendement graduel de la fièvre, des nausées, de l'état saburral, des douleurs spontanées ou provoquées. Je tiens grand compte des périodes moliminaires dans l'appréciation des résultats, et pour la conduite à suivre. On ne doit pas accuser le traitement d'aggravations, ou lui faire un mérite d'améliorations, dont il n'est pas cause. Je m'abstiens de le commencer en pleine crise, surtout chez les nerveuses.

Donc, dans les accidents aigus, les effets produits par la kinésithérapie — nullement offensive en tous cas — fournissent le criterium de son opportunité. Si la douleur ne s'atténue pas, si elle rend le massage impraticable, ou oblige à une légèreté telle que les manœuvres soient insignifiantes, j'abandonne momentanément la partie et j'ai recours, en attendant une reprise, à la glace, aux sangsues, au repos absolu, aux évacuants urinaires et fécaux, aux lavements de chloral.

Si j'ai rangé la grossesse extra-utérine parmi les contr'indications relatives, c'est parce que le massage peut en faciliter le diagnostic au début, mais dès que l'ectopie est constatée la contr'indication devient formelle, comme pour les affections malignes opérables. Inopérables, ces dernières trouveraient *peut-être* dans la kinésithérapie un léger palliatif.

Quant aux malades atteintes de tumeurs de la catégorie C, la kinésithérapie leur rend le plus grand service, soit en prévenant, soit en facilitant les opérations, comme je l'ai dit à maintes reprises avec exemples à l'appui.

La méthode de Brandt est contr'indiquée

Absolument :

A. — Par les ÉPANCHEMENTS SANGUINS RÉCENTS ;
B. — Par le PUS COLLECTÉ EN POCHE FLUCTUANTE ET CLOSE ;
C. — Par les ACCIDENTS PÉRITONITIQUES AIGUS GÉNÉRALISÉS.

CHAPITRE II

PRINCIPES GÉNÉRAUX DU TRAITEMENT KINÈSIQUE

La kinésithérapie gynécologique se compose de mouvements (κίνησις) par lesquels on agit sur la circulation du ventre, sur la circulation générale, sur le système musculo-ligamentaire et sur tous les viscères de la cavité pelvienne, par la *gymnastique* et par le *massage*.

§ A. — GYMNASTIQUE

La gymnastique de Brandt dérive de celle de son compatriote Ling, fondateur d'une science qui recherche l'équilibre des fonctions par un travail égal des groupes musculaires et convient également aux forts et aux débiles, aux enfants, aux adultes, aux vieillards. Cette gymnastique n'a rien qui ressemble aux gymnastiques sportives. Peu ou point d'exercices de force et d'adresse. Jamais d'essoufflement, jamais de surmenage, *jamais de sensation de fatigue.* Telle est l'idée géniale de Ling d'où est sortie une méthode thérapeutique dans laquelle les mouvements tiennent la place des médicaments, méthode fondée par excellence sur l'hygiène. Ce système a pour effet de rythmer la circulation, de faciliter les apports nutritifs et de rejeter les déchets. Voilà son influence sur l'état général. Localement on l'utilise pour mobiliser les articulations, faire disparaître ou diminuer l'atrophie musculaire, redresser les colonnes vertébrales déviées, etc., etc. Tous les traitements kinésiques sont d'origine suédoise et dérivent de la conception de Ling. C'est une chose qu'il convient de dire bien haut à notre époque où la découverte de certains procédés et méthodes de ce genre originaires de Stockholm, est attribuée à la Russie, à la France, à l'Allemagne et à la Suisse.

Nous sommes jusqu'à présent la seule grande nation du monde civilisé qui se désintéresse, officiellement, des méthodes de gymnastique manuelle ou mécanique ; les noms de Ling et celui de Sanders inventeur des machines destinées à remplacer les aides dans l'exécution des exercices, sont généralement ignorés dans notre pays. C'est que, pour nous autres Chinois, la Suède est une variété de Laponie dont le seul mérite est d'avoir inventé des allumettes.

Le système de Ling est en grande partie fondé sur le principe des mouvements à résistance, c'est-à-dire que le médecin ou une machine,

puis la malade, ou inversement, résistent et font effort tour à tour. C'est ce qu'on appelle mouvement *actif*. Quelquefois la malade inerte se laisse aller comme une morte ; mouvement *passif*.

Les fig. 52 et 53 représentent un mouvement *actif* l'extension et la flexion des membres supérieurs, dans une attitude donnée.

Sur la fig. 52 la malade résiste au médecin qui tire les membres supérieurs directement en haut et en avant.

Sur la fig. 53 le médecin résiste à la malade qui tire les membres supé-

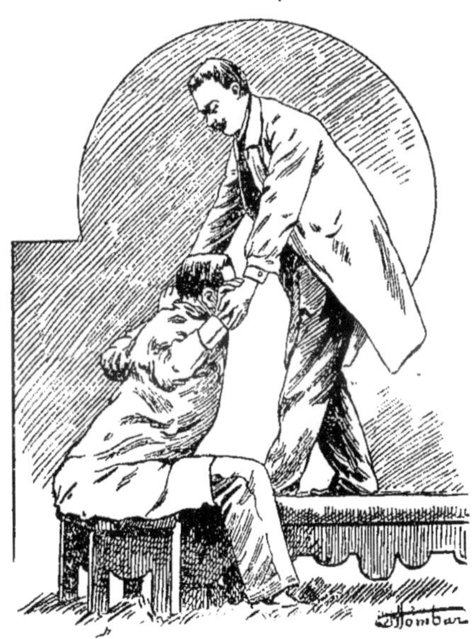

Fig. 52.

rieurs directement en bas et en arrière, en fléchissant les avant-bras sur les bras et en portant les coudes aussi loin que possible en arrière.

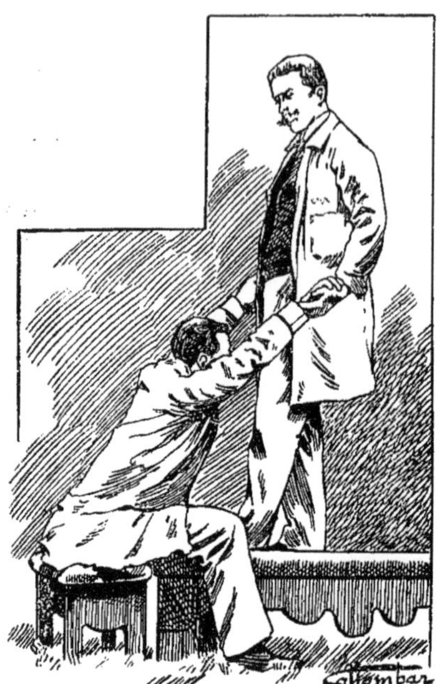

Fig. 53.

La fig. 54 représente un mouvement *passif*.

Sur cette figure le médecin imprime au membre inférieur de la malade, dans une attitude donnée, un mouvement de circumduction fémorale de dedans en dehors. Le membre est inerte.

Remplacez dans les fig. 52 et 53 les bras du médecin par des cordes enfilées dans des poulies et terminées par des poids, vous aurez la machine la plus élémentaire. J'ai dit que le Dʳ Sanders de Stockholm avait imaginé toute une série de machines plus ingénieuses les unes que les autres qui remplacent les aides ou le médecin pour l'exécution de la gymnastique de Ling et même de certains procédés de massage tels que le tapotement et la vibration. En ce dernier genre, le Dʳ Liedbeck a inventé un appareil portatif

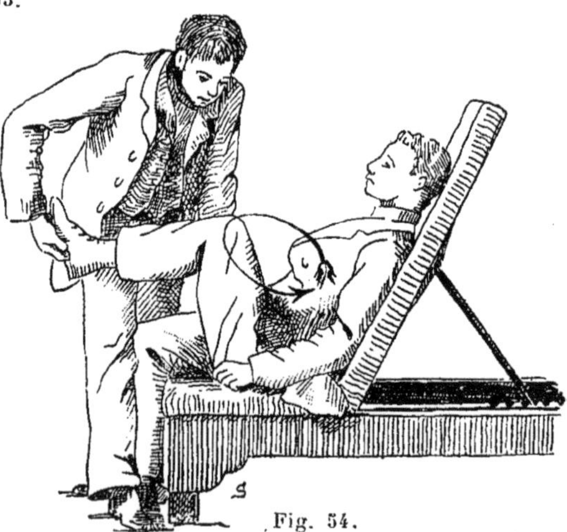

Fig. 54.

dont le moteur a été singulièrement perfectionné ici par M. Gaiffe, constructeur-électricien.

Le lieu où la gymnastique est exécutée prend en Suède le nom *d'institut* manuel ou mécanique. La France ne possède pas d'institut mécanique mais depuis Schenström, qui a importé le premier chez nous la méthode de Ling, nombre de petits instituts gymnastiques manuels, privés, plus ou moins bien dirigés, se sont fondés à Paris et en province. Leur nombre s'est encore multiplié après la publication du Rapport sur ma mission, dans lequel je prônais fortement la gymnastique médicale. Le grand Institut Royal de Stockholm ne renferme aucune machine. L'installation des appareils de Sanders est coûteuse et doit atteindre ou dépasser soixante mille couronnes, ce qui représente environ quatre-vingt mille francs. Les frais de ces établissements sont entretenus non seulement par les malades, mais par la clientèle courante, quotidienne, de gens à peu près valides, immobilisés pendant la journée par leurs occupations, plus ou moins rhumatisants, ne détestant pas la bonne chère, qui, chaque matin, pendant un quart d'heure ou vingt minutes, combattent les anciens excès et se préparent à en commettre de nouveaux.

En gymnastique gynécologique, je préfère — et c'était l'opinion de Brandt — le médecin aux machines. Je dis le médecin, je ne dis pas son aide *qui peut n'être qu'une mauvaise machine.* Ne vous servez donc de mécaniques que par nécessité. Laissez-les aux établissements où l'on pratique la kinésithérapie générale, et où la gynécologique, même en Suède, est d'ordinaire ignorée. Il y a entre le médecin et les machines la distance qui sépare la force mécanique de l'intelligence. Un appareil, a dit Brandt, peut-il s'apercevoir des fautes commises par la malade, ou par lui-même, et y remédier instantanément? Peut-il être éducateur? Peut-il sentir?

Brandt avait étudié la gymnastique de Ling à l'Institut Royal de Stockholm d'où sortent les compétences et d'où les incompétences prétendent sortir. Il remarqua que certains mouvements avaient la propriété de favoriser l'afflux du sang vers le bassin et d'autres celle de l'en dériver. Il les modifia ingénieusement de façon à augmenter encore cette influence dans un sens ou dans l'autre. Mais tandis que la méthode de Ling tient avec le massage, comme je viens de le dire, une très large place dans l'enseignement thérapeutique officiel des peuples Scandinaves et s'est vulgarisée partout dans ce pays et à l'étranger, il n'en a pas été ainsi de la gymnastique spéciale imaginée par Brandt et considérée par lui comme le complément indispensable du massage gynécologique. *Même dans son pays* peu de médecins ont pris la peine d'étudier les mouvements musculaires de Brandt et *ils ne sont pas enseignés officiellement à l'Institut Royal.* Persuadés que les mouvements imprimés aux diverses parties du corps n'ont d'action que sur l'état général, et que les effets locaux sont limités, par exemple, à la mobilisation des articulations, au redressement des déviations, etc., les Suédois ont haussé les épaules devant cette prétendue propriété décongestionnante ou congestionnante, pelvienne, de tel ou tel exercice des jambes, des cuisses, des bras, et du tronc. Josephson, un des rares Scandinaves qui ait écrit sur la méthode de Brandt, s'exprime ainsi au sujet de la gymnastique : « *nous ne pouvons* croire (sic) *qu'avec des mouvements musculaires on ait une action quelconque sur les écoulements sanguins du bassin.* » Lindblom, le dernier des privat docent de la méthode à Stockholm, le seul, avec Nissen, qui ait pris le soin d'étudier la gymnastique de Brandt avant d'en parler, est aussi le seul qui en ait professé l'excellence. Helleday, le plus réputé des concurrents de Brandt pour le massage, ne pratiquait, à l'époque de ma mission, que la gymnastique médicale générale. Aucun des Allemands qui depuis Profanter et l'accueil fait au massage par Schultze, se sont occupés de Brandt, n'a paru se soucier de la gymnastique, sauf rare exception. Il est vrai que Brandt n'a pas su la mettre en lumière. Bref, de tous ceux qui ont écrit brochure ou livre sur la méthode, deux Suisses, MM. Jentzer et Bourcart ont seuls proclamé l'importance des mouvements musculaires; malheureusement avant d'en avoir fait une étude personnelle.

A leur exemple, j'ai vanté la gymnastique, dès ma première publication, avec preuves cliniques à l'appui. Un Américain, le Dr Vineberg a prétendu à ce propos que si je prônais les mouvements musculaires au point de ne voir dans le massage qu'une variété de gymnastique et de baptiser du nom de kinésithérapie l'ensemble du système de Brandt, c'était pur chauvinisme et pour faire pièce aux Allemands. Le Dr Guillarmou a raconté dans sa thèse (1) comment un allemand, qui avait pris la peine d'étudier mon mémoire, avait protesté contre cette puérile accu-

(1) *Kinésithérapie gynécologique. Valeur hémostatique de certains mouvements musculaires contre les méno et métrorrhagies chroniques* (système de Brandt). Paris, Steinheil, 1896.

sation. Quant à mes idées sur ce sujet, invariables et de jour en jour confirmées depuis 1891, ce sont les faits et l'expérimentation, les deux persuasifs avocats de la science médicale, qui se chargent de les défendre.

J'ai un peu réduit dans la pratique hospitalière le nombre des mouvements gymnastiques de Brandt faute d'aides et pour insister auprès des élèves sur les exercices essentiels, mais ils ont tous leur utilité.

Chaque exercice gymnastique gynécologique comprend :

1° Une ATTITUDE ;
2° Un MOUVEMENT (*passif ou actif*) ;
3° Un RÉSULTAT (*immédiat ou lointain*).

Je classe les mouvements de Brandt d'après l'interprétation physiologique qu'autorise leur EFFET sur la circulation pelvienne. Exemple : mouvement *congestionnant*, mouvement *décongestionnant*. C'est la classification de Brandt.

Je désigne dans mon service les mouvements, soit par l'ATTITUDE de la malade, si, très caractéristique, elle peut être peinte d'un mot ; soit par le genre même du MOUVEMENT exécuté ; soit par le GROUPE MUSCULAIRE qui est mis en jeu ; mais je suis souvent réduit à mimer l'exercice.

La première façon de s'exprimer n'est malheureusement applicable qu'à peu d'exercices. Exemple : l'extension fémoro-pelvi-dorsale pour laquelle l'attitude des malades est celle des *gargouilles* gothiques.

La seconde est la plus communément employée. Exemple : *circumduction coxo-fémorale* (passive ou active) ; *abduction des cuisses*.

La troisième, qui serait la plus scientifique et la plus précise, exemple : *abducteurs fémoraux*, est aussi rare que la première, parce que la délimitation exacte des groupes musculaires mis en jeu est d'ordinaire impossible.

Les langues suédoise et allemande ont l'avantage de pouvoir résumer en un mot composé qu'on allonge ou raccourcit à volonté, les particularités de chaque manœuvre, sans mentionner les muscles qui fonctionnent pour la raison que je viens d'indiquer. La terminologie suédoise et allemande traduite en français se change en un pur charabia.

Comme je l'ai annoncé plus haut, je classe la gymnastique gynécologique *d'après les effets produits sur la circulation abdomino-pel-vienne* en trois catégories :

1° GYMNASTIQUE DÉCONGESTIONNANTE ;

2° GYMNASTIQUE CONGESTIONNANTE ;

3° GYMNASTIQUE INDIFFÉRENTE.

Cette dernière catégorie se subdivise en trois autres :

1° ASSOUPLISSANTE ET TONIFIANTE DE LA MUSCULATURE PELVIENNE ET DES APPAREILS SUSPENSEURS VISCÉRAUX ;

2° ANTI-VASO-CONSTRICTIVE DES EXTRÉMITÉS ;

3° RESPIRATOIRE OU COMBURANTE.

Les deux premières classes — gymnastique décongestionnante et congestionnante — ont, je ne me lasse pas de le répéter, une importance capitale par leur *action directe sur la circulation abdomino-pelvienne.* Elles donnent, d'après mon expérience datant de cinq ans, les plus remarquables résultats, *presque constants* pour la première.

La gymnastique sera exécutée posément et avec attention *par la malade et par le médecin* qui doit l'instruire avec patience, chercher avec soin la cause des difficultés qu'elle peut rencontrer, et n'abandonner la partie que si l'inattention et la bêtise la rendent obstinément rebelle. En effet, mal exécutée la gymnastique n'est qu'une gesticulation inutile pour la malade et fatigante pour le médecin. Elle ne l'est pas, si les attitudes sont bonnes, les manœuvres correctes, les efforts justement proportionnés. J'aime mieux faire faire vingt mouvements à qui les exécute bien, que trois à qui les exécute mal. Le médecin mettra tous ses soins, toute sa science de pédagogue, à instruire la malade car celle-ci, en se privant des bienfaits de la gymnastique, *diminue en bien des cas de moitié la valeur du traitement.*

GYMNASTIQUE DÉCONGESTIONNANTE

Son but est de modérer ou d'arrêter les écoulements sanguins chroniques :

ATTITUDES. — Elles varient suivant le mouvement à exécuter ; *mais dans tous les cas, la paroi abdominale doit être au minimum de tension.* Par conséquent l'appendice xyphoïde et le pubis *ne seront pas au maximun d'écart.*

MOUVEMENTS. — Toujours actifs, ils varient suivant les groupes musculaires qu'on met en jeu ; ces groupes sont les abducteurs fémoraux, les muscles postérieurs de la cuisse, et les muscles dorsaux.

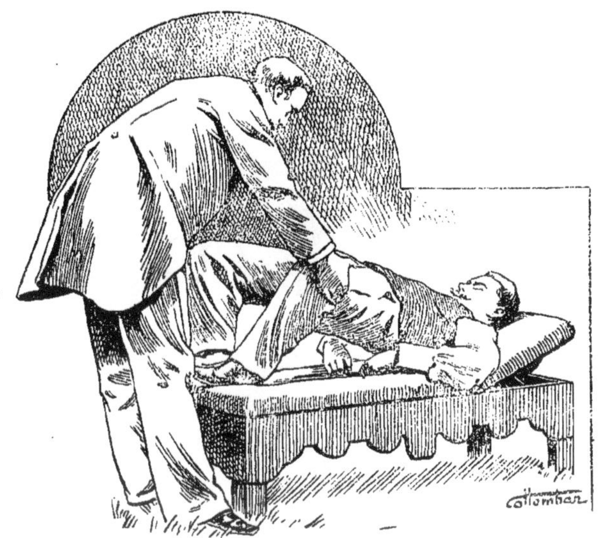

Fig. 55.

Les figures 55 et 56 représentent l'un des mouvements les plus décongestionnants, parce qu'il unit l'action des trois groupes.

La malade est couchée, jambes fléchies, siège soulevé.

Sur la figure 55 la malade écarte les genoux, le médecin résiste.

Sur la fig. 56 le médecin rapproche les genoux et la malade résiste.

C'est avant tout les masses pelvi-trochantériennes et dorsales qu'on met en jeu. L'exercice est décongestionnant par la contraction de ces muscles. Les premiers font mouvoir les fémurs, les seconds maintiennent l'attitude. Il l'est encore par le relâchement absolu ou relatif de la paroi abdominale.

Toute fatigue sera évitée dans la gymnastique décongestionnante.
Que la respiration soit libre et naturelle.

La gymnastique décongestionnante favorise la constipation.

La technique sera décrite et représentée, avec les détails indispensables, au chapitre du traitement des congestions hémorrhagipares, où

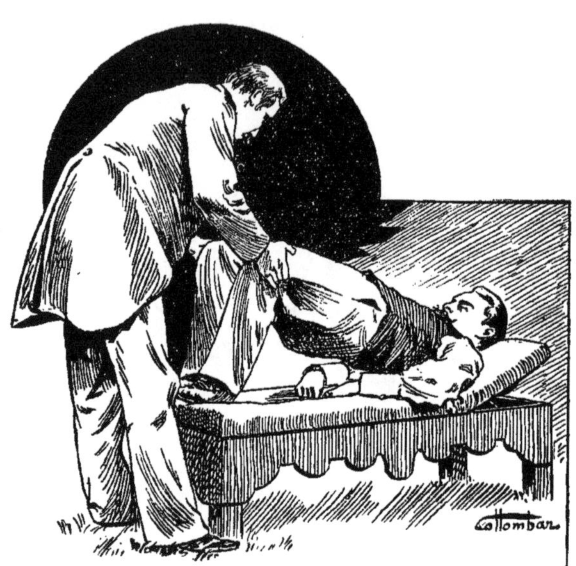

Fig. 56.

nous étudierons aussi d'autres mouvements dans lesquels les mêmes
groupes musculaires agissent avec une énergie variable, et congestionnent ou décongestionnent simultanément telle ou telle autre partie du
corps.

*Relâchement absolu ou relatif de la sangle abdominale, action des
muscles dorsaux, postérieurs de la cuisse, et surtout abducteurs
fémoraux; pas d'effort général,* AUCUNE FATIGUE, *sont les principes
fondamentaux de la gymnastique décongestionnante.*

L'exercice des abducteurs et l'exercice de flexion et d'extension des
bras, coudes en arrière (fig. 52 et 53) sont les plus faciles à pratiquer
en kinésithérapie, et les plus usuels.

En règle chaque mouvement gymnastique est répété trois ou quatre fois. Je porte quelquefois ce chiffre à six, huit, dix mouvements que je fais exécuter deux et même trois fois par jour ; mais ce n'est pas tant le nombre, qui importe, que la correction. Il est un exercice décongestionnant, un seul, dont j'autorise la pratique hors de chez moi, à condition que la malade le possède bien. C'est celui des abducteurs fémoraux, le plus actif, le plus simple, auquel on supplée si difficilement quand l'ankylose d'un genou ou de la hanche s'oppose à son emploi.

La gymnastique décongestionnante et particulièrement le mouvement d'abduction fémorale rend d'inappréciables services. Je ne sais vraiment plus le nombre de femmes et de jeunes filles traitées et guéries par mes élèves et par moi, ou même par des médecins et sages-femmes que la curiosité amenait dans mon service et qui se sont donné la peine d'apprendre l'abduction fémorale. Mes livres d'hôpital et de clientèle privée sont remplis d'observations dans lesquelles les bons effets de cette gymnastique sautent aux yeux. J'ai raconté, dans mon rapport au ministre, le fait clinique qui m'avait révélé sa puissance. Je l'ai rappelé au congrès de Rome. J'en ai ajouté d'autres. J'ai éveillé l'attention de la société obstétricale de France, avec preuves à l'appui, sur le parti qu'on pouvait tirer de la gymnastique décongestionnante pour le traitement des hémorrhagies des premiers mois de la grossesse, des suites-de couches et de l'allaitement.

C'est le meilleur procédé que la science possède — et cela grâce à Brandt — pour enrayer facilement, commodément, les méno et métrorrhagies essentielles des vierges et des femmes. Il n'exige ni achat ni installation d'appareil, ni drogues, ni arrêt de travail.

La valeur de la gymnastique dérivative est indiscutable de par les faits. Quand un médecin affirme qu'il a obtenu par tel ou tel moyen une ou plusieurs guérisons de telle ou telle affection qui manque de signe pathognomonique objectif, on peut toujours contester son diagnostic. Ici la controverse est impossible. Le sang coule. On exerce les mouvements ; il s'arrête. On les cesse ; il coule. On les reprend ; il s'arrête. Point n'est besoin d'être docteur pour une pareille constatation.

De nos préjugés d'école, l'un surtout est choqué par les prétentions de la gymnastique à l'hémostase, c'est celui du repos nécessaire à toute femme qui perd chroniquement du sang. Cependant le simple interrogatoire, si négligé, des femmes intelligentes, nous apprend que celles qui sont vigoureuses voient leurs règles augmenter pendant la nuit ou dans la station assise, ou dans la station debout immobile et prolongée, et diminuer au contraire par certains exercices musculaires comme une marche continue, régulière et modérée, ou même par la danse et le patinage suspendus avant toute fatigue. Il semble en outre impossible que trois, quatre, cinq, six mouvements de tel ou tel groupe musculaire répétés deux ou trois fois et même une seule fois par jour puissent avoir un effet hémostatique durable ; mais « il semble » n'est pas un argument et la chose est réelle.

Quand une fille ou une femme qui perdent du sang exécutent correctement quatre ou cinq mouvements d'abduction fémorale, siège soulevé, avec résistance alternative du médecin et de la malade de façon à faire travailler les masses fessières et dorsales, on constate, si cette perte se fait par suintement et non par rupture ou section vasculaire, que l'écoulement diminue ou s'arrête dans la majorité des cas ; premier fait qui attire l'attention. On constate ensuite que le succès absolu ou relatif, ou l'échec, dépendent de l'exécution plus ou moins correcte, d'une juste mesure dans les exercices, gradués suivant les forces de la malade, de son état général, de son genre de vie, de l'intégrité des parois vasculaires, des complications utéro-annexielles, second fait dont l'analyse exige des observations multipliées.

On constate enfin qu'un petit nombre de malades accuse, pendant cette gymnastique d'abduction fémorale, siège soulevé, une sensation de plénitude thoracique et de fortes bouffées de chaleur à la tête que la coloration de la face met en évidence. Il y a donc chez ces femmes, — peut-être chez toutes — une dérivation du sang vers les parties supérieures du corps comme il y en a une vers les muscles pelvi-trochantériens au moment où ils se contractent, déviation théoriquement considérable (Marey), et grâce à laquelle le courant de l'utérine doit diminuer en proportion, les deux artères s'alimentant à la source commune de l'hypogastrique. Cependant quoique le premier de ces phénomènes soit visible sur un petit nombre de malades et quoique le second, sujet à caution parce qu'il est insaisissable, représente une hypothèse logique, admise par moi à l'origine dans mon Rapport, ni l'un ni l'autre n'explique, à mon avis, la *persistance* des effets de la gymnastique. Voici quelle autre théorie je mets aujourd'hui en avant, pour expliquer cette *persistance*.

Dans ma pensée, les hémorrhagies chroniques de la femme sont toutes entretenues par des troubles vaso-moteurs, par une parésie de l'appareil vasculaire pelvien et abdominal, parésie quelquefois passagère, quelquefois continue avec accroissements périodiques. Le système veineux est gorgé. En favorisant chaque jour, pendant quelques instants, par des attitudes qui suppriment la contraction abdominale, et par des mouvements accélérateurs, le cours du sang dans les territoires vasculaires voisins, on facilite probablement l'évacuation du territoire abdomino-pelvien. Les veines se dégorgent, la tension diminue ; à la congestion hémorrhagipare on substitue ce que j'appelle congestion fruste. Puis par le réveil graduel de la tonicité des vaisseaux ainsi excités indirectement chaque jour, cette congestion fruste disparaît à son tour, très aisément, s'il n'y a nulle sclérose ou altération hypo-scléreuse des parois vasculaires et des tissus ambiants, très difficilement si la chronicité a modifié parois et tissus.

Enfreindre le principe de ne jamais pousser les exercices gymnastiques dérivatifs jusqu'à la fatigue, a pour conséquence non seulement d'annihiler leurs effets mais de les transformer en exercices congestionnants. Ce fait capital jette quelque lumière sur la nature du phénomène et sur les effets des exercices musculaires en général, médicaux et sportifs.

Si l'interprétation que je viens de donner de la persistance des effets dérivatifs est fondée, d'où vient qu'un exercice musculaire quelconque n'ait pas les mêmes conséquences, puisque tous ont la propriété d'accélérer le courant sanguin, de faire contracter les vaisseaux ?

Ils la possèdent en réalité cette propriété, et si, loin de produire les effets hémostatiques spéciaux à certains exercices de Brandt, ils favorisent quelquefois les hémorrhagies au point qu'on ait eu l'idée de condamner au repos absolu les femmes sujettes aux pertes, ce n'est pas tant l'attitude souvent fort défectueuse (tension des muscles abdominaux) et le genre de mouvements qu'on doit accuser, que l'effort, la fatigue et l'abus. Les exercices à la mode aujourd'hui, et considérés par moi comme excellents pour la femme — *sous certaines et très précises conditions* (marche, danse, patinage, bicyclette) deviennent de cette façon aussi nuisibles qu'ils étaient ou auraient pu être salutaires. Puisque les pertes des femmes sont régies par l'état général autant et plus que par l'état local, il n'est pas surprenant que tout ce qui déprime le système nerveux ait à ce point de vue une influence néfaste.

GYMNASTIQUE CONGESTIONNANTE

Son but est de faciliter l'écoulement sanguin.

ATTITUDES. — Elles varient suivant les mouvements à exécuter et le

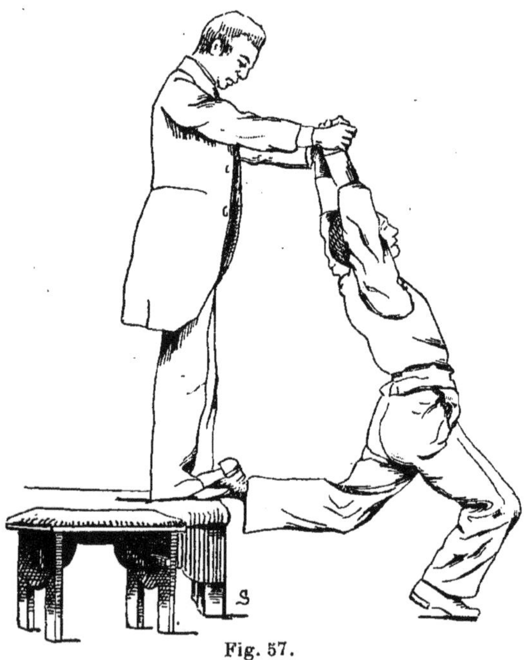

Fig. 57.

degré de congestion qu'on recherche. *Dans le cas où l'on veut porter la congestion au maximum, les parois abdominales sont tendues.*

*L'appendice xyphoïde et la symphyse du pubis sont aussi écartés
que possible.*

Mouvements. — Ils sont actifs ou passifs. Tantôt on provoque la contraction des muscles abdominaux, celle des psoas, la synergie musculaire générale. Tantôt on imprime une série de secousses aux viscères
ou une circumduction à l'articulation du bassin et de la cuisse fléchie
et inerte.

La figure 57 représente un des exercices les plus congestionnants. Il est actif. La tension et la contraction des muscles abdominaux est portée au plus haut degré par un effort général dont la domi-
nante est dans les muscles antérieurs du corps. Celui-ci, cambré
fortement, comme dans l'opisthotonos, porte sur les orteils d'un seul
pied. La malade fléchit puis étend lentement l'articulation fémoro-tibiale
du membre qui supporte tout le poids du corps.

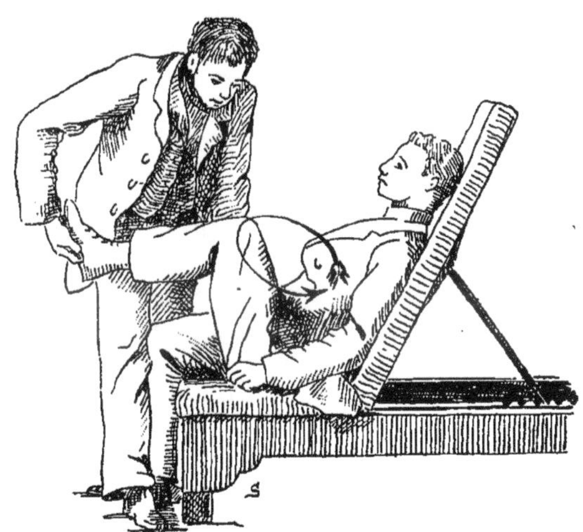

Fig. 58.

La fig. 58 (circumduction du genou en dehors et, par suite, de l'articulation coxo-fémorale correspondante) représente un mouvement congestionnant passif, doux, peu énergique.

La technique sera indiquée en détails au chapitre du traitement des congestions frustes où seront décrits divers mouvements d'énergie variable. Il est utile d'avoir des catégories diverses.

Les exercices congestionnants combattent la constipation à l'inverse de la gymnastique décongestionnante.

Beaucoup d'entre eux peuvent être exécutés par la malade, chez elle, sans aide, ni mécanique.

Tension de la paroi abdominale, attitude fatigante, effort, tels sont les principes de la gymnastique congestionnante active. Elle est d'un emploi plus rare que la gymnastique dérivative, même dans les congestions frustes ; je ne puis donc en toute équité comparer les résultats que l'une et l'autre ont donnés entre mes mains ; mais ceux de la gymnastique congestionnante m'ont paru plus lents et moins constants.

C'est un très précieux moyen de traitement contre les accidents dus au retard de la puberté. L'inutilité des explorations intimes et de la nudité au cours des séances, et l'innocuité de cette gymnastique — car en cas d'hémorrhagies fortes provoquées par ce genre de mouvements on n'a qu'à faire usage des mouvements de catégorie inverse — représentent un appréciable avantage et engagent à en faire au moins l'essai pour les vierges, avant d'avoir recours à l'électricité, très active suivant Apostoli.

J'attribue les effets de la gymnastique congestionnante *à la tension de la paroi, attitude fatigante, effort, secousse des viscères*, dont le but est de ralentir le courant veineux abdominal, d'accumuler le sang dans les vaisseaux, de favoriser la stase. Cette interprétation simple et vraisemblable est insuffisante ; mais pour une plus scientifique analyse il faudrait connaître toutes les conditions propres à entraver ou à favoriser le succès de la gymnastique. Or je suis encore, en plus d'une circonstance, incapable de dire d'avance dans quelle mesure elle réussira, tant il y a d'inconnues. Quoique j'en aie déjà démêlé quelques-unes, je suis sans cesse arrêté par l'insuffisance des notions actuelles sur la physiologie et la pathologie utéro-annexielles, qui, comme le diagnostic, se sont maintenues dans le *statu quo*, du jour où l'empirisme opératoire a régné, et où la théorie microbienne, faisant table rase de vieilles et bien vivaces doctrines, a été indifféremment appliquée à la genèse de la plupart des affections génitales.

GYMNASTIQUE CONGESTIONNANTE ET DÉCONGESTIONNANTE
COMBINÉES, ALTERNES, MIXTES

Pendant un traitement dans lequel on a recours exclusivement à l'une des deux sortes de gymnastique, il arrive qu'on l'abandonne pour avoir recours à l'autre, à laquelle on revient ensuite. Exemple : une femme attend ses règles et souffre de ce retard, ce qui exclut *en règle* (voyez page 100) l'idée de conception. On remplace la gymnastique dérivative par la congestionnante en ayant soin cependant d'avoir recours aux mouvements passifs doux (fig. 58), si la femme était à l'origine une métrorrhagique, et non pas à l'exercice actif et puissant que représente la fig. 57, surtout si l'utérus est rétro-dévié, car l'attitude représentée favorise et augmente ce genre de déplacement. Autre exemple : une femme traitée par la gymnastique congestionnante est prise d'hémorrhagie. On lui substitue de suite la dérivative. Cette façon de procéder constitue la gymnastique alterne. La gymnastique mixte est celle qui associe les deux catégories dans une même séance. D'un mouvement congestionnant on passe à un décongestionnant. Elle est indiquée surtout pendant la ménopause et les exercices congestifs sont toujours passifs et doux.

GYMNASTIQUE INDIFFÉRENTE

Des exercices sans influence directe sur la circulation abdomino-pelvienne la constituent ; mais on peut faire naître au besoin cette influence en donnant à la malade une attitude qui favorise ou contrarie la congestion. Telle est l'attitude du siège soulevé qui par la contraction des masses dorsales s'oppose à l'afflux du sang vers le pelvis, ou au contraire le renversement du tronc en arrière pour tendre la paroi abdominale, ce qui facilite cet afflux. Les exemples cités plus loin feront nettement comprendre ces associations. La gymnastique **indifférente** se subdivise, comme je l'ai dit, de la façon suivante :

1° EXERCICES ASSOUPLISSANTS ET TONIFIANTS DE LA MUSCULATURE PELVIENNE ET DES APPAREILS SUSPENSEURS VISCÉRAUX ;

2° Exercices contre la vaso-constriction des extrémités ;
3° Exercices respiratoires ou comburants.

Exercices assouplissants et tonifiants de la musculature pelvienne et des appareils suspenseurs viscéraux.

Tout exercice gymnastique est assouplissant et tonifiant pour la région qui travaille et par contre-coup pour l'organisme entier, mais il est utile de réunir dans une classe spéciale ceux qui agissent en ce sens, et spécialement, sur l'appareil suspenseur et contentif, péritoine, périnée, ligaments, muscles.

Attitudes. — Elles varient suivant les mouvements à exécuter. Il n'y a point d'attitude commune, générale. On choisit, de préférence, celle qui favorise soit la décongestion, soit la congestion, suivant le principe de combinaison énoncé dans le paragraphe précédent.

Mouvements. — Ils sont actifs. Sur le périnée, on agit directement par la contraction des muscles du plancher pelvien ; sur les appareils suspenseurs viscéraux, indirectement, par la contraction des muscles latéraux et postérieurs du tronc au moyen d'exercices de torsion et d'inflexion latérale qui retentissent peut-être sur le péritoine, notamment sur les attaches rénales et utéro-annexielles. L'élévation qui sera décrite ailleurs constitue pour lesdites attaches une gymnastique directe bien plus efficace.

Les figures 59 et 60 représentent l'exercice des adducteurs fémoraux dont la contraction est accompagnée par celle des muscles du plancher. Le fait a été nié à la Société de médecine de Berlin. Cependant en se plaçant dans l'attitude de la malade et en exécutant le mouvement on perçoit (sensation subjective) la contraction périnéale. Elle est d'autant plus marquée que le siège est tenu plus haut, et tout à fait analogue à celle qu'on éprouve en retenant une garderobe ou un vent.

Le médecin écarte les genoux de la malade qui résiste, puis la malade les rapproche et le médecin résiste. Le soulèvement du siège n'a pas seulement pour but de déterminer la contraction périnéale, mais d'associer à cet exercice tonifiant les effets décongestionnants que produit la contraction des masses dorsales.

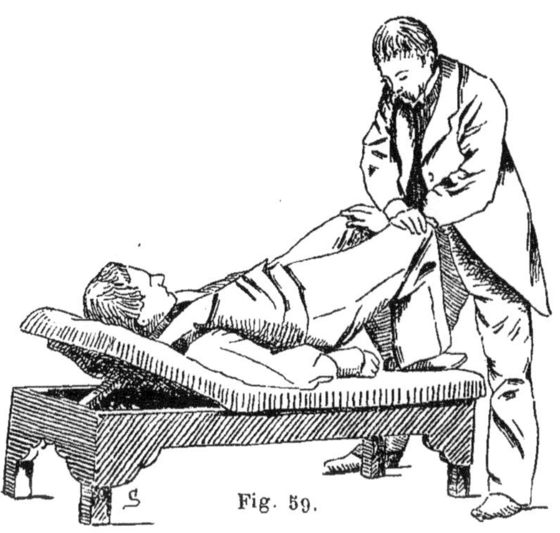

Fig. 59.

Les figures 61 et 62 représentent un mouvement de torsion du tronc

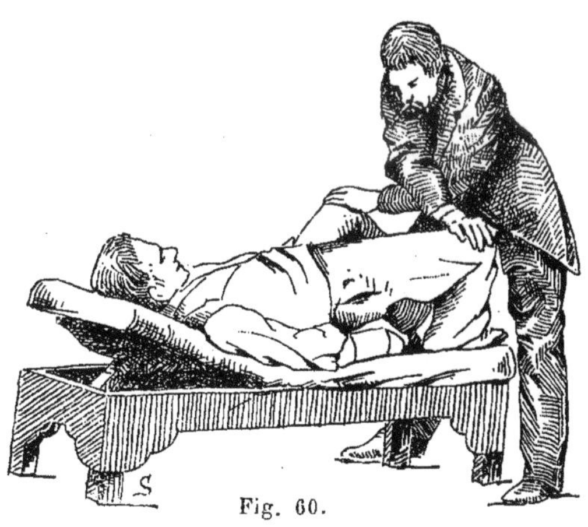

Fig. 60.

alternative de droite à gauche et de gauche à droite, et les figures 63 et 64 un mouvement d'inflexion latérale dans lesquels agissent les

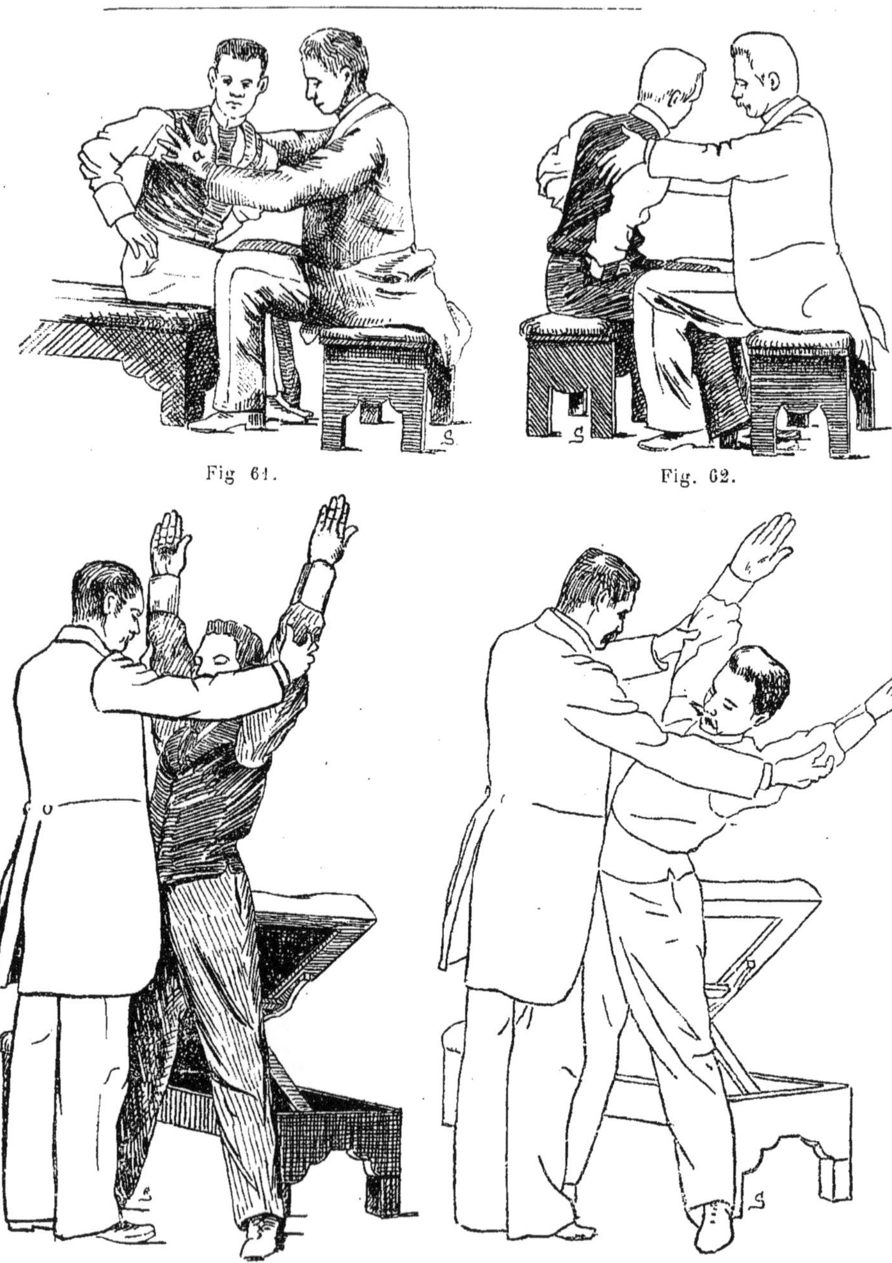

Fig 61.

Fig. 62.

Fig. 63.

Fig. 64.

muscles postérieurs et latéraux. Le médecin tourne ou infléchit le tronc de la malade passive ou active et dont le bassin est immobile ; puis la malade reprend activement sa position première, le médecin résistant.

La technique sera donnée au chapitre du traitement des relâchements ligamentaires et musculaires, prolapsus et ptoses, et des déviations.

EXERCICES CONTRE LA VASO-CONSTRICTION DES EXTRÉMITÉS

Leur but est de rétablir la circulation dans les extrémités habituellement froides. Ils sont actifs ou passifs et consistent en mouvements de flexion, d'extension et de rotation.

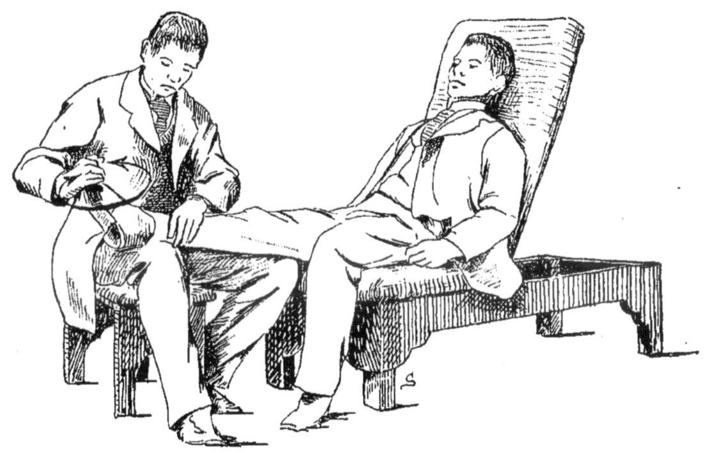

Fig. 65.

La figure 65 représente l'exercice de ce genre le plus usité. Le médecin imprime un mouvement de rotation aux pieds de la malade passive.

La technique sera étudiée au chapitre du traitement de la débilité générale et des troubles vaso-moteurs communs aux affections génitales.

La gymnastique anti-vaso-constrictive des extrémités favorise l'af-

flux du sang vers le bassin. On doit donc s'en abstenir ou être en garde
contre ses effets, *pour les malades débilitées et qui perdent du sang*,
surtout au début du traitement.

EXERCICES RESPIRATOIRES OU COMBURANTS

Leur but est d'activer l'hématose. Ils agrandissent le champ respiratoire en distendant un plus grand nombre de vacuoles et en facilitant
l'expulsion de l'air résidual. Sous l'influence de ce brusque apport
d'oxygène, la respiration des tissus augmente. Cette gymnastique est
passive ou active, de préférence passive, et, dans ce cas, doit être exécutée dans une attitude de repos absolu et de détente complète.

La figure 66 représente un des nombreux modes d'exécution de
la gymnastique respiratoire.

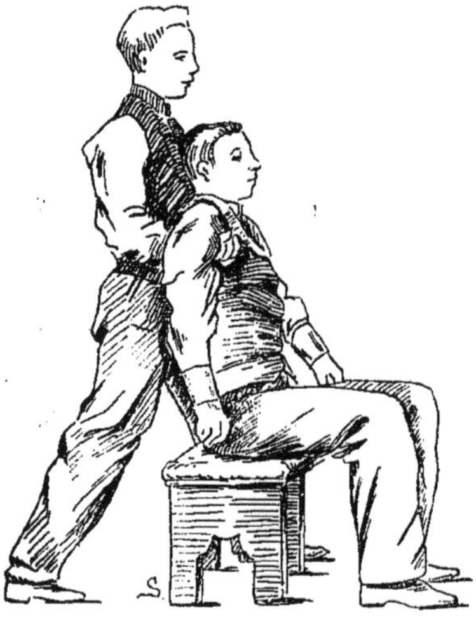

ATTITUDE DE LA MALADE. — La
malade assise, commodément
installée, le dos appuyé contre
le médecin debout, est passive,
comme morte. Ses bras pendent le long du corps. Leur
inertie doit être telle que si le
médecin les saisit et soulève, ils
retombent dans leur situation
et flaccidité premières, comme
il arrive dans la narcose du
chloroforme à la période dite
de résolution.

ATTITUDE DU MÉDECIN. — Il
fournit au dos de la malade un
confortable point d'appui. Je
place d'ordinaire le genou droit

Fig. 66.

ou gauche fléchi sur le tabouret, de façon que la cuisse correspondante
soit dans l'axe de la colonne vertébrale. L'attitude est autre sur la
figure.

MOUVEMENT. — On saisit les aisselles par-dessus ou par-dessous, par-dessous sur la figure, et les épaules sont enlevées directement en haut et aussi haut que possible. En même temps la malade fait lentement une inspiration très profonde. Puis le médecin abaissant doucement ses mains laisse descendre les épaules qui s'affaissent en vertu de la passivité complète de la malade. L'expiration est simultanée.

Il est bon qu'un exercice gymnastique respiratoire termine toute séance de kinésithérapie. Les inspirations et expirations sont répétées quatre à cinq fois.

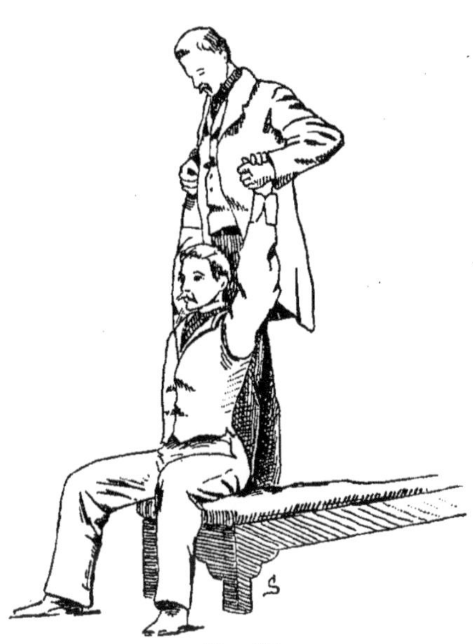

Fig. 67.

La gymnastique respiratoire n'est pas seulement comburante. Elle repose ; elle détend le système nerveux surtout lorsqu'on combine le mouvement d'expansion thoracique avec les étirements de bras et les vibrations légères (fig. 67 et 69).

Attitudes de la malade et du médecin. — La malade est assise, droite. Le médecin, debout derrière elle, fournit à son dos, avec la face externe du membre inférieur (pied tourné en dedans par conséquent) un confortable soutien. La tête de la malade

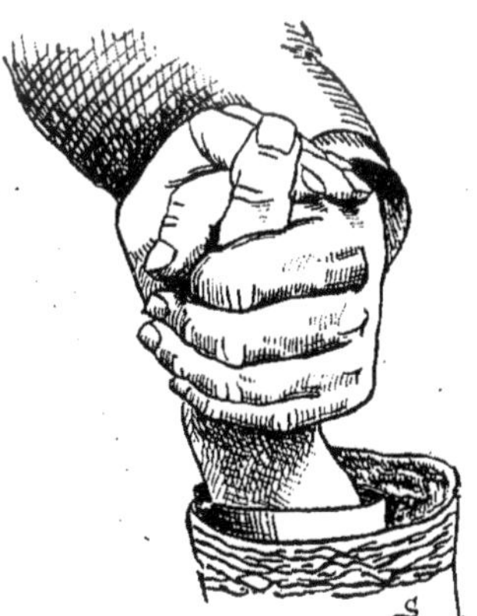

Fig. 68.

appuie sur la face externe de la cuisse gauche du médecin et son dos
contre la face externe de la jambe correspondante (fig. 67 et 69).
Malade et médecin se prennent les mains, de façon que les éminences
thénars réciproquement saisies soient emprisonnées entre les doigts
fléchis et les pouces croisés (fig. 68).

Mouvement. — *Premier temps.* — Le médecin étend verticalement
en haut les membres supérieurs de la malade passive, puis les étire
légèrement (fig. 67).

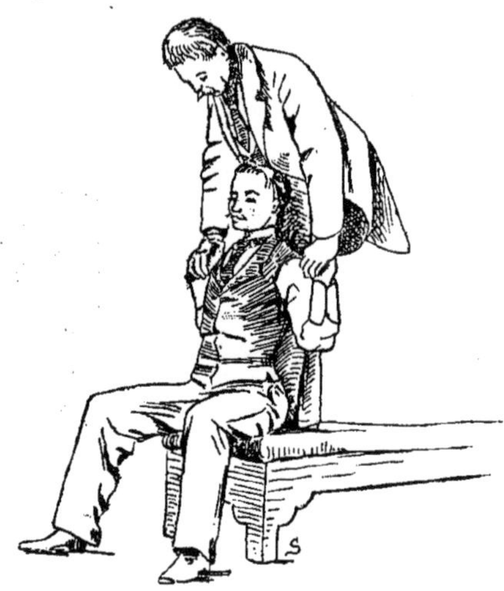

Fig. 69.

Deuxième temps. — La
malade ramène les membres
supérieurs à leur situation
première, c'est-à-dire en
flexion. Le médecin résiste.
Le deuxième temps prend
fin quand les mains de la
malade sont à peu près à
hauteur de ses épaules
(fig. 69).

L'exercice est répété quatre à cinq fois. La malade
fait une inspiration profonde
pendant le premier temps,
et une expiration pendant
le deuxième.

L'exercice se termine bras
en flexion, à la fin du second temps par conséquent, et avec l'expiration.
A ce moment le médecin, appuyant la paume de ses mains contre la
paume des mains de la malade, de façon à refouler légèrement en
arrière les coudes et les épaules, ce qui efface la poitrine, exécute une
vibration (fig. 69).

J'évite cet exercice chez les méno et métrorrhagiques.

§ B. — MASSAGE

Pour la plupart des méJecins, masser c'est pétrir, et pétrir évoque·
dans leur esprit l'image de la force. *Défaites-vous de ce préjugé aussi
naïf que celui du malade, qui, pour produire plus d'effet, avale toute
sa potion au lieu de se contenter d'une cuillerée.*

Quand on assiste à une séance de kinésithérapie, le petit nombre des
mouvements exécutés, la brièveté du massage, sa légèreté apparente et
le plus souvent très réelle, le peu de variété des manœuvres, surpren-
nent fort. Impossible d'admettre que si petits moyens produisent grands
effets. On s'en va plus sceptique qu'on n'était arrivé, scepticisme fort
naturel, mais que les faits cliniques et l'expérimentation changent en
fumée.

Qu'est-ce que le massage gynécologique? Une manipulation viscérale, exempte de violence, dans laquelle la force est exceptionnellement employée, car le maximum d'effets produits dépend du rétablissement plus ou moins intégral de la circulation abdomino-pelvienne,
et ce rétablissement est obtenu avant tout par la méthode, la douceur
et la patience.

Examiner une femme, la toucher, la palper, c'est déjà la masser.
Mettre en place un tampon, un pessaire, c'est encore masser, et il est
bien possible que les pessaires les plus efficaces soient ceux qu'on ôte
et remet le plus souvent. Brandt attribuait le soulagement causé par
cet instrument aux manœuvres préalables de réduction. Tout en re-
reconnaissant que *les tuteurs utérins, correctement placés,* ont, de ce
fait, une action bienfaisante, je vais plus loin que Brandt; car combien
de femmes qui n'ont ni déviation, ni abaissement, mais seulement de
la pesanteur par congestion, portent des pessaires, se trouvent améliorées, à condition de ne pas les laisser séjourner trop longtemps,
les ôtent et les remettent elles-mêmes *au hasard,* ce que d'ailleurs le
médecin fait aussi quelquefois. Ainsi s'explique comment certaines malades, qui font des rentes aux cabinets gynécologiques, se trouvent bien
de fréquentes séances, quoique les topiques varient; comment il en est
qui sont soulagées par de simples explorations, notamment par la palpation *brève et méthodique* au cours de la grossesse, l'élévation *légère* de

l'utérus, parfois inconsciemment pratiquée au moment où les mains pénètrent *graduellement et sans force* dans l'excavation pour y chercher l'extrémité céphalique engagée, soit que le médecin soulève directement l'organe gestateur, soit qu'il déprime avec douceur et assouplisse le revêtement péritonéal antérieur, soit qu'il exerce des *pressions ménagées, entrecoupées de pauses* sur les flancs de l'utérus, soit qu'il mobilise le fond, saisi de droite à gauche entre ses deux mains qui meuvent le pôle fœtal supérieur.

Si, au contraire, d'autres femmes redoutent les explorations parce qu'elles ravivent la douleur ou provoquent l'écoulement du sang, c'est que les massages inconscients du praticien sont mal faits. J'ai déjà signalé le fait et fourni un exemple à l'appui.

Exercez sur la face dorsale de votre main une légère et courte pression avec la pulpe de l'index opposé ; c'est un mode de massage. Les vaisseaux de la région comprimée se vident, puis le sang y afflue dès que la pression cesse. Cet afflux ne peut se produire sans que les vaisseaux voisins reçoivent le contre-coup de la brusque accélération du courant ; telle est l'image à peu près fidèle de ce que produisent, *localement,* l'index qui touche et la main qui déprime la paroi abdominale.

Bien dirigé, le massage détermine une vaso-constriction dans les organes profonds, mal dirigé, une vaso-dilatation ; cela sans que l'organe profond, dans lequel se manifeste l'un ou l'autre phénomène, soit saisi. A plus forte raison, s'il est saisi ; mais j'insiste sur ce remarquable retentissement du massage des viscères superficiels — je ne dis pas : massage cutané — sur les viscères profonds non saisis. On sent l'utérus dévié et irréductible, diminuer de volume et se mobiliser, ou grossir et s'immobiliser suivant la qualité du massage. Vaso-constriction dans le premier cas ; vaso-dilatation dans le second.

Mes travaux consignés dans la thèse de Romano, en juillet 1895, apportent, je crois, quelque appoint à la série d'expériences que M. François Franck résumait, en juillet 1896, devant l'Académie, dans un mémoire sur l'hyper et l'hypo-tension artérielles. Pour ma part, dans l'abstraction ardue et l'érudite complication de son discours, j'ai cru trouver des faits, des idées, de remarquables aperçus, qui prouvent la valeur de mes propres recherches. Ai-je bien vu ? Je l'espère ; mais, physiologiste par occasion, je me garderai et je ferai grâce au lecteur d'une discussion scientifique sur les vaso-moteurs, dans laquelle se perd aisément quiconque n'est pas du métier, et où, moi profane, je me noierais le premier.

Ce qui importe au clinicien, c'est d'être au clair sur l'essence des phénomènes physiologiques d'un bon massage. Cette essence la voici :

Pendant les manœuvres, évacuation d'un territoire ; dans leur intervalle, afflux avec précipitation du courant et répercussion sur les territoires voisins ; *mais cette répercussion s'étend au loin, très loin,* quand le massage est pratiqué sur le ventre, car il met en jeu *le réflexe dynamogénique.* Il retentit, selon toute vraisemblance, sur les cellules corticales. Sa répétition quotidienne laisse une trace, une empreinte durable dans les centres nerveux, qui, excités, imprégnés chaque jour, finissent par prendre ou retrouver une activité inconnue ou perdue dont tout l'organisme se ressent. L'excitation ou plutôt son effet se prolonge au delà des séances, peu d'abord, de plus en plus, par degrés, jusqu'à persistance. Comment expliquer le fait si étonnant des *petits moyens aboutissant à de grands résultats* sans *l'éducation nouvelle des centres moteurs?*

Le lecteur trouvera plus loin la relation des expériences révélatrices du pouvoir excito-moteur du massage abdominal ; mais bien autrement révélateurs sont les phénomènes cliniques. Qu'est-ce que la physiologie m'a montré? Une vaso-constriction ; fait banal. Seulement derrière lui se dérobe l'influence secrète sur les centres nerveux. Une expérience de Bubnoff et Heidenhain, pressentie par MM. François Franck et Pîtres, en donne peut-être la clef. Elle trouve, en tous cas, à mon avis, un sûr garant, dans la clinique, voire dans la simple logique, par la discordance même entre la médiocrité des constatations expérimentales et la grandeur des résultats.

Avant de passer à l'étude des divers modes de massage, je résume, comme suit, les principes qui leur sont communs et dont on ne doit s'écarter que sous certaines conditions :

Epargne de la douleur, pour se mettre à l'abri des contractions de la paroi ;

Interruptions, pauses, pendant lesquelles la dilatation des vaisseaux et l'accélération du courant se substituent à la constriction et au relâchement ;

Légèreté de main ;

Brièveté des manœuvres pour obtenir à coup sûr la stimulation et éviter, soit la parésie, soit au contraire le spasme.

Evacuation des territoires sanguins en procédant *de la périphérie au centre.*

Le massage présente des difficultés générales qui ne tiennent ni à l'inexpérience, ni à la brièveté des doigts, ni au défaut de méthode, ou de patience, ni à la diversité des lésions.

Elles se résument dans la difficulté ou impossibilité de déprimer la paroi abdominale pour atteindre les organes profonds.

Cette difficulté ou impossibilité est causée soit par l'épaisseur des parois, soit par leur tension, douloureuse ou non. Contre l'épaisseur du tissu adipeux, il n'y a pas autre chose à faire qu'à le diminuer, par le régime, par le massage et la gymnastique générale, et à attendre, en se contentant des effets de la friction circulaire superficielle, qu'on puisse saisir les organes profonds ou constater qu'on n'y arrivera jamais. L'adiposité est donc un très gros écueil.

A la tension des parois, on remédiera de diverses façons suivant la cause de cette tension. C'est tantôt la contraction de la sangle abdominale, tantôt l'induration du tissu cellulaire sous-cutané, tantôt l'étalement des intestins au-dessus de la cavité pelvienne.

La contraction de la paroi abdominale tient habituellement à ce que la malade respire mal ; soit qu'elle ne respire plus du tout, fixant son thorax pour tendre les droits antérieurs, par appréhension de la douleur, soit qu'elle respire irrégulièrement, ou qu'elle n'abaisse pas son diaphragme, ce qui représente la respiration costo-supérieure. L'accoutumance, l'attente d'un soulagement par expérience des séances précédentes, ou la certitude que le médecin évitera les points douloureux, fait disparaître l'appréhension et supprime la contracture, sorte de défense involontaire.

La fixation de la cage et la contraction sont favorisées par la flexion de la tête que la malade couchée exécute involontairement. Il suffit de l'interdire en rappelant à la femme la nécessité d'une passivité absolue.

Ne croyez pas qu'en faisant parler la malade vous obtiendrez une respiration régulière. Beaucoup d'entre elles ne savent pas respirer en parlant; mais le procédé est utile pour détourner l'attention des femmes qui s'appliquent à bien respirer, et, par crainte de ne pas réussir, font des efforts tout à fait contraires.

L'induration du tissu conjonctif sous-cutané tient à la cellulite douloureuse. Vous la traiterez et quand elle sera guérie, votre main pourra déprimer la sangle abdominale.

L'étalement des intestins au-dessus de la cavité pelvienne et l'impossibilité d'en déprimer ou déplacer les anses sont causés, soit par la rétroversion de l'utérus fixé, soit par la présence d'une tumeur dans le cul-de-sac postérieur; soit par du liquide ascitique peu abondant, logé dans les bas-fonds, soit par le tympanisme, soit par cet état particulier que j'ai qualifié ailleurs d'hyperémie. L'étalement des viscères se traduit par une résistance spéciale qui n'est ni la résistance d'un liquide, ni la dureté d'un muscle contracté, résistance élastique de boyau à moitié rempli par un gaz, mettant obstacle à la saisie des organes pelviens. Vous en triompherez avec le temps, mais n'oubliez pas, pour ne pas vous décourager, que le ventre *grossit et durcit à intervalles réguliers, au moment des poussées congestives,* sans parler des variations dues à la réplétion gazeuse et fécale.

Le massage gynécologique est uni-manuel ou bi-manuel.

Il comprend *sept* genres de manœuvres qui sont :

    1° LA FRICTION CIRCULAIRE ;

    2° LA VIBRATION ;

    3° L'EFFLEURAGE ;

    4° L'ÉTIREMENT ;

    5° LA PRESSION ;

    6° L'ÉLÉVATION ;

    7° LA MALAXATION.

Ces manœuvres se succèdent, se conbinent suivant nécessité mais ne sont pas nécessairement toutes employées. Chaque cas a ses exigences.

1° FRICTION CIRCULAIRE. — On l'exécute toujours de la main libre (la droite, sauf pour les gauchers) à travers les parois abdominales déprimées, en évitant les régions douloureuses, sur les viscères abdomino-pelviens, avec la pulpe de l'index, du médius, et de l'annulaire. C'est l'épaule du masseur qui travaille. Elle met en mouvement le bras, l'avant-bras, le poignet. Les doigts entraînent les tissus, ne glissent pas sur eux, et se déplacent fréquemment même dans une petite zone. Ils décrivent des cercles peu étendus, deux, trois ou quatre fois, s'arrêtent, se déplacent et recommencent. De là résultent de continuelles et courtes interruptions. *Ces pauses presque machinales ont la plus haute importance.*

La friction circulaire est pratiquée avec ou sans le secours de la main gauche. Dans le premier cas l'index gauche introduit dans le vagin ou le rectum soulève les tissus et les pousse vers la main droite. Cet index ne se meut en principe que si la main droite change de place et pour l'accompagner. Lorsqu'on veut masser un organe isolé le point d'appui indexiel est indispensable. Lui seul permet cet isolement, cette saisie ; mais je crois, en outre, qu'il vaut mieux, dans tous les cas, même quand la saisie est impossible, pratiquer le toucher vaginal ou rectal avec la main gauche en même temps que la droite exerce la friction circulaire,

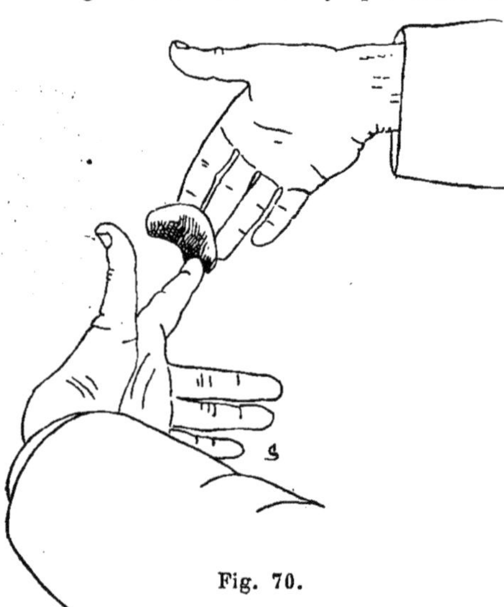

Fig. 70.

d'abord parce que l'index gauche explore les organes, apprécie leur situation, leur mobilité, leur consistance, leur nature, ensuite, parce que, même immobile, il exerce un véritable massage. Ses pressions, légères ou fortes, modifient la circulation. Ne voit-on pas, je le répète encore, de simples explorations digitales augmenter les pertes sanguines ou provoquer les règles, surtout quand l'opérateur n'y va pas de mainmorte ?

La figure 70 représente le massage par friction circulaire d'un organe — col de l'utérus — isolé et tenu entre l'index gauche immobile et deux doigts de la main droite qui pratiquent la friction circulaire.

Ici l'utilité, la *nécessité* du point d'appui est incontestable, mais dans un très grand nombre de cas, au début du traitement, aucun organe n'est saisi : le massage s'exerce par l'intermédiaire des viscères. La fig. 71 représente ce genre de massage dit indirect. Les frictions circulaires sont exercées suivant une ligne autour d'un utérus (υ) rétrodévié dont la mobilité est explorée par l'index gauche.

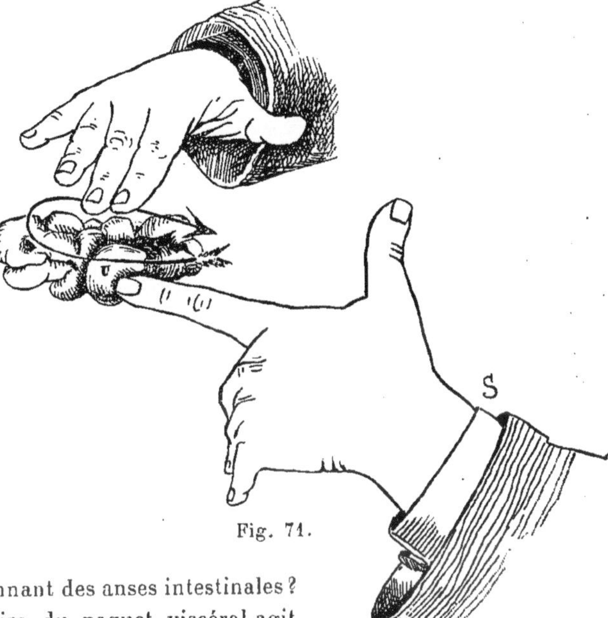

Fig. 71.

Quelle action peut avoir la main droite frictionnant des anses intestinales ? La friction circulaire du paquet viscéral agit d'abord sur l'état général par une sorte de choc en retour cardiaque et cardio-vasculaire. Contraction des vaisseaux mésentériques, contraction du cœur, accroissement de pression intra-vasculaire, vaso-constriction des membres supérieurs et inférieurs *pendant la friction ;* dilatation des vaisseaux mésentériques, dilatation du cœur, vaso-dilatation des membres supérieurs et inférieurs, précipitation du courant sanguin, amplitude plus grande du pouls capillaire, *pendant les pauses.* Ces effets circulatoires remarquables relevant et tonifiant l'état général avant même que l'action curative locale soit manifeste, suggérés par toutes mes observations, mis en lumière par les expériences consignées dans la thèse de Romano, ex-

pliquent, comme je l'ai déjà dit, les merveilles du massage et les
succès des praticiens aux doigts courts ou inexpérimentés mais pru-
dents et de main légère. Point spéciaux, d'ailleurs, à la friction circulaire,
ils sont également la conséquence d'autres modes de massage.

La fig. 72 représente les modifications de la circulation *périphérique*
d'une femme pendant le massage abdominal. L'appareil enregistreur
était fixé aux *doigts*.

Les effets locaux produits par la friction circulaire sur les organes

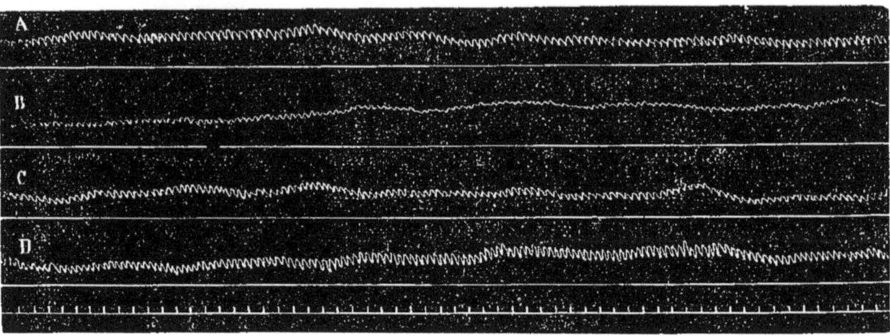

Fig. 72.

A. Avant le massage. — B. Pendant le massage. — C. Une minute après le massage. — D. Deux minutes après le massage.

profonds non saisis s'expliquent par la même alternative de vaso-constriction et de vaso-dilatation. Puisque le massage a son contre-coup
dans toute l'étendue de l'arbre circulatoire, par excitation du réflexe
dynamogénique, ce contre-coup doit être ressenti au voisinage de l'endroit où la friction circulaire est pratiquée. Il l'est même doublement.
L'action est directe et indirecte.

La mobilisation des viscères est un autre effet local de la friction circulaire. Est-il purement mécanique? J'en doute et crois qu'il dépend
des modifications de la circulation, en partie tout au moins. Quoi qu'il
en soit, lorsqu'on exerce le massage, à travers le paquet viscéral *autour*
d'un utérus rétrodévié, réductible, *en insistant à droite et à gauche et
au-dessus de l'ombilic,* c'est-à-dire bien au-dessus de la région occupée
par l'organe déplacé, le fond de cet utérus *tend* à monter vers la
paroi abdominale, quoique l'index explorateur le soulève à peine. Il
tremblote. Il flotte. Le phénomène n'est pas constant et j'ai remarqué,
dans les cas où il échoue, des résistances non point pariétales, mais

intestinales qu'on ne rencontre pas dans ceux où il réussit. Comme ces résistances s'évanouissent à la longue, je les attribue à un état du tube digestif, y compris l'estomac et le tablier épiploïque, variant de la parésie des viscères à leur agglutination ou adhérence.

Un fait capital à noter, c'est que les alternatives régulières de vaso-constriction et de vaso-dilatation qui facilitent le cours du sang dans les organes génitaux et, partant, réduisent leur volume, ne sont obtenues que par les massages, légers, courts, et pratiqués de la périphérie au centre. Un massage fort et prolongé pratiqué à travers le paquet intestinal sur un utérus dévié, congestionne cet utérus, l'augmente, le rend irréductible, provoque l'hyperémie, la stase, la vaso-dilatation. Il détermine ou accroît la parésie vasculaire.

2° VIBRATION. — C'est une trémulation rapide imprimée aux tissus. La plus communément employée s'exécute avec la paume de la main posée à plat sur les téguments abdominaux qu'elle déprime légèrement (fig. 73).

L'articulation du coude est un peu fléchie. Ce sont les muscles de l'avant-bras et du bras qui travaillent. La vibration régulière, très rapide, égale, sans soubresauts, est un des procédés de

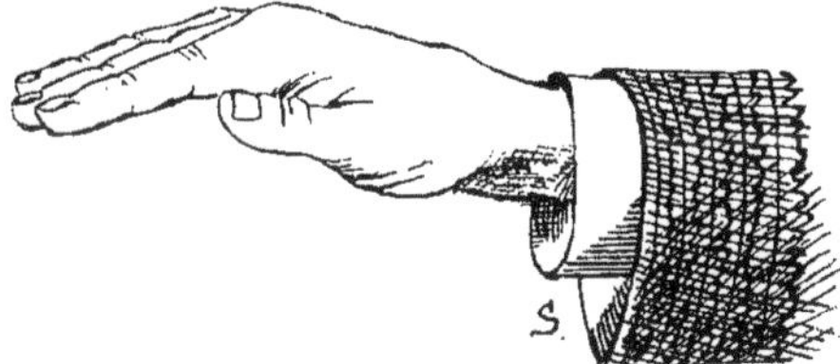

Fig. 73.

massage les plus difficiles. On la pratique plus ou moins bien, suivant l'habitude qu'on en a. Un certain degré de fatigue des muscles favorise la vibration, car j'ai remarqué qu'on l'exécutait mieux après avoir fait effort avec ces muscles. En pareil cas, il m'est arrivé de pouvoir pratiquer une vibration très égale, très rapide et soutenue pendant trente, quarante secondes et même davantage, mais d'ordinaire je suis incapable d'atteindre dans ce genre de massage la perfection que j'ai rencontrée chez l'un des médecins de l'Institut gymnastique de Stockholm.

De telles difficultés expliquent l'invention des vibrateurs mécaniques, dont le premier a été imaginé par Liedbeck, professeur et directeur de cette école. Celui que Gaiffe a construit à Paris est plus maniable, mais

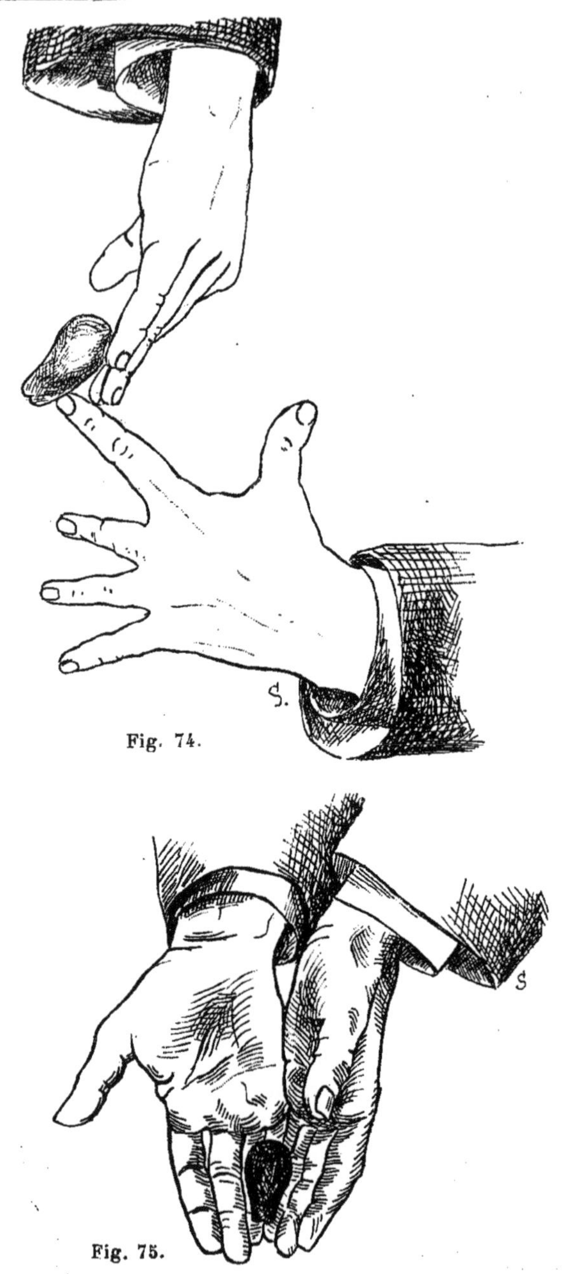

Fig. 74.

Fig. 75.

ne peut s'appliquer que sur la paroi abdominale. On le modifierait sans peine.

La vibration ne s'exécute pas seulement avec la paume de la main, mais aussi avec l'extrémité des doigts profondément introduits dans le cul-de-sal péritonéal antérieur, en refoulant la peau et les tissus sous-cutanés, soit avec une seule main (fig. 74), soit avec les deux mains et alors par un aide — élévation — (fig. 75).

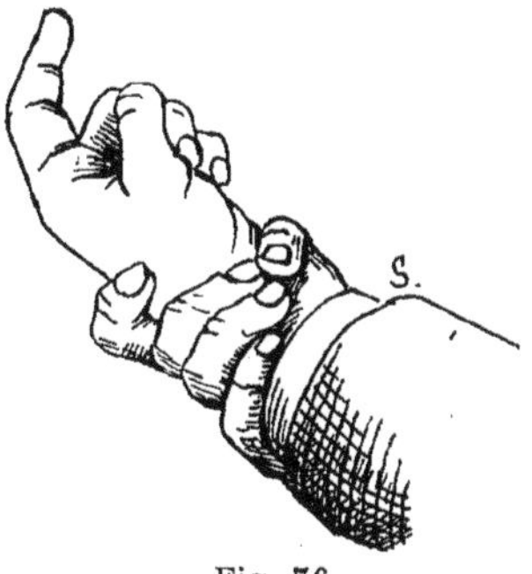

Fig. 76

On l'exécute encore intérieurement avec la pulpe de la phalangette indexielle dans les cas de cystalgie — cellulite péri-uréthro-vésicale — (fig. 76).

On l'exécute enfin extérieurement pour le massage gastrique avec la face dorsale de la phalangette et de la phalangine de l'annulaire, du medius, et de l'index se touchant par leur extrémité (fig. 77, 78).

Brandt s'est servi de l'hystéromètre comme vibrateur pour provoquer le flux cataménial.

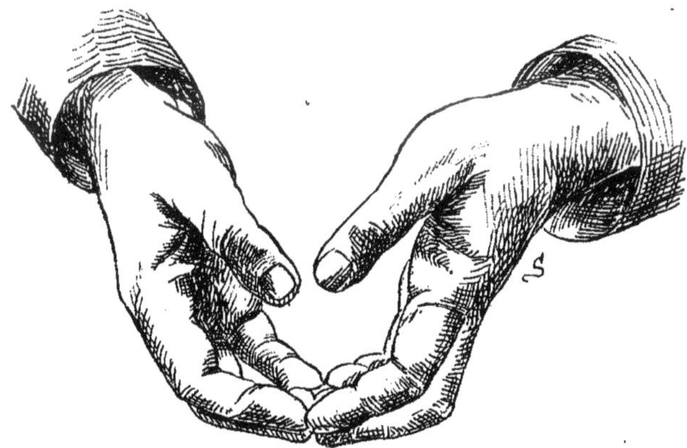

Fig. 77.

Je n'ai pas suffisamment étudié la vibration mécanique pour juger sa valeur en *gynécologie,* vantée par le Dr Bourcart, mais les expériences que j'ai faites ne m'autorisent pas à la considérer comme supérieure à la vibration manuelle dont je me suis contenté jusqu'à présent, à l'exemple de Brandt. Son emploi est constant. On l'associe à la plu-

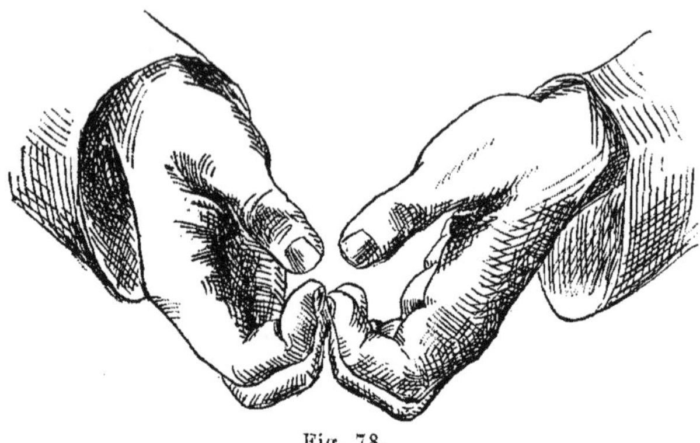

Fig. 78.

part des procédés du massage. C'est une manœuvre calmante, par excellence.

3° Effleurage. — C'est un mode de massage, uni-manuel, uni-digital, indexiel, qui se pratique avec l'une ou l'autre main. La gauche suffit dans la grande majorité des cas à un masseur exercé et a l'avantage d'épargner les lavages multipliés qu'exigent les changements de main.

On exerce l'effleurage par le rectum sur la plus grande étendue possible du plancher et des parois pelviennes, par le vagin sur les parois latérales de ce conduit, s'il est œdémateux. On l'exerce également par le rectum sur la fosse de Douglas, sur les ligaments de Douglas, autour du fond des utérus rétroversés, sur les trompes et les ovaires turgides, prolabés, immobilisés par la cellulite douloureuse. C'est alors la pulpe de la phalangette, le bout de l'index qui manœuvre. Pour le plancher et les parois, les trois phalanges agissent. Elles dilatent les sphincters, dépriment doucement le plancher et le balaient non moins doucement, lui et les parois postéro-latérales, de bas en haut, aussi haut et aussi loin que possible, comprimant, aplatissant, étendant les tissus avec douceur ; manœuvre assez analogue à celle qu'on pratique sur les cadavres infiltrés pour chasser

la sérosité, mais qui n'exige pas plus de force que celle qu'on déploie
pour écrire sur la buée d'une vitre (comparaison de Brandt). Par le

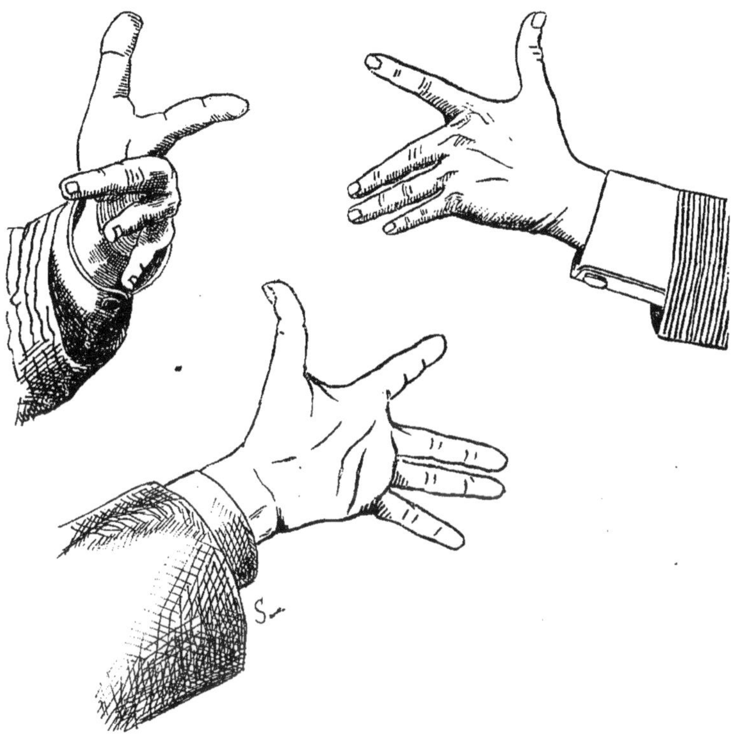

Fig. 79.

vagin, une ou deux phalanges agissent seules, de même façon, sur les
parois latérales infiltrées.

La fig. 79, qui représente la position dite de Brandt, représente aussi
la position qu'il donnait à sa main, pour l'effleurage de la paroi postéro-
latérale gauche par le rectum, au début de la course. Le point de départ
est sur la ligne ano-coccy-sacrée.

L'index étant parvenu au terme de sa course on le ramène sur la ligne
ano-coccy-sacrée, sans répéter l'effleurage de haut en bas, et la manœuvre recommence toujours de bas en haut.

Quand la paroi postéro-latérale gauche a été ainsi massée cinq ou six fois on passe à la paroi droite pour l'effleurage de laquelle le medius, l'annulaire et l'auriculaire se fléchissent dans la paume.

La fig. 80 représente la main commençant l'effleurage de la paroi postéro-latérale droite.

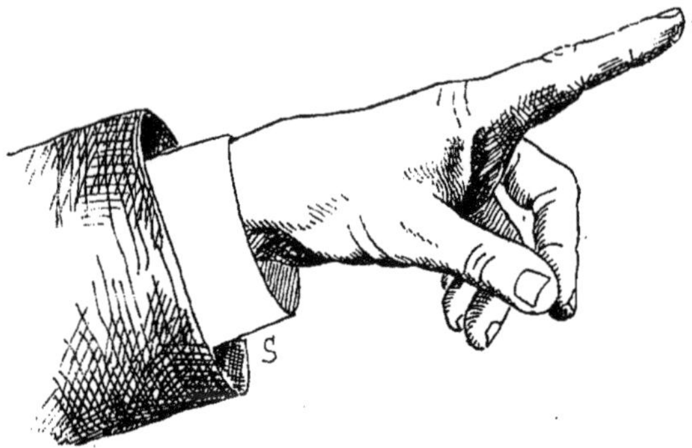

Fig. 80.

La fig. 81 représente la main et le doigt approchant de l'extrémité de la course.

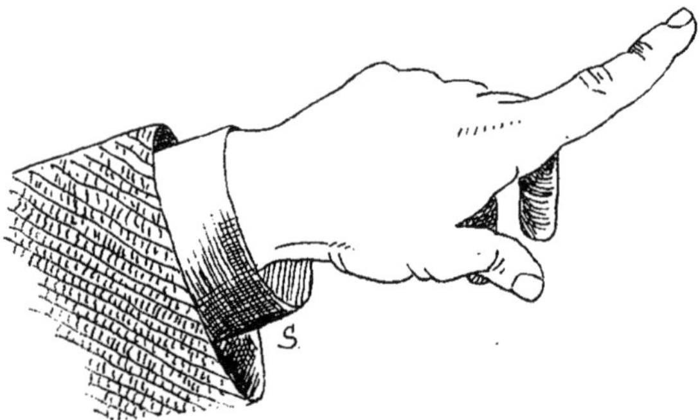

Fig. 81.

Puis on ramène l'index sur la ligne ano-coccy-sacrée et la manœuvre recommence.

C'est pour l'effleurage des parois postéro-latérales et surtout antéro-latérales droites qu'on pourrait se servir avec avantage de l'index droit pour une pénétration profonde, l'emploi de la main gauche obligeant à la flexion des doigts dans la paume et à une pronation forcée qui font perdre du terrain. Jusqu'à présent je n'ai pas changé de main; l'index gauche m'a suffi.

L'effleurage des parois pelviennes a une influence remarquable sur la circulation génitale, c'est le meilleur mode de traitement de la cellulite douloureuse qui, partie de l'anneau celluleux péri-isthmique et de la fosse de Douglas, se propage à la couche de tissu connectif qui entoure le rectum et tapisse le plancher. De plus il retentit comme la friction circulaire abdominale sur la circulation générale, puisque nous avons vu, Comte, Romano et moi, les capillaires digitaux se contracter sous son influence (fig. 72).

4° ÉTIREMENT. — Manœuvre par laquelle on allonge les ligaments raccourcis, et les brides ou adhérences. L'étirement est tantôt bi-manuel, tantôt uni-manuel, tantôt *direct*, tantôt *indirect*. Le mieux est de saisir les ligaments eux-mêmes; mais on est souvent réduit à l'éti-

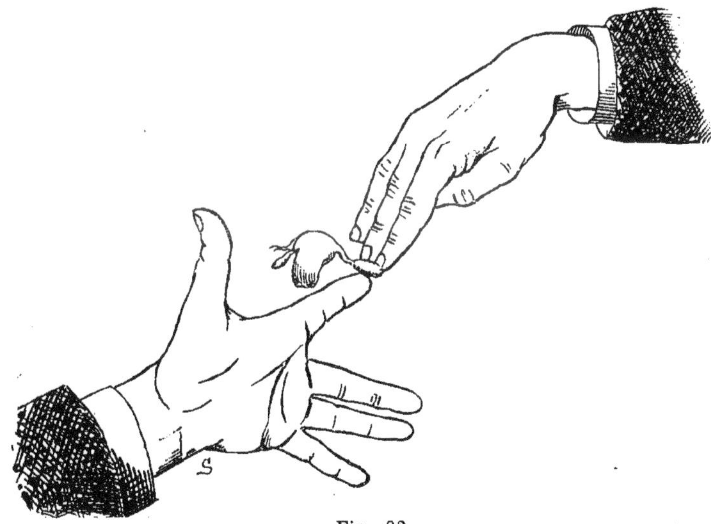

Fig. 82.

rement indirect. Alors on saisit l'utérus. Ce procédé est inadmissible quand les trompes sont exposées au tiraillement. On ne doit exercer de

13

traction sur les ligaments larges saisis en masse que si la trompe prolabée, flottante, n'est pas exposée à les subir.

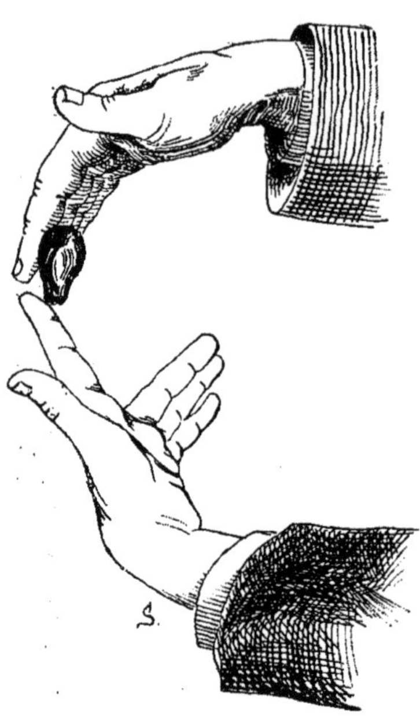

Fig. 83.

La fig. 82 représente un étirement bimanuel direct. L'index gauche par le rectum, ou
le vagin, et deux ou trois doigts
de la main droite, à travers la
paroi abdominale, saisissent les
brides d'un ovaire et d'une
trompe fixés à la paroi osseuse.

La pression vaginale antérieure et l'élévation sont d'excellents modes d'étirement direct, qui seront décrits plus
loin.

La fig. 83 représente un étirement
bimanuel indirect. L'index gauche
par le vagin ou le rectum, l'index,
le médius et l'annulaire droit à travers la paroi abdominale, saisissant
l'utérus au voisinage de l'isthme, étirent le ligament large droit.

La fig. 84 représente un étirement
uni-digital indirect. L'index gauche,
par le rectum, s'applique sur la face

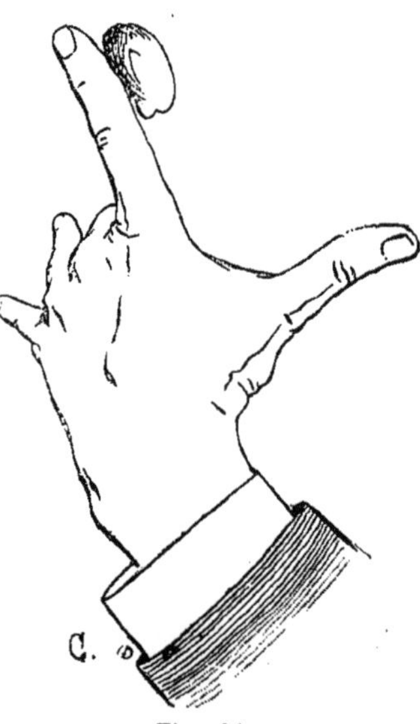

Fig. 84.

postéro-latérale droite de l'utérus dont la corne droite est fixée par rétraction du sommet du ligament large droit et étire cette partie du ligament.

La fig. 85, qui représente une manœuvre de réduction, donne l'idée d'un étirement uni-manuel, bidigital alternatif. L'index gauche par le rectum, le pouce gauche par le vagin, exercent alternativement, le premier une traction sur le corps de l'utérus fixé, le second une pression sur le col et la région isthmique. Traction et pression produisent le même effet, l'une directement, l'autre par bascule. Elles étirent soit le sommet, soit la base du ligament large dont la rétraction dévie la corne correspondante. Sur la figure c'est le pouce qui manœuvre.

Les étirements sont toujours précédés, accompagnés et suivis de massage par frictions circulaires, ou par effleurage. Etirer avant d'avoir fait disparaître la cellulite, compagne habituelle des adhérences par néo-membranes ou soudures et principe de la contraction, de la contracture, ou de la rétraction, est une faute.

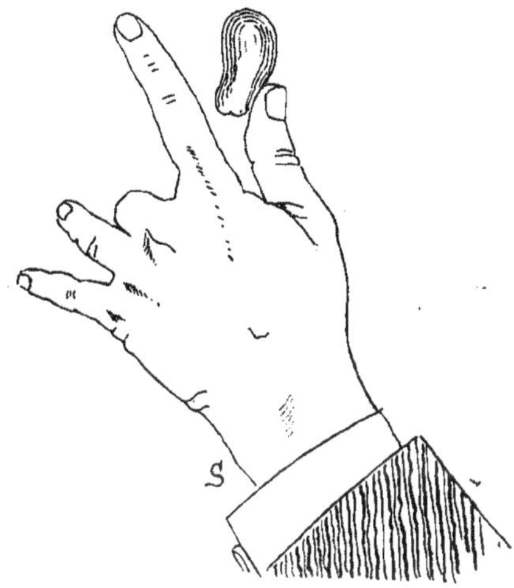

Fig. 85.

L'étirement des soudures d'organe mobile à organe mobile offre des difficultés parfois insurmontables. On n'agit pas à proprement parler par étirement, mais par une sorte de foulage des tissus intermédiaires jusqu'à disjonction, *quelquefois peut-être par rupture ; mais ce procédé n'est nullement recommandable.*

On se figure en général que le massage rompt les adhérences, c'est une erreur. Il les allonge, les amollit, ou provoque leur résorption. *Rompre est d'ordinaire impossible et toujours dangereux.*

5° Pression. — Si l'on étudie avec soin les descriptions qui précèdent on verra que la pression est sans cesse combinée avec les autres modes de massage. L'index gauche, qui sert de point d'appui, exécute une pression, le doigt qui effleure ou qui étire, la main qui palpe et sai-

sit les organes, exécutent des pressions. De même, la pression redressante de Brandt est un véritable étirement.

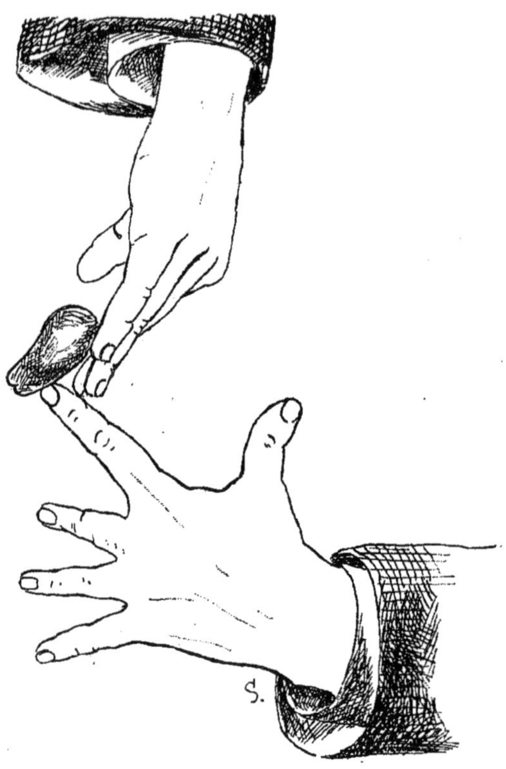

Fig. 86.

La fig. 86 représente cette manœuvre qui consiste à introduire quatre doigts de la main droite entre le pubis et le fond de l'utérus vertical ou antéversé, ou faiblement incliné en arrière et à exercer une
pression au fond du cul-de-sac péritonéal antérieur. On sent alors les
tissus s'allonger et s'assouplir; de plus ils deviennent indolents s'ils
étaient douloureux; enfin, quand on retire brusquement la main, l'index qui touche et à la rencontre duquel les autres doigts étaient des-

cendus, perçoit sur son bord radial, l'utérus couché et tout à fait mobile, si l'étirement a rendu à l'appareil antéverseur toute la souplesse qu'il avait perdue.

En exécutant une série de petites pressions successives, la bascule s'exagère à chaque pression, et en même temps on constate que l'utérus entier s'élève. Cette élévation n'est pas une illusion sensorielle produite par l'ascension du col le long de la concavité sacrée en même temps que le fond du corps s'incline vers le pubis, à la façon d'un levier dont une extrémité monte pendant que l'autre baisse. L'ascension est réelle ; je ne l'ai pas seulement sentie — et cela plus de mille fois — je l'ai vue sur le cadavre, mais je ne me l'explique pas. Je m'explique au contraire fort bien la bascule du fond, le ressort de Brandt, phénomène mécanique et vital. J'ai constaté en effet que le phénomène de la bascule avait pour cause la *tension de la paroi vaginale antérieure*. Voilà pourquoi, en décrivant cette expérience dans mon introduction, j'ai appelé la pression redressante de Brandt, pression vaginale antérieure et dit que son procédé transformait la paroi antérieure du vagin en ligament antéverseur.

La pression redressante pratiquée par un aide et des deux mains représente le premier temps de l'élévation qui est par conséquent une pression redressante plus puissante, associée à un plus puissant étirement.

6° ÉLÉVATION. — Manœuvre qui a pour but de déterminer l'ascension de l'utérus et qui se compose d'une pression, et souvent d'un étirement et d'une vibration, combinés.

Quand elle ne se borne pas à l'ascension brève accompagnée de forte antéversion qui vient d'être décrite à propos de la pression redressante, elle est complétée par un soulèvement de tout l'utérus saisi à deux mains et tiré en haut, de façon que le col monte le long du sacrum comme s'il gravissait des échelons. *Exclusivement réservée au prolapsus*, cette variété d'élévation est pratiquée par un aide dont les mains descendent à fond dans le cul-de-sac péritonéal antérieur. L'opération est surveillée et dirigée par le médecin dont l'index gauche introduit dans le vagin accompagne le col pendant l'ascension et pendant la descente qui ne doit jamais être brusque.

La fig. 87 représente la saisie de l'utérus par les mains de l'aide tandis que le médecin contrôle la manœuvre avec l'index.

La manœuvre est décrite en détail au chapitre du prolapsus.

7° MALAXATION. — Réservée à la paroi abdominale elle a pour but de l'assouplir.

Son indication habituelle est l'infiltration et l'induration des parois

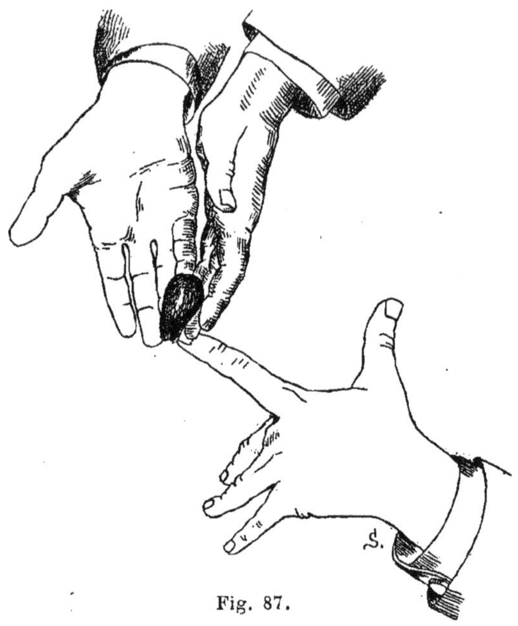

Fig. 87.

du ventre et la cellulite douloureuse sous-cutanée abdominale ou *panniculite*. Dans le premier cas on peut opérer la malaxation au cours même des différentes manœuvres de massage ; c'est-à-dire qu'on interrompt par exemple la friction circulaire de temps en temps pour saisir à poignée dans la main droite entre les pulpes digitales et les éminences thénars et hypothénars la paroi dont on malaxe doucement et successivement les divers plis ainsi formés. Dans le second cas, on opère au début de la séance, avant tout autre mode de massage. Les deux mains saisissent entre les pulpes des quatre doigts et du pouce un pli de la peau, le palpent, y cherchent les points douloureux et les noyaux d'œdème et les massent sans force, en étirant un peu les tissus (fig. 88).

La malaxation de la paroi abdominale atteinte de panniculite est avec l'effleurage du rectum douloureux le seul mode de massage dans

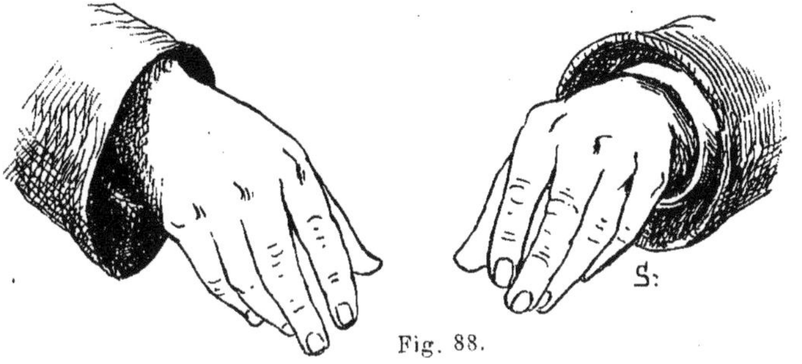

Fig. 88.

lequel la souffrance est inévitable pendant les premières séances.

§ C. — RÈGLEMENTATION GÉNÉRALE DU TRAITEMENT

Le traitement est quotidien, sauf l'interruption du dimanche qui, par exception, n'est pas accordée aux méno et métrorrhagiques dans le courant du premier mois. Il est continué pendant les règles. La durée moyenne est de trois mois, souvent de beaucoup dépassés. Mais les interruptions peuvent être alors avantageuses. La malade doit ressentir, ou le médecin constater, une amélioration générale ou locale, au plus tard, dès le second mois. Quand, après une série ininterrompue de progrès, un ou deux mois entiers s'écoulent sans que la malade en accuse ou que le médecin en perçoive de nouveaux, on cesse ou on suspend le traitement. Les reprises sont en général de plus en plus courtes, de plus en plus espacées. Si des accidents aigus surviennent au cours du traitement, tantôt on le continue, tantôt on le suspend; mais pour le reprendre le plus tôt possible. Ce problème important a déjà été posé et résolu au chapitre des contr'indications. Il le sera de nouveau aux chapitres des œdèmes abdomino-pelviens.

Le médecin doit pratiquer chez lui, exceptionnellement chez la malade jusqu'à ce qu'elle ait la force de marcher et de sortir. Pas de séjour prolongé au lit. Pas de repos absolu. Repos relatif, exercice journalier proportionné aux forces et graduel. La malade, dès le début, ou tout au moins dès la première quinzaine du traitement, marchera pendant dix minutes ou un quart d'heure au moins avant et après la séance.

Elle vaquera à ses occupations dans une juste mesure. Il en est qui causent préjudice au traitement. On les supprimera s'il y a moyen. Parmi ces occupations préjudiciables je place au premier rang celles dans lesquelles la même situation, assise ou debout, sans marcher, est conservée longtemps, celles qui nécessitent de grands efforts ou un dur labeur. On déconseillera pour ces raisons le théâtre, les essayages de robes, les magasins, les expositions, aux femmes du monde ; aux femmes d'hôpital, le lavoir, le frottage, la couture non interrompue, à la main comme à la machine, le travail autour des mannequins, etc., etc.

Donnez des rendez-vous et soyez exact. Exigez la ponctualité. L'énervement des longues attentes, dans l'immobilité, est détestable pour les malades.

Le corset entrave la circulation abdomino-pelvienne, fait naître ou entretient les maladies des femmes. C'est lui qui crée ou exagère le mauvais type respiratoire dit costo-supérieur. Il s'oppose à la respiration du ventre. Mieux vaudrait le supprimer ; mais j'ai dit qu'à Paris, pareille croisade serait naïve. En tous cas, qu'il ne soit pas serré.

Rapports sexuels modérés ou suspendus ; pas de drogues ; pas d'injections sauf indications formelles. Le rectum doit être vide autant que possible, *en tous cas* la vessie.

Les séances auront lieu au moins deux heures et demie après le repas. A son arrivée la malade dénoue ses jupes, dégrafe son corsage, enlève ou dégrafe jusqu'en haut

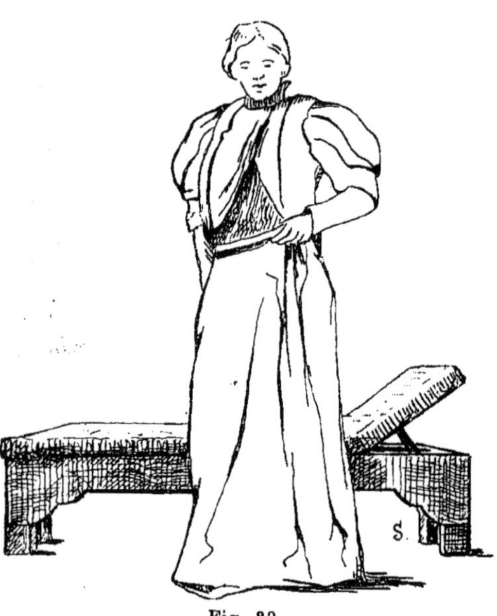

Fig. 89.

son corset. En cela consistent tous les préparatifs (fig. 89).

Elle exécute alors un ou plusieurs mouvements gymnastiques. Si ces mouvements sont exécutés dans la station sur pieds, elle noue très làchement ses jupes, de façon qu'elles ne glissent pas. Le traitement peut consister uniquement dans la gymnastique, ce qui est de règle pour les simples troubles fonctionnels. La malade exécute trois, quatre, cinq, six mouvements variés, répète chacun en moyenne trois, quatre ou cinq fois, avec un court repos entre chaque variété. Un mouvement respiratoire termine la séance. La malade rajuste ses vêtements et s'en va. Le tout exige une demi-heure au plus, suivant le nombre des mouvements, suivant aussi qu'on y ajoute un court massage des membres, de l'estomac, du ventre ou de telle autre région du corps. Je comprends dans la demi-heure le temps de se déshabiller et de s'habiller, à condition que la malade ne lambine pas.

Si le massage gynécologique doit être pratiqué, la malade, après avoir exécuté un, deux ou trois mouvements gymnastiques — je me contente habituellement d'un seul choisi parmi les essentiels — s'étend sur la chaise dans l'attitude de la fig. 90.

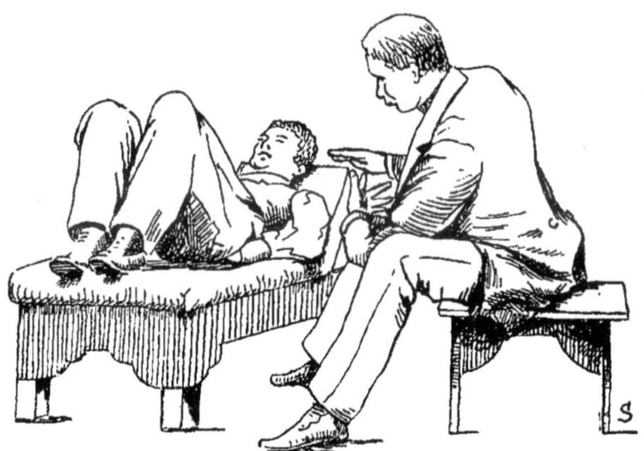

Fig. 90.

Le médecin, qui a graissé de vaseline boriquée son index, son pouce et le bord radial du médius de la main gauche, s'assied sur le tabouret à gauche de la malade dont les jupons ont leur coulisse entièrement déplissée et dont la poitrine est débarrassée de toute étreinte. Avec la main droite passée sous les jupes, il aplatit celles-ci et ouvre un chemiu large et facile jusqu'à la vulve, à la main et au bras gauche qui sont alors introduits sous la cuisse gauche de la malade. Raison de simple propreté. Il ne faut pas que la main se perde dans les plis des vêtements, les graisse, et se souille elle-même à leur contact.

L'index gauche est introduit dans le vagin ou dans le rectum, en règle dans le vagin, et la main placée dans la position de Brandt. *La fig. 90 représente l'attitude de la malade, celle du médecin, et la position des mains pour la friction circulaire.* Le médecin tire son tabouret le plus près possible de la chaise, écartant les jambes pour diminuer encore la distance; son coude gauche prend un point d'appui sur la face interne de la cuisse correspondante, comme le montre la figure. Alors commence le massage pendant lequel la femme doit être absolument passive.

Brandt, quand je l'ai vu, avait l'habitude de placer la malade sur la chaise de façon que ses pieds en touchassent l'extrémité. Lui-même s'asseyait de manière que sa cuisse gauche longeàt cette extrémité. Sous son jarret s'enfilait le pied gauche de la malade. D'autre part sa cuisse droite longeait ou à peu près le bord gauche de la chaise, formant avec la cuisse opposée un angle qui se rapprochait de l'angle droit. De cette façon tabouret et chaise se touchaient presque. Aussi Brandt se courbait fort peu pour le massage. Cette situation est certainement la meilleure; mais tout le monde n'a pas la souplesse articulaire que l'ancien gymnaste avait conservée jusqu'à soixante-douze ans.

Le médecin place la pulpe de l'index gauche dans l'un des culs-de-sac latéraux ou en avant du col, rarement en arrière. De la main droite il exécute des frictions circulaires *à droite, à gauche, et au-dessus* de l'ombilic, par conséquent à une hauteur telle que l'index ne perçoit aucun des mouvements de la main qui masse. Les frictions circulaires sont interrompues par des vibrations que la paume exécute.

Puis la main droite descend au niveau de l'une et de l'autre fosse iliaque et répète les mêmes frictions circulaires entrecoupées des mêmes vibrations. Pendant le massage l'index gauche occupe le cul-de-sac sous-jacent à la région massée et perçoit ou ne perçoit pas les mouvements de la main droite. Il déprime sans force les tissus, les soutient si

les mouvements sont communiqués, et s'ils ne le sont pas, se contente
d'apprécier le degré de souplesse de l'appareil suspenseur qui doit augmenter graduellement.

Là se borne en bien des cas le massage au début du traitement, pour
un praticien d'expérience et de savoir faire. Quelques dernières frictions
à droite et à gauche de l'ombilic et le massage est terminé. Durée :
deux à trois minutes, pas davantage. Ne se préoccuper que d'avoir la main
légère et d'éviter les points douloureux. Là encore se borne le massage
pendant toute la durée du traitement pour les masseurs et masseuses
aux doigts courts ou incapables de faire un diagnostic.

Un tel massage produit cependant l'effet remarquable sur l'état général que ce livre signale, phénomène qualifié par moi de choc en retour
cardiaque et cardio-vasculaire. Il est de plus analgésique. C'est lui que
j'ai décrit sous ce nom dans mon rapport. Je ne soupçonnais pas alors
l'existence du réflexe dynamogénique. Je doutais même que la circulation pelvienne ressentît d'aussi superficielles frictions.

Tout insuffisantes qu'elles soient ces frictions ont donc une importance capitale. Le praticien le plus consommé y aura constamment recours. C'est par les frictions circulaires, par le schéma ci-dessus indiqué, que l'élève commencera, et qu'il arrivera au massage direct des
organes individuellement saisis, aux redressements, aux étirements,
manœuvres plus complexes, mais à l'exécution desquelles une bonne
méthode, aidée par de bons doigts, conduit. Elles deviennent de plus
en plus aisées à mesure que l'outil se perfectionne, car l'adage : *fit
fabricando faber,* s'applique mieux que tout autre au massage.

Après les frictions circulaires et les autres modes de massage que le
cas nécessite, on pratique le plus souvent quelques effleurages des parois pelviennes par le rectum. Puis la malade exécute un ou deux exercices musculaires. Le dernier est respiratoire et termine la séance dont
la durée *moyenne* est en tout d'un quart d'heure à peine. Trois, quatre,
cinq minutes, exceptionnellement dix, très rarement vingt minutes
sont consacrées au massage. La femme se rhabille et s'en va en marchant.

Au début de ma pratique, à l'exemple de Brandt, j'ai fait faire aux
malades, surtout à celles dont l'utérus avait été réduit, une sieste de
dix minutes dans le décubitus abdominal, le ventre reposant sur un

coussin dur pour éviter la fatigue lombaire. J'y ai renoncé sans inconvénient.

Jamais la malade ne doit souffrir pendant les deux ou trois heures qui suivent immédiatement la séance. Si elle souffre, c'est qu'une faute a été commise. Les douleurs ou malaises qui surviennent après ce laps de temps ne sont pas imputables au médecin.

CHAPITRE III

RÈGLES PARTICULIÈRES DU TRAITEMENT KINÈSIQUE

CONGESTION

A. — CONGESTION HÉMORRHAGIPARE

Vous emploierez la gymnastique seule ou le massage et la gymnastique : la gymnastique seule pour les vierges et les femmes dont les organes sont normaux et qui ne présentent par conséquent que des troubles fonctionnels, règles profuses, pertes intercalaires : le massage et la gymnastique pour les vierges et les femmes chez lesquelles la congestion hémorrhagipare est liée à un état pathologique ou sub-pathologique des organes génitaux indiquant le massage.

§ A. — *GYMNASTIQUE*
Flexion et extension des bras.

(Le plus usité des exercices musculaires en kinésithérapie gynécologique avec l'abduction des cuisses).

ATTITUDE DE LA MALADE. — Assise sur le tabouret. Tête droite. Colonne vertébrale dans l'extension. Tronc penché en avant. Bras tendus en haut et en avant. Ils saisissent les poignets du médecin, comme le représente la figure 91 mais il n'est pas nécessaire que la pronation soit aussi marquée. Genoux écartés et fixés saisissant entre eux, sans force, un angle de la chaise longue. Pieds en avant.

ATTITUDE DU MÉDECIN. — De-

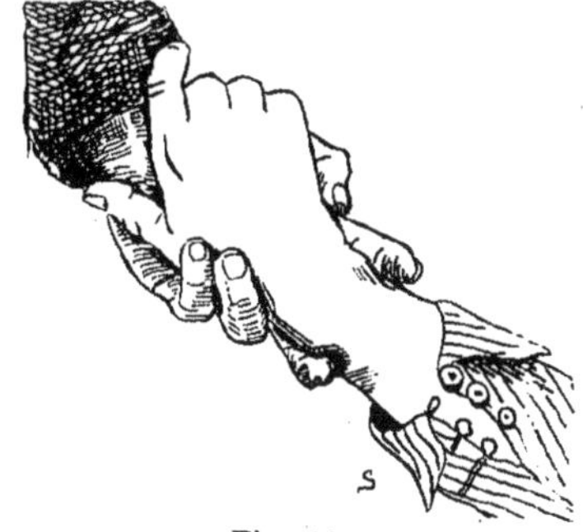

Fig. 91.

bout sur la chaise longue, en face de la malade, un pied devant l'autre.
Coudes au corps. Avant-bras un peu fléchis sur le bras. Il saisit les
carpes de la malade entre l'index et le médius, le métacarpe entre le
pouce, l'annulaire et l'auriculaire (fig. 91). Il tire légèrement sur les
bras pour assurer et augmenter au besoin l'inclinaison en avant du
tronc de la malade.

MOUVEMENT. — *Premier temps.* — La malade fléchit les bras en
portant les coudes, dès le début du mouvement, aussi en dehors que
possible (fig. 92). Le médecin a résisté en inclinant son buste un peu

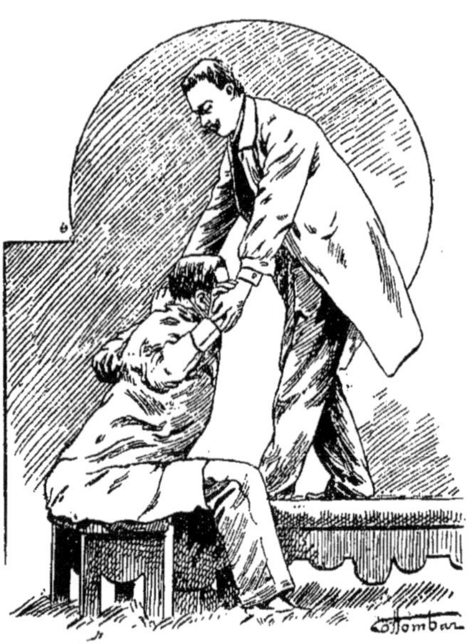

Fig. 92.

en arrière au début du mouvement (fig. 93); ce qui lui donne de l'assiette et rend la résistance plus égale, mieux proportionnée à l'effort de
la malade. C'est pour la même raison et pour ne pas perdre l'équilibre
qu'il a un pied devant l'autre, comme dans la marche.

Deuxième temps. — Le médecin tire les bras en l'air, sans résistance
ou avec résistance de la malade. Je ne fais résister la malade que si elle

exécute très correctement le mouvement et si elle n'est pas faible. L'inspiration se fait pendant le deuxième temps, l'expiration pendant le premier.

Le mouvement sera répété quatre à cinq fois et toujours exécuté par le médecin ou sous ses yeux. Il constitue avec le mouvement des abducteurs fémoraux l'exercice décongestionnant le plus communément employé par moi et le plus usuel de la kinésithérapie, puisque le pelvis de la plupart des femmes malades doit être décongestionné.

Ce mouvement met en jeu les muscles dorsaux. Quelques femmes

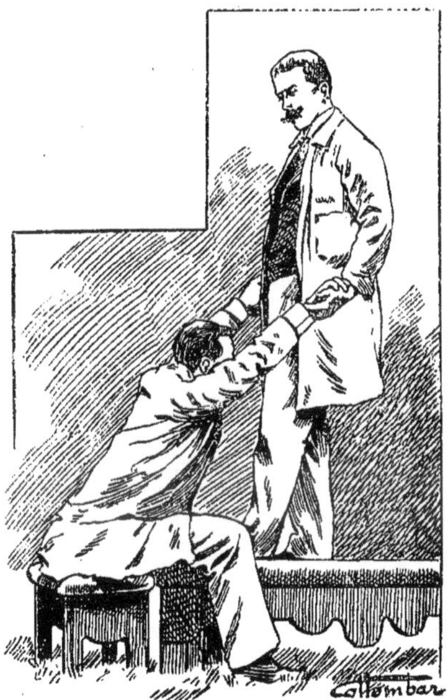

Fig. 93.

éprouvent pendant son exécution une sensation de chaleur marquée le long de la colonne, dans la région dorsale. Il ne congestionne pas la tête comme le mouvement des abducteurs fémoraux.

C'est par ce mouvement que débutent la plupart des séances. On le suspend pendant les trois ou quatre premiers jours des règles, hors les cas de ménorrhagies.

La figure 94 résume toute une série de fautes fréquemment commises. Mauvaise attitude de la malade qui courbe en avant sa colonne,
fléchit la tète, tient les pieds en arrière, et du médecin dont les pieds
sont joints et le tronc penché en avant au moment où les bras de la malade sont en extension. Il n'aura donc plus aucune assiette quand la
malade fléchira les bras. Il résistera avec les bras seuls et non avec les
bras et le tronc ; il ne pourra proportionner ses efforts à celui de la malade ; il se fatiguera et risquera de perdre l'équilibre.

Parmi les attitudes et mouvements incorrects de la malade non figurés
sur le dessin, il faut mentionner : 1° l'extension forcée de la tète qui a
l'inconvénient de fixer la cage thoracique, ce qui diminue l'expansion

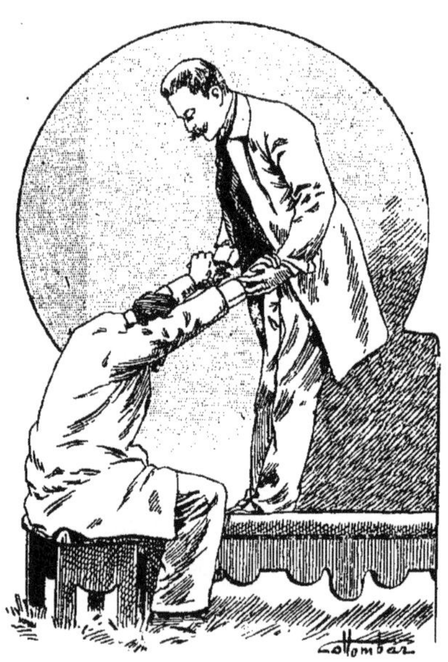

Fig. 94.

respiratoire, et fait contracter les droits de l'abdomen ; 2° le redressement du tronc quand la malade opère la flexion des bras. Beaucoup de
malades inexpérimentées redressent le tronc et même le renversent en
arrière en fléchissant les membres supérieurs. Ne pas oublier que pour

un mouvement quelconque, l'attitude est immuable pendant toute la durée de ce mouvement. D'autres malades portent les coudes au corps au lieu de les en éloigner autant que possible. D'autres crispent leurs mains, appuient sur celles du médecin, font effort des bras et non des muscles dorsaux, ou ne respirent pas, ou respirent à contre-temps. Tout cela est mauvais.

Rotation du tronc. — Bassin fixe.

ATTITUDE DE LA MALADE. — La même que pour le mouvement précédent avec cette différence que les membres supérieurs sont fléchis, bras horizontaux, avant-bras parallèles au tronc, mains à hauteur de la tête, saisissant les métacarpes du médecin comme dans l'exercice précédent ; *mais en forte pronation* (fig. 95).

ATTITUDE DU MÉDECIN. — La même que pour le mouvement précédent. Le maintien seul diffère un peu, parce que la manœuvre ne consiste plus dans une traction, mais dans une rotation.

MOUVEMENT. — *Premier temps.* — Le médecin tire l'avant-bras gauche ou droit, de façon à conduire en avant l'épaule correspondante. La malade résiste.

Deuxième temps. — La malade reprend l'attitude primitive. Le médecin résiste.

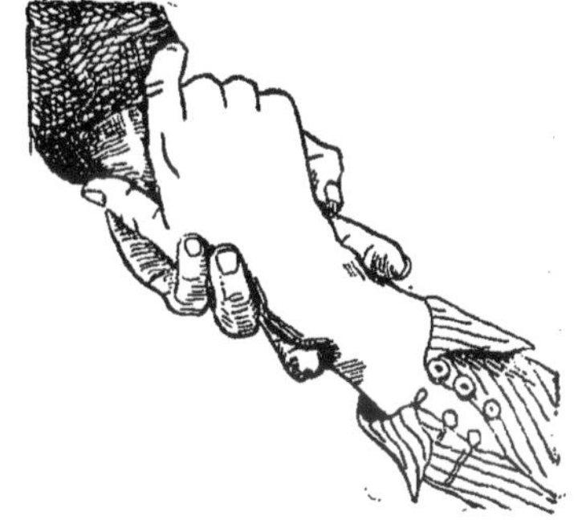

Fig. 95.

Répétez le mouvement trois ou quatre fois à droite et à gauche. L'exécution de cet exercice, *très décongestionnant*, est difficile. Je ne l'enseigne qu'aux malades intelligentes et appliquées. *Il rend grand service* quand l'ankylose d'un des membres inférieurs met obstacle à l'abduction fémorale.

Les principales fautes que la femme commette dans cette manœuvre consistent :

1° A tirer avec les bras au lieu de faire travailler les muscles dorsaux.

14

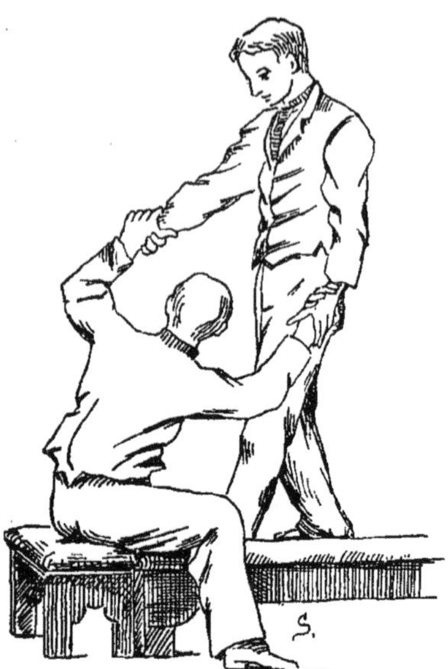

Fig. 96.

C'est le tronc incliné en avant qui doit tourner; les bras et avant-bras, le bassin, les membres inférieurs, conservent l'attitude primitive.

2° A incliner le tronc du côté qui travaille.

L'inclinaison du côté opposé n'a pas les mêmes inconvénients, mais il ne faut pas l'exagérer. Une légère inclinaison est à peu près inévitable. Elle existe sur les deux figures qui suivent.

Sur la figure 96 le médecin a résisté du bras droit; la malade, tirant sur ce bras, a tourné le tronc de gauche à droite. La rotation est donc achevée. Le médecin tirant du bras droit sur le bras gauche de la malade qui résistera, va la replacer dans l'attitude primitive.

Sur la figure 97 le médecin a résisté du bras gauche; la malade tirant sur ce bras a tourné le tronc de droite à gauche. La rotation est donc achevée. Le médecin tirant du bras gauche sur le bras droit de la malade qui résistera va la replacer dans l'attitude primitive.

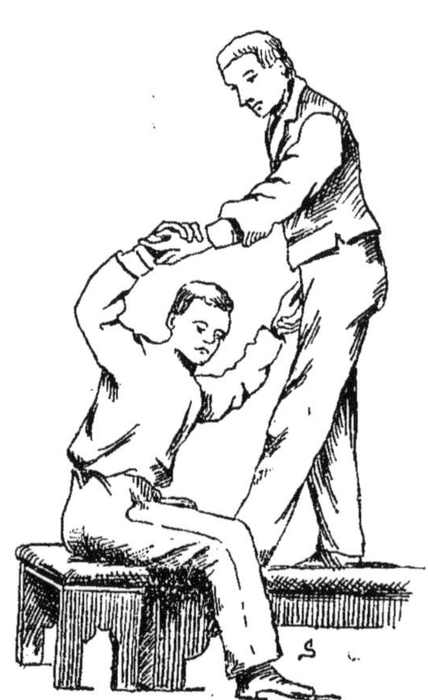

Fig. 97.

Abduction des cuisses.

(Le plus usité des exercices musculaires en kinésithérapie gynécologique
avec la flexion et l'extension des bras).

ATTITUDE DE LA MALADE.— Etendue : Tête et épaules soutenues par des oreillers ou un appui quelconque, bassin soulevé. Jambes fléchies, plutôt fortement. Pieds joints. L'articulation coxo-fémorale sera en extension complète ; les cuisses, le ventre et le thorax formant en profil une ligne droite et non pas brisée, oblique de haut en bas et d'avant en arrière, des genoux aux épaules. Celles-ci aidées de la nuque portent avec les pieds tout le poids du corps (fig. 98).

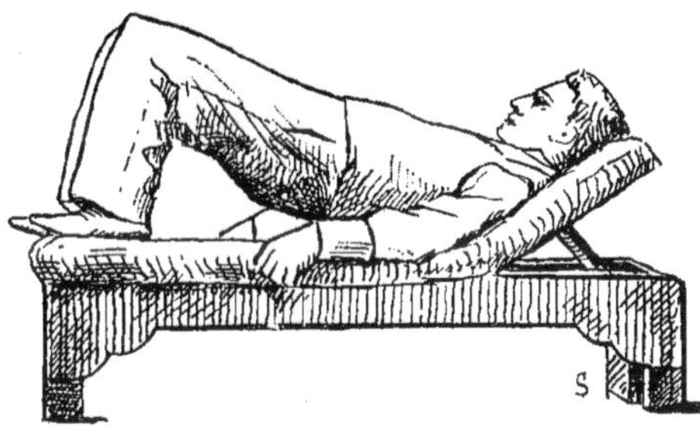

Fig. 98.

ATTITUDE DU MÉDECIN. —Debout au pied de la chaise longue. Il applique la paume de ses mains sur la face externe des genoux de la malade.

MOUVEMENT. — *Premier temps.* — La malade écarte les genoux ; le médecin résiste (fig. 99).

Deuxième temps. — Le médecin rapproche les genoux de la malade qui résiste (fig. 100).

Exécution très régulière, sans saccades, sans effort général, en respirant librement.

Le mouvement sera répété trois, quatre, cinq, six, huit, dix fois, selon les cas. Il est terminé à la fin du second temps. Je fais exécuter assez souvent chez les métro et ménorrhagiques deux séries de cinq ou une de dix mouvements ; *à condition que la malade ne soit pas débilitée et qu'elle connaisse très bien la manœuvre.*

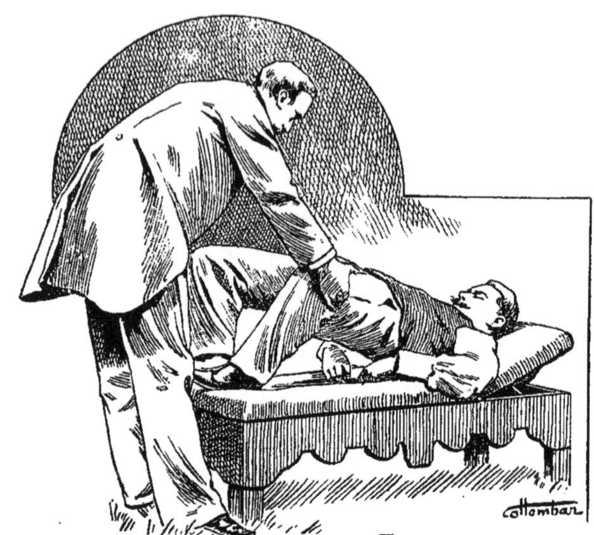

Fig. 99.

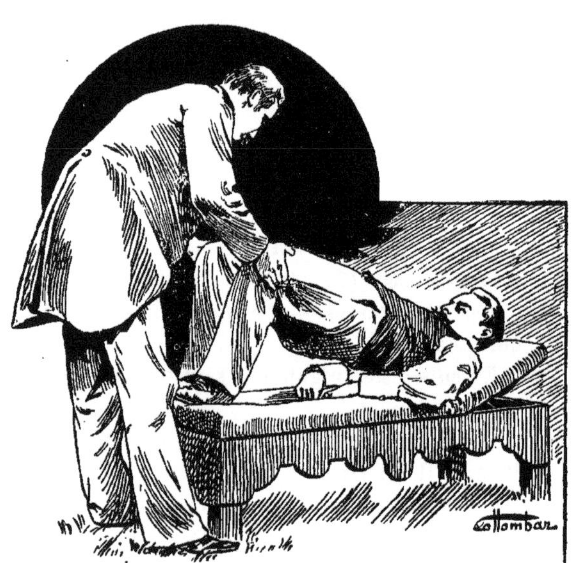

Fig. 100.

Ce mouvement qui met en jeu la masse des abducteurs et rotateurs en dehors fémoraux et les muscles dorsaux est, avec celui de flexion et d'extension des bras, le plus communément employé par moi en kinésithérapie décongestionnante.

C'est un des exercices les plus actifs, et les plus faciles de cette catégorie. Il succède immédiatement à la plupart des massages. Sauf exception, je le suspends, ou je diminue le nombre des mouvements au moment où les règles paraissent, durant deux, trois ou quatre jours. On peut, quand la femme le possède bien, lui permettre de l'exécuter chez elle avec un aide quelconque. Un lien de caoutchouc, moyen proposé par le Dr Saquet, de Nantes, pourrait remplacer l'aide. En Suède, dans les Instituts mécaniques, en kinésithérapie générale, on se sert de poids fixés à l'extrémité de cordes attachées d'autre part aux genoux et glissant dans une poulie de réflexion. Je me suis expliqué au sujet des machines.

La fig. 101 représente une attitude incorrecte, très fréquemment

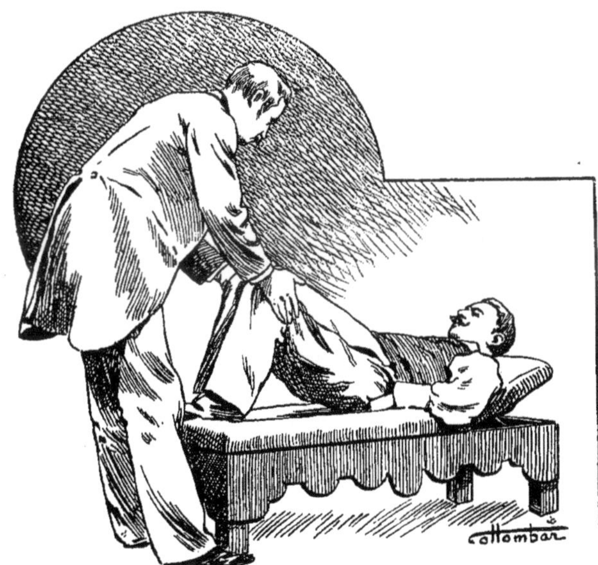

Fig. 101.

prise par les malades. Le siège est à peine soulevé ; les cuisses ne sont

pas complètement étendues. La ligne oblique qui va des genoux aux
épaules est brisée. En somme peu ou pas d'action des masses dorsales.

Certaines femmes soulèvent et baissent alternativement le siège pendant que les abducteurs fonctionnent, ce qui n'offre ni avantage ni
inconvénient. Quelque soin qu'on prenne, quelque attention et persévérance qu'on prête, un certain nombre de malades sont tout à fait rebelles.
Je ne parle pas de celles qu'une ankylose rend incapables. Les unes et
les autres sont privées ou se privent d'un des plus puissants procédés de
la kinésithérapie. Parmi les rebelles, les unes ont une exécution inégale,
journalière ; d'autres ne manœuvrent correctement que d'un membre ;
le gauche ou le droit semble incapable même d'un léger effort d'abduction. Cette faiblesse est parfois en relation avec une affection utéro-annexielle, tubaire surtout, du côté correspondant ; mais elle dépend
aussi d'une attitude vicieuse. On rétablit quelquefois l'équilibre
entre l'abduction gauche et droite en faisant fléchir fortement les jambes. Veillez à la position des pieds ; qu'ils ne glissent pas, se touchent
par leur bord interne et prennent au besoin un point d'appui l'un contre
l'autre.

C'est surtout pendant le second temps que les malades manœuvrent
mal. Elles résistent irrégulièrement, rapprochent tout à coup les genoux
au moment où ils vont se toucher comme pour favoriser l'adduction à
laquelle elles doivent constamment s'opposer. Avec ces malades peu
attentives ou nerveuses, on réussit mieux en disant au début du second
temps : « écartez toujours » ou « continuez à écarter » au lieu de leur
dire : « résistez ».

Quand les malades n'exécutent pas bien ce mouvement d'abduction,
on doit, tant il a d'importance, chercher avec soin la cause de la mauvaise exécution, s'ingénier, modifier le nombre des mouvements, la
force déployée, l'attitude, etc., etc.

Le mouvement des abducteurs congestionne fortement la tête de
quelques malades, dont la face rougit pendant son exécution. Il peut
favoriser les épistaxis. Si le malaise que les femmes éprouvent se renouvelle chaque fois qu'on opère, il est manifestement lié à ce genre
d'exercice ; alors on le modère, ou le supprime en le remplaçant par des
exercices qui décongestionnent le pelvis et ne congestionnent pas la tête,
mais il n'y en a pas qui le vaille, à tout prendre. Tels sont les mouve-

ments de flexion et d'extension des bras (fig. 92 et 93), de rotation du
tronc, bassin fixé (fig. 96 et 97) et d'extension cruro-fémoro-iliaque
dans la station sur pieds (fig. 104) et mieux encore pour une énergique
décongestion, celui d'extension du tronc (fig. 106).

Extension cruro-fémoro-iliaque dans la station sur pieds.

ATTITUDE DE LA MALADE. — Debout, penchée en avant, mains appuyées,
écartées l'une de l'autre de la largeur des épaules. Doigts dirigés en
dedans. Tête droite, bras un peu fléchis. Les jambes et le tronc forment
un angle obtus. La ligne est oblique, brisée ; que les pieds posent à plat
(fig. 102). L'attitude est défectueuse quand les jambes et le tronc forment une ligne droite non brisée (fig. 103).

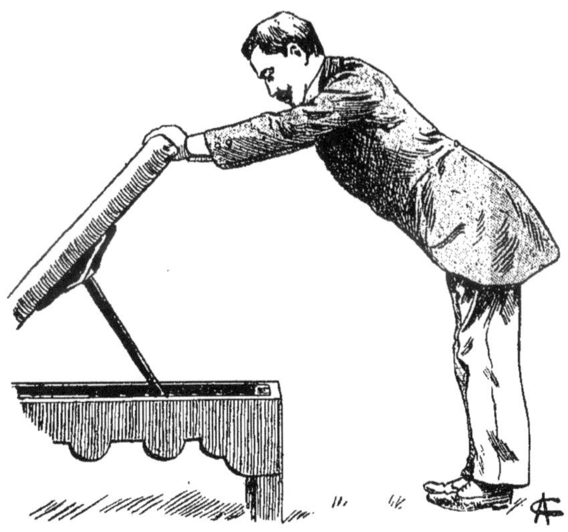

Fig. 102.

ATTITUDE DU MÉDECIN. — A côté de la malade. Courbé en avant. Une
main sur le bas-ventre ; l'autre sur le tendon d'Achille, au niveau de son
insertion calcanéenne (fig. 104).

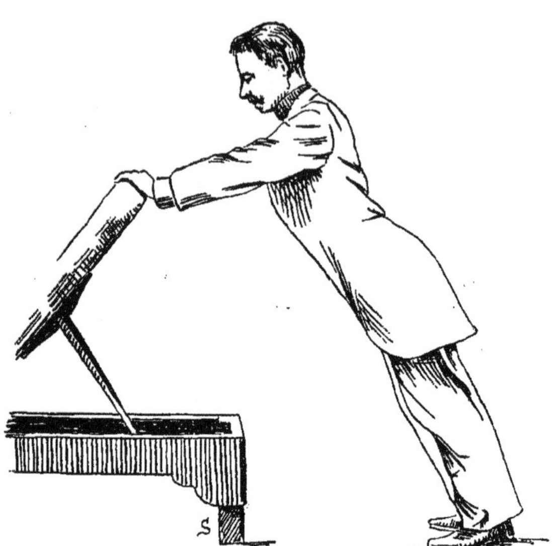

Fig. 103.

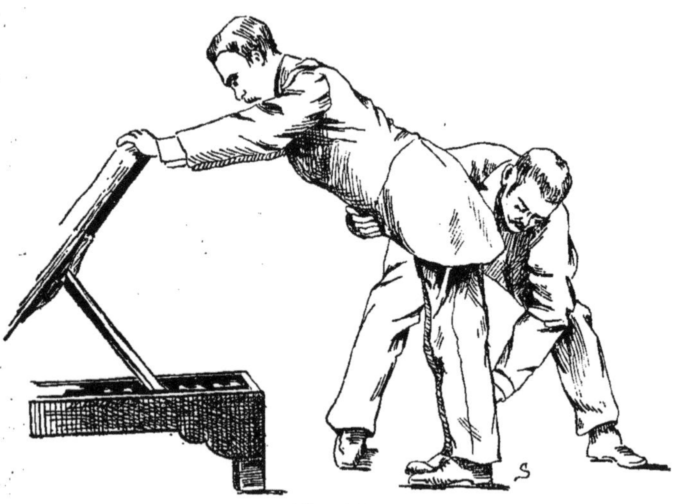

Fig. 104.

Mouvement. — *Premier temps.* — La malade lève en arrière le membre inférieur raide, si haut qu'elle peut. Le médecin résiste ou ne résiste pas suivant la force de la malade (fig. 104 et 105).

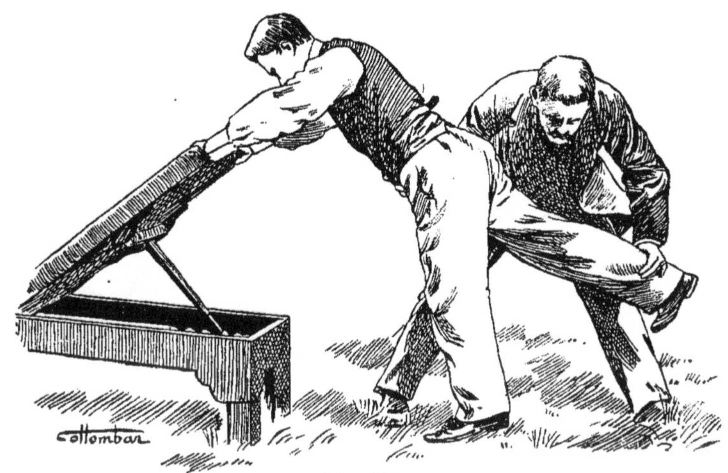

Fig. 105.

Deuxième temps. — Le médecin ramène le membre inférieur vers le sol, jusqu'à ce que le pied pose à plat. La malade résiste (fig. 105 et 104).

On fait manœuvrer trois ou quatre fois chaque membre. Cet exercice met en jeu les muscles postérieurs de la cuisse, et les fessiers ; mais l'attitude détermine une synergie musculaire telle dans les muscles antérieurs du tronc et les membres supérieurs et inférieurs que le mouvement est assez fatigant. Ne l'employez donc pas pour les malades débilitées, ou si vous l'employez, n'opposez qu'une faible résistance, ou même n'en opposez pas.

Extension du tronc, cruro-fémoro-pelvi-dorsale

Attitude de la malade. — A peu près celle des figures des monuments gothiques, dites gargouilles. La malade est à plat-ventre sur une banquette ; mais le ventre et le tronc dépassent la banquette, surplombent, se tiennent dans le vide. Mains sur les hanches. Tête droite dans l'axe du corps (fig. 106).

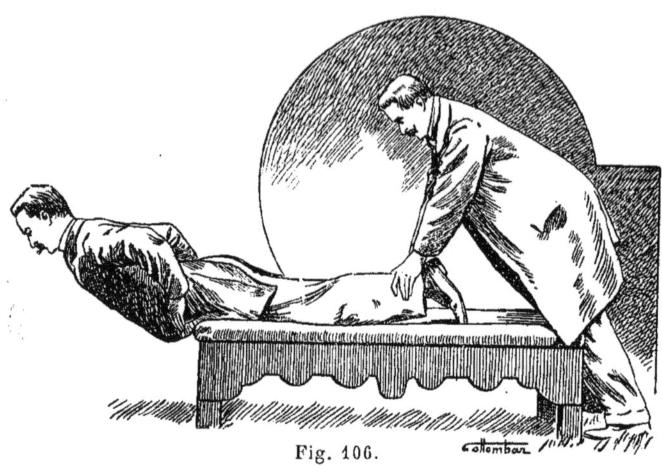

Fig. 106.

Il y a deux manières d'exécuter ce mouvement ; l'une était employée par Brandt qui d'ailleurs faisait rarement usage de cet exercice ; l'autre m'a été enseignée par les élèves de Brandt. Je commence par elle car elle est pratique.

Pour prendre l'attitude ci-dessus décrite, la malade se met à genoux sur la banquette, pose les mains d'abord sur la banquette, puis à terre, (fig. 107) et s'allonge.

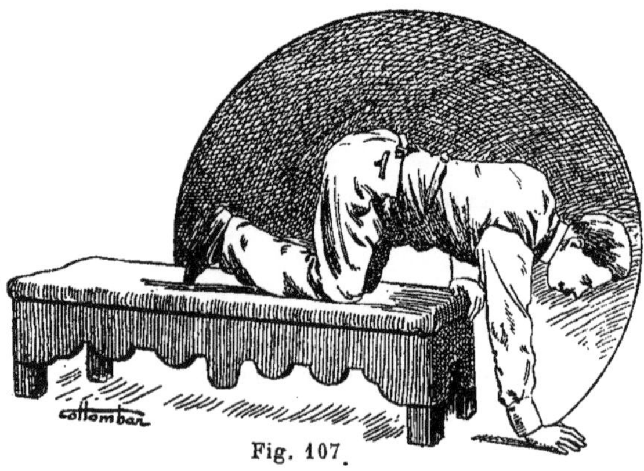

Fig. 107.

Le ventre, comme je l'ai dit, surplombe. Cette position est acquise d'emblée sans tâtonnement, par les malades habituées à l'exercice. Elles savent à quel endroit précis de la chaise elles doivent s'agenouiller. Si elles se trompent ou sont encore inexpérimentées, elles reculent ou avancent en rampant. La symphyse pubienne ne doit pas porter sur l'extrémité de la banquette. L'attitude serait alors douloureuse. La malade se garde d'elle-même de cette faute ; mais par contre, elle a tendance à ne mettre qu'une moitié du ventre hors de la banquette, ce qui rend l'exercice très facile et moins efficace. De plus les organes pelviens ou même abdominaux sont alors comprimés.

La bonne position trouvée, le médecin empoigne les jambes de la femme au-dessus des malléoles, les fixe et les maintient de façon qu'elle se sente bien tenue, en sécurité ; puis les mains de la malade abandonnent le sol et sont placées sur les hanches. Pouce en arrière (fig. 106). Beaucoup de femmes ont l'habitude de mettre le pouce en avant et par suite effacent moins complètement la poitrine.

Attitude du médecin. — Debout, exerçant une pesée sur la région sus-malléolaire saisie à pleines mains. Que son regard suive l'axe de la malade, des pieds à la tête, pour veiller à la correction de l'attitude et du mouvement (fig. 106). Certaines malades ne tiennent pas les épaules

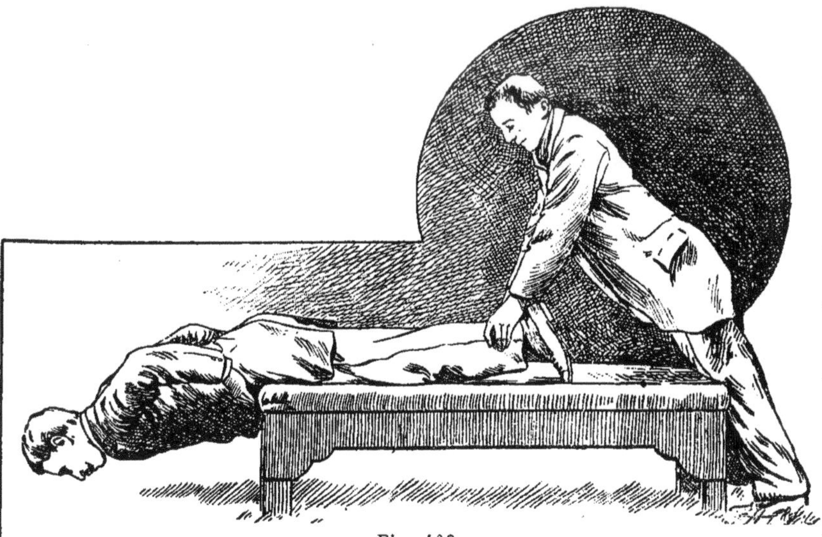

Fig. 108.

à la même hauteur, dévient le buste à droite ou à gauche, courbent la
tête, etc.

MOUVEMENT. — *Premier temps.* — La malade incline lentement le
tronc vers le sol, en relâchant peu à peu ses extenseurs dorsaux et en
conservant la rectitude de la colonne (fig. 108).

Deuxième temps. — La malade tourne sans hâte la tête à droite puis
à gauche, deux ou trois fois (fig. 109).

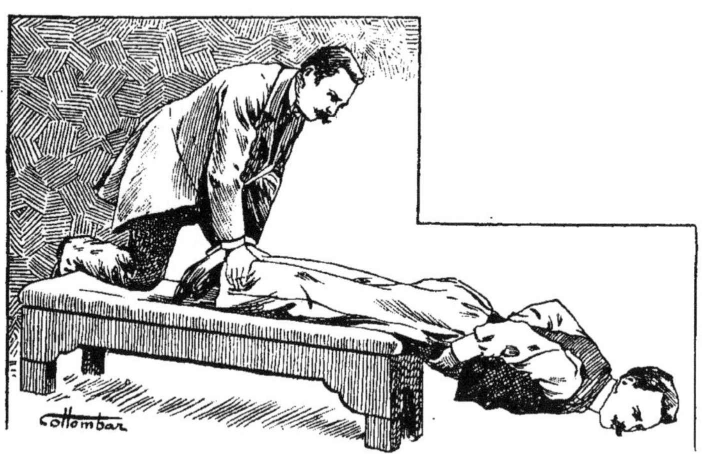

Fig. 109.

Troisième temps. — La malade se redresse lentement, le plus haut
qu'elle peut, cambre les reins et se tient un instant dans cette position ;
c'est l'attitude primitive (fig. 106).

Le mouvement est répété deux ou trois fois.

Alors la femme pose les mains à terre (fig. 107), puis sur la banquette
sur laquelle elle se retrouve à quatre pattes, enfin à genoux. Le médecin
peut l'aider en poussant les épaules d'avant en arrière directement, sans
les soulever. L'essentiel est que la malade se relève en fléchissant le
tronc pour ne pas tendre les muscles abdominaux, et par conséquent
pousse le siège en arrière (fig. 107).

Cet exercice, qui fait puissamment agir les extenseurs cruro-fémoro-

pelviens et dorsaux, est un dérivatif très énergique de la circulation pelvienne. Il ne congestionne pas la tête comme celui de l'abduction fémorale. Il est moins fatigant qu'il ne semble à première vue.

Lorsque Brandt s'en servait, il le faisait exécuter suivant les traditions
en usage dans les Instituts gymnastiques où il est employé comme exercice orthopédique. La malade étant à genoux sur une banquette plus élevée que celle de mes figures, et les jambes étant fixées par un aide ou
par une courroie, le médecin debout devant elle place ses mains sous les
aisselles et la tirant rapidement d'un coup, en avant, la met en position.
La malade passive, se laisse aller, s'abandonne; n'oppose aucune résistance. Dans les Instituts gymnastiques, elle place, si je ne me trompe,
les mains sur les bras du médecin; mais je préfère, pour qu'elle n'ait
aucune tendance à s'accrocher et soit absolument inerte, qu'elle mette
les mains sur ses hanches, dans la position qu'elle doit prendre un
instant plus tard.

La malade étant en position, le médecin l'abandonne et surveille le
mouvement. Celui-ci terminé, le médecin relève la malade et la malade
s'aide. Chacun prend un point d'appui sur les épaules de l'autre. Pour
cela la malade place ses mains sur les épaules du médecin et le médecin
place les siennes sous les aisselles de la malade, le pouce embrassant la
concavité des épaules. Il est accroupi devant elle (fig. 110) si la ban-

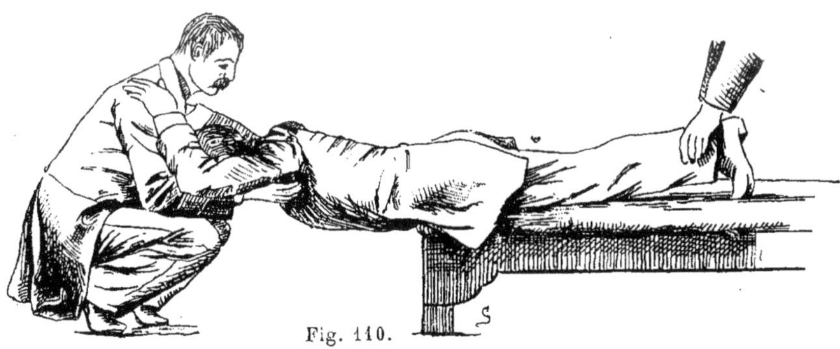

Fig. 110.

quette est basse, ce qui est assez incommode et peu favorable à la
correction d'un exercice orthopédique. En Suède on a des banquettes de
hauteur différente pour les différents exercices gymnastiques.

Le médecin, tout en se relevant, pousse vigoureusement sur les épaules
de la malade qui pousse sur celles du médecin, en chassant le siège en

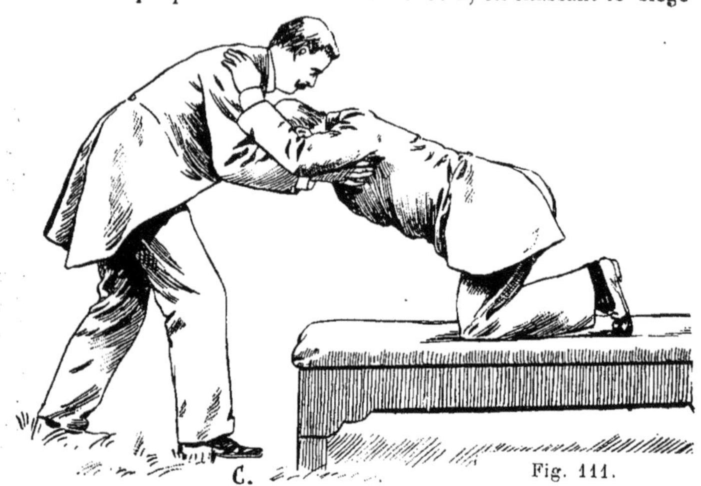

Fig. 111.

arrière, de façon à se retrouver à genoux sur la banquette, tronc incliné
en avant (fig. 111).

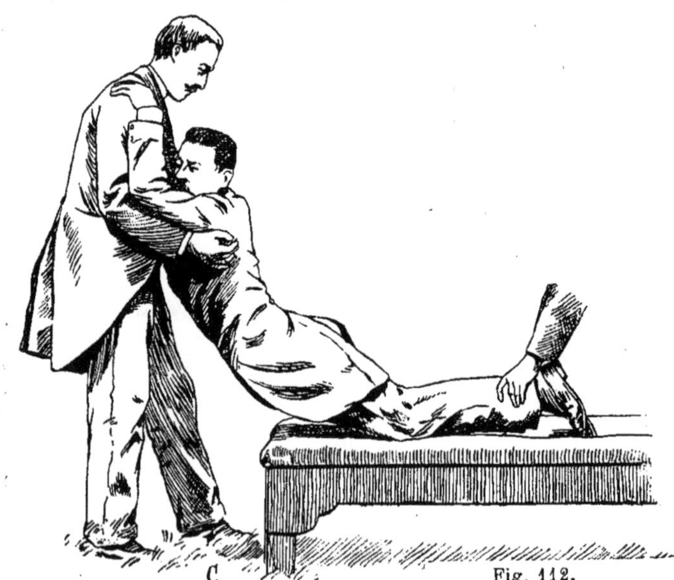

Fig. 112.

Cela est capital. Si la malade en se redressant s'accroche aux épaules du médecin au lieu de pousser sur elles pour chasser le siège en arrière, elle creuse les reins et tend ses muscles abdominaux, ce que représente la fig. 112, et qui est contraire aux principes de la gymnastique décongestionnante.

Mouvement horizontal des membres supérieurs.

(BRAS EN CROIX)

Ce mouvement, un peu décongestionnant pour le pelvis à cause de l'action des muscles dorsaux, l'est surtout pour la tête. Il peut servir à corriger les effets de congestion céphalique que produit l'abduction fémorale chez certaines malades. Je l'emploie alors après ce dernier à l'issue de la séance à la place de l'exercice respiratoire ordinaire, qu'il peut à la rigueur remplacer parce qu'il ouvre largement la poitrine: mais il est moins reposant.

ATTITUDE DE LA MALADE. — Assise, jambes écartées, pieds en avant, tête droite, membres supérieurs en position moyenne (intermédiaire à la supination et à la pronation) horizontalement tendus en avant et soutenus par le médecin.

ATTITUDE DU MÉDECIN. — Debout devant la malade dans l'attitude de la marche, ses mains saisissent légèrement les coudes et les soutiennent (fig. 113)..

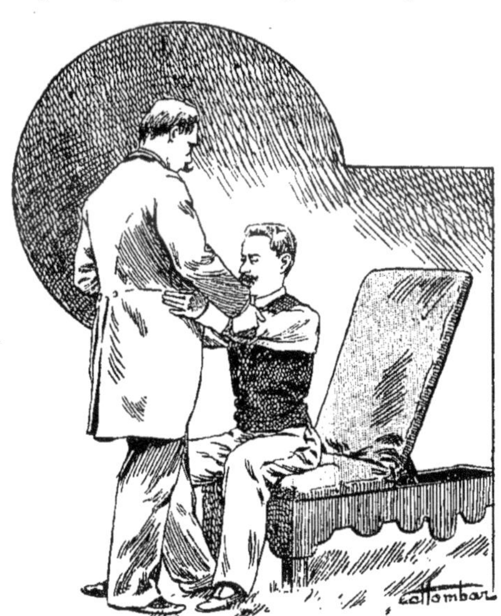

Fig. 113.

Mouvement. — *Premier temps.* — La malade écarte les bras lentement et les porte aussi loin que possible en arrière; elle inspire largement (fig. 114). Le médecin résiste.

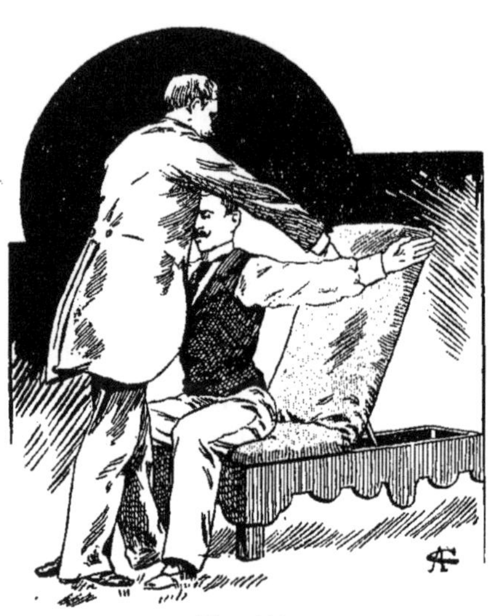

Fig. 114.

Deuxième temps. — Le médecin ramène les bras de la malade à leur position primitive ; elle résiste faiblement et fait une expiration complète.

À répéter quatre à cinq fois.

L'exercice doit être clos en inspiration ; à la fin du premier temps, par conséquent, la malade ayant les bras en croix et la poitrine effacée.

On peut, pour une décongestion plus énergique de l'extrémité céphalique, faire précéder ce mouvement par l'extension de la tête qui est décrite et représentée au paragraphe des vaso-constrictions et vaso-dilatations erratiques.

RÉGLEMENTATION DU TRAITEMENT GYMNASTIQUE DE LA
CONGESTION HÉMORRHAGIPARE

Les quatre premiers des cinq mouvements dont la description et la représentation précèdent, employés avec sagacité, bien exécutés, quelquefois même relativement bien, suffisent pour les traitements gynécologiques dans lesquels il convient de décongestionner le bassin.

La flexion et l'extension des bras, et l'abduction fémorale, l'une com-

mençant la séance, l'autre la terminant, sont ceux que j'emploie couramment.

Voici comment vous réglerez le traitement gymnastique de la congestion hémorrhagipare qualifiée d'essentielle, c'est-à-dire accompagnée
tout au plus comme lésion tangible, d'œdèmes périodiques ou permanents
(puberté, ménopause, grossesse, suites de couches, lactation) :

Si vous ne pouvez faire exécuter vous-même la gymnastique ou tout
au moins sous vos yeux, chaque jour ou à des époques fixes que je vais
indiquer, enseignez à la femme le mouvement des abducteurs fémoraux
et *quand elle le connaîtra bien*, vous en confierez l'exécution à un aide
quelconque, au mari par exemple.

Cet exercice sera répété chaque jour à partir du quatrième jour des
règles, à deux ou trois reprises différentes, par séries de trois, cinq, dix
mouvements, suivant les résultats obtenus et suivant la force de la malade *qui ne doit jamais ressentir de fatigue.*

Quand le sang cessera de couler, vous suspendrez la gymnastique pour
la reprendre le dixième jour, à dater du premier jour des règles. Elle
sera suspendue de nouveau le seizième, pour être reprise le dix-neuvième
et continuée jusqu'au vingt-troisième.

Faire exécuter la gymnastique des abducteurs pendant tout le mois,
sauf les trois ou quatre premiers jours des règles, et cela pendant trois
mois est un procédé qui n'exige aucun calcul. J'ai donné à l'autre la
première place pour remémorer les dates fatidiques où le sang menace.

En bien des cas, vous obtiendrez de cette façon d'excellents résultats.
Sinon faites venir la malade chez vous à époques déterminées, ou d'une
façon continue. Vous serez presque toujours meilleur opérateur, le traitement sera ponctuel et vous disposerez d'exercices divers.

De plus vous agirez sur l'état général, si cela est nécessaire par une
gymnastique médicale variée, toujours dirigée dans le sens déconges-
tionnuant; mais, je le répète encore, la gymnastique des seuls abducteurs,
pratiquée par vos malades, chez elles sur vos conseils, vous donnera
grande satisfaction. Enseignez ce mouvement aux jeunes filles qui ont
des règles profuses ou trop fréquentes. Elles en diminueront la durée,
et récupèreront la période intercalaire physiologique. Pas de repos absolu et surtout pas de station prolongée dans la même attitude.

Insistez sur la nécessité de la séparation conjugale du dixième au
quinzième jour et du dix-neuvième au vingt-troisième.

Beaucoup de malades vous diront qu'elles sentent intérieurement, au
moment où le sang menace, une sorte de lutte. Le molimen paraît. Re-
doublez la gymnastique. Le sang ne paraîtra pas dans la majorité des cas.

Il m'est arrivé, malgré un traitement prolongé, de ne pouvoir supprimer
de petites pertes intercalaires survenant le quinzième jour. Je les avais
diminuées, réduites à un mince filet de sang, ou de mucosités sanguino-
lentes, à quelques taches, mais elles faisaient régulièrement apparition.
J'ai déconseillé le traitement continu et l'ai remplacé par le seul exercice
des abducteurs exécuté chaque jour deux fois en deux séries de cinq,
les treizième, quatorzième et quinzième jours. J'ai réussi. La gymnastique ne saurait échapper à la règle commune à tous les traitements, de
s'user à la longue *lorsqu'on concentre ses effets en pratiquant un seul
genre de mouvements.*

§ B. — *MASSAGE*

Quand la congestion hémorrhagipare est compliquée, comme je l'ai dit,
d'un état pathologique ou sub-pathologique qui la cause ou l'entretient
et que le massage peut atteindre, tels que la subinvolution, la métrite, la
métro-salpingite, les déviations, les fixations, les œdèmes douloureux, etc.
la gymnastique ne suffit plus ; on y ajoute le massage.

Le massage décongestionnant consiste à empêcher les stases, à favoriser la vaso-constriction, mais la vaso-constriction physiologique, c'est-
à-dire intermittente, régulière, alternant avec la vaso-dilatation, en un
mot à rhytmer la circulation. On le pratique par frictions circulaires, par
effleurages, par vibrations, jamais par pression, surtout par pression forte.
Les principes fondamentaux du massage décongestionnant sont la légèreté
et la brièveté. Deux ou trois minutes, quatre minutes à peine et une excessive délicatesse de toucher. Soyez convaincu que toutes les fois que vous
exercerez avec l'index gauche ou avec la main droite une pression sur
des organes pelviens dont la circulation est chroniquement embarrassée,
vous provoquerez ou augmenterez l'écoulement du sang si vous avez à
faire à la congestion hémorrhagipare.

Un autre principe du massage décongestionnant est la saisie et le massage individuel des organes. Or, au début des traitements, combien souvent cette saisie est impossible, et vous voilà réduit, pour un temps plus ou moins long, aux actions indirectes, aux frictions superficielles.

N'exercez *aucune* pression sur la *région* occupée par l'utérus, massez autour d'elle, légèrement, et armez-vous de patience jusqu'au jour où le massage direct sera possible. Ne vous pressez pas. N'attendez pas des résultats immédiats. Donnez à la gymnastique une grande part. Faites-la exécuter deux ou trois fois par jour. Dans les cas où l'assouplissement tarde, où la difficulté de pénétration profonde persiste, où l'hémorrhagie se perpétue et surtout naît pour ainsi dire de votre massage, supprimez-le. Employez la gymnastique seule. Vous reprendrez plus tard le massage.

Le massage de l'utérus a ses règles particulières qu'il importe de connaître. Vous ne pouvez masser méthodiquement avec certitude de les décongestionner, de les diminuer, que les utérus antéversés. Tant que l'utérus sera déplacé vous n'agirez sur lui qu'indirectement. Vous devez donc le réduire le plus tôt possible, mais jamais avec effort, jamais en le comprimant ; tout au contraire par les seuls procédés de douceur que j'indiquerai au chapitre des rétrodéviations. Encore une nouvelle source d'atermoiements. De la patience ; de la patience ; et encore de la patience. Que de fois j'aurai à faire cette recommandation quand je décrirai les méthodes de réduction.

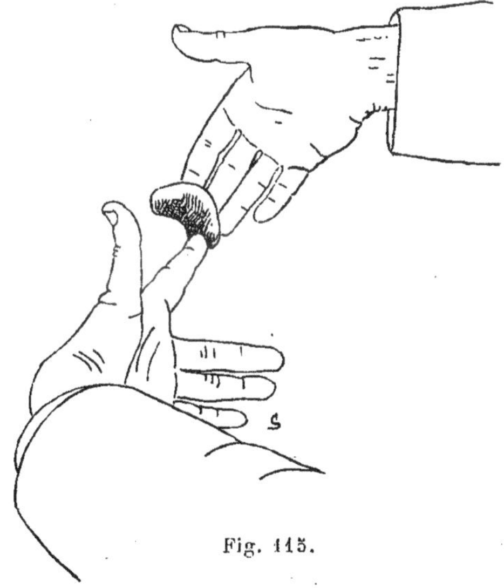

Fig. 115.

L'utérus antéversé sera massé de la façon suivante. Le col et l'isthme d'abord par frictions circulaires très légères de la main droite, l'index gauche maintenant l'organe sans le comprimer (fig. 115), puis le corps,

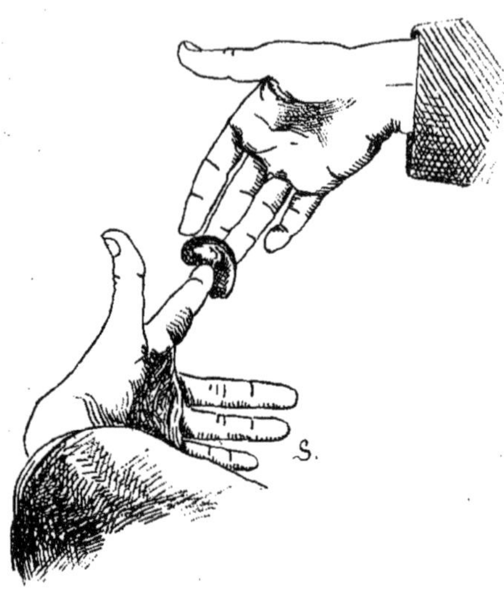

Fig. 116.

des cornes à l'isthme (fig. 116).

L'utérus diminuera souvent d'un bon tiers sous vos doigts. Il durcira, et tantôt restera dur, tantôt reprendra, après la contraction, sa consistance physiologique. Lorsqu'il reste dur j'ai l'habitude d'exercer par le vagin sur les branches ascendantes de l'ischion et descendantes du pubis à droite et à gauche quatre ou cinq effleurages dont l'effet presque immédiat est une nouvelle diminution de volume de l'organe et le retour à la consistance physiologique ou un certain degré d'amollissement du parenchyme.

J'ai dit ailleurs que j'attribuais le phénomène à la déplétion des plexus veineux vaginaux et à l'évacuation consécutive du sang de l'utérus dans les veines vaginales par les larges voies anastomotiques qui relient les deux systèmes. Je rappelle que d'après mes expériences cliniques la diminution de volume de l'utérus ne se produit pas si le parenchyme de cet organe est altéré et que par conséquent le procédé constitue un bon moyen de diagnostic de l'intégrité du parenchyme.

B. — CONGESTION FRUSTE

Logiquement, la congestion fruste relève d'une insuffisante pression sanguine, c'est-à-dire reconnaît pour cause une hypo-tension vasculaire localisée.

Logiquement encore deux phénomènes peuvent se produire : ou bien une vaso-constriction veineuse et artérielle — si cela est, le terme congestion devient impropre — ou bien une vaso-dilatation veineuse et une vaso-constriction artérielle. Je conserve l'expression, à cause de la seconde hypothèse que j'admets.

Fruste veut dire qu'il n'y a pas extravasation ou plus exactement écoulement au dehors : spoliation sanguine, raptus, hémorrhagie proprement dite.

La suppression des règles et leur insuffisance sont le résultat de l'hypotension vasculaire et se manifestent cliniquement par l'aménorrhée et la dysménorrhée qui constituent, à mes yeux, les deux formes de la congestion fruste.

Dans l'une et dans l'autre, l'afflux sanguin est insuffisant pour provoquer ou entretenir l'écoulement.

La première forme peut se révéler par de simples signes subjectifs moliminaires, vagues malaises généraux et abdominaux, ou objectifs tels que la sensibilité provoquée par une forte pression au niveau des annexes, alors qu'à un autre moment du mois la même région est insensible à la même pression. Cette forme de congestion fruste est essentielle en ce sens qu'elle n'est pas accompagnée d'altérations utéro-annexielles. Elle a parfois pour cause la pubescence des organes génitaux. L'aménorrhée est sa conséquence. On ne la traite que si elle retentit sur l'état général. Variés et nombreux sont les accidents qu'elle entraine, du plus bénin au plus grave : puberté retardée ; suppression menstruelle en pleine vie génitale ; ménopause prématurée ou brusque.

L'autre forme, symptomatique, souvent liée à la dysménorrhée, est accompagnée de lésions génitales diverses et caractérisée par des écoulements sanguins peu abondants, lents à s'établir, trop rares, intermittents, en somme insuffisants pour faire disparaître la congestion qui persiste après eux, se révélant par des signes subjectifs tels que la prolongation des molimens, leur apparition deux fois par mois, la pesanteur, la sensibilité, et des signes objectifs dont le plus constant est l'augmentation de volume des ovaires, qui occupent assez rarement leur place normale, et sont pendus aux flancs de l'utérus, peu distincts du ligament qui les attache à cet organe, et entourés d'une gaine de cellulite douloureuse.

Le traitement de la première forme se composera habituellement de la seule gymnastique congestionnante avec ou sans pétrissage de l'intes-

tin qui fait affluer le sang dans les viscères abdomino-pelviens ; celui de
la seconde, de massage et de gymnastique habituellement décongestionnante, et, d'une façon intermittente, congestionnante.

Autant le traitement de la congestion hémorrhagipare est facile à régler, autant est difficile celui de la congestion fruste.

§ A. — *GYMNASTIQUE*

Circumduction fémorale passive

ATTITUDE DE LA MALADE. — Très commodément assise, inclinée en
arrière, tête appuyée.

ATTITUDE DU MÉDECIN. — Debout devant la malade. Il tient entre ses
genoux le genou gauche ou droit de la malade qu'il immobilise de cette
façon. Sans cette précaution la jambe et la cuisse correspondante sont
agitées par le mouvement qu'exécute le membre opposé.

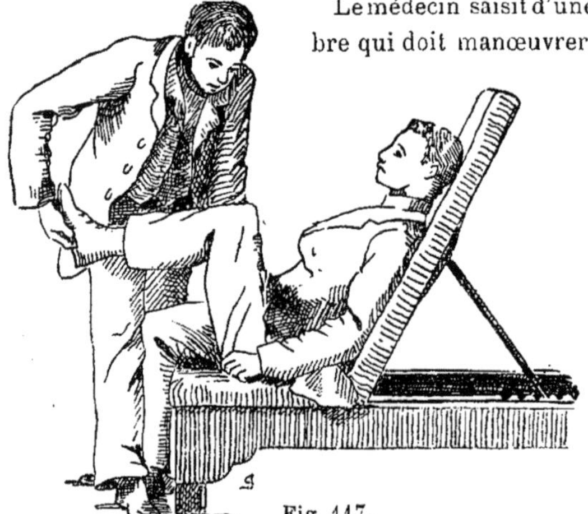

Le médecin saisit d'une main le pied du membre qui doit manœuvrer. L'autre tient le jarret.

Le membre est donc en
flexion ; la cuisse sur le
bassin, et la jambe sur
la cuisse, qui de plus
est en abduction (fig.
117).

Sur cette figure, pour
laisser voir comment le
médecin tient entre ses
genoux le membre op-
posé à celui qui ma-
nœuvre, la jambe n'est
pas suffisamment flé-

Fig. 117.

chie sur la cuisse. Il faut que le talon soit plus rapproché de la fesse,
et que pendant l'exercice on conserve autant que possible cette flexion,
que malgré soi on aura toujours tendance à diminuer.

MOUVEMENT. — Passivité absolue de la malade. Faites décrire au
genou un cercle aussi grand que possible, en haut et aussi en dehors

que possible ; en dedans à peine tangent à la ligne médiane. Procédez par saccades, en imprimant avec la cuisse une secousse au ventre de la malade quand le genou est au point culminant de la course.

Les écueils auxquels on se heurte dans cet exercice sont : 1° la résistance de la malade dont la passivité doit être absolue ; 2° l'activité involontaire de la malade qui malgré elle imprime le mouvement et le dirige ; 3° la difficulté de maintenir dans un seul et même axe la jambe et la cuisse.

C'est affaire d'habitude pour le médecin et pour la malade. La circumduction est exécutée huit à dix fois pour chaque membre.

Cet exercice dans lequel les muscles abdominaux ne sont pas tendus est très faiblement congestionnant. J'ai rarement pu provoquer les règles par son moyen. Il facilite et augmente quelquefois l'écoulement sanguin. Je l'emploie dans les cas où les exercices plus actifs qui tendent et font contracter la sangle abdominale sont contr'indiqués par l'état local utéro-annexiel (ex. rétrodéviation, tumeurs, retard des règles sous l'influence d'un traitement gymnastique anti-ménorrhagique, etc.).

On peut le transformer en mouvement très congestionnant en remplaçant la circumduction passive par une circumduction active et la station assise par la station debout avec tension des muscles du ventre et contraction des psoas : la malade debout, sur un seul pied, cambrée en opisthotonos, se tenant des deux mains au chambranle d'une porte, exécute elle-même la circumduction. Cette variété de mouvement, d'une exécution pénible et difficile, est très puissante. La malade peut l'exécuter seule chez elle ; ne le conseillez que dans l'aménorrhée essentielle.

Pour accroître le faible pouvoir congestionnant de la circumduction passive dans la station assise on la fait suivre de la flexion fémorale active qui met en jeu les psoas.

Flexion fémorale active.

Attitude de la malade. — La même que pour la circumduction fémorale passive qui la précède.

Attitude du médecin. — Debout à côté de la malade du côté du membre qui manœuvre. Il pose une main au-dessus du genou, l'autre sur l'épaule correspondante.

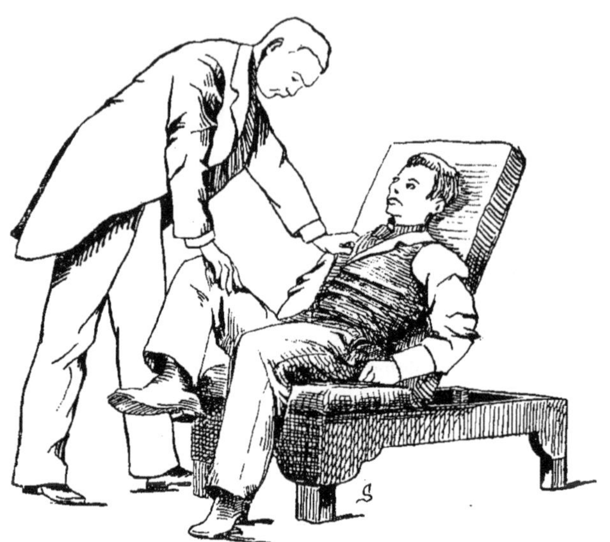

Fig. 118.

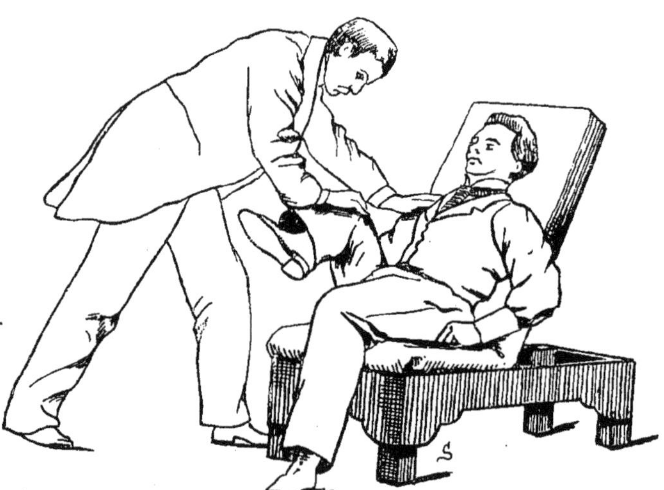

Fig. 119.

Mouvement. — La malade fléchit la cuisse tenue en position intermédiaire à l'abduction et à l'adduction. Le médecin résiste (fig. 118).

Lorsque la cuisse arrive au maximum de flexion, la main du médecin glisse sur les tubérosités tibiales et exagère la flexion en poussant en haut avec saccade le membre de façon que la racine de la cuisse imprime au ventre une secousse, ce qui n'est possible que si la malade est un peu grasse et l'abduction du membre peu prononcée (fig. 119).

Cette secousse imprimée, la main du médecin reprend sa position première au-dessus du genou et il étend la cuisse jusqu'à ce que le pied pose à terre. La malade résiste (fig. 118).

**Flexion et extension d'un des membres inférieurs portant
le poids du corps.**

Attitude de la malade. — Debout sur un seul pied posant à plat. La pointe de l'autre pied pose sur l'extrémité de la banquette ou chaise longue. Mettez le plus grand écart possible entre la banquette et le membre qui porte le poids du corps. Tête en extension. Reins cambrés. Bras étendus au-dessus de la tête et un peu en arrière (fig. 120).

Attitude du médecin. — Debout sur l'extrémité de la banquette ou chaise longue, tenant entre ses pieds la pointe du pied de la malade (fig. 120).

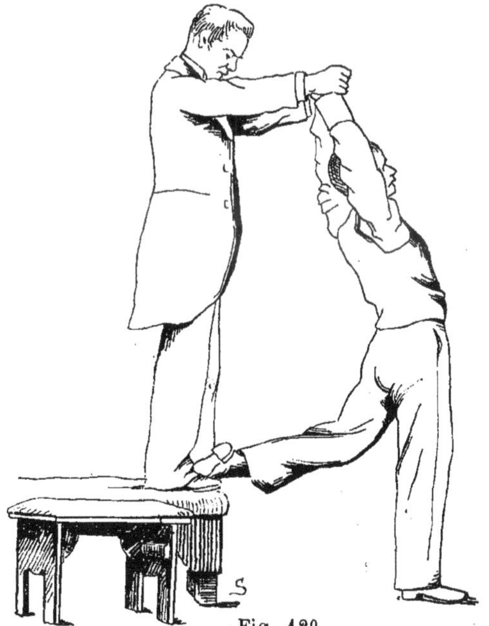

Fig. 120.

Il saisit les mains de celle-ci, soit comme le représente la fig. 121, soit

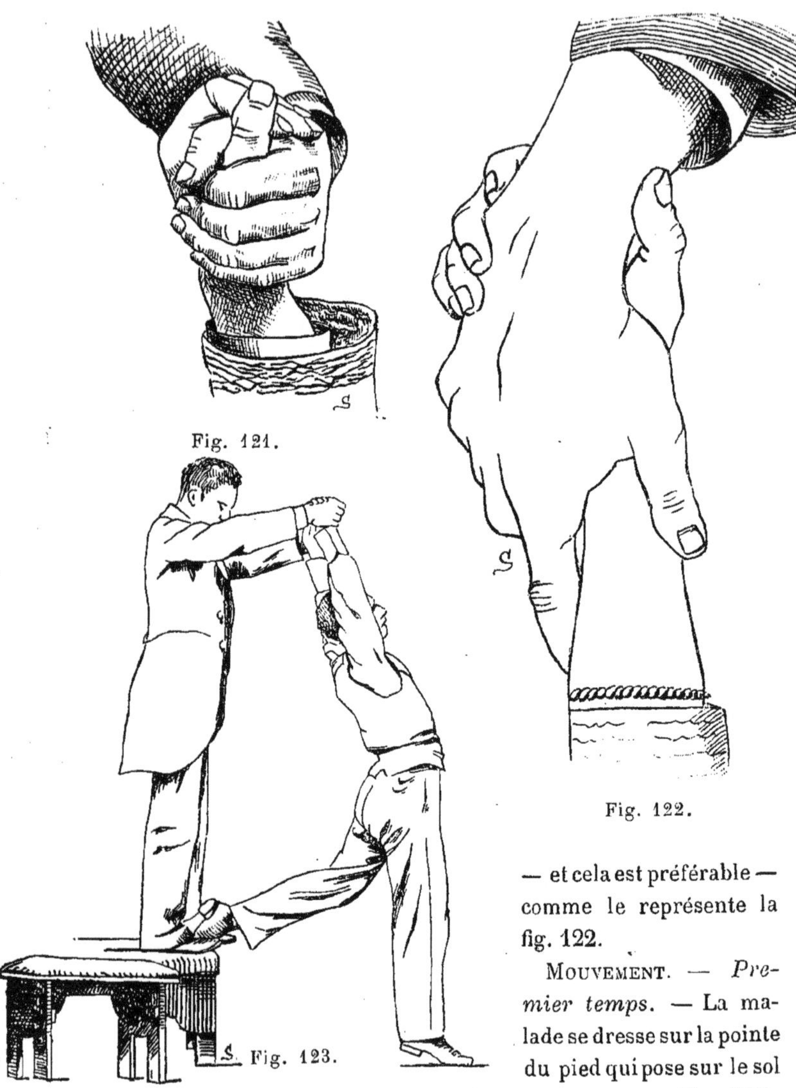

Fig. 121.

Fig. 122.

Fig. 123.

— et cela est préférable —
comme le représente la
fig. 122.

MOUVEMENT. — *Pre-
mier temps.* — La ma-
lade se dresse sur la pointe
du pied qui pose sur le sol
et porte le poids du corps. La cambrure du corps augmente (fig. 123).

Deuxième temps. — La malade fléchit lentement, genou en dehors,
le membre qui porte le poids du corps (fig. 124).

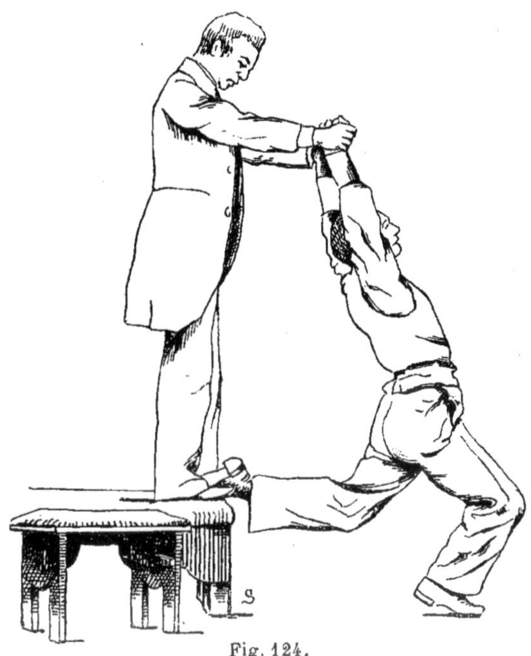

Fig. 124.

Troisième temps. — La malade se relevant étend lentement, genou en
dehors, le membre qui porte le poids du corps et se retrouve dans l'attitude représentée sur la fig. 123. Le médecin aide simplement la malade
à conserver l'équilibre.

Quatrième temps. — La malade pose le talon à terre et se retrouve
dans l'attitude primitive (fig. 120).

Les erreurs commises dans l'exécution de cet exercice consistent :

1° A ne pas conserver pendant les quatre temps l'attitude originelle
(cambrure, opisthotonos) qui doit même s'exagérer pendant le second et
le troisième.

2° A diminuer l'écart qui existe entre la banquette et le membre qui porte le corps, et, pour ce, à exagérer la flexion du membre inactif.

3° A ne pas maintenir dans l'abduction le membre qui porte le corps.

Faites exécuter trois ou quatre fois sur chaque membre cette gymnastique dont les effets sont très congestionnants. — La malade peut l'exécuter seule chez elle, sans lever les bras, en prenant un léger point d'appui du bout des doigts, juste ce qu'il faut pour conserver l'équilibre, sur le dossier d'une chaise placée devant elle.

Secouement des viscères.

ATTITUDE DE LA MALADE. — A genoux sur deux coussins écartés de vingt à vingt-cinq centimètres, ce qui en met environ quarante entre les genoux. Mains sur les hanches. Bassin et ventre en avant. Tronc et tête dans l'extension.

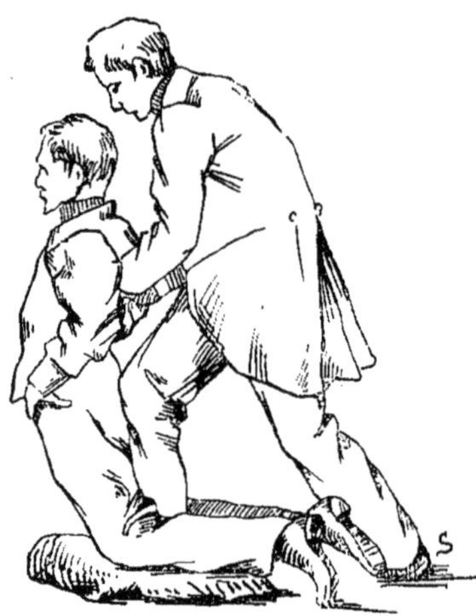

Fig. 125.

ATTITUDE DU MÉDECIN.—Debout derrière la malade. Le pied gauche dans le vide qui sépare les coussins et entre les genoux. Il pousse fortement le sacrum en avant avec son genou ou sa jambe. Il tient la malade sous les aisselles, les doigts tournés vers les clavicules. Le sacrum et par suite le bassin est poussé de telle façon que la malade tomberait en avant si le médecin la lâchait. La cuisse et la jambe de la malade forment un angle aussi obtus que possible.

MOUVEMENT. — Malade absolument passive. Toujours poussant le sacrum du genou, ou de la jambe, le médecin imprime au tronc un rapide et assez violent mouvement de torsion latérale, alternatif, saccadé à trois ou quatre reprises (fig. 125).

Cet exercice très congestionnant peut être remplacé, quand la malade est chez elle, par le suivant.

Renversement du tronc en arrière.

ATTITUDE DE LA MALADE. — **A** genoux sur un coussin; jambes écartées; mains sur les hanches.

MOUVEMENT. — Fléchissant de plus en plus les genoux la malade se cambre, se renverse jusqu'à ce que la chute en arrière devienne imminente, puis se redresse, à trois ou quatre reprises (fig. 126).

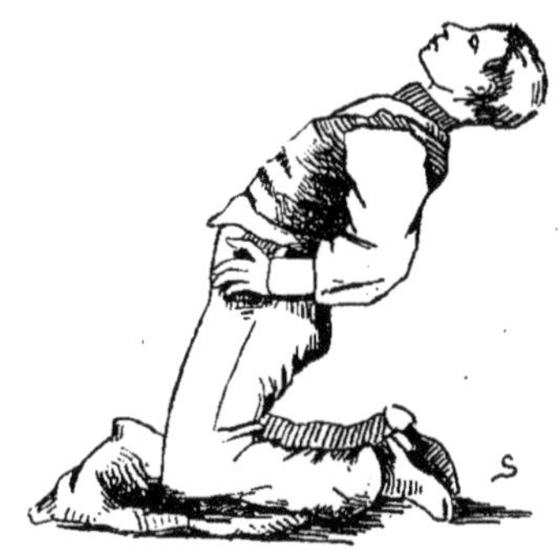

Fig. 126.

RÉGLEMENTATION DU TRAITEMENT GYMNASTIQUE DES CONGESTIONS FRUSTES

Les cinq mouvements que je viens de représenter, et auxquels on peut joindre le pas de gymnastique sur place, en levant haut le genou, suffisent amplement à qui veut congestionner le pelvis.

Plusieurs ont, comme j'ai dit, l'avantage de pouvoir être exécutés par a malade seule chez elle; avantage que ne possède *aucun* des mouvements décongestionnants, qui tous réclament un aide ou une mécanique.

La gymnastique congestionnante énergique ne doit être utilisée que pour les congestions frustes dites essentielles de la puberté et *quelquefois* de la ménopause prématurée. Celles qui accompagnent si fréquemment les altérations utéro-annexielles seront traitées comme ces altérations par la gymnastique décongestionnante. En pareil cas la congestionnante est d'un emploi très rare.

Donc on se servira de la gymnastique congestionnante pour les jeunes

filles pubères non réglées ou réglées à longue échéance, et dont la
santé est atteinte par ce retard, pour les jeunes filles et jeunes femmes
dont les menstrues quoique régulières vont toujours diminuant ou chez
lesquelles un arrêt passager devient définitif, pour les femmes mena-
cées par une ménopause hâtive. Quant à celles qui, parvenues à l'âge
critique, en sont diversement éprouvées, souffrant de congestions erratiques, phénomène commun aux diverses catégories d'aménorrhée absolue
ou relative et de dysménorrhée, je trouve plus judicieux de les soigner,
en règle, par la gymnastique mixte et j'emploie la décongestionnante, si
les troubles abdominaux dominent.

Bien entendu, dans tous les cas où la gymnastique congestionnante
sera employée pour combattre la congestion fruste, celle-ci ne sera pas
accompagnée de lésions locales. Je me sers cependant, par exception,
de la gymnastique congestionnante, au cours des traitements d'affections
utéro-annexielles pour provoquer ou augmenter les menstrues retardées
ou insuffisantes ; exceptionnellement aussi pour les rappeler si elles
sont brusquement supprimées.

Voici comment le traitement sera réglé dans ces divers cas :

Dans ceux où les organes génitaux sont sains, on fera chaque jour trois
ou quatre des exercices indiqués plus haut. Ceux qui peuvent être
exécutés par la malade seule lui seront enseignés et elle mettra cet enseignement en pratique une fois par jour, indépendamment de la séance
à laquelle procédera le médecin. On graduera les mouvements, réservant
ou redoublant les plus congestionnants dans la huitaine qui précède la
date où les règles devraient paraître.

Lorsque l'état général l'exigera : obésité, induration généralisée du
tissu cellulaire ou cellulite douloureuse sous-cutanée (*panniculite*) —
dyspepsie, gastralgie, on ajoutera aux exercices, des massages locaux et
généraux — malaxation des régions indurées, vibration gastrique. —
Je crois qu'il vaut mieux, malgré sa réelle utilité, ne pas pratiquer la
gymnastique indifférente pour ne pas atténuer les effets spécialement
recherchés de concentration sanguine pelvienne ; mais, je le répète, si
les troubles abdominaux dominent et si les règles ne se décident pas,
employez la gymnastique décongestionnante, ou alterne. Tâtonnez, uti-
lisez les enseignements de ce livre. Guidez-vous sur les sensations de la
malade.

Pour les femmes parvenues à l'âge critique, je tâche de faire disparaître ou de rendre plus rares les troubles divers de l'organisme par une gymnastique générale, mixte, à la fois congestionnante, décongestionnante, assouplissante et comburante. Si les troubles persistent, et si la ménopause n'est ni prématurée ni incertaine, j'insiste sur les mouvement décongestionnants, si elle est prématurée, alors seulement j'essaie de rappeler les règles.

Au cours du traitement d'une affection utéro-annexielle, quand les règles ne paraissent pas à date fixe et quand cette aménorrhée ne s'accompagne d'aucun malaise imputable au retard, — je rappelle à ce propos l'explication que j'ai donnée du proverbe : *à ventre plat enfant il y a* — je me garde d'employer la gymnastique congestionnante, et je continue la décongestionnante, car plusieurs de mes malades sont devenues enceintes, au cours du traitement, et leur grossesse a évolué, ce qu'elles doivent à ma prudence. Induit en erreur par une malade, je me suis une fois écarté de ce principe et je l'ai regretté, cette malade ayant avorté, sous l'influence déterminante ou accélératrice des exercices congestionnants.

Si le retard des règles s'accompagne de malaises dus, selon toutes probabilités, à une dysménorrhée, compagne habituelle d'un état chronique déjà ancien, j'emploie le plus faible des mouvements congestionnants, la circumduction fémorale passive, suivie de la flexion et extension actives. Jamais je ne me suis servi de la gymnastique congestionnante énergique en pareil cas, contr'indiquée à mon avis d'une façon formelle par les affexions utéro-annexielles ; mais je prends soin, au cours du mois suivant, de ne pas user exclusivement de la gymnastique décongestionnante. Je la réduis à un minimum, puis je la supprime, au besoin je la remplace, à l'approche des règles, par la circumduction fémorale passive avec flexion et extension active, ou bien je fais exécuter les deux sortes de gymnastique pendant tout le mois.

Je traite les suppressions brusques non compliquées d'acuité ni de chronicité génitale par des exercices congestionnants, mais s'ils n'ont pas d'effet dès la troisième ou quatrième séance, je les remplace par des exercices décongestionnants que je continue pendant quinze jours, pour reprendre alors une gymnastique congestionnante énergique qui dure jusqu'à l'époque suivante. En effet, les suppressions brusques s'accompagnent souvent d'une augmentation de volume des ovaires, cellulite plus ou moins douloureuse. Il me semble contr'-indiqué de continuer une gymnastique congestionnante, salutaire, si l'écoulement sanguin, sûr dérivatif, en est la conséquence presque immédiate, néfaste, au contraire, si le sang ne coule pas. Tel est le motif de ma conduite.

J'ai dit de la gymnastique décongestionnante que ses effets étaient plutôt rapides que lents et d'une remarquable constance. Ceux de la gymnastique congestionnante sont plutôt lents que rapides et moins constants. Mais j'ai dit aussi que j'en avais moindre expérience. *Actuellement* je pense qu'il est plus facile d'empêcher le sang de couler que de le faire paraître. La valeur de la gymnastiqne décongestionnante est indiscutable et incomparable. La gymnastique congestionnante, au contraire, m'a paru jusqu'à présent plus d'une fois inférieure à l'hydrothérapie et à l'électricité, pour rappeler les règles depuis longtemps supprimées, au point de vue de la rapidité des effets.

Brandt a certainement éprouvé les mêmes échecs que moi dans l'emploi de la gymnastique congestionnante ; je rappelle qu'il a conseillé l'emploi de vibrations intra-utérines avec l'hystéromètre pour provoquer l'apparition du flux menstruel qu'on entretiendrait ensuite avec la gymnastique ; mais il laisse entendre que cet effet de la vibration serait assez peu constant.

§ B. — *MASSAGE*

Il sera presque toujours décongestionnant dans la congestion fruste. Le massage congestionnant exercé directement sur les organes génitaux n'a pour ainsi dire aucun emploi dans le traitement gynécologique, sauf, suivant Brandt, lorsque l'utérus et les ovaires sont pubescents ; mais je ne l'ai pas expérimenté, et comme il n'est praticable que sur des femmes, je me demande si les excitations conjugales ne sont pas en ce sens aussi efficaces. Tout massage rude et prolongé, avec pressions fortes et étirements soutenus, est congestionnant. Massez un utérus rétroversé, fixe, vous le sentirez grossir sous votre main ; pétrissez d'emblée le centre d'un ligament large changé par une cellulite d'ancienne date en un noyau induré ou tentez d'élever l'utérus voisin, vous sentirez le ligament grossir et s'indurer davantage. Comprimez dans une simple exploration l'appareil utéro-annexiel d'une femme sujette aux hémorrhagies, et le sang coulera pendant, aussitôt, ou un peu après votre malfaisant examen.

Ne croyez pas que les expressions massage fort, rude, soient synonymes de massage brutal. Chez les méno et métrorrhagiques, au début des traitements, il suffit, pour faire couler le sang, qu'on manque au principe d'excessive légèreté, à celui du massage périphérique et de la brièveté des séances, à celui des pauses fréquentes, et qu'on s'entête à saisir les organes dans le but d'énoncer un diagnostic que rien ne presse et qui sera huit fois sur dix incomplet ou erroné. Par contre, quand vous aurez traité méthodiquement par le massage et la gymnastique les femmes sujettes aux méno et métrorrhagies, quand vous aurez supprimé les stases, partant, les écoulements, et mobilisé les organes, vous pourrez saisir à votre guise et comprimer ces mêmes organes, jadis si susceptibles, sans rappeler le sang, à condition bien entendu de ne pas répéter trop souvent cette expérience.

Il en est de même de la gymnastique congestionnante. Exercez-la sur une femme affaiblie sujette aux pertes, vous provoquerez de véritables hémorrhagies. Exercez-la pendant une, deux, trois séances sur une femme déjà très améliorée par la kinésithérapie et vous n'en obtiendrez aucun effet.

Il est un genre de massage congestionnant auquel Brandt accordait une véritable puissance, c'est le tapotement sacro-lombaire. Il a l'avantage de pouvoir être employé pour les vierges comme pour les femmes, car c'est un mode de massage général.

Le tapotement sacro-lombaire consiste dans une percussion pratiquée avec la face dorsale des phalangettes *du poing lâchement fermé.* On frappe à trois reprises différentes et dans trois directions : oblique, sacrée et transverse : 1° de la crête iliaque droite ou gauche au côté correspondant de la pointe sacrée ; 2° sur la crête sacrée, de la base au sommet ; 3° sur la base du sacrum. Le poignet doit être délié, les coups fermes, un peu forts, mais élastiques, point trop rapides et donnés avec d'autant plus d'insistance qu'on veut produire plus de congestion.

16

Pendant la percussion, la femme est debout et droite, mains appliquées au mur, jambes écartées. Le médecin, placé à gauche, soutient le bas-ventre de sa main libre.

J'emploie rarement le tapotement ; je ne l'emploie jamais lorsque les organes sont déviés et douloureux. Il pourrait, en pareil cas, servir au diagnostic par les souffrances qu'il éveille ou accroît.

Par contre je mets fréquemment en usage chez les vierges aménorrhéiques le massage général du ventre, en particulier du gros intestin, massage spécial contre la constipation et que j'évite soigneusement chez les femmes qui ont un retard accidentel au cours du traitement, lorsque la question de grossesse se pose, chez celles qui ont des lésions utéro-annexielles volumineuses, et surtout chez les ménorrhagiques que le traitement a améliorées. — Le massage contre la constipation est très congestionnant. Il sera décrit plus loin.

ŒDÈMES ABDOMINO-PELVIENS

(CELLULITE ET MYO-CELLULITE CHRONIQUE ET SUBAIGUE, CONTRACTURE, PARAMÉTRISME, VAGINISME)

La congestion hémorrhagipare ou fruste, surtout fruste, est fréquemment accompagnée de cellulite chronique et subaiguë ou œdèmes abdomino-pelviens durs ou mous, douloureux ou indolores.

Je rappelle que la cellulite occupe le tissu conjonctif sous-cutané (panniculite), les interstices des fibres musculaires de la paroi (myo-cellulite), l'anneau celluleux péri-isthmique d'où elle diffuse dans la base des ligaments larges et dans le tissu cellulaire du plancher périnéal, dont elle entraîne la contracture. On l'observe également autour des trompes (péri-salpingite), autour des ovaires (péri-oophorite), autour de l'utérus (péri et para-métrite), autour du rein mobile, du cœcum, du colon ascendant. C'est le principe peut-être unique de la douleur génitale chronique ; elle entraîne des fixations et des contractures. Le cellulite est souvent liée aux altérations et déviations utéro-annexielles, mais non constamment suivant Viderstrœm qui a signalé le premier celle du plancher. Je suis tout disposé à l'admettre, puisque je la rattache aux troubles vaso-moteurs, et que ceux-ci peuvent s'installer d'emblée. En tous cas ces altérations, parfois très volumineuses, sont d'autre part et souvent, hors de proportion avec la douleur : petites lésions, grandes souffrances. J'insiste — et cela est d'une importance capitale pour le massage, — sur ce fait que les exacerbations de la cellulite sous-cutanée abdominale, et les poussées sub-aiguës de la cellulite intra-pelvienne sont en relation directe avec les troubles vaso-moteurs périodiques qui se manifestent chez les femmes dont la circulation pelvienne n'est pas normale, du huitième au quinzième et du vingtième au vingt-septième jour en comptant du début des menstrues.

Voici comment vous instituerez le traitement.

§ A. — *GYMNASTIQUE*

C'est par elle suivant la règle que commenceront et finiront les séances. Un ou deux mouvements avant, deux ou trois mouvements après le massage, le dernier, respiratoire. Exemple : *1° flexion et extension des bras ; 2° rotation du tronc, bassin fixé ; 3° massage ; 4° abduction des cuisses ; 5° mouvement respiratoire.* La gymnastique sera donc d'ordinaire décongestionnante, que la congestion concomitante soit hémorrhagipare ou fruste. Vous varierez d'ailleurs, multiplierez ou diminuerez les exercices suivant les cas, les complications utéro-annexielles et les résultats obtenus.

§ B. — *MASSAGE*

Contre la cellulite sous-cutanée abdominale (*panniculite*) vous emploierez la malaxation.

Contre la cellulite intra-pelvienne ou viscérale vous emploierez les effleurages et les vibrations, outre les frictions circulaires.

MALAXATION. — Faites un pli à la peau du ventre, puis un second, puis un troisième que vous malaxerez l'un après l'autre des deux mains entre la pulpe des pouces et des autres doigts (fig. 127). Ne saisissez pas seulement la peau, mais la peau et le tissu cellulaire.

Quand la panniculite est diffuse — induration généralisée — ne vous préoccupez pas de saisir telle ou telle région. Malaxez tout ce qui est dur et douloureux, jusqu'à ce que les tissus soient souples, ce qui exige un nombre de séances impossible à déterminer.

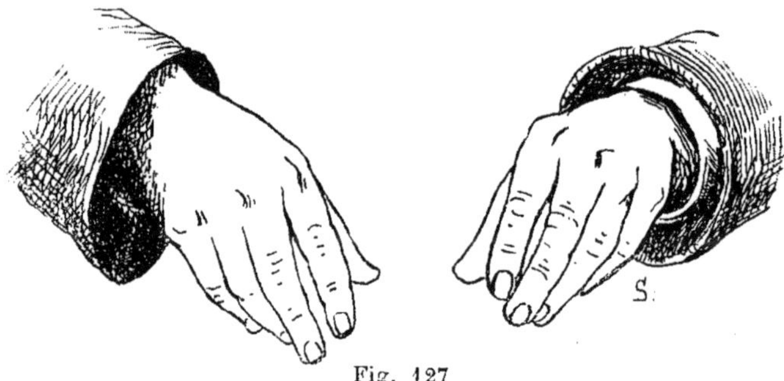

Fig. 127.

Si vous avez à faire à de la panniculite localisée, — et notez que presque toujours la cellulite diffuse se localise après quelques massages, — cherchez les noyaux. Vous les reconnaitrez non seulement à leur consistance mais à leur extrême sensibilité. Malaxez les tissus d'alentour avant d'attaquer les noyaux mêmes. Etendez un peu la peau comme un tissu de caoutchouc qu'on veut assouplir. Ayez les doigts souples et déliés, et la main légère. Eveillez le moins possible la douleur ; mais sachez que la malaxation de la cellulite sous-cutanée est toujours douloureuse. Séances courtes, très courtes au début du traitement et toujours au moment des exacerbations moliminaires ; deux à trois minutes. Un jour de repos de temps en temps est parfois nécessaire.

Poursuivez la panniculite de région en région jusqu'à ce qu'elle ait disparu. Armez-vous de patience et de persévérance. La douleur, je le répète, est inévitable au début ; de plus, au moment des congestions périodiques, noyaux et douleurs renaissent, mais vous finirez par l'emporter. N'employez pas la force car alors vous créerez ce que vous voulez anéantir. Dans la journée qui suit le massage, la malade doit se plaindre au plus d'une chaleur persistante aux endroits malaxés. Je dis, au plus. C'est déjà trop. Allégez encore la main. Prenez garde que la femme ne vous revienne en se plaignant d'avoir souffert, et le ventre meurtri d'ecchymoses ; *cependant ne vous troublez pas de ce léger accident et même prévenez-en d'avance la malade, car quelquefois des pressions insignifiantes ont cet effet, ce qui démontre bien la réalité du rôle que les troubles circulatoires, l'arythmie de la vaso-constriction et de la vaso-dilatation jouent dans la production et dans l'entretien de la cellulite.*

La malaxation est aussi employée pour le traitement de la myo-cellulite des muscles de la paroi abdominale. Je rappelle qu'elle a pour siège de prédilection la partie supérieure des muscles droits perpétuellement tendus, avec ou sans noyaux, parfois durs comme du fer au niveau du creux épigastrique et douloureux au moindre attouchement, car au moment des molimens certaines malades ne supportent même pas la pression d'un drap léger sur cette région. Ainsi me suis-je exprimé au chapitre du diagnostic. La malaxation de cette myo-cellulite est très difficile pour deux raisons :

1° On ne peut pas faire aux muscles le pli qu'on fait au tissu adipeux pour la panniculite.

2° La dilatation avec flatulence, tympanisme, clapotement de l'estomac l'accompagne fréquemment et exerce sur elle une influence marquée. On doit donc en pareil cas joindre au massage des muscles celui de l'estomac qui sera décrit au traitement de la débilité générale et des troubles vaso-moteurs erratiques. Or le massage de l'estomac se pratique en déprimant ses parois, et toute pression sur les muscles droits frappés de myo-cellulite exaspère la douleur et augmente leur tension.

Je conseille donc de saisir et malaxer doucement les deux muscles droits saisis ensemble, le mieux possible entre les doigts enfoncés en dehors du bord externe des muscles. Là, on n'éveille point la douleur à moins de panniculite concomitante qu'on traiterait d'abord. On se bornera comme massage gastrique à de douces vibrations. D'ailleurs la malaxation ci-dessus indiquée atteint la panse qu'on sent clapoter sous le massage quand elle renferme des liquides. Plus tard la myo-cellulite ayant disparu ou diminué, on en viendra au massage gastrique proprement dit.

EFFLEURAGES. — Ce mode de massage est spécialement dévolu, avec la vibration, à la cellulite pariétale postéro-latérale pelvienne, à celle des ligaments de Douglas, de la fosse du même nom et de l'anneau celluleux péri-isthmique. On l'emploie quelquefois pour les infiltrations plastiques de la base des ligaments larges.

L'effleurage se pratique par le rectum. Pour simplifier la description de ce mode de traitement, je suppose un de ces cas très fréquents, dans lesquels les lésions sont minuscules mais très tenaces. Les diverses régions, parois postéro-latérales, base des ligaments larges, anneau celluleux péri-isthmique, ligament de Douglas, tissu conjonctif péri-ovarien,

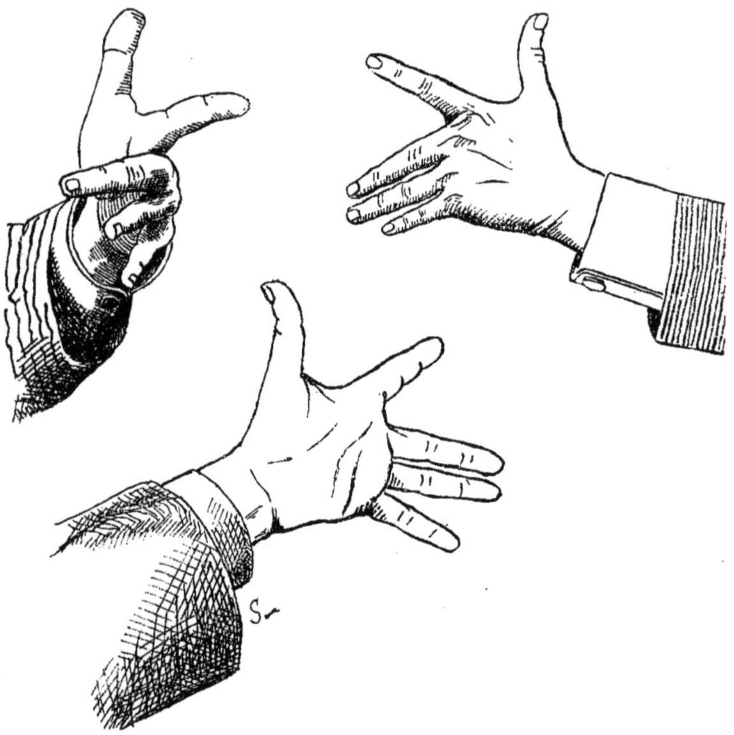

Fig. 128.

péri-salpingien, péri-rectal, sont envahies par l'œdème chronique, se

manifestant surtout par la douleur, avec contracture des muscles périnéaux, releveur et sphincters, des fibres musculaires végétatives du rectum (anneaux sphinctériels supérieurs), du sphincter vésical et de l'appareil suspenseur utéro-annexiel, sans tumeurs proprement dites.

Introduisez l'index gauche dans l'anus, doucement et en appuyant sur la
commissure antérieure pour diminuer la douleur. Placez la main dans la
position de Brandt (fig. 128). Les sphincters se contractent (j'ai supposé
un cas de cellulite pelvienne généralisée), la femme se plaint.

Faire décrire à la pulpe de la phalangette des arcs de cercle partant de
la ligne médiane et finissant sur la paroi gauche, pas trop haut, pas trop
loin pour commencer, si la douleur est vive, trois ou quatre fois, légèrement, en frottant le moins possible, comme si vous écri-
viez sur une vitre cou-verte de buée (compa-raison de Brandt déjà citée);

Changez de côté et pour cela changez la position de main, pro-nation moyenne (fig.
129) puis forcée (fig. 130), index étendu, pouce étendu ou un peu fléchi, les autres
doigts fléchis ou à demi fléchis dans la paume. Au moment où ce changement de position s'opère et où l'in-dex tourne dans l'an-

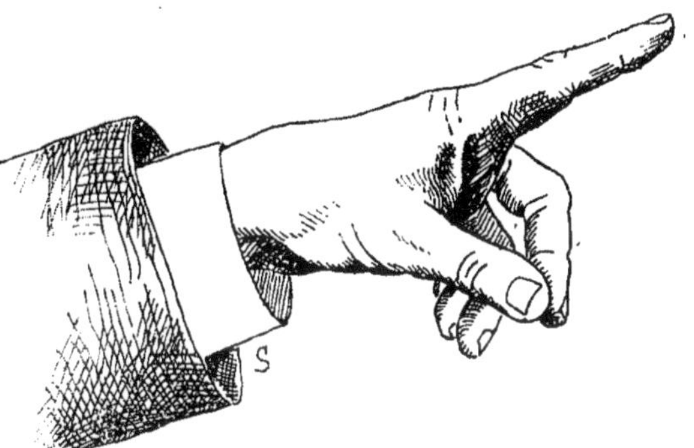

Fig. 129.

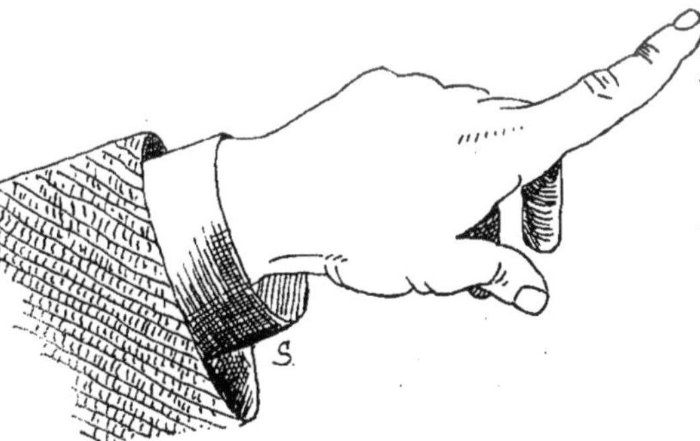

Fig. 130.

neau sphinctériel, la douleur éprouvée par la femme est très vive. Appuyez le moins possible sur la commissure postérieure.

Répétez donc à droite l'effleurage que vous avez pratiqué à gauche ;
pas trop haut, pas trop loin, si la douleur est vive, pas trop longtemps,
deux, trois, quatre fois. Retirez le doigt, c'est assez pour une première
séance. La douleur doit disparaître dès que le doigt est retiré. Si vous
insistez trop, si vous frottez, si vous pressez avec plus ou moins de force,
la femme éprouvera et continuera à éprouver des malaises variés.
Elle doit conserver tout au plus, pendant quelques instants, une sensation de chaleur, et ne pas trop appréhender la séance du lendemain.
Qu'elle soit, par expérience, certaine que la douleur cesse dès que le
doigt est retiré et vous pourrez lui affirmer catégoriquement qu'elle ira
diminuant à mesure que le traitement progressera, commençant par
s'atténuer pendant le massage même, puis disparaissant à la longue,
assez vite dans la plupart des cas.

Si malgré vos précautions la souffrance a été extrèmement vive (j'ai
vu des femmes se mordre le doigt, se bâillonner avec leur mouchoir pour
ne pas crier, ou présenter des accidents nerveux variés), vous pourrez
au début n'exercer l'effleurage que tous les deux jours ; mais je me suis
presque toujours mieux trouvé du traitement quotidien. Evitez seulement de le commencer lors des congestions périodiques et que votre
main soit plus légère encore à de tels moments.

La séance du lendemain ressemblera à celle de la veille, et ainsi de
suite, mais votre doigt pénétrera de plus en plus profondément. La douleur déjà disparue ou fort atténuée dans les régions inférieures sera
retrouvée dans les supérieures à mesure que vous gagnerez du terrain.
Elle disparaîtra de même façon. Le troisième sphincter franchi en le
dilatant complètement et sans violence, vous atteindrez la fosse de Douglas. Là, dans le cul-de-sac postérieur vous sentirez un tissu gonflé, plus
ou moins dur et des cordes raides, à droite et à gauche, les faucilles de
Douglas tendues comme des cordes à violon. Tournant autour de l'isthme,
vous percevrez à droite et à gauche la base des feuillets du ligament
large également tendus. Les mouvements imprimés au col seront douloureux. Effleurez — et ici ce terme a son acception la plus littérale — car
à cette profondeur vous ne pouvez agir qu'avec l'extrémité de la pulpe
indexielle, effleurez ces tissus empâtés, ces cordes raides, ces ligaments
contracturés. Dans les premiers temps, ni l'empâtement, ni les cordes,
ni la chaleur, ni la contracture ne disparaîtront ; mais à mesure que le

traitement avancera ces phénomènes morbides s'évanouiront, pendant l'effleurage même. Vous les retrouverez le lendemain mais moindres. Ils s'exaspèreront périodiquement lors des congestions, mais de moins en moins, puis seront supprimés, les organes utéro-annexiels retrouveront leur mobilité et les ligaments leur indolente souplesse.

Gardez-vous des compressions exercées sur le fond de l'utérus s'il est rétroversé, de soulever ce fond comme on le fait dans la manœuvre de réduction classique ; gardez-vous, pour hâter le diagnostic topographique, de palper bi-manuellement, avec effort, les trompes et les ovaires souvent englobés dans les tissus infiltrés, et œdématiés eux-mêmes. Attendez leur mobilisation par disparition de la cellulite. Si par impatience vous n'agissez pas ainsi, vous reculerez la guérison et vos malades se plaindront le lendemain d'avoir souffert après le massage, ce qui ne doit jamais arriver.

J'ai dit que vous supprimerez peu à peu les empâtements, les noyaux œdémateux, la pyrexie locale, les cordes, les contractures.

Ces dernières comprennent deux variétés : contracture des muscles striés, contracture des fibres lisses. Contre celles-ci, outre l'effleurage vous avez l'étirement dont je parlerai dans un instant. Aux premières vous ne pouvez opposer que l'effleurage qui d'ailleurs m'a toujours suffi jusqu'à présent. Par lui vous faites disparaître la cause première des contractures, le mal qui les entretient et les avive, la cellulite interstitielle, entretenue elle-même par les troubles circulatoires et altérations vasculaires. Je ne crois pas en effet que la très légère dilatation du plancher produite par les très insignifiantes pressions de l'index qui effleure soit entrée pour grand'chose dans l'assouplissement des périnées et des sphincters de caoutchouc durci et resserré que j'ai si souvent travaillés. Ce qui me persuade encore à ce sujet c'est ce que j'ai observé dans les cas de vaginisme. Ce mode de contracture pourrait bien avoir aussi son origine dans la cellulite, en tous cas il l'avait très certainement chez les femmes traitées par moi, car leur tissu conjonctif pelvien était infiltré et je ne me suis occupé du vaginisme de ces malades qu'en faisant ma main plus légère que jamais, surtout lors des premières séances dont la durée était exceptionnellement courte ; tellement légère que la femme se demandait si le doigt avait été introduit. Le vaginisme s'est amendé et a disparu par mes soins en même temps que la cellulite intra-pelvienne. Son intensité se réglait sur les variations moliminaires comme celle de la cellulite.

Contre les contractures des fibres lisses intra-ligamentaires il est souvent utile d'ajouter les étirements aux effleurages et aux frictions circulaires.

Étirements. — Les contractures de l'appareil suspenseur sont partielles ou générales. On étire donc une portion ou la totalité de l'appareil suspenseur. Les contractures et les rétractions localisées sont traitées d'ordinaire par les étirements partiels et comme elles entraînent des déviations et fixations, je les étudierai au paragraphe qui concerne ces dernières. J'insiste ici

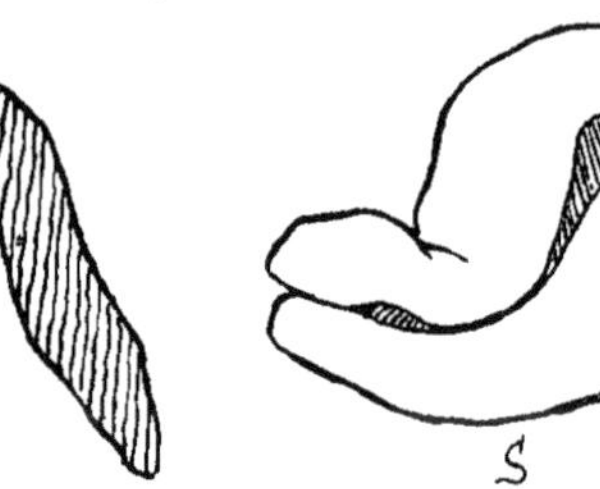

Fig. 131.

sur la contracture générale à laquelle j'ai donné au congrès de Rome le nom de *paramétrisme*. On reconnaît le paramétrisme à la douleur causée par le plus léger mouvement de la région cervicale, aux ligaments tendus et durs, bridant et immobilisant l'utérus qui est quelquefois recroquevillé comme le représente la fig. 131. C'est ce que j'ai appelé : *anté-rétro-déviation*.

Le fond, lorsque l'antéversion franche existe, s'applique fortement contre la paroi postérieure du pubis. Dans ce cas outre l'indispensable friction circulaire abdominale et les effleurages rectaux, vous aurez recours à la pression péritonéale antérieure exécutée par vous seul avec une seule main ou avec deux mains, par un aide ; mais pas trop tôt, mobilisez d'abord.

Étirement par pression péritonéale antérieure uni-manuelle. — Après massage léger par friction circulaire et vibration, déprimez lentement et doucement la paroi abdominale, en avant de l'utérus avec la main libre (fig. 132).

Descendez aussi profondément que possible sans effort, sans douleur. Quand vous sentez une résistance arrêtez-vous, retirez un peu la main et reprenez. Vous arriverez ainsi en une ou plusieurs fois au fond du cul-de-sac péritonéal antérieur. Exercez une pression contenue mais continue avec vibration au fond de ce cul-de-sac pendant cinq ou six secondes ; puis retirez avec grande douceur, très graduellement la main.

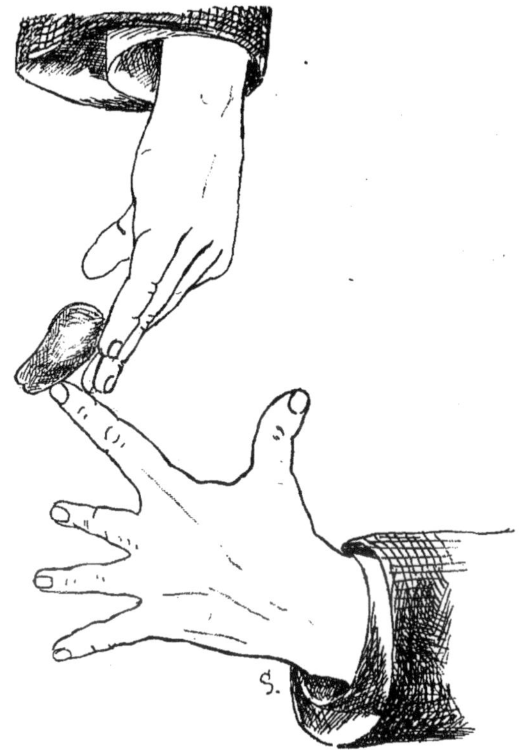

Fig. 132.

Si vous la retiriez brusquement, la malade souffrirait et vous produiriez l'effet précisément contraire à celui que vous cherchez. Répétez la pression trois ou quatre fois.

Étirement par pression péritonéale antérieure bi-manuelle. — Même manœuvre mais pratiquée par les deux mains réunies d'un aide (**fig.** 133) sous la surveillance du médecin dont le doigt est dans le vagin.

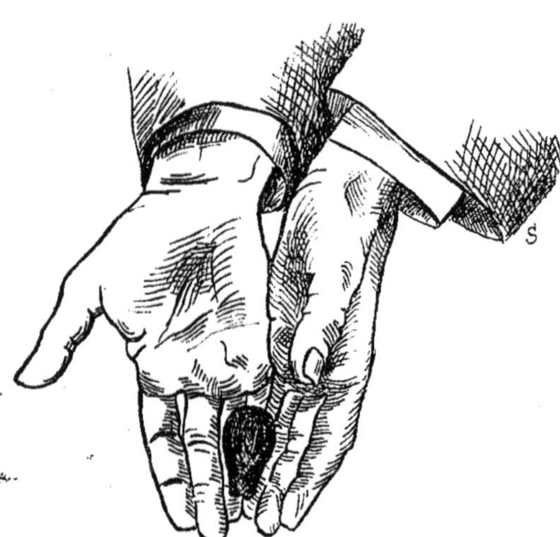

Fig. 133.

Le médecin assis a
pratiqué la pression péritonéale antérieure. Lorsque sa main est descendue au fond du cul-de-sac
vésico-utérin, l'aide se
place dans l'attitude représentée sur la fig. 134,
un genou sur la chaise,
de préférence le gauche,
pour ne pas gêner le bras
du médecin. L'autre
membre pose sur le sol
entre les jambes écartées
du médecin assis.

En prenant cette attitude l'aide a fléchi les
membres inférieurs de la

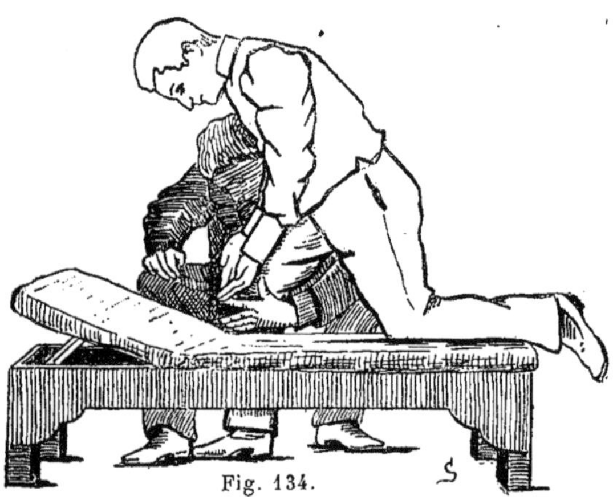

Fig. 134.

malade absolument passive. Celle-ci se trouve donc dans l'attitude représentée sur la fig. 135.

Médecin, malade et
aide étant ainsi placés,
les deux mains de ce
dernier, ouvertes et se
touchant par les petits
doigts (fig. 133), des-
cendent dans la fosse
vésicale où elles se
substituent à celles du
médecin.

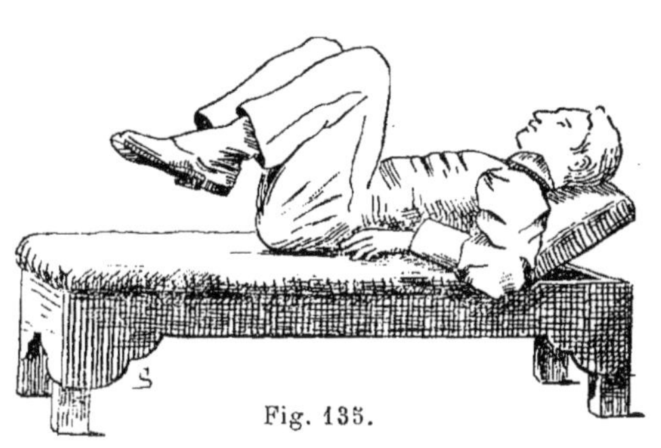

Fig. 135.

Alors, la malade étant dans la plus complète détente musculaire et
n'éprouvant d'autre sensation que celle d'une pesée très contenue, les
mains de l'aide descendent peu à peu, sans tirailler la peau, et en se
reprenant, c'est-à-dire par une série de légers retraits suivis chaque fois
d'une plus profonde pénétration, et *si possible* jusqu'à ce que les pulpes
digitales aient dépassé le col de l'utérus (fig. 133), ce dont le médecin
avertit l'aide qui s'arrête et exécute une douce vibration, puis retire ses
mains très lentement.

Quand la pression péritonéale antérieure est exécutée de cette façon
le col recule et l'utérus s'élève légèrement. Elle représente en effet le
premier temps de l'opération dite élévation qui sera décrite au paragraphe des prolapsus ; mais quand on l'emploie contre le paramétrisme antérieur, c'est-à-dire pour étirer et relâcher l'appareil antéverseur contracté, il n'est pas toujours nécessaire que les mains de l'aide descendent
aussi bas. En tous cas elles n'y parviennent d'ordinaire jamais à la première opération. C'est pour cette raison que je ne dis pas *pression vaginale*. C'est dans l'élévation proprement dite qu'il importe de transformer la pression péritonéale en pression vaginale. J'ai insisté ailleurs sur
ce fait. J'y reviendrai au chapitre des prolapsus.

La pression péritonéale antérieure bi-manuelle est supérieure à l'uni-
manuelle. Bien pratiquée elle a pour résultat immédiat ou lointain un
assouplissement tel du revêtement péritonéal antérieur et même de tout
l'appareil suspenseur, que l'utérus devient très mobile, et que les douleurs auparavant provoquées par les mouvements imprimés au col ont
totalement disparu.

L'opération doit être particulièrement douce et légère, et mise seulement à l'essai, quand on doute de la mobilité des annexes. Elle est formellement contr' indiquée si les organes sont lésés, ou fixes ou immobilisés par des infiltrations plastiques.

VIBRATIONS. — Lorsque la malade est atteinte de cellulite péri-uréthro-vésicale, maintes fois prise pour de la cystite, décrite comme telle dans plus d'un mémoire, et reconnaissable aux signes que j'ai indiqués à propos du diagnostic — envies fréquentes d'uriner, besoins impérieux, épreintes, ténesme, souvent confondus avec l'incontinence proprement dite, douleur à la pression de la voûte vaginale tendue et des tissus post-pubiens — vous la ferez disparaître par le massage vibratoire exécuté de la façon suivante. Placez la main gauche en supination, médius, annulaire, petit doigt fléchis dans la paume et maintenus par le pouce, index étendu mais un peu courbé. Saisissez le poignet de cette main gauche, avec la droite (fig. 136). Appliquez la pulpe indexielle alternativement à droite et à gauche de l'urèthre, déprimez sans force les tissus jusqu'au contact des os, en épargnant le mieux possible la douleur et exécutez une courte vibration.

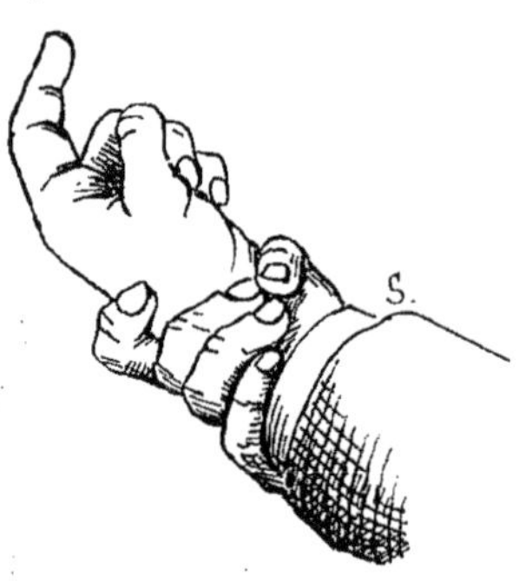

Fig. 136.

Vous ferez disparaître ainsi, très promptement, épreintes et ténesme, et celles de vos malades qui urinaient dix-huit ou vingt fois en vingt-quatre heures, n'urineront plus que trois, quatre et cinq fois. Les besoins impérieux auront disparu avant même que l'assouplissement soit parfait. Vous les verrez cependant renaître ou plutôt menacer pendant un certain temps au moment des molimens jusqu'au retour définitif de la souplesse et de l'insensibilité. Le Dr Nahrich de Smyrne a communiqué à la Société d'obstétrique et de gynécologie de Paris plusieurs cas de cellulite péri-uréthro vésicale, sous le titre d'incontinence d'urine. J'en parlerai au paragraphe des relâchements ligamentaires et musculaires.

FRICTION CIRCULAIRE. — Si dans le traitement des œdèmes intra-pelviens, j'ai relégué ici la friction circulaire ce n'est pas qu'elle ait une

importance moindre que l'effleurage, la vibration, l'étirement. Au contraire, je répète qu'elle est la base de la plupart des traitements ; mais
elle s'applique en particulier aux tumeurs œdémateuses ou infiltrations
plastiques, exsudats des Allemands décrits en France sous le nom de
phlegmon non suppuré, péri-salpingite, péri-oophorite, péri-oophoro-
salpingite, péri-métro-salpingite. De tout cela je fais autant de membres
de la famille des cellulites ou œdèmes.

Je rappelle que ces tumeurs de consistance et de volume variable, tantôt tout à fait molles, tantôt dures comme une racine de chou, grosses
comme une noix, comme un œuf, comme la tête d'un enfant, emplissant
parfois la totalité du bassin, au point que le libre passage des matières
fécales semble inexplicable, occupent d'ordinaire la moitié droite ou
gauche du pelvis ou toutes les deux, envahissant plus ou moins le cul-
de-sac postérieur, refoulant, emprisonnant, déviant et masquant l'utérus et les annexes.

Le massage de ces tumeurs est
avant tout bi-manuel bien qu'on
doive employer aussi l'effleurage,
comme je le dirai tout à l'heure.

La figure 137, sur laquelle est
représentée une de ces tumeurs de
moyen volume, fera bien comprendre le mode de massage.

L'index gauche, par le vagin ou
par le rectum, soutient la tumeur
qui, soudée à l'utérus, semble en
faire partie ; la main droite déprimant la paroi abdominale jusqu'à
la tumeur, la masse par friction
circulaire.

Ce n'est pas de cette façon que
le massage a commencé. Suivant
un principe dont on ne doit pas se
départir, il commence par les alen-

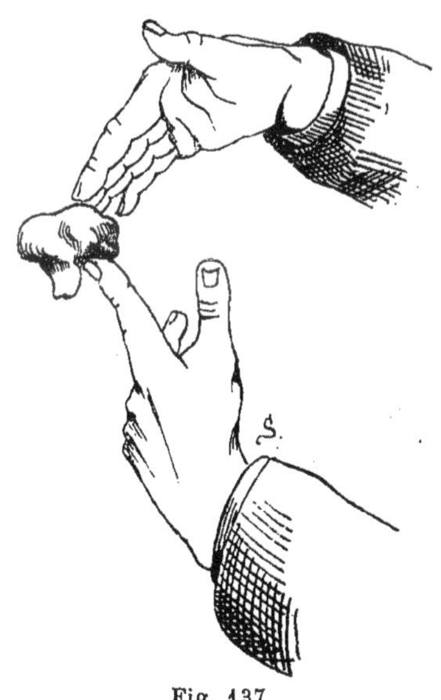

Fig. 137.

tours de la tumeur, non par la périphérie, mais au delà, au-dessus et

en dehors d'elle. Ensuite on passe à la tumeur, la périphérie d'abord,
puis le centre.

Je pratique le massage des alentours, non seulement à travers la paroi
abdominale avec la main libre, mais par le vagin et surtout par le rectum
en effleurant les parois pelviennes, comme je l'ai dit à propos de la cellulite douloureuse. Je masse également par effleurage direct la tumeur
elle-même, me servant de la voie vaginale ou rectale. Pour régler frictions circulaires et effleurages, massages indirects et directs, je me fie
aux résultats obtenus par tel ou tel procédé. *C'est le guide le plus sûr.*

Voici quelle sera la marche et la durée des traitements de ces tumeurs,
suivant qu'elles seront récentes ou anciennes. J'appelle tumeurs récentes, celles dont la formation remonte au plus à quelques semaines,
date d'origine dont vous pouvez être certain quand les accidents sont consécutifs à un accouchement. J'ai traité seulement quatre cas de ce genre,
mais avec un égal succès, obtenu dans le plus rebelle, en dix semaines,
et en six dans le plus favorable. L'état fébrile ne m'a pas arrêté. En
même temps que l'amélioration de l'état général, et de la locomotion, ou
après elle, vous constaterez localement la mobilisation, le changement de
consistance, la diminution de la tumeur. Peu à peu les annexes deviendront distinctes, elles émergeront de la masse comme d'un ciment qui
les agglutinait et que vos manipulations auront fait fondre. L'utérus primitivement soudé à la tumeur s'en détachera. Enfin, il ne restera de
cette grosse lésion qui, en d'autres mains que les vôtres, et à l'ère chirurgicale actuelle, aurait été un prétexte à laparo ou hystérectomie, que des
ligaments raides auxquels vous rendrez une souplesse absolue ou relative.

La malade pourra cesser alors le traitement ; mais entretiendra, s'il
y a lieu, avec des mouvements gymnastiques exécutés chez elle, la régularité de la menstruation. C'est la condition *sine quà non* d'une guérison
ou d'une amélioration tenace.

Le traitement donne donc, en pareil cas, des résultats vraiment excellents. C'est presque la *restitutio ad integrum* dans un délai rapide ;
mais ne vous attendez pas à un semblable succès, lorsque la tumeur est
entée sur une vieille chronicité. Toute femme qui a une lésion utéro-
annexielle est exposée, à la suite de surmenage, d'excès de coït, d'im-

---

prudent essuites de couches ou de fausses couches, presque toujours lors des congestions périodiques que j'ai signalées et qui prédisposent aux poussées sub-aiguës de cette vieille lésion chronique, à la formation d'une tumeur œdémateuse. Si cette formation est récente, vous en viendrez à bout aussi facilement et *plus vite* que dans l'autre cas ; mais ce travail fait vous serez arrêté pendant de longues semaines ou pendant des mois par l'ancien noyau chronique, tumeur coriace formée par le tissu cellulaire induré, les ligaments, l'ovaire et la trompe méconnaissables. Quelquefois cependant vous en triompherez et *soyez convaincu que ce ne sera point par la force.* Si vous pétrissez, si vous étirez cette masse indurée, elle s'accroîtra et s'indurera davantage. Agissez par effleurage, autour d'elle sur les parois pelviennes, sous elle par effleurage direct de dedans en dehors et vous la sentirez s'assouplir. Cette sensation est d'un excellent pronostic. Persévérez. Pour un résultat définitif cette sensation doit être perçue à chaque séance. Mais que de temps et de patience il réclame. L'assouplissement est d'abord fugace, périodique, on le croit acquis, ou à peu près complet ; mais il disparaît. On suppose un recul, on se décourage. N'abandonnez pas la partie. La grosse affaire est d'avoir constaté le progrès une fois. *En massage, toute modification obtenue, et en apparence perdue, se retrouve.* D'ordinaire, c'est dans les quatre ou cinq jours qui précèdent les règles que ces assouplissements se révèlent. On voit des utérus jadis continuellement gros, durs, presque fibromateux, suspects même de cancer, diminuer à ce moment, après traitement plus ou moins long et prendre une consistance succulente. On voit des ovaires et des trompes jadis introuvables, se dessiner à travers les tumeurs amollies et en émerger. Reste à savoir si la *restitutio ad integrum,* qu'indique le retour de l'appareil suspenseur à l'élasticité est possible. Visez avec persévérance un pareil but ; mais, d'ordinaire, ne comptez pas l'atteindre. Il est déjà beau et souvent il suffit d'en approcher. La sclérose vous arrêtera. La malade en sera quitte pour se ménager un peu, pour surveiller de près ses règles, à l'aide de la gymnastique, et pour revenir à la première alerte au traitement, *mais pour un temps d'autant plus court que la première cure aura été plus complète.* Plus font adresse, patience, douceur, que

hâte et violence, et c'est en tournant l'ennemi qu'on en est maître. Ces
vérités, dont je fais deux principes fondamentaux de la kinésithérapie,
sont surtout applicables au traitement des œdèmes péri-oophoro-salpin-
giens.

Le traitement kinésique de telles tumeurs m'a donné jusqu'à présent
de si beaux résultats, d'ailleurs annoncés par les observations allemandes,
que sûr de ma main et de ma patience, convaincu que la méthode est
inoffensive, je ne considère comme contr'indication, comme je l'ai dit
plus haut, que les accidents péritonitiques généralisés. Je ne me suis
laissé arrêter ni par la fièvre, ni par ce soupçon de purulence pour lequel
malheureusement nous n'avons pas de criterium clinique, et que les
pièces anatomo-pathologiques, après opération, démentent si souvent,
confirment d'autres fois, mais alors et non moins souvent réduisent à de
très petits foyers disséminés dont j'ai *peut-être* fait résorber plus
d'un.

Tel est le traitement — et le plus efficace — de cette variété d'altération chronique du tissu conjonctif que j'ai décrite le premier en France,
dont j'ai emprunté le nom aux Suédois et dans lequel, pour une bonne
synthèse gynécologique, j'ai englobé non seulement les formes spéciales
étudiées en Suède, mais toutes les inflammations chroniques du tissu
conjonctif tendant à la sclérose plus souvent qu'à la suppuration.

Ce chapitre sur le traitement de la cellulite subaiguë et chronique serait incomplet, si je n'y ajoutais *de par courte expérience* un paragraphe concernant les poussées aiguës que j'ai rangées parmi les contr'indications *relatives* du traitement. — Quoique la cellulite reste d'ordinaire
subaiguë et par conséquent ne tende pas à la suppuration, elle côtoie
la cellulite aiguë. Il importe donc de savoir si celle-ci, localisée, est jus-
ticiable du massage, si la kinésithérapie peut prévenir la formation du
pus, activer la résolution et épargner aux femmes un long repos au lit
et d'interminables mois de chaise longue.

Jusqu'à présent, mes observations me permettent de répondre par
l'affirmative.

J'ai résumé, dans le chapitre des contr' indications, ma manière d'agir.
J'ai de plus cité dans cet ouvrage l'exemple d'une malade dont j'ai commencé la cure en plein état fébrile, et, en pleine purulence — suivant le

chirurgien X... qui voulait l'hystérectomiser. — J'ai guéri cette femme
dont le bassin ne contenait pas de pus.

Je citerai ici un autre exemple de cellulite aiguë, et de pelvi-péritonite, survenue au cours du traitement, ce qui lui donne un intérêt spécial, sans parler d'autres enseignements que le lecteur en tirera.

J'avais soigné, en 1892, une jeune femme atteinte de salpingite kystique hémorrhagique. Satisfaite de voir les pertes disparaître et les règles
devenir normales, cette malade, très peu raisonnable, avait refusé, malgré mes instances, de continuer la cure.

La tumeur salpingienne n'était alors perceptible qu'au moment des
molimens, jamais tendue, jamais résistante, libre, débarrassée des œdèmes de voisinage.

En février 1896 cette jeune femme, qui avait été bien réglée depuis le
traitement, fait une fausse couche et depuis lors est plus ou moins invá-
lide. A la fin du mois d'octobre suivant ; elle offre les signes d'une
pelvi-péritonite qui évolue en trois semaines. Ouverture artificielle d'une
poche purulente.

Elle se rétablit vite et l'année 1895 commence sans accidents. En
février, des accidents subaigus font apparition et disparaissent par le
traitement médical classique. A la fin d'octobre, époque correspondante
à celle de la poussée purulente, nouveaux accidents. Le repos absolu et
les résolutifs suffisent. On évite l'abcès à bon droit redouté, et la jeune
femme se demande pendant les premiers mois de 1896 si elle se rési-
gnera à la castration unilatérale gauche. Elle se souvient de la kinésithérapie qui lui avait jadis rendu service, en supprimant les hémorrhagies, et demande mes avis. Le peu que je sais de la valeur du traitement
pour la cure des kystes tubaires m'oblige à faire des réserves sur ce
point, réserves qu'accroît la déraison bien connue de cette malade,
disposée aux imprudences dès qu'elle est améliorée. Je ne m'engage
qu'à des résultats palliatifs, et pose un point d'interrogation pour les autres. La malade est au lit et se lamente d'être consignée. Je lui promets
de l'en faire promptement sortir. Les lésions alors fort peu marquées
consistent dans une induration peu volumineuse du cul-de-sac gauche.

Sous l'influence de la kinésithérapie, la malade reprend peu à peu sa
vie ordinaire, circule comme par le passé, se colore, se fortifie. Après un

premier traitement de six semaines, durant lequel, je constate que l'induration se change en petite tumeur un peu rénitente au moment des molimens, la malade part pour la campagne d'où elle revient au milieu d'octobre très bien portante.

La liberté du cul-de-sac gauche était telle à ce moment que quatre doigts déprimant la paroi abdominale se rencontraient avec l'index introduit dans le vagin ; mais l'utérus n'avait pas sa mobilité normale de bas en haut, et au-dessus du troisième sphincter, les tissus voisins du rectum manquaient de souplesse. Peu de chose en apparence. Quel médecin n'eût pas jugé tout traitement inutile et même déclaré la malade guérie ? Cependant je demandai à reprendre la kinésithérapie en disant que le molimen prochain me permettrait seul de décider de l'état des annexes gauches indélimitables le jour de l'examen et par conséquent saines ou presque indemnes *suivant l'opinion classique.*

Les règles parurent et s'écoulèrent sans incidents.

Le sixième jour arriva et les douleurs éteintes depuis longtemps s'éveillèrent. La malade entrait dans le molimen intercalaire. Je supposais que la souffrance serait emportée comme elle l'est souvent, par un écoulement, en d'autres termes, que la congestion moliminaire, de fruste et doloripare qu'elle était, deviendrait leucorrhéipare ou hémorrhagipare, ce qui supprimerait la cellulite subaiguë entée sans nul doute autour du kyste tubaire.

Il n'en fut rien. La poussée fut franchement aiguë. La fièvre s'alluma. Les vomissements parurent. Des selles fétides et pseudo-membraneuses furent évacuées, et une tumeur grosse d'abord comme une mandarine, puis comme une orange, emplit le cul-de-sac gauche et le postérieur, refoulant l'utérus à droite et en avant.

J'avais essayé de continuer le massage chez la malade au lit ; mais il était réduit à d'insignifiantes manœuvres, inefficaces contre la douleur qu'il importait avant tout de calmer. Je l'abandonnai donc, décidé à le reprendre le plus tôt possible. — Les sachets de glace mirent un terme aux souffrances en quelques heures. Un purgatif léger amena une ou deux très abondantes évacuations, et, le molimen intercalaire touchant à sa fin, une matière jaunâtre, puriforme, mêlée à du sang, fut expulsée. La fièvre tomba. La langue commença à se nettoyer et le massage fut repris sept

joursaprès l'alitement. Dès la seconde séance, la tumeur se libérant s'éleva
dans la cavité pelvienne. Après la cinquième je fis faire quelques pas à la
malade. Bref la tumeur diminua rapidement. Elle fondait pour ainsi dire
entre mes doigts.

J'ignore ce que le traitement fera à la longue; mais je n'en connais pas
qui mette aussi vite sur pieds une femme en proie à la cellulite aiguë et
à la pelvi-péritonite.

Pour le moment, c'est par là d'abord que ce fait est intéressant ; mais
il l'est encore par la réplétion brusque d'un kyste qu'on aurait pu croire
disparu, — nouvelle démonstration de l'aspect protéique des lésions génitales — par la concordance des accidents avec la période moliminaire
et de l'amendement des symptômes avec son issue.

Il l'est aussi par une singularité à laquelle mon esprit ne s'arrête pas
pour le moment, mais dont il est cependant frappé : la coïncidence à
peu de jours près de cette brusque rechute avec l'époque où les pelvi-
péritonites des années précédentes ont paru.

Peut-être faut-il, dans la recherche des causes de l'accident, tenir
compte de cette bizarre concordance, qui serait alors comparable au
retour également périodique, de certains accidents infectieux. Je me
borne à mettre ici un point d'interrogation. La malade a-t-elle commis une imprudence capable d'expliquer l'accident et son allure? Rien
ne m'autorise à l'affirmer. Me suis-je départi de ma prudence ordinaire? Aucune manœuvre de force n'a été employée; mais j'ai peut-
être arrêté les règles trop tôt, et j'aurais mieux fait d'ajourner une
pression péritonéale antérieure, d'ailleurs fort modérée, faite dans le but
d'explorer l'élasticité ligamentaire. Le moment était mal choisi, puisque
la malade approchait de la période moliminaire, et que l'élévation même
incomplète favorise la congestion des annexes. La suite du traitement
tranchera les diverses questions que mon esprit se pose.

FIXATIONS — DÉVIATIONS

CONTRACTIONS; CONTRACTURES; RÉTRACTIONS LIGAMENTAIRES; SCLÉROSE;
ADHÉRENCES, NÉO-MEMBRANES; SOUDURES D'ORGANES A ORGANES

(Utérus, ovaires, trompes, intestin)

La kinésithérapie; — je l'ai dit à maintes reprises dans ce livre et ailleurs, — m'a appris que les fixations étaient dues tantôt à la déformation
des ligaments, temporaire ou définitive, tantôt à des néo-membranes ou
soudures, qui constituent les classiques et réelles adhérences. Il existe
donc deux genres de fixation.

Le premier consiste — je le rappelle — en une simple déformation des
ligaments, conséquence de l'œdème du tissu cellulaire, c'est-à-dire de
la cellulite chronique, sous ses diverses formes, infiltration diffuse,
noyaux localisés, cordes raides, empâtement, et accompagnée de contraction et contracture des fibres musculaires des ligaments. J'admets qu'à
la longue la structure ligamentaire s'altère et que la rétraction par sclérose se substitue à la contracture et à la contraction, parce que sur le cadavre on rencontre des déviations utéro-annexielles, par déformation des
ligaments, sans adhérence proprement dite ; mais l'examen histologique
seul démontrerait la sclérose du tissu conjonctif ligamentaire, comme elle
démontre celle de la trame ovarienne. Quant aux contractions et contractures on les sent naître et s'évanouir sous le doigt pendant le massage,
phénomène fibrillaire, localisé, comme je l'ai dit ailleurs. De même, on
sent les tissus œdématiés se dégonfler en même temps que les organes
déplacés retrouvent leur situation normale ou la mobilité. Cette première
catégorie de fixation pourrait être qualifiée : pseudo-adhérence.

La seconde catégorie de fixation est représentée par la fixation classique due à un travail adhésif, pseudo-membranes, soudures.

Le massage tient la première place dans le traitement des raccourcissements ligamentaires et des adhérences ; mais quoique secondaire, la
gymnastique est très utile, parfois indispensable pour combattre la con-

gestion.De plus certains mouvements que je qualifie d'assouplissants, et
qui ont peut-être une influence sur le péritoine, trouvent ici leur emploi.

§ A. — *MASSAGE*

Je suppose d'abord le cas le plus simple, celui de fixation temporaire
de l'utérus en latéro-version ou flexion plus souvent droite que gauche,
par œdème du ligament large droit ou gauche, avec contracture.

Le type de cette fixation s'observe pendant la grossesse. La femme se
plaindra de malaises locaux et généraux intermittents. En l'interrogeant
vous constaterez que ces crises de douleurs abdominales coïncident avec
les périodes congestives que j'ai signalées, et par l'exploration bi-manuelle
vous trouverez l'utérus fortement incliné d'un côté, celui de l'inclinaison
physiologique d'ordinaire, et immobile. Placez l'index gauche alternativement dans le cul-de-sac droit et gauche, et massez avec la main droite,
très doucement, avec pauses fréquentes, par frictions circulaires, mêlées
de vibrations très courtes et très légères. Commencez haut, à droite et
à gauche du fond de l'utérus, *plus haut* que ce fond ; descendez sur
les côtés ; que les frictions circulaires insistent à droite et à gauche.
Quelquefois votre index, par le rectum, sentira la base du ligament
du côté opposé à celui de l'inclinaison utérine tendue et dure, et un
simple effleurage supprimera cette tension et cette dureté. D'ordinaire c'est
le ligament correspondant au côté de l'inclinaison qui est affecté. Je me
suis expliqué au sujet de ces variations avec figure schématique à l'appui, au chapitre du diagnostic. D'ailleurs si vous ne pouvez préciser le
siège de la contraction et de la contracture, massez généralement, suivant la méthode que j'indique. Au bout d'un nombre variable de secondes, deux, trois minutes au plus, vous vous apercevrez que l'utérus
toujours incliné n'est plus immobile. Son fond ballotte.

Alors l'index gauche s'appliquant sur le col ou l'entourant avec l'articulation phalangino-phalangettienne, placez la main droite à plat
sur les parois abdominales, l'extrémité des doigts tournés en bas,
prêts à plonger entre l'utérus et la paroi pelvienne droite ou gauche,
droite le plus souvent. Insinuez doucement et profondément mais

lentement votre main, en exécutant de courtes et légères vibrations
(fig. 138).

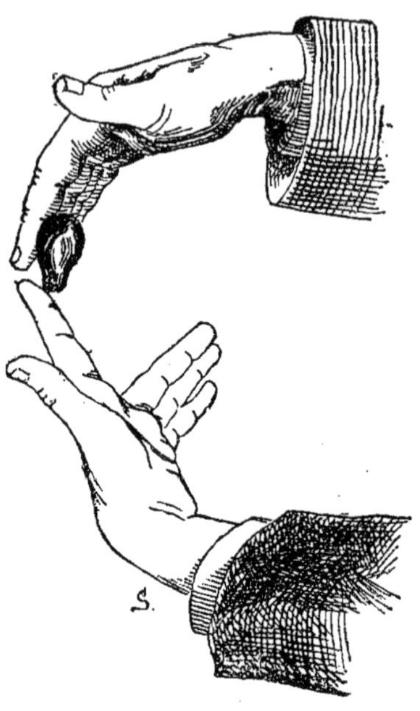

Fig. 138.

Puis, sans que les mains changent de place exercez sur le ligament de
légères tractions qui amènent le fond de l'utérus sur la ligne ombilicale.
Gardez-vous de retirer brusquement la main droite. Retirez-la au contraire doucement après avoir exercé une traction contenue mais continue.

Quand l'utérus est sur la ligne médiane ou à peu près, que votre
index gauche passe sur la face antérieure du col, et insinuez vos quatre
doigts derrière le pubis dans le cul-de-sac péritonéal antérieur, très
profondément jusqu'à dépression de la paroi vaginale. Comme j'ai supposé l'utérus gravide et puisque vous vous proposez, par cette *pression
redressante*, d'étirer légèrement le revêtement péritonéal et la paroi

vaginale, ne retirez pas brusquement votre main, comme on le fait dans d'autres cas. Contentez-vous de sentir le fond de l'utérus s'inclinant de plus en plus vers le pubis (fig. 139).

Faites exécuter quelques mouvements gymnastiques décongestionnants. La séance est finie. Recommencez le lendemain. Œdème, contracture, douleur disparaîtront très vite. Vous terminerez toutes les séances par la gymnastique des abducteurs fémoraux. Presque toujours, le mois suivant ou le même mois, encore à l'une des périodes congestives, la femme vous reviendra avec les mêmes accidents. Un nouveau et très court traitement la débarrassera.

Tel est le cas le plus simple de fixation temporaire. J'ai cité au con-

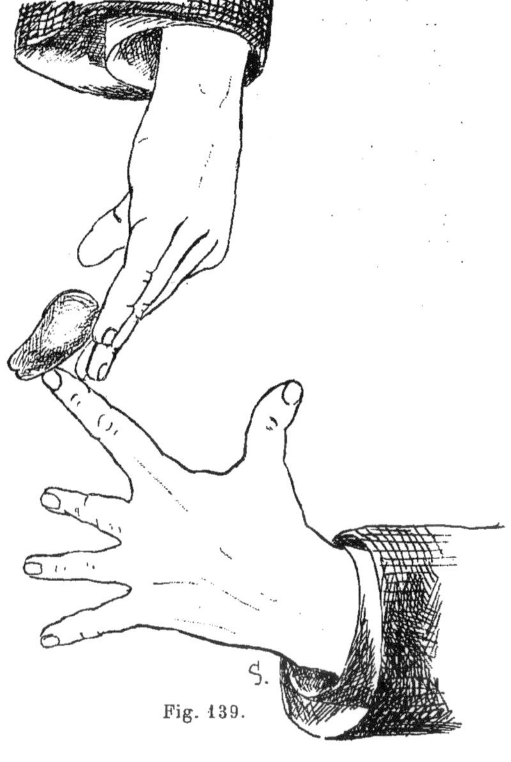

Fig. 139.

grès de Bordeaux un remarquable exemple de ces infiltrations et contractures passagères et périodiques pendant la grossesse.

Je ramène, pour en étudier le traitement, les fixations à trois types principaux, et je m'occupe surtout des rétro ou rétro-latéro-déviations, beaucoup plus fréquentes.

Premier type. — Léger œdème ; contraction ou contracture ; fixation de date récente, temporaire. La malade ne souffre qu'au moment des périodes congestives. Peu de douleurs à l'exploration, et seulement lors de ces périodes. Quelquefois congestion hémorrhagipare.

Deuxième type. — Œdème prononcé. Contraction ou contracture ;

fixation déjà ancienne, permanente. Souffrances presque continues avec exacerbations au moment des périodes congestives.L'exploration,douloureuse en tout temps, devient alors insupportable surtout par le rectum.

Annexes plus ou moins volumineuses, d'autant plus sensibles qu'elles sont moins mobiles. Congestion plus souvent fruste qu'hémorrhagipare.

Troisième type. — Mêmes phénomènes que dans le deuxième degré avec œdème souvent moins prononcé.Rétraction ligamentaire du sommet ou de la base de l'un des ligaments larges, ou dans le cas d'accidents péritonitiques, adhérences et soudures.

Les résultats que vous devrez poursuivre et que vous atteindrez successivement par le massage méthodique aidé de la gymnastique sont :

1° Disparition de la cellulite douloureuse et des contractures. Résultat certain, *qui, dans la majorité des cas, équivaut à une guérison. La rétro-déviation n'est douloureuse que par la cellulite ligamentaire et péri-utéro-annexielle qui l'accompagne. C'est la première chose à guérir. Voilà pourquoi des opérateurs aux mains insuffisantes, mais légères, en se conformant au simple schéma d'un bon massage, guérissent sans pouvoir réduire, et comment de grands gynécologues ou censés tels, réduisent sans pouvoir guérir, ou même font pire.*

2° Disparition des rétractions, des adhérences, des soudures. Résultat problématique.

3° Mobilisation absolue ou relative des organes fixés. Résultat certain.

4° Réduction temporaire des organes déplacés. Résultat certain dans tous les cas de mobilisation absolue.

5° Réduction définitive. Résultat problématique pour l'utérus ; nul pour les ovaires et les trompes.

6° Disparition des lésions et altérations utéro-annexielles concomitantes. Résultat problématique.

J'ai déjà décrit le traitement des œdèmes douloureux. *Je répète* qu'ils sont les compagnons forcés des déviations dites douloureuses car c'est par eux qu'elles le sont. Je n'entre donc pas dans les détails du traitement de la cellulite, je me place au point de vue spécial des fixations.

Premier type. — Conformez-vous exactement au procédé indiqué au paragraphe des latéro-déviations : massage par frictions circulaires, au-dessus du fond, c'est-à-dire plus haut que lui, à droite et à gauche ; descendez au niveau des ligaments larges. Insistez au voisinage de l'isthme. Massages courts, légers avec pauses. Evitez les points douloureux. Effleurages des parois pelviennes, s'il y a lieu, par le rectum, par le vagin en cas d'œdème des parois latérales de ce conduit, chose rare. L'index gauche explore la mobilité du fond et recherche le siège des fixations. Les utérus sont presque toujours fixés par une des cornes ou par l'isthme, fixation du corps dans le premier cas, du col dans le second. Il vous arrivera d'obtenir la mobilisation complète dès la première séance et aurez ainsi la satisfaction de réduire en quelques instants un utérus que vos collègues croyaient et que vous jugiez vous-même *a priori* irrémédiablement fixé. La réduction sera obtenue par les procédés indiqués plus loin. — Mobilisation et réduction seront plus ou moins faciles suivant la période du mois. J'ai déjà précisé, je préciserai encore ces périodes dans le paragraphe relatif aux rétrodéviations du second type. *Rappelez-vous que pour la réduction la force est toujours contr' indiquée.* Ne soulevez même pas les utérus douloureux et fixés en apparence ou en réalité. Attendez qu'ils se soulèvent eux-mêmes par le massage et que votre doigt accompagne leur ascension spontanée, et la facilite, mais ne la brusquez pas. Donc précepte capital : faire disparaître d'abord la cellulite douloureuse.

Second degré. — Même système ; mais ne comptez pas les séances. La malade ne les comptera pas si vous la délivrez de ses misères, et le succès palliatif ou curatif est sûr. Garantissez-le. La malade ne sera pas détrompée. Elle vous avertira même des progrès qu'elle fait avant que votre doigt les constate. Encore une fois ne brusquez rien. Ne cherchez pas à précipiter le traitement. Vous reculeriez. Massage périphérique court et léger. Effleurages doucement pratiqués, de jour en jour plus profonds. Gardez-vous de tenter la réduction avant complète mobilisation. Je me répète, même à quelques lignes de distance ; mais ce n'est pas du radotage. Que la femme prévenue par vous ne s'attende pas à la disparition, sans retour, des crises périodiques, des poussées subaiguës, dès le début du traitement, mais à une diminution progressive, graduelle. Vous-même tirez parti de la description que j'ai faite desdites crises. Ayez la main particulièrement légère du huitième au quinzième et du vingtième au vingt-septième jour, au début du traitement. Plus tard au contraire vous aurez, vers le vingt-troisième jour et jusqu'au vingt-huitième, une période où la force n'aura pas ou aura moins d'inconvénient, et où les tentatives de réduction seront indiquées. Sachez que du huitième au douzième jour et du vingtième au vingt-quatrième environ, l'utérus et ses annexes relativement mobilisés les jours précédents peuvent se refixer. Œdème et contracture reparaissent. Rien n'est plus décourageant dans l'apprentissage du traitement, si l'on n'est prévenu. Vous l'êtes. Le travail que vous avez fait n'est pas perdu. Vous le retrouverez d'ordinaire quelques jours plus tard, quelquefois seulement un mois après. En une ou deux séances vous regagnerez tout le terrain conquis précédemment par votre patience. Le moment où les résultats objectifs et subjectifs du traitement se manifesteront le mieux est celui qui précède immédiatement les règles. Durant ces trois ou quatre jours, la métamorphose locale et générale, éprouvée par la malade et celle que percevra votre doigt seront telles, en bien des cas, que vous croirez toucher au bout de vos peines. Un peu plus d'expérience vous détrompera et après le flux menstruel vous entrerez dans une nouvelle période de recul. Patience. Abstenez-vous soigneusement de tout effort réducteur. Attendez la mobilisation absolue ou relative, et alors, toute douleur ayant disparu, ou bien réduisez l'utérus, ou bien explorez profondément et après avoir reconnu l'existence de rétractions ligamentaires, procédez à l'étirement.

Troisième type. — Même programme. Je n'ai pas encore parlé d'adhérences vraies ou soudures. Il est cependant à peu près certain pour moi que de telles fixations existent au second degré et que le *massage dissout ces agglutinations ;* mais dans le troisième type des fixations, non seulement l'adhérence ou pseudo-adhérence existe, mais elle est solide, et s'il n'y a pas soudure proprement dite, il ne s'agit pas non plus de contracture, il s'agit de rétraction, de sclérose ligamentaire. Donc la force entre en scène et avec elle des inconvénients.

Je ne dis pas dangers, parce que l'emploi de la force n'en offre aucun entre les mains d'un praticien qui sait que le mot étirement signifie élongation et non pas rupture, qui procède avec méthode et connaît les ressources du massage. Ces inconvénients sont la congestion et l'œdème, chronique ou aigu. Vous congestionnez ; inévitable conséquence des tractions et pressions fortes. Donc, quoique vous ne soyez plus dans les mêmes conditions qu'au début, ayant rétabli la circulation, rendu aux vaisseaux une partie de leur tonicité, fait disparaître tout ou partie de la cellulite, vous êtes exposé, dans le cas où la malade aurait eu primitivement des méno ou métrorrhagies supprimées par votre traitement, à voir le sang se montrer à des époques trop rapprochées et la douleur pointer. Vous éviterez ce recul, en faisant précéder et suivre, et en accompagnant les étirements d'un massage méthodique et en insistant sur la gymnastique décongestionnante. Si malgré toutes vos précautions, le sang paraît, arrêtez-vous. Vous reprendrez à plus ou moins longue échéance, un mois au moins avec vingt-huit jours de période intercalaire du début des règles à celui de l'époque suivante.

De même pour les poussées d'œdème chronique. Si vos étirements recréent ce que vous avez anéanti, suspendez-les. A plus forte raison, pour les poussées subaiguës et aiguës. Examinez chaque jour; revenez aux anciens errements, si la femme a souffert alors que depuis longtemps elle était délivrée de toute douleur, surtout si elle a souffert immédiatement après la séance. Vous êtes autorisé à éveiller la sensibilité pendant que vous pratiquez l'élongation mais elle doit s'évanouir aussitôt que vos doigts ont lâché prise.

Vous opérerez uni ou bi-manuellement suivant les préceptes généraux que j'ai indiqués plus haut. Si vous parvenez à pratiquer les étirements directs, cela vaut mieux; mais dans la grande majorité des cas vous ne pourrez localiser ainsi l'opération.

N'étirez jamais un ligament, si vous n'avez senti l'ovaire et surtout la trompe du même côté, libres ou en tous cas indépendants de la masse indurée et rétractée que vous voulez assouplir et allonger. D'ailleurs, en règle, je suis peu partisan par expérience des tractions exercées sur les ligaments très durs et encore épais. Ce n'est point par l'étirement qu'on fait disparaître les noyaux ligneux, derniers et très tenaces vestiges des infiltrations plastiques. Massez avec douceur, persévérance et méthode, par effleurage surtout, ces indurations, et tentez l'étirement après amollissement dans les trois ou quatre jours qui précèdent les règles et à leur début. Remarquez bien comment vos effleurages doivent être dirigés pour la plus prompte et la plus complète action. Presque toujours de dedans en dehors pour les effleurages directs des ligaments et de bas en

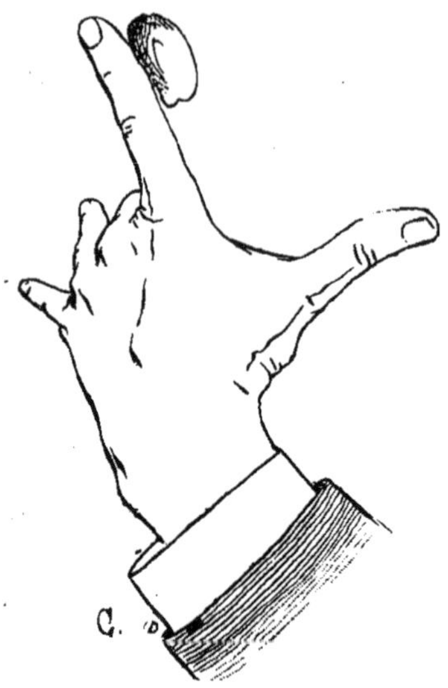

Fig. 140.

haut pour les effleurages indirects de la paroi ; mais *jugez avant tout d'après les effets produits.* Que vos étirements soient contenus, pas trop brefs, soutenus. Les étirements brefs excitent les fibres contractiles au lieu de les parésier.

Vous emploierez, suivant les cas, le procédé uni-manuel, uni ou bidigital et de préférence le bi-manuel.

La fig. 140 représente un étirement uni-manuel, uni-digital indexiel, de droite à gauche, puis en avant. L'utérus est supposé fixé par sa corne droite. Il est indispensable que le doigt introduit dans le rectum dépasse le fond de

l'organe et par conséquent le troisième sphincter. Vous dilatez cet anneau contractile et vous appliquez la phalange le plus près possible de la corde roide qui tire la corne droite.

Si votre doigt ne dépassait pas le troisième sphincter et le fond de l'utérus, la manœuvre n'aurait d'autre résultat que de tirailler plus ou moins douloureusement les parois rectales et de plier l'utérus en son milieu, ce que représente la fig. 141.

Pour les étirements uni-manuels, uni-digitaux, la femme sera debout sur le pied gauche. Le genou droit sera fléchi, le

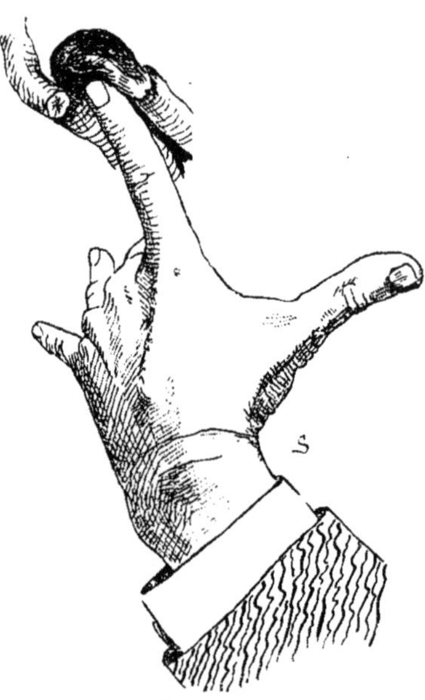

Fig. 141.

pied droit posé sur la chaise longue, comme on le voit sur la fig. 142.

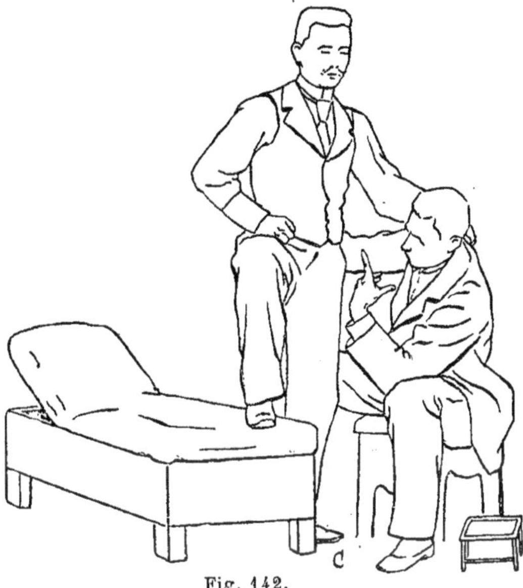

Fig. 142.

La fig. 143 représente à la fois une manœuvre de réduction et un

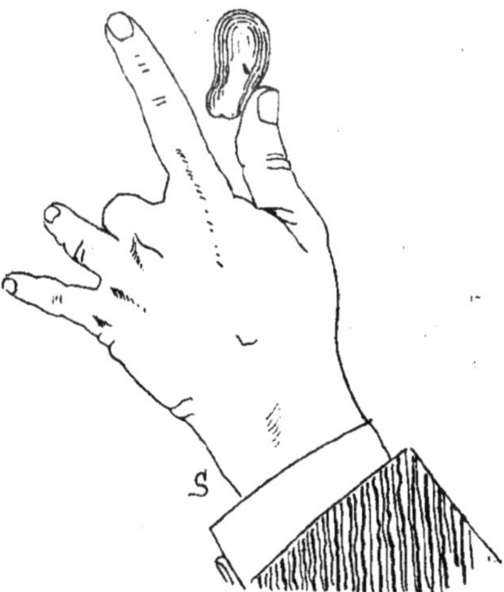

Fig. 143.

étirement uni-manuel bidigital. Je suppose encore l'utérus fixé par sa corne droite. Les doigts manœuvrent l'un après l'autre. Le pouce refoule l'isthme de gauche à droite. L'index tire le fond de droite à gauche. L'attitude de la malade est la même que pour les étirements uni-digitaux.

Il va sans dire que, pour les étirements bi-manuels, la femme est couchée dans l'attitude de l'exploration et du massage.

La fig. 144 représente un étirement bimanuel de la base du ligament large droit saisi entre l'index qui touche et la main qui palpe.

La figure 145 représente l'étirement des soudures de l'utérus au rectum. Le principe est le suivant : improviser avec l'index par le rectum, le pouce par le vagin, une sorte de pessaire, de tuteur, au segment inférieur de l'utérus saisi et immobilisé dans cette fourche, et faire pénétrer, graduellement, comme un coin, la main libre dépri-

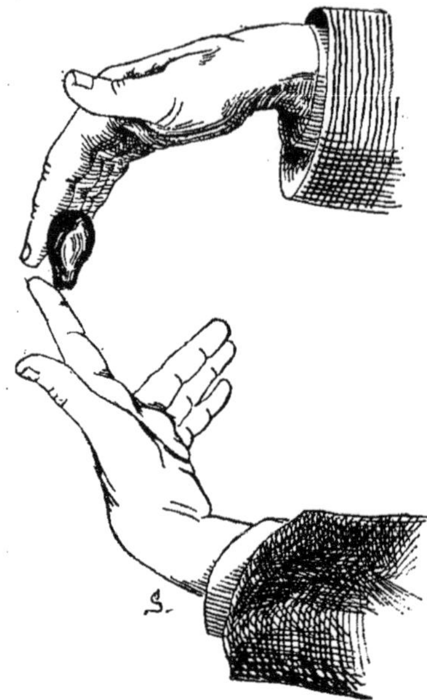

Fig. 144.

mant la paroi abdominale, entre le fond, la face postérieure de l'utérus, et le rectum.

J'ai eu l'occasion de faire avec succès ce travail long et difficile de séparer l'utérus du rectum adhérent. La difficulté tient à la mobilité des deux organes. La mobilité dans les soudures de viscère à viscère peut être telle que les organes soient insaisissables. C'est ainsi que l'adhérence de l'ovaire ou de la trompe à une anse intestinale grêle déjouera

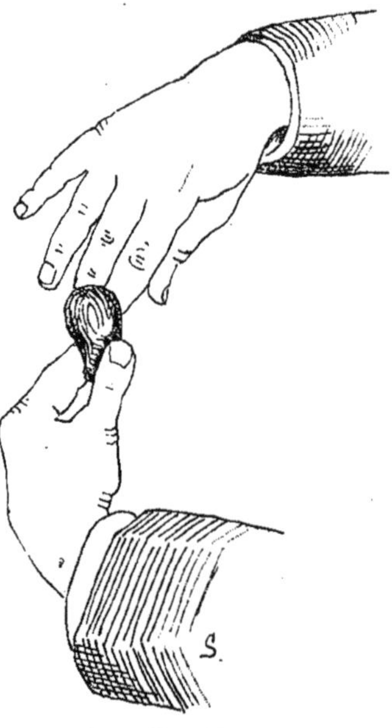

Fig. 145.

toutes les tentatives. C'est à peine d'ailleurs si le diagnostic de cette

soudure est faisable. J'ai raconté comment j'avais pu en soupçonner
l'existence sur une malade parce que la trompe, tuméfiée et prolabée
lors des périodes congestives, formait une anse dont la portion supérieure se perdait dans l'abdomen. Une opération prouva que l'hypothèse
était fondée et m'expliqua pourquoi je n'avais jamais pu sentir le pavillon et l'ovaire correspondants. Ils étaient soudés à la paroi intestinale grêle.

Cette extrême mobilité s'observe dans les adhérences recto-utérines dès
que la cellulite intra-ligamentaire concomitante a disparu. Mobilité,
ressort tirant en arrière l'utérus dès qu'on parvient à le mettre debout,
constituent un excellent moyen de diagnostic, mais créent en même
temps des difficultés très grandes à la disjonction des deux organes ; on
peut en triompher et Brandt a fort nettement indiqué comment on doit
s'y prendre. Je ne puis mieux faire, pour instruire le lecteur, que de
reproduire ici *telles quelles* une partie des *notes prises au jour le jour*
il y a quatre ans, époque où j'ai traité un cas d'adhérences utéro-rectales. Ces notes, et les commentaires que j'y ajouterai, serviront non
seulement à faire comprendre en quoi consiste la disjonction, comment
et dans quelle mesure je suis parvenu à l'opérer en ces circonstances,
mais aussi à commenter, preuves en main, les idées gynécologiques
de ce livre, à montrer leur évolution de 1892 à 1896; et de quelle façon
on conduit le traitement kinésique dont l'observation suivante est un
type.

Observation.

Notes extraites d'un journal quotidien. — Commentaires.

Madame X... s'adressait à moi. le 10 juin 1892, sur les conseils du
Pr Z. et avec une lettre du Pr N. de Lyon, déclarant que l'utérus était

adhérent au cul-de-sac postérieur, entraîné par toutes les tentatives de réduction. « *La malade, disait-il, est vouée à une vie d'infirmités si l'hystérectomie abdominale n'est pas pratiquée.* » Plusieurs chirurgiens de Paris, consultés à ce sujet, partageaient la manière de voir de leur collègue lyonnais.

Incapable de marcher, ou à peu près, Mme X..., pour venir à ma consultation, prit une voiture. Elle n'avait cependant, à la lettre, qu'un coin de rue à tourner.

10 juin. — *Toute exploration approfondie est impossible tant la douleur est vive. Le moindre mouvement imprimé à l'utérus est douloureux. Me bornant donc au plus superficiel des examens, je constate que l'utérus est rétro-fléchi et que la trompe droite prolabée dans le cul-de-sac de Douglas est tuméfiée. — Un médecin qui traite Mme X..., par les tampons et cautérisations, a conseillé deux mois de repos absolu au lit. Si elle ne peut venir chez moi de suite, je la traiterai pendant quelques jours, le moins longtemps possible, chez elle, en la faisant marcher après chaque séance jusqu'à ce qu'elle soit capable de se rendre à pied à ma consultation. Je garantis à la malade que je lui rendrai promptement l'usage de ses jambes, promesse qu'elle accueille avec un sourire d'incrédulité résignée. Quant au reste, c'est-à-dire à la cure proprement dite, je ne m'engage à rien, il faut attendre au moins un diagnostic topographique complet.*

COMMENTAIRES. — Le lecteur remarquera l'abstention systématique de diagnostic approfondi parce que l'exploration était douloureuse. Quatre années d'expérience ont confirmé pour moi l'excellence de ce système. Le massage est le seul moyen d'arriver à un diagnostic topographique exact, parce qu'il supprime la douleur et dissocie les organes agglutinés par les infiltrations plastiques. De plus les sensations fournies par les organes génitaux chroniquement atteints varient du tout au tout suivant la période du mois. Leur aspect protéique explique les appréciations contradictoires d'hommes compétents. Pour un diagnostic gynécologique précis, il faut donc, non seulement le massage, mais l'écoulement des jours, la succession des quotidiennes séances; en un mot, le temps, qu'abrègent l'expérience, l'affinement des doigts, et le parti qu'on tire de l'anamnèse pour un jugement sommaire, non définitif, mais souvent de haute

valeur. J'aurais pu écrire sur mon livre d'observations : diagnostic, rétroversion douloureuse ; mais déjà à cette époque cet énoncé sommaire ne
me satisfaisait pas. Je voyais tant de variétés de rétroversion douloureuse.
Est-ce que ce mot me renseignait sur l'état pathologique de l'utérus et
des annexes? sur la nature des fixations? Et puis pourquoi tel utérus
rétroversé était-il indolore? et tel autre douloureux ? Et pourquoi tel
utérus rétroversé douloureux ne l'était-il qu'à certaines périodes du mois,
ou même à des intervalles éloignés, tous les cinq ou six mois par
exemple ?

Cette malade avait-elle de la métrite? Avait-elle de la salpingite?
Qu'était-ce que cette trompe volumineuse? J'ai cru à la métrite, j'ai cru
à la salpingite, comme on le verra dans les notes suivantes. Tous mes préjugés d'école m'y conduisaient, comme ils conduisaient l'un des chirurgiens qui l'avaient examinée, à soutenir qu'elle devait avoir des pertes
de mucus ou de pus, quoique la malade lui affirmât que jamais une
goutte d'un liquide quelconque ne s'était écoulé du vagin, hors le sang à
l'époque des règles.

Aujourd'hui les problèmes que se posait alors mon esprit sont résolus.
Cette malade n'avait de métrite et de salpingite que dans mon imagina-
tion et dans celle du médecin qui l'avait traitée par les tampons et cautérisations. Elle avait simplement une poussée de cellulite péri-utéro-tu-
baire coïncidant avec la période congestive qui va du huitième au
quinzième jour après le début des règles, car je relève dans mon livre
que celles-ci ont fait apparition le 26 juin. Mme X... est venue chez moi
le 10 juin qui était le quatorzième à compter de l'apparition de la dernière époque. Que de fois j'ai constaté, depuis, le bien fondé de cette
observation clinique, sur laquelle j'insiste dans ce livre.

11 juin. — *Le traitement est ainsi institué : séances quotidiennes
chez moi, ordonnées de la façon suivante : 1° quatre à cinq mouvements de flexion et extension des bras (gymnastique décongestionnante); 2° massage léger et court (3 ou 4 minutes) par frictions circulaires du paquet viscéral et par effleurage des parois pelviennes;
3° quatre à cinq mouvements des abducteurs fémoraux (gymnastique
décongestionnante) ; 4° quatre à cinq mouvements respiratoires.
Mme X... est invitée à marcher pendant huit ou dix minutes avant et*

---

après les séances, et ne doit pas manquer de me prévenir si elle souffre à leur issue.

La sensibilité est aussi vive que la veille. Les parois pelviennes ne sont douloureuses qu'au voisinage du fond de l'utérus.

15 juin. — Massage un peu plus long. Douleurs diminuées. Quand le Pʳ Z. l'a vue elle n'éprouvait pas de douleurs aiguës. Elles sont survenues pendant les cautérisations et se sont exaspérées après la dernière.

Commentaires. — La cellulite chez cette malade était limitée à l'anneau celluleux péri-isthmique, aux ligaments postérieurs, aux attaches ou brides que je n'avais pas encore explorées. Si elle avait envahi tout le plancher elle n'aurait pas vite disparu, ce que la suite de l'observation démontre. De plus cette poussée subaiguë survenue comme je l'ai dit au moment de la congestion intercalaire avait été exaspérée par les cautérisations. Je suppose que ces dernières étaient intra-cervicales puisque le col était sain. Le médecin, je le répète, avait, comme moi, posé le diagnostic banal et si souvent erroné de métrite.

16 juin. — Douleurs très diminuées. J'en profite pour constater au spéculum l'état du col. Couleur hortensia. Rougeur intra-labiale. Par le toucher je perçois la trompe gauche flexueuse, grosse comme le petit doigt, mais uniformément augmentée de volume et comme infiltrée. La droite a diminué, est noueuse et dure. Il y a donc salpingite double. Ce qui me confirme dans cette idée c'est qu'un médecin de Lyon appelé auprès de Mᵐᵉ X… au moment d'une crise semblable à celle que j'observe aurait posé le diagnostic salpingite. Mais d'où vient que ni le Pʳ Z… ni le Pʳ N… ne l'aient constatée?

Commentaires. — On le voit, je persiste dans mon idée de salpingite et j'y persisterai pendant toute la durée du traitement. Ce n'est que plus tard, après avoir observé quantité de fois ce phénomène de la trompe turgide, notamment après les avortements, que je l'ai qualifié de subinvolution tubaire, expression aussi impropre que celle de salpingite et définitivement abandonnée par moi pour celle d'œdème péri-salpingien. Les trompes uniformément grosses, infiltrées, peuvent être constatées même chez les vierges, toutes les fois que l'organe est prolabé par relâchement de son méso, du huitième au quinzième et vers le vingtième jour à dater du début des règles, c'est-à-dire aux périodes congestives. Elles sont le signe local du molimen intercalaire et du molimen des règles. Elles ne constituent pas un état pathologique mais y prédisposent. Les trompes sont alors tuméfiées et mollasses en dehors des contractions, dures et noueuses quand elles se contractent sous le doigt. Il est probable que ni le Pr N..., ni le Pr Z..., n'avaient examiné Mme X... au moment de la turgescence, ce que nous avions fait, le médecin de Lyon, celui de Paris qui cautérisait, et moi.

17 juin. — Massage encore plus facile. Si l'analgésie tient bon, demain ou les jours suivants je pourrai explorer à fond. Mme X... se plaint de crises névralgiques cervicales postérieures et occipitales. Je trouve le tissu cellulaire sous-cutané et les muscles durs dans cette région. Je la fais masser par un Suédois qui m'affirme que cette induration est souvent cause de névralgies absolument rebelles et me fait sentir et saisir de petits noyaux durs, profonds.

Commentaires. — J'ai souvent observé depuis, ces crises de névralgies et ces empâtements diffus ou ces noyaux localisés durs. Le massage par malaxation est le meilleur mode de traitement de cette cellulite sous-cutanée que j'ai appelée *panniculite*, et de cette myo-cellulite qui dépendent de troubles vaso-moteurs.

21 juin. — La malade demande à allonger la promenade de dix minutes qu'elle fait à l'issue des séances. Douleurs disparues. Trompes dans le même état. Utérus un peu mobile.

Commentaires. — J'attribuai alors au seul traitement cette amélioration rapide. Aujourd'hui je ne lui en fais qu'à moitié honneur, parce que la malade entrait dans les derniers jours de la période intercalaire, toujours meilleurs. Bien remarquer que l'utérus était un peu mobile. Les utérus fixes se mobilisent au cours du traitement dans les trois ou quatre jours qui précèdent les règles, et c'est à la même époque, quand ils ont été réduits artificiellement après un long traitement, et qu'on désespère de les maintenir en antéversion, qu'on les trouve parfois spontanément réduits. Parfois aussi vers le quatorzième ou quinzième jour.

25 juin. — Massage fort, aucune douleur. Impossible de passer derrière le fond de l'utérus par le vagin. J'essaie par le rectum mais je ne parviens pas à trouver le sphincter supérieur. Ampoule rectale

---

*dilatée. Très petite tumeur fibreuse près de l'ostium uteri de la trompe
droite. L'utérus tremblote à la fin du massage.*

Commentaires. — J'ai insisté maintes fois dans cet ouvrage sur la
nécessité de traverser et dilater le troisième sphincter rectal pour dépasser le fond de la plupart des utérus rétroversés. Ce troisième
sphincter est quelquefois si bien clos qu'il échappe aux plus patientes
recherches.

26 juin. — *Règles moins douloureuses que d'ordinaire. Expulsion
d'une peau d'un centimètre et demi carré environ. Je ne l'ai pas vue.
Massage léger.*

Commentaires. — Cette peau était probablement la muqueuse ou
une portion de la muqueuse cautérisée, éliminée par sphacèle.

28 juin. — *Je perçois nettement les deux ovaires, de volume normal. Le gauche est en place ou à peu près ; le droit est contre la concavité sacrée. Deux ou trois brides parties de la droite de l'utérus ;
l'une très longue, presque rectiligne, se rend à la concavité sacrée.
Néo-membranes ou ligaments déformés ? Impossible de s'y reconnaître. Cependant l'une pourrait être le ligament de l'ovaire droit,
car elle se dirige vers lui et quand je la tire la malade éprouve la
même sensation qu'à la pression de l'ovaire.*

Commentaires. — Les ligaments ovariens seraient un excellent point
de repère pour la recherche de ces organes s'ils se présentaient toujours
sous l'aspect de cordon cylindrique qui les caractérise dans les ouvrages
d'anatomie, mais leur forme varie, ce qui les rend insaisissables ou
empêche de les distinguer des autres replis péritonéaux qui partent
des cornes utérines. J'ai insisté sur ces variétés et difficultés au chapitre
du diagnostic.

30 juin. — *Règles finies. Utérus toujours mobile à la fin du massage. Par le toucher rectal je dépasse le troisième sphincter et je con-
tourne le fond. Je le soulève avec l'index gauche ; puis avec l'extrémité
des doigts de la main droite j'essaie de passer entre le fond et la paroi
rectale. L'adhérence paraît complète ; impossible de pénétrer. La
malade ne souffre pas de cette manœuvre sauf quand je touche un certain point de la trompe droite, ou les brides signalées le 28. Alors, et
instantanément, douleur dans la cuisse droite de la hanche au genou.*

Commentaires. — L'utérus était bien adhérent, comme la suite le prouve, mais à cette époque, faute d'expérience, je voyais, à tort, dans l'échec de la première et unique tentative de redressement que je faisais, la preuve d'une adhérence. Or, on peut avoir cette sensation d'union indissoluble, éprouver cet échec à la tentative de pénétration, sans qu'il y ait soudure véritable, l'utérus étant par conséquent libre ; soit parce qu'on n'a pas bien délimité le fond trop mou et qu'au lieu de passer derrière lui, on le refoule, on le presse entre les deux mains, soit parce qu'on est gêné par une anse intestinale dans le cas où l'intestin hyperémié, tendu comme s'il était flatulent, sans l'être cependant, ne se laisse pas refouler, soit parce que la main impatiente devient brutale. Alors sous elle naissent la congestion et la contracture. La douleur de la hanche au genou est caractéristique. Je l'ai décrite dans le chapitre du diagnostic, au paragraphe de la recherche des trompes.

5 juillet. — Massage impossible. C'est à peine si je puis déprimer la paroi abdominale d'ordinaire très souple. Cependant peu ou point de douleurs.

Commentaires. — Phénomène passager dans un cas comme celui de Mme X., chez laquelle la dépressibilité des parois avait existé dès le début mais très fréquente dans d'autres cas, surtout au début des traitements. Il représente alors le plus ennuyeux et quelquefois le moins surmontable des obstacles. Il a pour cause, tantôt la respiration défectueuse et la contraction involontaire de la malade, tantôt la réplétion et la flatulence intestinale, tantôt cette hyperémie de l'intestin à laquelle je faisais allusion tout à l'heure.

8 juillet. — La malade traverse le milieu du mois, très redouté et appelé par elle, « sa période noire », sans autres malaises qu'un peu de fatigue générale et de sensibilité locale. L'utérus en latéro-version gauche augmente de volume pendant un massage fort.

Commentaires. — A la première visite de Mme X, je lui avais demandé si elle ne traversait pas chaque mois, un peu après les règles, en approchant du milieu du mois, une sorte de crise. Elle m'avait répondu que cette crise existait en effet, qu'elle l'appelait sa période noire et qu'aucun médecin n'y attachait d'importance, tous écoutant ses descriptions avec une parfaite indifférence. Nous prenons à l'hôpital l'habitude de ne pas aisser parler les malades et de faire de la médecine vétérinaire. C'est parfait avec les bavardes ou les imbéciles ; mais quand ils rencontrent une malade observatrice les médecins feraient bien d'en profiter. Ce sont les malades qui ont éveillé mon attention sur les périodes congestives intercalaires.

11 juillet. — Le fond de l'utérus, si douloureux il y a un mois, est d'une insensibilité complète. Les trompes échappent à mes recherches. La salpingite a donc disparu.

Commentaires. — J'ai dit ce que je pensais maintenant de cette salpingite ; mais j'ai dans ce fait la démonstration que ces infiltrations et œdèmes tubaires peuvent être indépendants de toute lésion de la muqueuse. Ce n'est pas même de la salpingite catarrhale puisque Mme X n'avait aucun écoulement.

14 juillet. — La malade est allée voir la fête. « Je me croirais guérie, dit-elle, si vous ne m'affirmiez que non. » Elle dort depuis trois semaines comme elle n'avait pu le faire depuis longtemps.

Commentaires. — Cette transformation si remarquable et si prompte de l'état général a été l'une des origines de mon hypothèse de l'existence d'un réflexe dynamogénique. De plus la disparition de la douleur, c'est-à-dire de la cellulite, quoique l'utérus fût encore dévié et fixé, prouve le bien fondé d'une de mes thèses favorites : la déviation n'est rien ; la cellulite est tout.

18 juillet. — L'utérus est d'une mobilité extraordinaire ; mobilité d'une prune collée à une feuille, la paroi rectale antérieure étant la feuille. Comment ferai-je dans de telles conditions pour séparer les organes ?

Commentaires. — Cette mobilité est l'un des signes pathognomoniques des adhérences utéro-rectales après disparition de la cellulite ambiante. La question que je me posais alors a été résolue par Brandt. Ne connaissant pas à cette époque son livre allemand j'ignorais son procédé. J'en imaginai un, à ma façon, qui n'était autre que le sien.

Je fais remarquer encore une fois l'accentuation de la mobilité et de l'insensibilité à l'approche des règles. On connaît depuis longtemps la souplesse qu'acquièrent l'utérus et ses ligaments pendant le grand et le petit état puerpéral (expression empruntée à M. Tarnier). Cet assouplissement précède le flux cataménial, et l'accompagne pendant les premières heures.

22 juillet. — Je fais une première tentative de disjonction. Voici comment je m'y prends pour avoir un point d'appui solide, sans lequel toute tentative n'aboutirait qu'à refouler l'utérus et la paroi rectale : je maintiens avec le bord radial de l'index à demi fléchi la face postérieure de l'utérus par le rectum, en relevant le fond autant que faire se peut. J'applique simultanément la pulpe du pouce par le vagin, sur la face antérieure du col, aussi haut que possible et un peu à droite, tandis que l'index est un peu à gauche. Le corps de l'utérus repose de cette façon sur un plan solide. Mon coude gauche s'arc-boute sur mon genou gauche. La main correspondante ne peut donc reculer. D'autre part, du bout des doigts de la main libre, ongles bien rognés, je presse fortement le sillon qui sépare le fond utérin de la paroi rectale, cherchant à y engager les extrémités digitales. L'utérus ne s'abaisse pas sous mes efforts. Le point d'appui est donc solide.

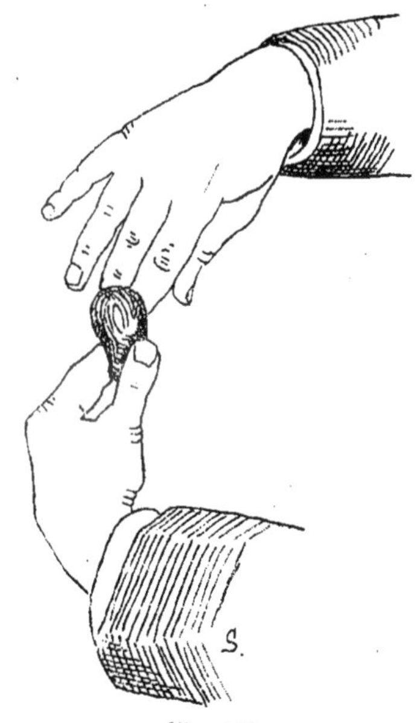

Fig. 146.

Commentaires. — La figure 146 représente la position des mains pendant l'opération. Elle suppose l'utérus bas situé. Si l'utérus était élevé, elle deviendrait impraticable. Pour saisir l'organe entre l'index par le rectum, et le pouce par le vagin, de façon que le corps soit maintenu en même temps que le col, il faut absolument que l'utérus ne soit pas trop haut situé et que les parois abdominales soient dépressibles.

23 juillet. — Règles. Un jour d'avance. Le massage a été très vigoureux ces jours-ci, surtout hier. Douleurs la nuit dernière vers quatre heures. A six, le sang. La dernière époque n'avait été ni précédée, ni accompagnée de douleurs. Avant le traitement les souffrances étaient toujours vives. L'utérus est un peu gros, moins mobile ; mais un léger massage lui rend sa mobilité.

Commentaires. — Bien remarquer cette influence des pressions, des massages, des étirements forts et prolongés : avance de règles ; retour de douleurs ; hyperémie. Efforts, pressions, durée relativement longue de la séance, sont cependant nécessaires quelquefois ; mais il ne faut pas en user quotidiennement ; sans quoi la cellulite renaît, les menstrues deviennent irrégulières ; bref, on recule.

25 juillet. — *Je travaille de nouveau à séparer l'utérus du rectum.*

1er août. — *J'ai suspendu les étirements. Il y avait retour de douleurs. La trompe droite, qui ne s'était pas œdématiée depuis longtemps, s'est infiltrée, est grosse comme un petit doigt de femme, et douloureuse. Seulement œdème et douleur s'évanouissent sous l'effleurage pratiqué par le rectum contre le sacrum. On sent nettement la trompe dégonflée, aplatie comme un étroit ruban de coulisse contre la paroi sacrée. On la suit depuis l'ostium jusqu'au pavillon très reconnaissable.*

Commentaires — J'ai massé bien des femmes depuis lors ; j'ai senti maintes et maintes fois l'œdème périsalpingien. Jamais je n'ai pu le faire disparaître aussi complètement et sur aucune femme je n'ai pu palper distinctement la trompe normale, et avoir les sensations nettes que j'ai rencontrées sur cette malade. J'ai fait beaucoup de recherches en ce sens, car on a affirmé que la trompe normale qui, exsangue, est grosse comme un brin de laine à broder, était facilement accessible et délimitable. J'y ai renoncé pour ma part, et si, sur cette malade, j'ai eu à cet égard, après avoir dégonflé les tissus par effleurage, des sensations aussi nettes, si, en outre, j'ai fait disparaître complètement la tuméfaction, cela tient à ce que je pouvais appliquer les trompes sur un plan résistant osseux. A cette condition, l'effleurage avait son maximum d'efficacité et par un toucher fin et délicat on reconnaissait sans peine l'organe revenu aux dimensions du brin de laine à broder. Cela prouve aussi que grosse trompe ne signifie pas salpingite ; mais œdème, infiltration.

2 août. — Départ de la malade pour la campagne. Interruption du traitement.

Commentaires. — Je n'étais pas sans appréhension au sujet de cette suspension de traitement. Aujourd'hui je sais, par expérience, que dans les cas où les progrès ont été aussi rapides, elle n'a pas d'inconvénients. Les résultats acquis se conservent plus longtemps même que je n'aurais cru. Je constate le fait sur mes malades d'hôpital, qui déguerpissent volontiers dès qu'elles ne souffrent plus. Aussitôt que la cellulite a disparu les douleurs s'en vont. Si ces femmes souffrent de nouveau, je les vois revenir, elles disparaissent dès que j'ai supprimé leurs œdèmes douloureux, ce qui ne tarde pas en général. Une quinzaine de séances suffit, et, chose curieuse, les intervalles entre ces reprises de traitement sont de plus en plus longs. Cette ténacité croissante des résultats est souvent en rapport avec une bonne et persistante exécution des mouvements gymnastiques.

29 août. — Retour. Du 3 au 10, douleurs. Du 10 au 15, bien-être complet. Le 15, règles ; 6 jours d'avance. N'a pas exécuté sa gymnastique.

Commentaires. — La malade a certainement payé mes massages forts. Poussée de cellulite trois ou quatre jours avant son départ, douleurs, avances de règles : tout cela est significatif. Je crois cependant, malgré la faute commise, qu'elle aurait retardé les époques jusqu'à échéance normale ou à peu près, si elle avait exécuté le mouvement des abducteurs fémoraux deux fois par jour, ou même une fois. Je ne compte plus les bienfaits de cette gymnastique, d'une simplicité merveilleuse, mais qu'il faut exécuter avec soin et régularité.

1er-15 septembre. — Massages légers. Trois tentatives d'étirement non renouvelées parce que la malade ressent quelques douleurs dans la journée. J'explore attentivement. Le ligament de Douglas droit est très allongé, ou plutôt paraît très allongé à cause de sa déformation. Il est rectiligne. Le gauche est très court et a conservé sa forme normale. D'ailleurs tout le ligament large gauche est court. Le fond de l'utérus est fortement tiré à gauche, il touche de ce côté la ligne innominée. Je constate qu'après massage à droite l'utérus, devenu mobile, se laisse conduire sur la ligne médiane. Les adhérences au rec-

---

tum sont à peu près dans le même état. Cependant à la seconde tentative d'étirement, il me semble que mes doigts s'insinuent derrière le fond.

COMMENTAIRES. — La latéro-version gauche, déjà signalée antérieurement, était causée ou accrue par le relâchement du ligament large droit. Peut-être suffisait-il de rendre à ce ligament, quelque tonicité par le massage, pour que la tonicité exagérée antagoniste qui tirait à gauche le fond de l'utérus fût supprimée ou plutôt atténuée, et que le fond utérin se laissât ramener sur la ligne médiane. C'est, du moins, la meilleure explication que je trouve de ce fait, bien des fois constaté, et qui me semble s'accorder avec l'enseignement des physiologistes sur la tonicité et l'antagonisme musculaires.

15 septembre-1ᵉʳ octobre. — Le 15 septembre. Règles. Soit : trente et un jours de période intercalaire ; donc retard de trois jours. La malade m'apprend que depuis quelque temps elle monte à genoux sur son lit, ce qu'elle était incapable de faire autrefois. Elle s'asseyait sur le bord, étendait les jambes et s'allongeait. Dès le premier jour des règles, je reprends les étirements d'abord modérés, puis très forts. J'étire le ligament large gauche pour conduire l'utérus sur la ligne médiane. Manœuvre assez douloureuse. A la fin de la même journée, nausées, vertiges, ventre tendu et douloureux. Les ligaments de Douglas deviennent très sensibles. L'utérus s'immobilise. Ces phénomènes surviennent les 23, 24, 25, 26 et 27 septembre. Je continue les étirements et le 27 tous les phénomènes morbides tendent à disparaître. Le 30, le ventre est souple, l'utérus, facilement mobilisé, se laisse mettre sur la ligne médiane par étirement du ligament large gauche.

COMMENTAIRES. — Le retard des règles est dû à l'abstention des massages forts pendant la quinzaine précédente. Évidemment je n'ai pas tenu compte de la poussée de cellulite douloureuse survenue les 23, 24, 25, 26 et 27, parce que les phénomènes morbides n'étaient pas la conséquence immédiate du massage. La malade franchissait la période congestive. Cela n'empêche qu'aujourd'hui je n'approuve pas absolument cette manière de faire. C'était aussi une faute de négliger le massage du côté droit.

1er-15 octobre. — *Le 3 octobre pour la première fois, en mobilisant
le fond de l'utérus, je constate que le col obéit au mouvement et se
déplace spontanément en sens contraire. Je persévère donc dans les
pressions, dans les étirements forts et prolongés, plus hardi qu'autrefois, parce que les tissus, et en particulier la paroi rectale, jadis bien
mince, me semblent plus épais. Le massage dure près de vingt minutes. L'insomnie et l'énervement font apparition. Le 10, les règles
paraissent, en avance de trois jours, peu ou point douloureuses. L'utérus se mobilise, de plus en plus facilement, pendant le massage, et on
sent derrière lui des attaches, brides, fibres, cordes, qu'on ne percevait pas avant cette époque. Je continue à étirer ; mais le 15, le ventre
devient sensible.*

Commentaires. — La métamorphose des tissus, gagnant en épaisseur,
en résistance, mais en même temps en élasticité et souplesse, à mesure
que le traitement avance est un phénomène que j'ai souvent constaté. Les
utérus amollis prennent de la fermeté ; les angles de flexion, par affaissement des tissus mous sous le poids du corps antéfléchi, s'effacent et le fond
de l'organe se relève. L'avance des règles est encore en corrélation avec les
étirements forts ; mais le progrès constaté n'aurait pas été moindre si
j'avais procédé autrement.

15-31 octobre. — *Les trompes grossissent et sont douloureuses ; mais
l'effleurage avec la pulpe de l'index les dégonfle et les insensibilise très
rapidement. Massages légers. Étirements plus rares. Le 18, empâtement général autour de l'utérus ; les brides postérieures deviennent
indistinctes. Le tissu cellulaire est infiltré, épaissi, pâteux. Massage
très léger. Le 19 la cellulite disparaît. Le 20 pour la première fois
je mets le fond de l'utérus en contact avec la symphyse ; le rectum est distendu par cette manœuvre, et tire l'utérus comme un ressort. Encore un progrès, mais au prix d'un retour de cellulite.*

Commentaires. — Cette façon de procéder par étirements plus ou
moins violents a été complètement abandonnée par moi. On arrive au résultat désiré tout aussi vite avec plus de ménagements. Ce qui ne veut
pas dire que la force ne soit pas nécessaire ; mais il faut en être plus avare.
Je pratique maintenant les étirements forts surtout dans les quatre ou
cinq derniers jours du mois et quelquefois au milieu de la période inter-

calaire, vers le douzième, quatorzième, quinzième et seizième jours,
sauf chez les malades prédisposées aux hémorrhagies.

*1-15 nov. — Enhardi par le succès du 20 octobre, je persiste à étirer
fort et j'étire plus longtemps que je ne masse sauf les 4, 5 et 6 novembre. Le 3 novembre Mme X... se demande si les règles qui doivent
venir le 7 ne sont pas imminentes. Je modère aussitôt les étirements et je recommande l'exécution de la gymnastique fémorale
abductrice.*

*Deux séries, de cinq mouvements chacune, matin et soir. A la date
du 4 novembre, l'utérus a encore gagné en mobilité, de droite à gauche, d'avant en arrière ; les mouvements du col se transmettent au fond,
la soudure rectale semble toujours intime, quoique les doigts s'insinuent un peu plus profondément entre les deux organes. J'ai la plus
grande peine à le fixer pour cette manœuvre.*

*J'effleure méthodiquement avec soin les parois pelviennes à la fin
de la séance, les trompes avant et après les étirements, jusqu'à
ce que l'œdème soit très diminué et en tout cas jusqu'à ce que la
douleur ait disparu ; effleurage de dehors en dedans autant que
faire se peut, pour les trompes, de bas en haut pour les parois pelviennes ; même opération sur les brides douloureuses et surtout sur
les ligaments de Douglas qui se relâchent pendant cette opération. Le
8 à ma grande surprise car je ne me croyais pas si près du but, ma
main libre insinuée entre le rectum et l'utérus parvient à toucher
mon index introduit dans le rectum, et mon pouce placé dans le vagin sur le col sent la pression de ma main libre sur l'isthme. Le 9
règles. Retard de deux jours. Du 10 au 15 je retrouve sans peine les
résultats du 8. Au début de la séance il semble que tout soit à recommencer, puis les passages s'ouvrent comme se décollent deux fragments de caoutchouc agglutinés. Les trompes sont plus volumineuses que jamais. Mme X... est plus vite fatiguée qu'à l'époque des
massages légers analgésiques. Ce qu'elle éprouve lui rappelle ses
anciennes souffrances, mais atténuées.*

Commentaires. — La soudaineté du résultat m'a surpris. Elle ne me
surprend plus. En kinésithérapie les progrès se font souvent par à coup.
Pendant longtemps il semble qu'on fasse un travail inutile, puis brus-

quement on constate son efficacité. C'est presque toujours, immédiatement avant les règles, quelquefois au milieu de la période intercalaire,
c'est-à-dire au moment où les tissus péri-utérins s'amollissent, que le
succès final s'annonce.

Le traitement a été beaucoup mieux conduit dans cette période du premier au quinze novembre. Il est impossible, quand on pratique des étirements forts, de ne pas provoquer la cellulite. Le tout est de bien surveiller
cette cellulite d'origine mécanique, de modérer les étirements ou de les
suspendre au besoin, si la poussée est in-
tense et d'insister sur la gymnastique décongestionnante. Notez le retard des règles sous
cette influence. Elles mena-
çaient. La gymnastique les a reculées jusqu'au 9.

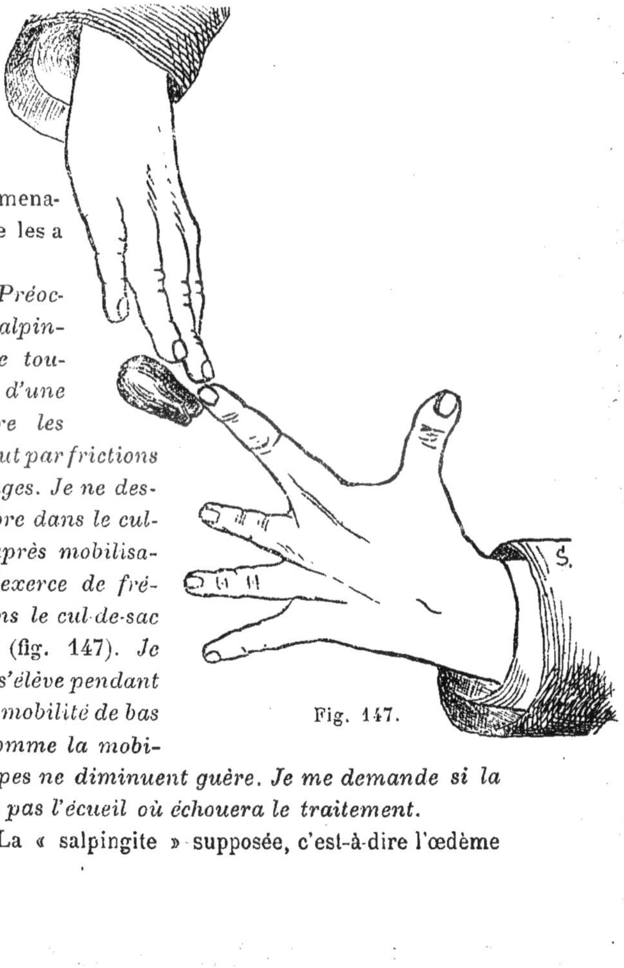

*15-30 novembre. — Préoc-
cupé de l'œdème périsalpingien que je considère toujours comme l'indice d'une
salpingite, je modère les
massages J'agis surtout par frictions
circulaires et effleurages. Je ne des-
cends avec la main libre dans le cul-
de-sac postérieur qu'après mobilisation absolue; mais j'exerce de fréquentes pressions dans le cul-de-sac
péritonéal antérieur (fig. 147). Je
constate que l'utérus s'élève pendant
ces pressions. Donc la mobilité de bas
en haut est acquise comme la mobi-
lité latérale. Les trompes ne diminuent guère. Je me demande si la
« salpingite » ne sera pas l'écueil où échouera le traitement.*

Fig. 147.

Commentaires. — La « salpingite » supposée, c'est-à-dire l'œdème péri-salpingien, n'a pas disparu parce que la pression dans le cul-de-sac péritonéal antérieur (pression vaginale) est un mode d'étirement et congestionne toujours plus ou moins l'appareil suspenseur et les annexes.

1-30 décembre. — Continuation des massages avec peu ou point d'étirement postérieur, mais de fortes pressions dans le cul-de-sac péritonéal antérieur. J'essaie ces pressions avec un aide. L'utérus s'immobilise, semble se fixer de nouveau du 8 au 12, puis retrouve sa mobilité et le 29 je passe la main en supination derrière lui. Je n'avais pu le faire qu'en pronation jusqu'alors, ce qui suppose toujours un effort. Les règles viennent le 5 décembre et le 30 décembre. Deux avances consécutives de trois jours chacune. Mme X... n'a pas exécuté chez elle la gymnastique des abducteurs fémoraux.

Commentaires. — Ce n'est pas tant à l'insuffisance de mouvements gymnastiques qu'aux pressions dans le cul-de-sac péritonéal antérieur (pression vaginale) qu'est due l'avance des règles.

L'utérus n'a été réduit qu'une fois dans le mois, toujours à l'époque que j'ai indiquée et que j'appellerais volontiers : le moment physiologique de la réduction, immédiatement avant les règles. Il y a, je le répète, un autre moment physiologique; celui-là occupe à peu près le milieu de la période intercalaire.

Je prie le lecteur de bien remarquer cette unique réduction d'un utérus qui n'était plus adhérent puisque j'avais réussi à passer entre le rectum et lui, et qui pourtant s'immobilisait, se fixait de nouveau pendant la plus grande partie du mois. Les adhérences réelles par soudure n'étaient plus en cause, mais les adhérences apparentes résultant de l'infiltration et de l'induration ligamentaires causées par les perpétuelles poussées de cellulite qu'entretenaient mes étirements et pressions fortes pourtant utiles mais non indispensables. On va voir comment cet utérus, de réductible qu'il était une ou deux fois par mois, est devenu réductible de plus en plus fréquemment jusqu'à réduction quotidienne, à mesure que j'ai appris à être avare des pressions et étirements et à user avant tout des effleurages qui calmaient la contracture et supprimaient la cellulite, cette espèce d'hydre, dont les massages forts font repousser les têtes, à mesure qu'on les détruit.

4 janvier. — *Utérus mobile.*

5 janvier. — *Utérus fixé. Tous les ligaments sont durs. J'étire fort sans pouvoir réduire.*

6 janvier. — *Dito : trompe et ligaments de Douglas très sensibles. Il faut cinq minutes d'effleurage pour apaiser la douleur. La malade compare cette douleur, et les effets que l'effleurage produit sur elle, à un mal de dents qui s'atténuerait peu à peu puis brusquement disparaîtrait. Je constate qu'à l'instant précis de cette disparition, le ligament effleuré se détend.*

9 et 10 janvier. — *Trompe et ligaments peu sensibles. Ceux-ci un peu indurés, utérus redressé mais avec effort.*

11. — *Utérus redressé de même façon. Les trompes et ligaments sont sensibles, les ligaments plus durs.*

12 et 13. — *Induration ; réduction impossible.*

14. — (15e jour après le début des règles) *J'essaie d'une autre méthode ; effleurages de la corde raide qui va de la corne utérine gauche au bassin. Elle se détend. Effleurage du Douglas droit. Il se détend. Ma main entre alors sans effort entre l'utérus et le rectum. L'utérus est sur la ligne médiane, mobile.*

16. — *Même méthode ; même résultat. La trompe était grosse comme le petit doigt. Après effleurage elle s'affaisse et ressemble à un mince cordon de coulisse.*

17. — *Même méthode. L'utérus se laisse conduire jusqu'à la symphyse.*

18 et 19. — *Même méthode, même résultat.*

20. — *Réduction moins facile. La malade attend ses règles le 27.*

21. — *L'utérus, après application de la méthode indiquée, s'anté-verse presque spontanément.*

23, 24, 25 et 26. — *Dito.*

27. — *Règles. Réduction complète impossible.*

28. — *Réduction complète mais difficile et lente.*

1-6 février. — *Réduction facile.*

7. — *Difficile.*

8 et 9. — *Impossible.*

10, 11, 12, 13. — *Réduction complète; le 13 je constate que l'utérus après réduction retombe en arrière moins vite qu'auparavant.*

13-17. — Dito : *Au début du massage l'utérus paraît toujours fixé. En dix minutes les contractures disparaissent ; les ligaments s'allongent et dans ce court laps de temps je refais le travail qui a demandé huit mois.*

18 février au **9** mars. — Dito : *Je fais à trois ou quatre reprises l'expérience comparative de la réduction par étirement sans massage (effort) et de la réduction par le massage (assouplissement). Dans le premier cas, dès qu'on lâche l'utérus il est tiré en arrière, dans le second il reste en place.*

Mme X... fut alors obligée de quitter le traitement que je ne considérais pas comme terminé parce qu'à cette époque j'avais l'espoir d'une antéversion non plus temporaire mais définitive. L'expérience m'a appris depuis qu'en pareil cas cet espoir est pure illusion.

Trois mois plus tard Mme X... revenait de l'étranger extrêmement inquiète. Elle avait souffert. La question d'une fausse couche se posait, mais rien ne permettait de la trancher. Trois semaines de massage la remirent sur pieds. L'utérus réductible retombait après la séance. Depuis lors, c'est-à-dire depuis quatre ans, Mme X... s'est constamment bien portée. « Grâce à vous, m'écrivait son mari en 1896, ma femme mène la vie de tout le monde. »

MÉTHODE DE RÉDUCTION DES UTÉRUS MOBILES

DÉFINITION DE LA RÉDUCTIBILITÉ ET DE LA RÉDUCTION. — *J'entends par* utérus réductible, *l'utérus qui occupe la ligne médiane ou se laisse placer sur elle sans difficulté ; dont par le toucher on soulève en totalité, le fond, que les doigts de la main libre, par un procédé quelconque mais exempt de violence, conduisent ensuite vers le pubis.*

J'entends par utérus réduit, *l'utérus dont le fond s'incline vers la symphyse, quand la vessie est vide ; dont la face antérieure penchée en avant est nettement perçue par le doigt qui touche et dont la face postérieure* — la paroi abdominale étant dépressible — *peut être parcourue du col aux cornes par la main libre.*

J'appelle l'attention sur cette définition, car, comme je l'ai dit au chapitre de l'exploration, on n'est pas autorisé à affirmer l'antéversion ou antéflexion (*position physiologique*), sur la seule sensation d'un corps qui ballotte et que le doigt qui touche renvoie à la main libre et réciproquement. Très souvent en effet la réduction est dans ce cas incomplète, le fond est recourbé ou incliné en arrière, et c'est la face antérieure de l'organe que l'observateur perçoit avec ses doigts, à travers la paroi abdominale (fig. 148), ce que j'ai déjà signalé à propos du diagnostic.

PRINCIPES FONDAMENTAUX. — *Que vos mouvements soient impercep-*

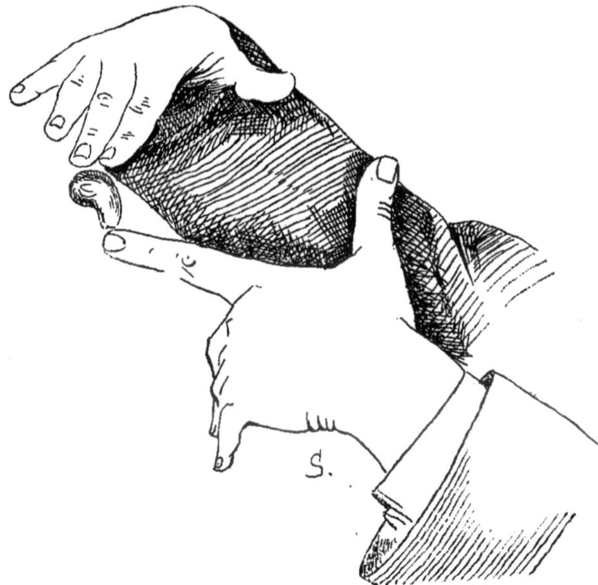

Fig. 148.

tibles pour la femme et pour les assistants, me disait Brandt. Recommandation excellente. Moins la femme s'aperçoit de l'opération, meilleur est l'opérateur, et meilleure l'opération. La précision du diagnostic de la situation et de la consistance utérine, la méthode, la dextérité, la longueur des doigts, font tout. Les efforts sont presque toujours mauvais. On peut rendre momentanément irréductibles en les tuméfiant des organes facile-

ment accessibles et très mobiles un instant auparavant. L'utérus doit
pour ainsi dire s'offrir aux mains qui veulent le redresser. Ces préceptes,
applicables à la réduction de tous les genres de déviations, empruntent
une bonne part de leur excellence à la protection et à la sécurité qu'ils
assurent — comme tout le traitement kinésique, d'ailleurs, — aux *grossesses latentes*.

CONDITIONS NÉCESSAIRES A LA RÉDUCTION. — *Ce sont, outre l'indispensable mobilité de l'utérus, sa situation médiane, la souplesse des
parois abdominales, la mobilité et dépressibilité des anses intestinales qui ne restent pas étalées en couvercle sur la cavité pelvienne,
flatulentes ou hyperémiées et comme parésiées, mais qui s'écroulent
dans le cul-de-sac postérieur dès que le passage est libre.*

Opération.

L'utérus représente un levier dont l'une des extrémités est le col,
et l'autre le fond. On agit, tantôt sur le col, tantôt sur le fond par des
pressions ou tractions légères, alternatives ou simultanées, à direction
contraire, *après avoir placé l'utérus sur la ligne médiane.*

L'opération est uni-manuelle, uni ou bidigitale en commençant. C'est
l'ébauche de réduction. Pour cette ébauche la femme est debout ou couchée, exceptionnellement dans la position genu-pectorale. L'opération ne
peut être terminée, dans la très grande majorité des cas, que bi-manuellement.

Elle est précédée, accompagnée et suivie du massage qui consiste soit
en frictions circulaires, soit en effleurages. Il a pour but d'assouplir les
ligaments, de déplacer l'intestin, de favoriser le relâchement des parois
abdominales. De plus presque tous les utérus rétrodéviés, même mobiles,
sont turgides, allongés ou élargis par les obstacles mécaniques à la circulation ; comme leurs ligaments et très souvent leurs annexes ils sont œdématiés. Je ne parle pas de l'état hypo-scléreux ou scléreux du parenchyme (vaisseaux et tissu ambiant). J'en ai parlé à propos des fixations.
Je dis que la réduction d'emblée, sans massage, détestable en cas de fixation, est un mauvais procédé, même quand l'utérus est mobile, car elle
suppose l'effort, risque d'augmenter les tuméfactions et peut devenir

impossible. Massez donc avant de réduire suivant le schéma suivant.

FRICTIONS CIRCULAIRES. — Vous les exécuterez suivant un cintre dont les deux extrémités touchent l'isthme à droite et à gauche et dont le sommet est *souvent au-dessus de l'ombilic* (fig. 149).

Jamais on ne masse le centre, c'est-à-dire la face antérieure de l'uté-

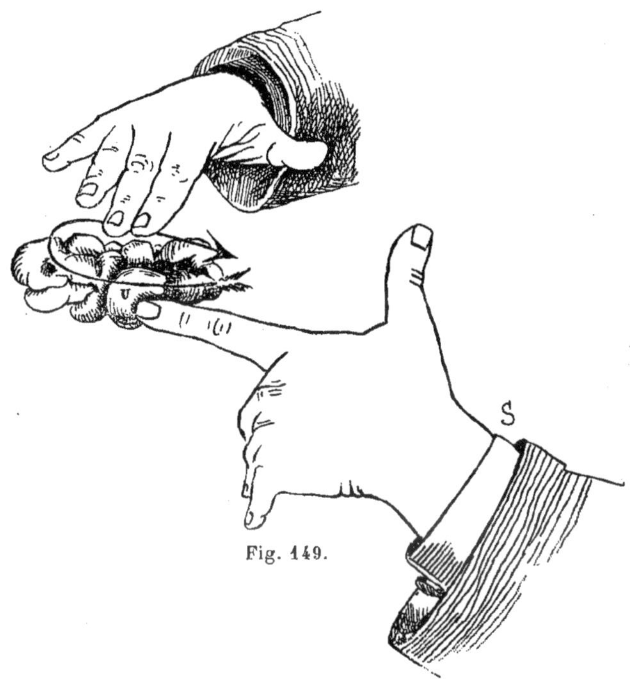

Fig. 149.

rus rétrodévié (u). C'est le sûr moyen de congestionner l'organe, d'augmenter son volume, d'accroître l'œdème, de faire naître la contracture, de fixer ce qui était mobile et de rendre la réduction difficile ou impossible.

Les frictions circulaires seront pratiquées avec plus d'insistance, mais toujours avec pauses *au-dessus du fond, plus haut que lui,* puis à droite et à gauche de l'isthme.

Pendant les frictions circulaires, l'index gauche, introduit dans le vagin ou le rectum, explore la situation, la consistance, la forme de l'utérus, faisant d'avance un choix judicieux du mode opératoire. Il n'est pas rare qu'il sente l'organe mobilisé et *médian* s'enlever spontanément et monter vers la paroi abdominale. Il va sans dire que la femme est couchée.

Effleurages. — Elle est debout ou couchée pour les effleurages, lesquels ne sont indiqués que si la contracture ou l'induration existent. Alors ayant apprécié leur siège vous effleurez le ligament raccourci jusqu'à ce qu'il s'amollisse, n'oppose plus de résistance et laisse à l'utérus, latéralement dévié, la liberté de revenir ou d'être poussé *sur la ligne médiane*. Pour cela, il faut, s'il y a lieu, avoir mobilisé trompes et ovaires par un procédé analogue ; mais je n'insiste pas sur ces pratiques. Elles sont amplement décrites au chapitre des fixations. Nous étudions ici la réduction de l'utérus mobile, médian.

De deux choses l'une, ou le levier (*utérus*) est rigide (*rétroversion*), ou il est flexible (*rétroflexion*).

Dans le premier cas (*levier rigide, rétroversion*) mettez la pulpe de l'index sur la face antérieure du col, et toujours massant par frictions circulaires les ligaments larges, appuyez de haut en bas, puis en arrière, puis en haut, toujours le plus près possible de l'isthme surtout si la rigidité n'est pas absolue (fig. 150). Le fond basculera en avant, le col en arrière, et à la rigueur la réduction s'achèvera si

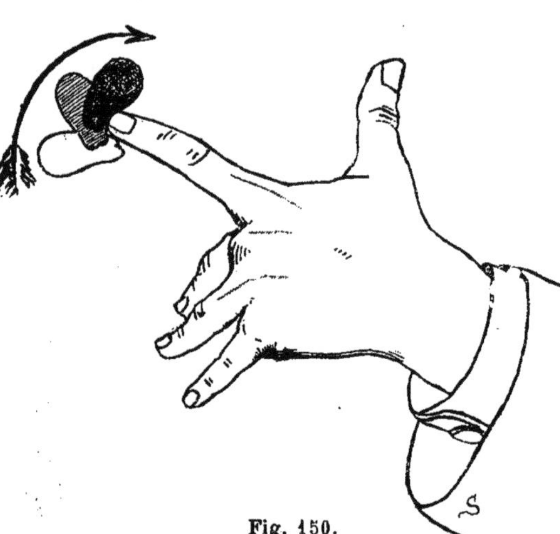

Fig. 150.

l'utérus est bien raide, pas trop long, la paroi vaginale antérieure courte, les ligaments très souples, toutes conditions exceptionnellement réunies.

Si vous avez réussi à conduire l'utérus, même jusqu'à la position verticale, ne considérez pas cela comme une réduction. Diriez-vous d'un os luxé rapproché de sa cavité articulaire, mais non logé dans cette cavité qu'il est réduit? Transformez donc bimanuellement cette sub-réduction en réduction, et pour cela accrochez avec la pulpe des doigts de la main libre (fig. 151) le fond, que vous inclinerez vers la symphyse.

Alors palpez la face postérieure de l'utérus. Contrôlez votre opération. En effet je rappelle encore une fois que, pour être certain d'avoir antéversé l'utérus, il faut parcourir de haut en bas sa paroi postérieure. Vous trouverez entre la symphyse du pubis et l'ombilic un *locus minoris resistentiæ* très marqué qui fait défaut quand l'utérus est vertical ou rétrodévié, sorte de fosse où la main descend et qu'emplissent les viscères.

Le changement de consistance de l'utérus au moment où on le réduit facilite encore le diagnostic d'antéposition physiologique. Huit fois sur dix en effet, de mou il devient dur et son volume diminue presque instantanément.

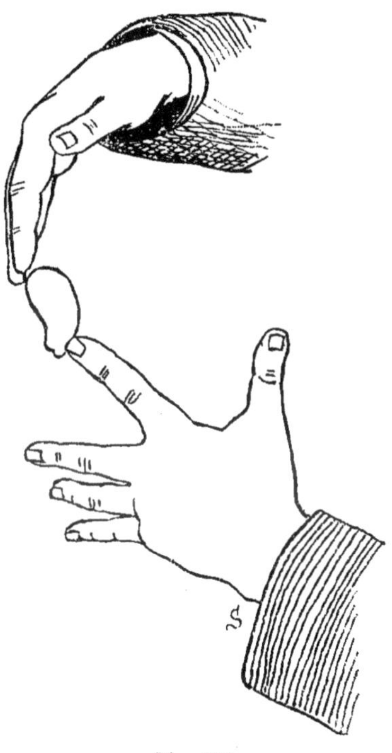

Fig. 151.

L'accrochement du fond de l'utérus à travers les parois abdominales et sa bascule en avant favorisée par le refoulement du col dans la concavité sacrée, qu'opère l'index, n'offre de difficulté que si l'utérus, au lieu d'être en position verticale, est encore incliné en arrière. Alors servez-vous du procédé que Brandt a nommé redressant, et moi, tension vaginale antérieure, pour en expliquer le mécanisme.

L'index gauche tenant bien le col de l'utérus, faites descendre les quatre doigts de la main libre en pronation dans le cul-de-sac péritonéal antérieur (fig. 152), derrière la symphyse sur la vessie vide, jusqu'à la

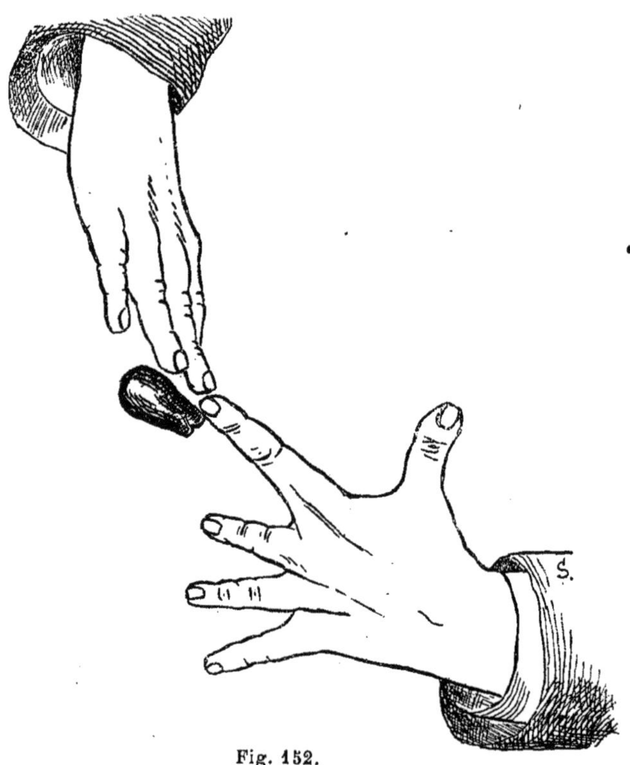

Fig. 152.

rencontre, jusqu'au contact de l'index vaginal. Déprimez un peu la paroi antérieure de ce conduit.

Votre doigt qui touche sentira le col fuyant vers la concavité sacrée et la face antérieure de l'utérus s'inclinera vers le pubis (fig. 153). Retirez brusquement la main, la face antérieure se couchera sur votre index, le fond touchant la symphyse.

Si au lieu de retirer la main, vous remontez seulement le bout des doigts qui déprimait le péritoine et le vagin, en renversant vers le pubis le dos de la main, en même temps que l'index sentira fuir le col, les doigts extérieurs auront la sensation d'un corps qui les frappe comme chassé par un ressort. Ce corps, c'est la face antérieure et le fond de l'utérus.

Brandt donne l'explication suivante du mécanisme de la pression redressante : la main extérieure chasse le col en arrière, en même temps que le doigt intérieur le pousse, ce qui fait revenir en avant le fond. Ce n'est pas ainsi qu'il l'interprétait dans une des conversations que j'ai eues avec lui et dont l'idée première se trouve d'ailleurs implicitement ou explicitement exprimée dans sa description des ligaments antéverseurs.

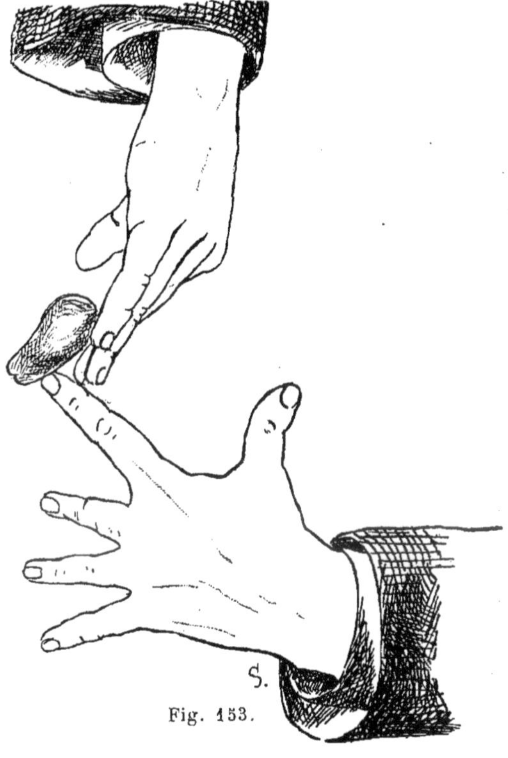

Fig. 153.

Il admettait que le revêtement péritonéal antérieur se contractait sous l'excitation brève déterminée par la pression des doigts. C'est possible; mais, comme je l'ai dit ailleurs, je crois que ce phénomène est à la fois mécanique et vital. Les expériences faites par moi sur le cadavre et citées dans l'introduction semblent du moins le prouver.

Lorsqu'on déprime, avec les doigts placés comme il est dit plus haut près
du col utérin, la paroi antérieure du vagin, à travers le cul-de-sac péritonéal antérieur, cette paroi se tend et tire en avant le corps utérin
comme un puissant ligament antéverseur. Voilà pourquoi la manœuvre
réussit d'autant mieux que la paroi antérieure du vagin est plus courte.
Si elle est longue et lâche, la tension n'est pas obtenue ou ne l'est que
par une dépression beaucoup plus profonde. *Il est en outre indispensable que l'utérus soit médian, que la pression soit exercée sur la
ligne médiane, que les doigts ne glissent ni à droite ni à gauche du
vagin.*

Tel est le plus simple mode opératoire de réduction utérine mais non
le plus usité parce que les conditions qui en assurent l'exécution ne
sont pas toujours réunies. Dans ce cas on emploie d'autres modes dans
lesquels est utilisée une partie des manœuvres précédemment décrites.

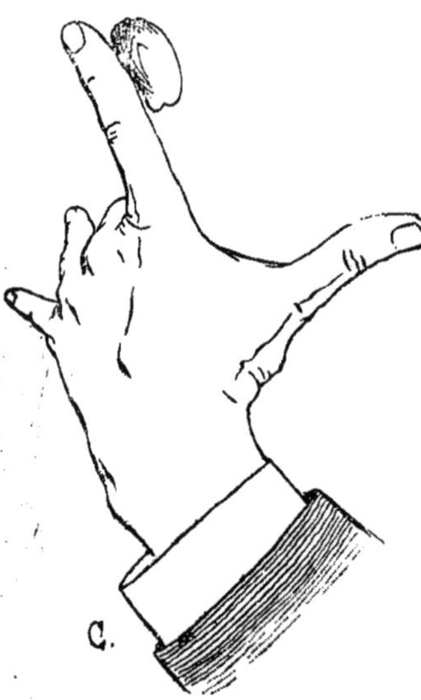

Fig. 154.

Si le levier est raide (rétroversion),
comme dans le cas précédent, mais
allongé, déformation aussi fréquente
dans les rétroversions que l'élargissement, par œdème diffus, dans les rétroflexions, et surtout si la lèvre antérieure du col paraît écourtée, glisse,
échappe à l'index, vous procéderez de
la façon suivante. La femme étant
debout, ce qui facilite l'accès du fond,
ou couchée dans l'attitude commune
à l'exploration et au massage, introduisez l'index dans le rectum profondément, au delà du troisième sphincter. Reconnaissez et contournez à
l'aide de ce doigt le fond. Ne tirez pas,
ne poussez pas fortement. Ramenez
doucement le fond en avant (fig. 154)
au moment d'une inspiration plutôt
que d'une expiration, si les parois abdominales sont roides (nullipares
et primipares). Cette recommandation est contraire à la théorie du re-

foulement des viscères en bas par l'abaissement du diaphragme ; mais elle est pratique, ce qui vaut mieux, et le succès s'explique par le soulèvement de la paroi pendant l'inspiration, l'agrandissement consécutif de la cavité splanchnique, et par suite la moindre pression viscérale. Si l'index seul est insuffisant, fléchissez la phalangine du pouce et un peu la phalange, cherchez de bas en haut l'orifice vulvaire et faites pénétrer dans le vagin le pouce en en étendant les phalanges. Placez la pulpe sur la lèvre antérieure du col (fig. 155).

A ce moment l'index s'éloigne forcément du fond. L'action des deux doigts ne peut être qu'alternative dans la grande majorité des cas et pour la grande majorité des mains, à moins de fléchir l'index, mais alors il ne dépasse plus le fond. C'est donc le pouce qui tient l'utérus. Qu'il ne recule pas d'une ligne, et si la femme est debout faites-la coucher suivant la méthode que j'ai indiquée au chapitre de l'exploration et qui permet de ne pas lâcher ce qu'on tient. La femme étant couchée, que

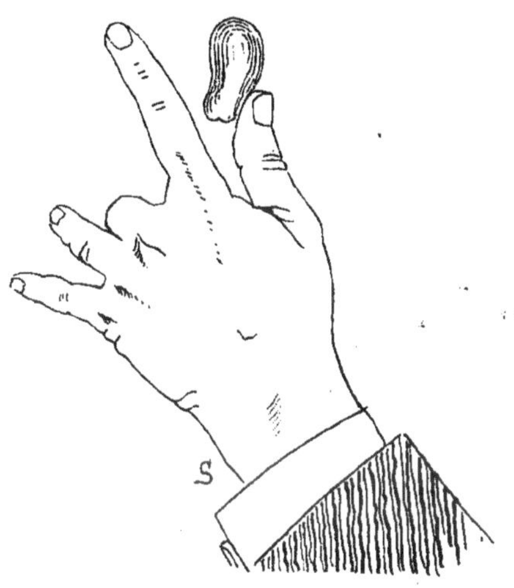

Fig. 155.

votre index se substitue au pouce, mais sans quitter le rectum, à travers la paroi recto-vaginale, et chasse le col en arrière et en haut. En même temps votre main libre accrochera le fond (fig. 151) ou exécutera la pression redressante (fig. 152).

Si vous avez lâché le col il faut recommencer la manœuvre, soulever de nouveau le fond pour rendre au col de l'utérus sa longueur. J'insiste sur cette brièveté accidentelle du col, conséquence de la rétrodéviation et obstacle à la réduction. Les fig. 156 et 157 reproduisent cette brièveté et sa disparition à mesure que le fond s'élève. Le pouce fait de vains efforts tant que la rétroversion est complète, pour accrocher le col (fig. 156).

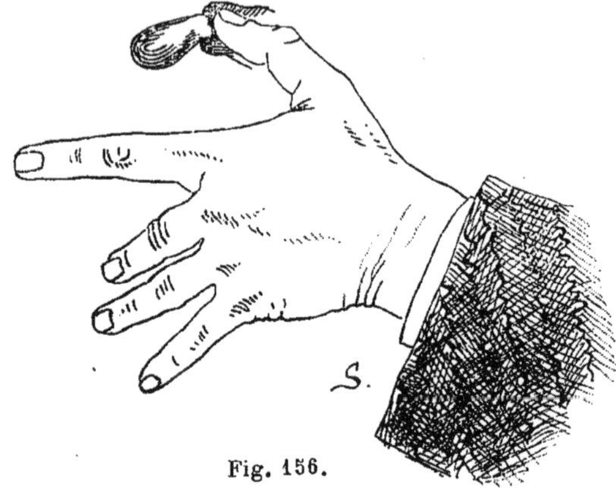

Fig. 156.

A mesure que la réduction s'ébauche, le col s'allonge et le pouce y trouve le point d'appui nécessaire à la bascule (fig. 157 et 155).

Nous passons maintenant aux procédés de réduction des rétroflexions (*levier flexible*).

Dans ce cas, vous n'avez aucun moyen d'action sur la portion vaginale du col. Si vous chassez en arrière avec le pouce ou l'index le museau de tanche, l'utérus se plie en deux et votre manœuvre n'a d'autre résultat que d'augmenter la flexion ;

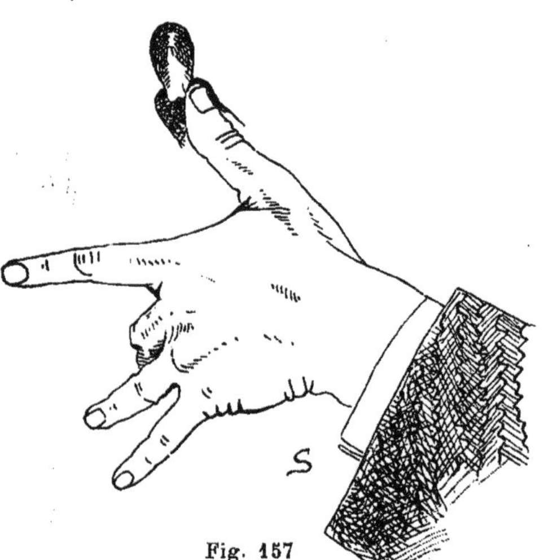

Fig. 157.

mais vous pouvez tenter la bascule quand l'utérus est mollasse, gros ou petit, bas situé, le fond à peu près à la hauteur du col ou au-dessous de lui, *à condition de prendre un point d'appui sur la portion isthmique et non sur la vaginale, au-dessus de l'angle de flexion, par conséquent.*

La femme étant debout ou couchée introduisez l'index dans le rectum et soulevez le fond de bas en haut, pas trop haut parce que votre pouce doit agir par le vagin *simultanément*. Comme je l'ai dit tout à l'heure cette action simultanée est impossible, si le fond est trop élevé.

Pendant que l'index soulève le fond, appliquez (ongles rognés), le pouce sur le col, et du bout de la pulpe, agrippez les téguments le plus haut possible (fig. 158). Le col s'abaissera, et, si avant que l'index rectal soit obligé d'abandonner le fond trop

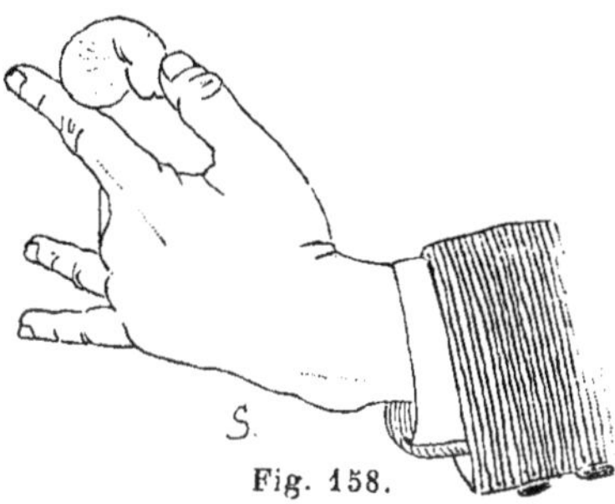

Fig. 158.

remonté, vous parvenez à mettre la pulpe du pouce au-dessus de l'angle de flexion, la bascule s'ébauchera.

Vous terminerez l'opération dans le décubitus dorsal bi-manuellement. Je ne vous conseille pas d'essayer, au moment où le pouce a dépassé l'angle de flexion, de lui substituer à travers les parois du rectum et du vagin l'index, comme je l'ai conseillé pour les utérus versés, vous ne réussiriez que très exceptionnellement.

Vous faciliterez le travail du pouce agrippant le col du bout de la pulpe, en refoulant le col en bas avec la main libre (fig. 159). La manœuvre est analogue à celle de la pression redressante, mais elle a pour but, puisque la tension vaginale n'est pas possible, d'abaisser le col et de permettre au pouce de remonter vers l'isthme, au-dessus de l'angle de flexion.

Dans les manœuvres de réduction où l'index fait office par le rectum d'un levier ou plutôt d'un tuteur qui soutient le fond le plus haut possible, il est indispensable, à un moment donné, qu'il s'éloigne suffisamment pour que le col bascule en arrière, car il fait obstacle à ce recul. Consi-

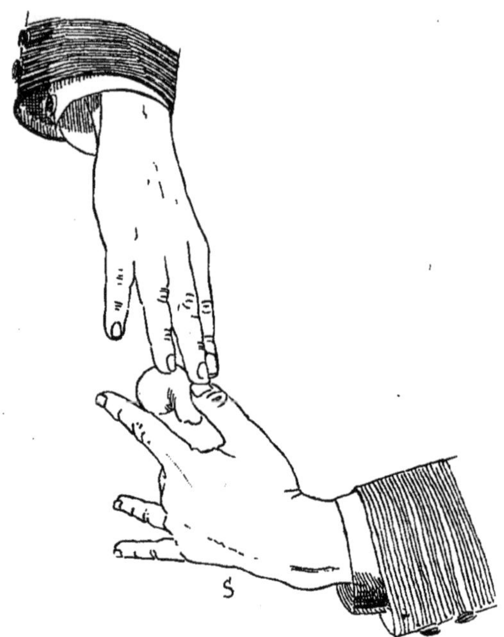

Fig. 159.

dérez par exemple la fig. 160, dans laquelle l'index soutient le fond
tandis que la main droite exerce la pression vaginale antérieure. Si l'index n'abandonne pas la face postérieure de l'utérus, le col et l'isthme
qui butent contre lui ne pourront reculer et la bascule devient impossible.

Ce moment d'élection où l'index-tuteur pourra s'écarter sans que l'utérus retombe en arrière est celui où, soit la main droite exerçant la pression vaginale antérieure (fig. 160), soit le pouce agrippant le col puis
l'isthme (fig. 159), maintiennent et assurent l'ébauche de réduction. Alors
le soutien rectal peut être supprimé. Dans le premier cas (fig. 160)
qui suppose la *rétroversion* et la rigidité, condition *sine quâ non*, l'index

refoule la paroi rectovaginale et à travers elle s'applique sur la face antérieure du col comme le représente la figure 152.

Dans le second cas (fig. 159), — utérus *rétrofléchi* — l'index ne
peut exécuter la même manœuvre. Il faudrait qu'il déprimât la paroi

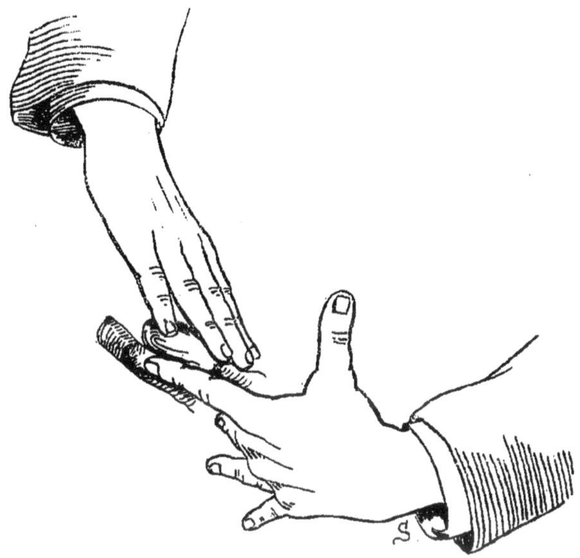

Fig. 160.

recto-vaginale jusqu'à s'appliquer, non sur le col, mais sur l'isthme au-
dessus de l'angle de flexion pour maintenir l'ébauche de réduction. Cela
suppose une dépressibilité de ladite cloison, bien exceptionnelle. L'index-
tuteur ne fait donc que reculer ou même est retiré du rectum, et c'est le
pouce, par le vagin, qui chasse l'isthme en arrière; mais si le col utérin
est éloigné de l'orifice vaginal, le pouce étant trop court pour favoriser
et accompagner son recul, vous ne réussirez pas. Essayez alors de la
manœuvre suivante très efficace dans les cas où l'utérus est un peu haut
situé; mais à condition que le fond soit accessible par le vagin et pas
trop flasque.

La femme étant couchée, logez le bord radial de l'index gauche dans le

cul-de-sac vaginal droit, de façon à sentir la base du ligament large droit
sur la phalangette ou l'articulation phalangino-phalangettienne, et le fond
utérin sur la phalangette, chose préférable mais non indispensable, et
que ne représente point la figure ; c'est sur le ligament que vous agissez.
Il s'agit de le détordre. Ebauchez l'opération en soulevant la base du
ligament et avec lui *tout l'utérus*. Alors votre main libre, en pronation, descend derrière le fond, l'accroche et le redresse (fig. 161).

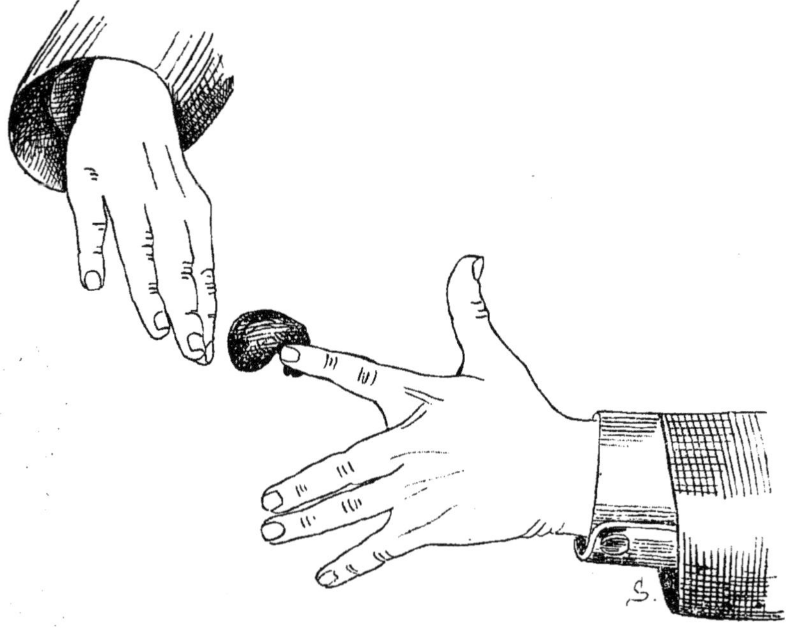

Fig. 161.

Au moment où l'utérus se relève, votre index gauche abandonne (pas
trop tôt) la base du ligament large et passant sur la face antérieure du
col, s'applique sur l'isthme et le chasse d'avant en arrière, ou plutôt l'accompagne dans sa fuite vers le sacrum.

J'ai pratiqué longtemps cette manœuvre sans parvenir à l'analyser. Elle

perd son efficacité quand le fond de l'utérus, très-mou, formant sac
(fig. 35, p. 107) s'écrase sous les doigts, s'étale, s'applique comme un
boyau visqueux et collant contre la paroi sacrée. N'espérez pas, dans de
pareilles conditions, détordre les ligaments et accrocher le fond. Remettez à une autre séance, et si vous échouez encore, changez de procédé.
On facilite quelquefois l'accrochement, en faisant prendre à la malade l'attitude usitée pour le mouvement gymnastique de l'abduction fémorale,
siège soulevé très haut (fig. 162).

J'en ai fini avec l'opération du redressement de l'utérus mobile. Ces

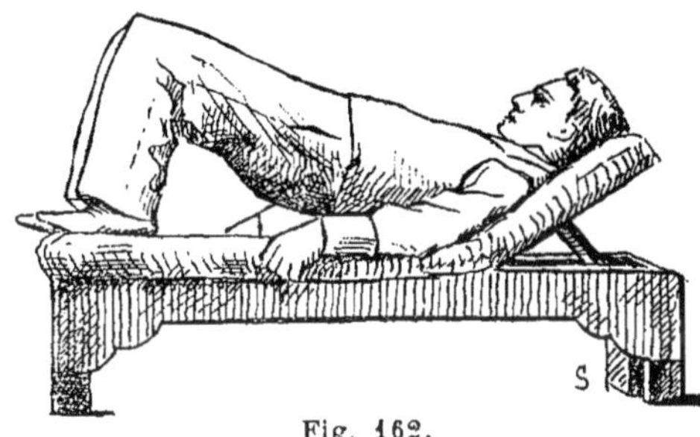

Fig. 162.

diverses manœuvres, judicieusement employées, toujours précédées,
accompagnées et suivies de massage léger, représentent, je n'hésite pas à
l'affirmer, *les seuls procédés que l'art médical ait à sa disposition*
pour remettre en antéversion ou antéflexion, c'est-à-dire en position
normale, les utérus rétrodéviés, sans souffrance et sans danger pour
la femme.

MAINTIEN DE LA RÉDUCTION

Lorsque au cours du traitement d'un utérus fixé vous êtes parvenu à le
mobiliser et à le réduire, vous devez entretenir cette mobilisation et arriver à la réduction quotidienne, puis vous tenterez la réduction définitive
s'il y a lieu. J'ai dit et répété que la réduction s'obtient d'abord à intervalles éloignés. Ces intervalles s'abrègent à mesure que la cellulite
s'apaise et que disparaissent les indurations. C'est d'abord immédiate-

ment avant les règles, puis assez souvent, au milieu de la période intercalaire, que la réduction temporaire est obtenue.

CONDITIONS NÉCESSAIRES AU MAINTIEN DE LA RÉDUCTION. — Ce sont :
1° la tonicité de l'appareil antéverseur ; 2° la libération de la trompe, et de l'ovaire ; 3° la suppression des œdèmes, et la résorption des adhérences ou l'élongation des brides.

La vérification de la tonicité de l'appareil antéverseur n'est pas chose difficile. Je considère comme ligaments antéverseurs, tout le revêtement péritonéal antérieur de l'utérus, y compris les ligaments ronds, et de plus la paroi vaginale antérieure. Les replis de Douglas ne jouent à mes yeux qu'un rôle accessoire dans l'antéversion, en ce sens qu'ils ne tirent pas l'isthme en arrière; mais à droite et à gauche. J'ai commenté cette manière de voir dans l'introduction.

Pour constater si la tonicité s'est conservée malgré une rétro-déviation habituelle plus ou moins ancienne, dès que vous avez mobilisé et réduit l'utérus, exercez la pression péritonéale ou tension vaginale antérieure. L'index poussant le col en arrière par le vagin, faites descendre, sans effort, les quatre doigts de la main libre en avant de la face antérieure de l'utérus, déprimez le fond du cul-de-sac,

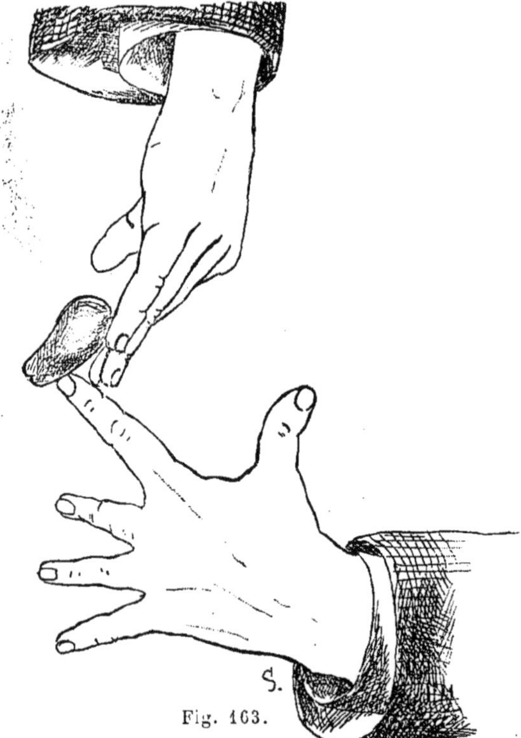

Fig. 163.

c'est-à-dire la vessie vide, et la paroi vaginale, jusqu'au contact de l'index qui touche, ou à peu près (fig. 163), puis retirez brusquement la main. Plus nette sera la sensation de ressort qui tire en avant l'utérus, mieux

conservée sera la tonicité. Si l'élasticité est grande vous pourrez, les
annexes étant libérées et indemnes, compter sur l'antéposition définitive.

Pour obtenir le maintien définitif de l'antéposition, vous essaierez la
même manœuvre pratiquée par les deux mains d'un aide (fig. 164).

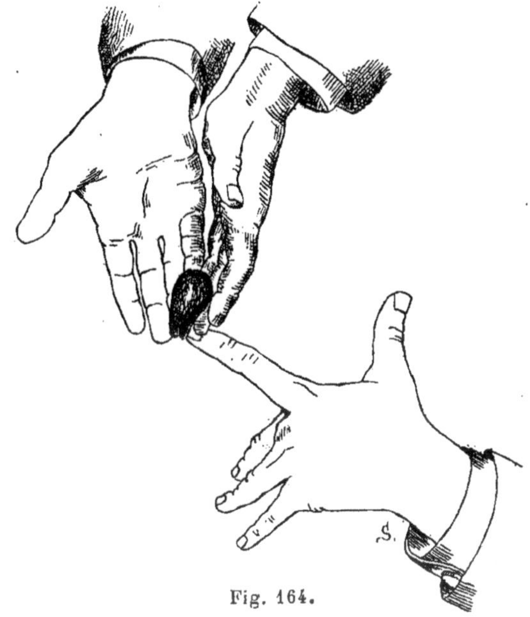

Fig. 164.

C'est une forme d'élévation. L'opération est donc analogue à celle que
j'ai conseillée pour les étirements de l'appareil antéverseur contracturé
et à celle que je décrirai à propos des prolapsus, en ce sens que l'attitude
du médecin, de l'aide et de la malade est la même (fig. 173 et 174) ; mais
le mode diffère. On ne cherche pas à faire disparaître une contracture,
mais au contraire à faire naître une contraction. Pour cela, l'aide retire
brusquement ses mains, dès que le médecin a perçu le recul du col et le
singulier et pour le moment inexplicable mouvement d'ascension que la
pression vaginale antérieure imprime à l'utérus quand les pulpes digitales descendent au-dessous du col et dépriment la paroi vaginale antérieure. Brandt n'arrêtait pas l'opération au moment où la pression

produit le recul du col. Il élevait réellement l'utérus, mais peu, « jusqu'à tension des attaches antérieures », disait-il. De cette façon, la manœuvre ne diffère de celle qui sera décrite à propos du prolapsus, que par le retrait brusque des mains et par un moindre degré d'ascension utérine. Aussi Brandt l'appelait élévation courte.

Il attribuait à la contraction du revêtement péritonéal antérieur les effets immédiats et à l'éveil graduel, quotidien de la tonicité, les résultats lointains et définitifs, c'est-à-dire le maintien de l'antéposition. En raison de l'expérience cadavérique dont il a été déjà question, j'attribue les effets immédiats au raccourcissement brusque de la paroi vaginale succédant au retrait rapide des mains qui interrompt soudain l'étirement. L'élévation ainsi pratiquée constitue peut-être, comme je l'ai dit ailleurs, une énergique excitation de la contractilité du vagin et du revêtement péritonéal antérieur. Je me demande donc si l'effet immédiat est purement mécanique ; mais de nouvelles recherches sont indispensables pour démontrer que la paroi vaginale antérieure et le revêtement péritonéal ne jouent pas fortuitement le rôle de ligaments antéverseurs sous l'influence d'une pression.

Jusqu'à présent je n'ai pas lieu de croire à la grande efficacité de l'élévation pour le maintien de l'antéposition. Je l'ai beaucoup pratiquée, je me demande si elle peut être considérée comme un véritable facteur de l'élasticité perdue des appareils antéverseurs. Voici pourquoi je pose ce point d'interrogation. Il y a, selon moi, deux genres d'utérus rétrodéviés ; le premier genre comprend ceux dont tous les ligaments sont relâchés. C'est sur eux qu'il conviendrait d'expérimenter la manœuvre. Le succès lui donnerait une positive valeur. Le second comprend les utérus dont l'appareil antéverseur est en réalité indemne et tonique ; mais cette tonicité est vaincue par la rétraction et l'infiltration des ligaments postérieurs, envahis comme les annexes par la cellulite, et véritable cause de la rétrodéviation. Celle-ci disparaît du jour où la cellulite s'évanouit, à condition que les trompes et les ovaires ne soient pas fixés. L'utérus s'antéverse ou s'antéfléchit de lui-même. J'ai constaté la chose plusieurs fois et j'ai indiqué les moments précis où cette antéposition spontanée se manifeste. Ils correspondent à la fin des molimens, aux périodes où le sang menace et où les ligaments s'assouplissent, grâce sans doute à l'irriga-

tion abondante, à l'imbibition des tissus. Ce que fait le petit état puerpéral, le grand état le fait mieux encore. Ce n'est pas, comme on l'a
écrit, parce que l'utérus gravide devient organe abdominal et seulement quand il y a disproportion entre son volume et la capacité pelvienne, qu'il reprend et conserve sa position normale. On le réduit, on
l'antéverse, et il reste fortement incliné vers le pubis, dès le début de la
grossesse, grâce à l'assouplissement ligamentaire. Cellulite, œdème
péri-annexiel, pseudo-fixations, disparaissent tant que la circulation est
régulière, bien rythmée. — Si donc un utérus depuis longtemps rétro-
dévié, que vous réduisiez chaque jour au cours des séances, temporai-
rement par conséquent, pour quelques heures, conserve l'antéposition
du jour au lendemain, à plus forte raison pendant plusieurs jours,
avec forte inclinaison antérieure et souplesse grande du cul-de-sac péritonéal antérieur, dans lequel votre main descend à fond sans peine, *il
y a neuf chances sur dix pour que cet utérus soit gravide.*

Je considère comme excellent ce signe de grossesse.

J'ai observé nettement le phénomène de la réduction temporaire,
spontanée, à date fixe, comme j'ai observé et qualifié nouveau signe
de grossesse la réduction définitive dès la première tentative de redressement. Un médecin m'ayant écrit : « j'ai eu hier la grande satisfaction
de trouver spontanément réduit un utérus que je traite par le massage », je lui ai répondu : « dites-moi si c'était au milieu du mois
(quatorzième ou quinzième jour) ou au contraire le vingt-sixième ou le
vingt-septième ? » Mon hypothèse se trouva justifiée et le médecin m'en
avisa en me demandant si j'étais un devin.

Or, si l'utérus reprend ainsi, spontanément et momentanément, sa
position normale sous l'influence de la disparition également momentanée des œdèmes, c'est-à-dire d'un retour temporaire à l'assouplissement
et la tonicité, il la reprendra définitivement le jour où cette disparition
sera définitive, sans que l'élévation intervienne pour rendre à l'appareil
antéverseur cette tonicité qu'il retrouve de lui-même dès que les annexes
décongestionnées, libres, légères, et les ligaments postérieurs assouplis
n'entraînent plus en arrière le fond de l'utérus.

Voilà pourquoi la valeur de l'élévation au point de vue du maintien de
l'antéposition est relative. Voilà pourquoi elle a souvent échoué entre
les mains de Brandt, comme il en convient lui-même, et tant de fois entre
celles de ses élèves, qu'ils l'ont pour la plupart abandonnée.

N'employez *jamais* l'élévation sans avoir supprimé ou réduit au minimum les rétractions, les contractures, les œdèmes, *surtout sans avoir
libéré la trompe et l'ovaire fixés,* car avant cette suppression, cette diminution et cette libération, la manœuvre n'aura d'autre effet que de recréer
congestions, cellulite, douleurs, hémorrhagies disparues ou atténuées
par vos soins et vos peines, d'immobiliser de nouveau trompes et ovaires
relativement libérés, et de doubler leur volume.

Je résume, en terminant ce chapitre, le mode de traitement des rétro-
déviations utérines fixées et libres, les effets obtenus, l'interprétation
que j'en donne.

Ne traitez pas les déviations muettes.

Traitez les déviations douloureuses, indication formelle du traitement kinésique.

Utérus fixé, premier degré. — Massage par frictions circulaires,
effleurages, vibrations, étirements. Gymnastique décongestionnante ou
faiblement congestionnante suivant les cas.

Vous dissiperez les œdèmes, les douleurs avec exacerbations périodiques
disparaîtront, les hémorrhagies seront supprimées, les menstrues se
régulariseront ; la mobilité de l'utérus et des annexes sera absolue et la
réduction spontanée se fera, d'abord temporaire, puis définitive.

La guérison sera assurée, si la malade veille à la régularité des menstrues au moyen de la gymnastique.

En cas de grossesse, les séances seront espacées au nombre de quatre,
cinq ou six, toutes les quinzaines, lors des poussées congestives. Massages très légers. Gymnastique décongestionnante. S'il s'agit de rétro-
déviations, neuf fois sur dix, en cas de gravidité, l'utérus, une fois réduit,
conservera la position physiologique.

Utérus fixés, deuxième et troisième degrés. — Par les mêmes moyens
vous arriverez aux mêmes résultats, sauf la mobilisation qui ne sera pas

toujours absolue; mais une mobilisation relative suffit, pour supprimer ou réduire au minimum, toutes les misères que la fixation entraîne. Ce n'est pas le fait même de la mobilisation qui supprime la misère gynécologique. C'est que la mobilisation est la conséquence de l'assouplissement des tissus, c'est-à-dire de la disparition ou atténuation des œdèmes, des infiltrations, des hypo-scléroses, sous l'influence du retour de la circulation régulière dans des vaisseaux à parois altérées auxquelles le massage rend la contractilité; circulation qui active les échanges nutritifs et la régression des produits morbides. — Telle est l'explication du silence qu'on impose aux rétrodéviations douloureuses sans obtenir la réduction même temporaire, mais il faut que les annexes soient libres pour que le silence ait de la durée et soit complet.

Traitement parfois très long. Rechutes possibles exigeant le retour à la kinésithérapie; mais de plus en plus éloignées. Traitements de plus en plus courts.

Utérus mobiles et libres.— Pas ou peu de traitement. Attitudes favorisant l'antéposition. Gymnastique décongestionnante. Massages à intervalles éloignés.

Faut-il astreindre une femme qui ne souffre nullement de sa rétro-déviation à un traitement très long dont le résultat est problématique? Sans doute vous êtes autorisé à en faire l'essai, parce qu'il vaut mieux que les organes soient en place ; mais ordinairement, il sera plus pratique de recommander à cette femme, si l'utérus et les annexes sont réductibles et libres, le décubitus abdominal avec un oreiller dur sous le ventre, pour éviter la fatigue lombaire ; la position genu-pectorale sans creuser les reins, la gymnastique décongestionnante s'il y a tendance aux règles profuses ou aux pertes intercalaires, et au besoin un peu de kinésithérapie, de loin en loin.

Devrez-vous, après disparition de tous les accidents que le déplacement causait, après mobilisation définitive et réductibilité temporaire des organes, astreindre la malade, qui a déjà subi un long traitement, à un autre, par les élévations, non moins long, dans l'espoir chimérique d'obtenir la réduction permanente? Certainement non, puisque, même dans les cas où vous n'obtenez qu'une mobilisation relative, et pas même la réductibilité temporaire, la disparition des troubles qui font

cortège à la déviation reste acquise ou est facilement entretenue par de
courts traitements de plus en plus espacés.

Si vous le pouvez, vous ferez cependant l'essai des élévations ; mais
il est heureux que leur indication et leur utilité soient restreintes, car
quel est le médecin pratiquant chaque jour à sa consultation un ou deux
traitements kinésiques qui voudrait s'imposer une assistance, non
point passagère comme pour les prolapsus, mais à demeure, car sur
dix malades qu'il soignera, il y en aura probablement huit dont l'utérus
sera dévié.

Antédéviations utérines. — Les antédéviations ne sont qu'une exa-
gération de la position physiologique qui est l'antécourbure. Je ne crois
pas que l'antédéviation de l'utérus libre ait par elle-même des inconvénients. Je les impute aux altérations ligamentaires ou annexielles
concomitantes.

Les antédéviations fixées sont des anté-latéro-déviations, ce qui est en
faveur de mon opinion. Les symptômes morbides diffèrent peu de ceux
qu'entraîne la rétrodéviation, et relèvent de la cellulite et de ses conséquences. Dans le seul cas soigné par moi, j'ai procédé soit par extension directe des attaches raccourcies, soit par extension indirecte uni-
manuelle, bi-digitale, ou bi-manuelle. Quiconque possède le manuel
opératoire des rétro-déviations — et je crois l'avoir amplement décrit
— improvisera aisément celui des anté-latéro-déviations et manœuvrera
de son mieux, soit avec l'index, soit avec le pouce, soit bi-manuellement,
la malade étant couchée ou debout. Je signale, cependant, un procédé
qui leur est à mon avis tout spécial, et dont l'utilité est grande. Dans
les anté-latéro-déviations on doit, comme dans les rétro-latéro-déviations, masser le ligament large du côté opposé à l'inclinaison, ligament
assez souvent parésié, auquel il convient de rendre la tonicité, et
même une tonicité exagérée si possible, pour contrebalancer les effets
des attaches antagonistes, mais en outre, on peut étirer indirectement
celles-ci en exerçant des pesées sur le ligament opposé, dans les cas
où l'utérus est fixé par son fond et non par son col. Je suppose, pour
être plus clair, que le ligament large droit soit raccourci, et la corne
utérine de ce côté tirée fortement à droite et en avant, je pratique,

toute douleur ayant disparu, la pression redressante en exerçant la pesée sur le ligament gauche. La corne gauche est entraînée et la corne droite étire les parties raccourcies.

Fixations et déviations des trompes et des ovaires. — La déviation des trompes et des ovaires s'observe assez souvent même quand l'utérus a une position normale. J'ai parlé à maintes reprises du mésosalpinx, de la trompe prolabée, de l'ovaire pendu aux flancs de l'utérus. La déviation annexielle est constante quand l'utérus est rétro-dévié et sur dix utérus déplacés, huit ne le sont que parce que la cellulite qui entoure les trompes et les ovaires (péri-oophoro-salpingite) s'étend aux ligaments, qu'elle infiltre et indure, et ces ligaments, ainsi modifiés et raccourcis, tirent et maintiennent les annexes, *par suite l'utérus*, en situation vicieuse. Je rappelle que, dans ces cas, c'est une grosse faute de réduire l'utérus sans avoir fait disparaître la cellulite intra-ligamentaire et péri-oophoro-tubaire, sans avoir mobilisé ces organes et assoupli le ligament altéré. J'insiste beaucoup sur ce point : quand les trompes et les ovaires sont immobilisés, c'est surtout en massant avec persévérance que vous améliorerez la situation et vous ne serez maître de la déviation utérine concomitante qu'après les avoir libérés.

Si la fixation des annexes consiste souvent dans leur immobilisation au centre d'une gangue plastique, vous aurez quelquefois à faire à un ovaire ou à une trompe fixée aux parois du bassin. Vos doigts les atteignent-ils sans peine ? il est indiqué d'allonger les attaches. L'étirement — c'est une condition *sine quâ non* — sera direct, c'est-à-dire exercé sur l'attache même et non sur les organes délicats que cette attache maintient.

La fig. 165 représente un étirement de ce genre. L'index gauche est introduit par le vagin ou le rectum sous la trompe ou l'ovaire et appliqué contre la paroi osseuse elle-même, les doigts de la main droite dépriment la paroi abdominale et les viscères, et s'insinuent entre la dite paroi et les organes à détacher, jusqu'à rencontre de l'index. L'attache étant ainsi saisie, la main droite refoule les tissus en bas et pousse ovaire et trompe à distance des os. A la rigueur on peut exercer des tractions sur l'ovaire même, sans trop le comprimer ; mais défiez-vous. Quant à la trompe, toutes les fois que vous l'aurez ainsi malmenée, vous la trouverez grosse comme le pouce, c'est-à-dire contuse et œdématiée dans les jours qui suivront. C'est ce qu'on appelle aujourd'hui, couramment, et ce que j'appelais moi-même, autrefois, de la salpingite (Voyez l'observation de

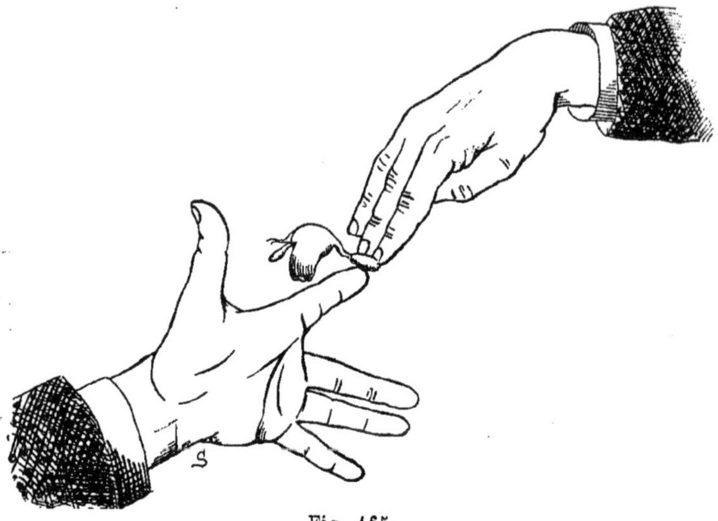

Fig. 165.

disjonction utéro-rectale). Il faudra prendre le temps de dissiper cette cellulite ambiante, et les bons effets du traitement seront reculés.

§ B. — *GYMNASTIQUE*

Elle sera décongestionnante ou mixte suivant les cas; mais il est utile, après disparition des œdèmes, d'exécuter quelques exercices assouplissants qui retentissent sur l'appareil utéro-annexiel.

Brandt affirme que lorsqu'on fait contracter les groupes musculaires des parois abdominale et thoracique antérieures, postérieures, antéro ou postéro-latérales, le fond de l'utérus, bien suspendu, tend à s'incliner du côté opposé à celui du groupe musculaire qui se contracte. Ainsi la contraction du groupe dorso-lombaire augmenterait l'antéversion, celle des muscles latéraux, la latéro-version. Sa théorie est basée sur un fait curieux: celui d'une femme dont l'utérus, jadis latéro-versé et redressé par

lui, se latéro-versa de nouveau à la suite d'un traitement gymnastique
pour une scoliose dont cette malade était atteinte, et dans lequel on faisait contracter les muscles du thorax et de l'abdomen du côté opposé à
celui où l'utérus se renversait. J'ai pour ma part seulement constaté que
les mouvements musculaires des régions indiquées éveillent la souffrance de l'appareil utéro-annexiel non libéré.

Je décrirai deux de ces mouvements, dont l'un, le premier, a été l'occasion de l'observation de Brandt. Je répète que ces exercices d'assouplissement ne doivent pas être exécutés tant que les fixations existent.

On les emploie dès que la réduction bi-manuelle des organes
déviés est possible. Jusque-là
on se contentera des autres
exercices décongestionnants ou
indifférents.

Flexion latérale du tronc.

ATTITUDE DE LA MALADE. —
Debout, le sacrum ou la région
lombaire appuyés, membres inférieurs écartés, pieds en dehors, membres supérieurs un
peu fléchis dans l'articulation
huméro-cubitale, verticalement
dirigés au-dessus de la tête, tenue droite. Paume des mains
tournée en dedans. Pas tant de
roideur que sur la fig. 166 qui
représente cette attitude.

ATTITUDE DU MÉDECIN. —
Debout devant la malade. Il saisit les coudes en dehors sans
force (fig. 166).

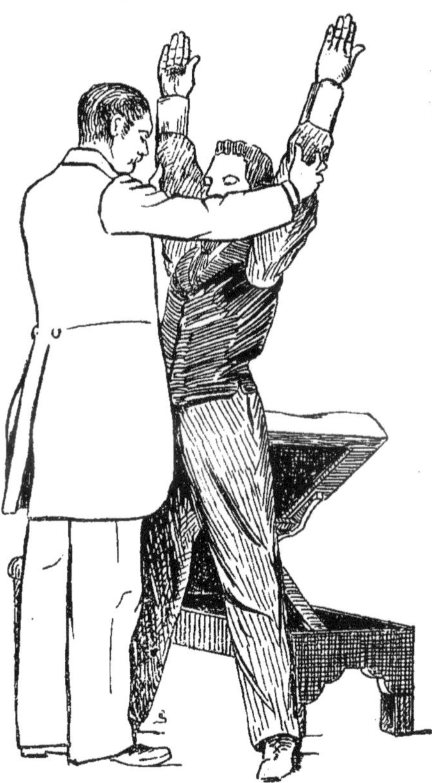

Fig. 166.

MOUVEMENT. — *Premier temps.* — Le médecin fléchit latéralement, soit à droite, soit à gauche, le tronc de la malade qui résiste (fig. 167).

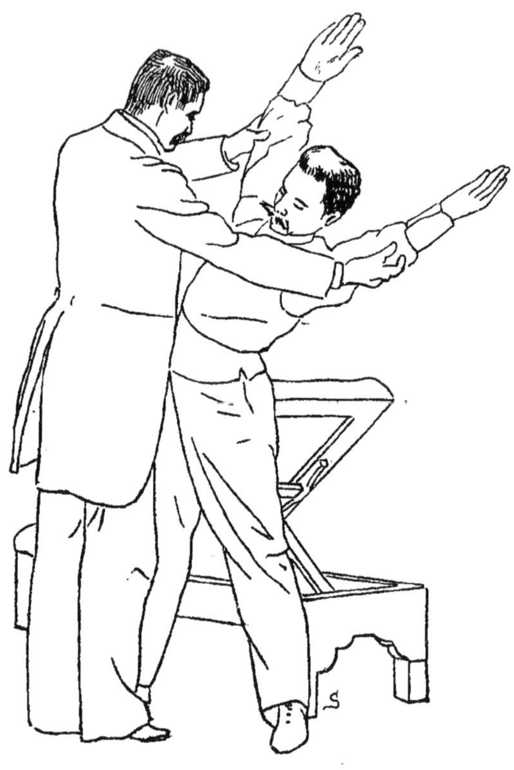

Fig. 167.

Deuxième temps. — La malade se redresse; le médecin résiste, du bras droit ou du bras gauche, suivant que l'inclinaison de la malade est latérale droite ou latérale gauche.

Répétez trois à quatre fois alternativement de chaque côté. Proportionnez bien la résistance à la force de la malade: L'exercice est dur. Les malades qui ont une lésion utéro-annexielle ne le supportent pas. Je l'emploie quelquefois comme moyen de diagnostic. C'est ce retentissement intérieur, ce tiraillement dont se plaignent les malades, qui me font admettre une action indirecte sur les ligaments. Encore une fois, ne l'employez qu'après libération des organes.

La femme doit se tenir droite, la tête levée, dans l'axe du tronc, pen-

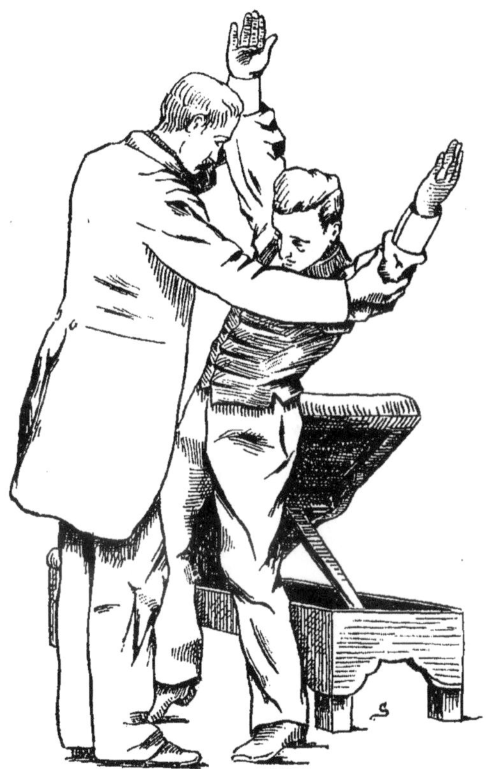

Fig. 168.

dant la flexion. Elle ne fléchira pas le genou, du côté où elle s'incline. Elle ne se dressera pas sur la pointe du pied opposé.

La fig. 168 représente la série de ces fautes assez communes.

Extension du tronc.

ATTITUDE DE LA MALADE — Assise, pieds un peu en avant, genoux joints, mains sur les hanches.

ATTITUDE DU MÉDECIN. — Assis vis-à-vis de la malade, genoux écartés. Il place ses mains sur les omoplates, ses poignets posent sur les épaules.

MOUVEMENT. — *Premier temps.* — Le médecin tire en avant le tronc de la malade qui résiste.

Second temps. — La malade se redresse, le médecin résiste.

A exécuter quatre ou cinq fois, après réduction de l'utérus, à la fin de la séance, avant les mouvements respiratoires.

La malade ne doit pas se tenir droite et raide, les reins creusés, ce qui

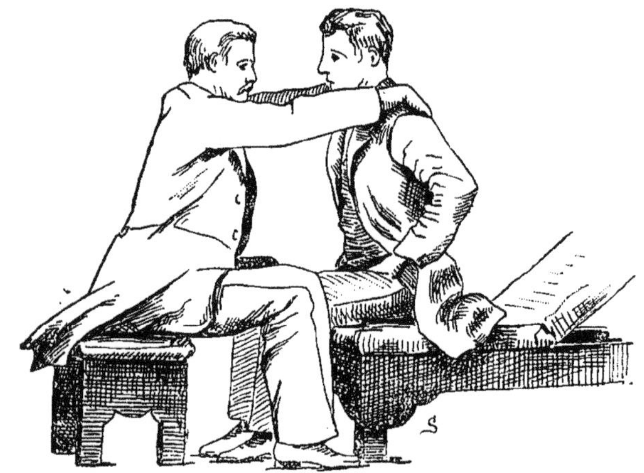

Fig. 169.

tend la paroi abdominale ; mais au contraire un peu courbée en avant. Que la colonne vertébrale soit donc légèrement incurvée.

Les fig. 169 et 170 représentent l'attitude et les points extrêmes de la course décrite par le tronc pendant l'exercice.

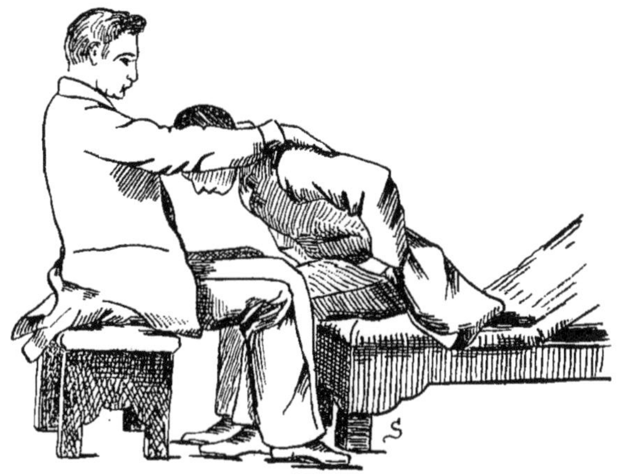

Fig. 170.

Extension du tronc cruro-fémoro pelvi-dorsale.

C'est un excellent mouvement (fig. 171) à employer comme le précédent après réduction de l'utérus.

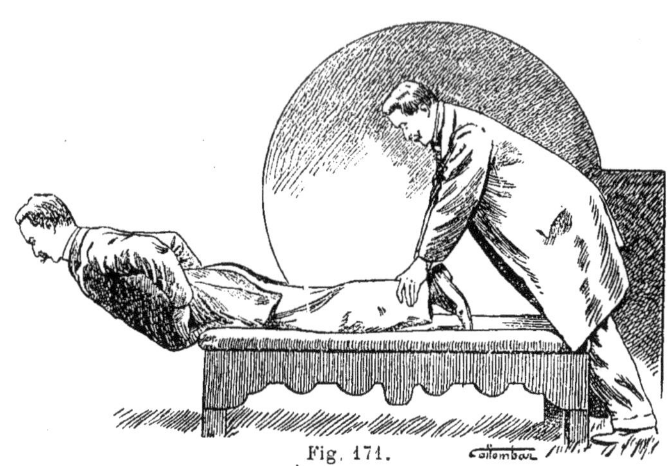

Fig. 171.

Il a été décrit et représenté au paragraphe du traitement des congestions hémorrhagipares.

RELACHEMENTS LIGAMENTAIRES ET MUSCULAIRES

PROLAPSUS UTÉRIN, VAGINAL, RECTAL, PTOSE RÉNALE, LAXITÉ DU PÉRINÉE ET DU SPHINCTER DE LA VESSIE

Les relâchements ligamentaires se traitent comme les rétractions et les contractures par les étirements, mais la façon de procéder est toute différente. Contre la rétraction ou la contracture vous employez les étirements contenus mais continus ; vous déployez une force relative ; contre le relâchement ligamentaire, vous employez l'étirement bref.

Contre le relâchement musculaire vous avez recours à la gymnastique.

Le traitement du relâchement ligamentaire et celui du relâchement musculaire se trouvent combinés dans celui du prolapsus utéro-vaginal. Il consiste en une opération imaginée par Brandt, appelée par lui : élévation, et en une gymnastique spéciale.

PROLAPSUS. — ÉLÉVATION

L'élévation est une opération qui a pour but de réduire, *définitivement*, les viscères prolabés, utérus, vagin, rectum, rein. Elle peut l'atteindre pour les trois premiers organes.

ÉLÉVATION UTÉRINE, ET UTÉRO-VAGINALE. — *Définition*. Elle consiste dans une manœuvre spéciale par laquelle on saisit et soulève l'utérus avec deux mains à travers la paroi abdominale.

Indications. — L'opération est indiquée par le prolapsus utérin et vaginal. Brandt l'employait également contre les rétroflexions et versions. J'ai dit au chapitre des déviations ce que je pensais de cette indication.

Contr'indications. — L'opération est formellement contr'indiquée par toutes les altérations du paramètre et des organes y contenus, grosses ou petites lésions et surtout fixations tubo-ovariennes.

Préliminaires. — La vessie doit être vide, la femme à jeun, l'utérus et les annexes mobiles. Un aide est indispensable. C'est lui qui soulève l'utérus. Naturellement, mieux vaut qu'il soit exercé ; cependant je ne puis oublier, que dans le seul cas où j'aie vu jusqu'à présent l'utérus et le vagin prolabés se réduire et se maintenir réduits, — l'utérus, dès la première séance, le vagin dans les séances consécutives, — l'élévation était pratiquée par un élève qui opérait pour la première fois ; mais la pénétration des mains ne présentait aucune difficulté, cet élève se conformait strictement à mes observations, *et la femme était grosse.*

C'est le médecin qui surveille l'opération, qui la dirige par le toucher, la modifie au besoin, la suspend au moment propice ; en un mot il la règle.

Opération.

DESCRIPTION SYNTHÉTIQUE. — La femme étant dans l'attitude commune à l'exploration et au massage, après avoir réduit l'utérus, après avoir assoupli le paramètre, placez la pulpe de l'index gauche sur le col près de l'isthme, et exécutez avec la main droite la pression vaginale antérieure.

Vos mains étant dans cette situation, recommandez à la malade de ne faire aucun effort, d'être absolument passive. — Détente absolue, tel est son mot d'ordre. Dites à l'aide de se mettre en position.

L'aide pose un genou, le gauche, sur la chaise longue devant les pieds de la malade. De ses mains il repousse les genoux de celle-ci de façon à mettre les cuisses en flexion forte, sans que la malade, absolument passive, je le répète, favorise la flexion autrement que par cette passivité.

Les membres inférieurs de la malade, ainsi repoussés et fléchis, sont soutenus par les cuisses et les hanches de l'aide sur lesquelles ils appuient mollement.

Alors l'aide plonge ses deux mains ouvertes, dans le fossé que votre main, à vous médecin, a creusé, en exécutant la pression vaginale antérieure, et qu'elle n'a pas abandonné, pas plus que votre index gauche n'a abandonné la face antérieure du col. Les mains de l'aide

21

descendent par-dessus la vôtre, que vous retirez alors, mais seulement quand elles sont au fond du fossé, bien en place ou à peu près en place. L'aide ayant, s'il est nécessaire, perfectionné et assuré la position de ses mains jusqu'à ce qu'elles sentent et tiennent l'utérus, — chose indispensable pour une exécution parfaite, — le soulève dans une direction déterminée, puis le laisse descendre sous votre direction.

Description analytique. — Pour saisir les détails de l'opération je vais décrire et représenter séparément les attitudes des opérateurs et la position de leurs mains.

Le *médecin* assis à gauche de la malade place l'index gauche sur la face antérieure du col, le plus près possible de l'isthme sans pousser fortement. Sa main droite appliquée à plat sur les parois abdominales déprime, sans tirailler, la peau de la région vésicale. Ses doigts descendent le long de la face antérieure de l'utérus, creusent le cul-de-sac péritonéal antérieur, c'est-à-dire le péritoine, la vessie vide et la paroi vaginale antérieure, jusqu'à toucher le bord radial de l'index gauche introduit dans le vagin (fig. 172).

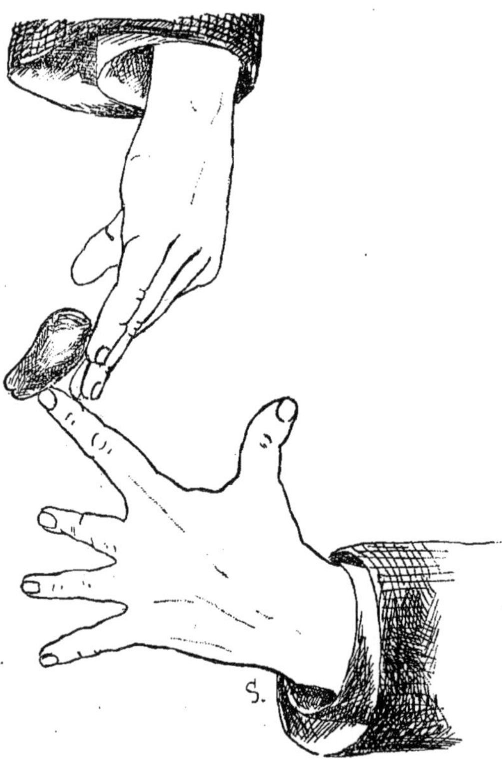

Fig. 172.

La *malade* en détente complète se laisse faire par l'aide qui en se plaçant lui-même (voy. plus bas) la met dans la situation suivante : flexion exagérée des cuisses et

des jambes; talons rapprochés du siège et même appliqués contre lui
si la souplesse articulaire est grande, mais lâchement, sans effort. Les
pieds joints ne posent pas sur la chaise longue. Cette attitude, que représente la fig. 173, est à peu près celle de la dissection périnéale ou
de la taille.

L'*aide* se place diffé-
remment suivant qu'il est
homme ou femme.

L'*aide-homme* pose son
genou gauche sur la chaise
longue, et le pied droit
par terre, très en avant,
entre les jambes du mé-
decin. Il pousse, avec ses

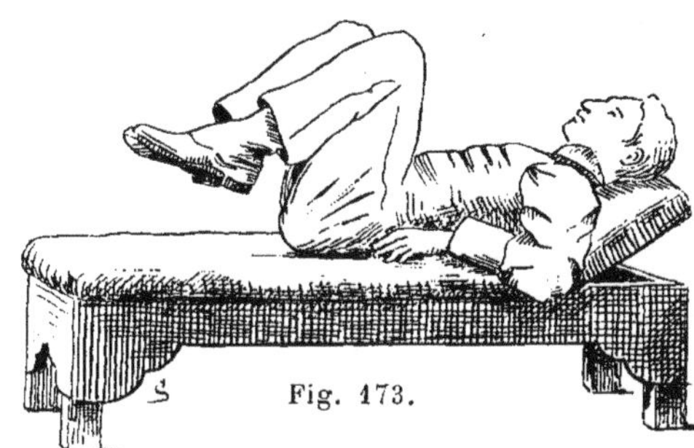

Fig. 173.

hanches, les genoux de la malade passive, et leur fournit un soutien. La
position de la jambe droite, imaginée par le Dʳ Romano, a deux grands
avantages : 1° l'équilibre de l'aide qui doit se pencher en avant est assuré ;
2° le bras gauche du médecin n'est pas gêné, ce qui arrive lorsque la
jambe droite de l'aide est contre la jambe gauche du médecin mais en
dehors d'elle, position que les aides-femmes, gênées par leurs jupes, sont
forcées de prendre. L'avantage est inappréciable.

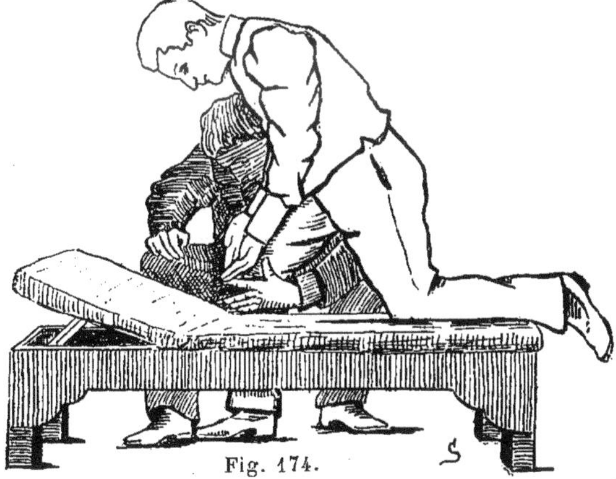

Fig. 174.

La fig. 174 représente l'attitude de l'aide-homme et du médecin pendant l'élévation.

L'aide-femme se met tantôt à deux genoux sur la chaise longue, position qui laisse au bras gauche du médecin la liberté qualifiée tout à l'heure d'inappréciable ; mais si elle a le buste long et les jambes courtes, cette position devient impossible, car, au moment de l'inclinaison en avant, elle perdrait l'équilibre. Pour cette raison l'aide-femme pose son genou gauche sur la chaise longue, et le pied droit par terre ; mais, gênée par ses jupes, elle laisse sa jambe droite en dehors de la jambe gauche du médecin contre laquelle elle prend un point d'appui en calant la face interne de son genou et de son tibia sous le jarret et le long du mollet gauche du médecin, contre le talon duquel elle accroche aussi solidement que possible le bout de son pied. Le tout pour pouvoir se pencher en avant sans perdre l'équilibre.

Passons à l'analyse de la manœuvre.

Elle comprend *trois temps :*

1° Pénétration des mains de l'aide dans la cavité pelvienne et saisie de l'utérus ;
2ª Soulèvement de l'utérus ;
3° Descente de l'utérus.

1° Pénétration des mains de l'aide dans la cavité pelvienne et saisie de l'utérus.— Nous avons vu l'index gauche du médecin placé sur le col près de l'isthme, et sa main droite creusant la fosse vésico-utérine, jusqu'à dépression de la paroi vaginale antérieure. C'est dans ce fossé, par dessus la face dorsale de cette main, que l'aide fait descendre les siennes en supination, tantôt un peu écartées, tantôt en contact par leurs petits doigts.

Quand l'opération marche aisément, le médecin ayant retiré sa main, celles de l'aide s'y substituent exactement, c'est-à-dire qu'elles sentent et tiennent le corps de l'utérus.

Les avant-bras et les bras en extension plus ou moins forte, et choisissant le moment d'une expiration de la malade, l'aide déprime, du poids de son corps penché en avant, le fond du fossé. Pression contenue pendant laquelle le médecin perçoit avec son index gauche le col qui fuit en arrière, remonte vers la cavité sacrée, et s'élève (fig. 175).

Ici se termine le premier temps de l'opération. C'est la répétition du phénomène produit par la pression vaginale antérieure, mais à l'aide des deux mains. L'antéposition s'exagère par la tension de la paroi vaginale. Chacun peut vérifier mes observations sur le cadavre.

Tant que le médecin n'a pas eu cette sensation du col s'élevant et fuyant vers la concavité sacrée, il est inutile de passer au second temps de l'opération qui n'est praticable qu'à cette condition. La pénétration est insuffisante, l'utérus n'est pas dans les mains de l'aide, c'est à peine si ses phalangettes effleurent l'organe. Il faut alors qu'il retire ses mains, que le médecin, exécutant seul une seconde fois la pression vaginale, creuse de nouveau le fossé où se logeront les mains de l'aide, plus profondément cette fois. Si la profondeur n'est pas encore suffisante, l'aide, sans trop tirailler la peau contre le bord supérieur du pubis, inclinant ses mains de façon que leur talon touche la paroi abdominale, mais sans y appuyer de peur de refouler en arrière le fond de l'utérus, pénétrera derrière le pubis, sans violence, en se reprenant, et pour cela, retirant un

peu les mains, puis replongeant toujours plus loin, jusqu'à ce qu'enfin le médecin perçoive le bout de ses doigts contre son propre doigt, au-dessous du col qui fuit en arrière. Alors l'assistant sent et tient l'utérus; l'opération est praticable : le deuxième temps peut commencer. Le médecin dit à l'aide : soulevez.

2° SOULÈVEMENT DE L'UTÉRUS. — Relevant le tronc et les bras tout d'une pièce par la seule action des muscles dorso-lombaires et retirant le siège en arrière — mouvement qu'on fait pour s'asseoir sur les talons

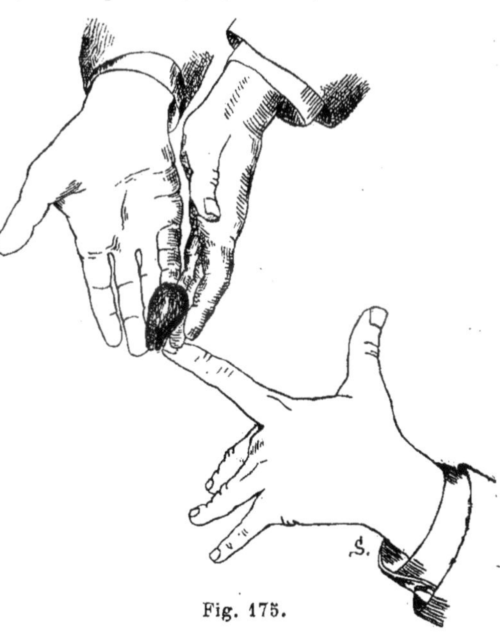

Fig. 175.

lons — l'aide qui tient l'utérus en avant et des deux côtés à la fois (fig. 175), fait remonter le col en arrière, le long du sacrum, comme à des échelons, d'autant plus nombreux que les ligaments sont plus lâches.

Il s'arrête sur avertissement du médecin, lorsque celui-ci perçoit une tension nette des attaches inférieures de l'utérus, et sans même attendre d'avertissement, si l'utérus glisse.

Ce n'est pas toujours la simple tension du vagin et de la base des ligaments larges que le médecin perçoit, mais *un rétrécissement de toute la partie supérieure du vagin qui serre le doigt comme un tube de caoutchouc.* En même temps le col fuit de plus en plus et même échappe au doigt qui touche et l'accompagne aussi haut qu'il peut. Au moment précis où tantôt la simple tension, tantôt le rétrécissement du vagin sont perçus, le médecin dit à l'aide : « laissez aller » et le troisième temps commence.

3° DESCENTE DE L'UTÉRUS. — Lentement, et en exécutant une douce vibration, les mains de l'aide s'abaissent et laissent glisser en bas l'utérus en le retenant et empêchant sa chute brusque toujours violente et douloureuse, tant les attaches inférieures sont puissantes.

Immédiatement après l'opération régulièrement exécutée, le médecin constate que l'utérus a diminué de volume et est très mobile. J'explique la diminution de volume par l'accélération du courant sanguin. Les veines utérines se vident dans les vaginales. J'ai dit que le même phénomène s'observait après effleurage des parois vaginales qui chasse le sang des gros plexus qui entourent ce conduit, phénomène en partie mécanique, en partie vital. Toute excitation directe par le massage, pression ou friction, entraîne la vaso-constriction puis la vaso-dilatation avec accélération du courant sanguin.

FACILITÉS — DIFFICULTÉS — IMPOSSIBILITÉ DE L'OPÉRATION

Elles sont créées soit par la malade, soit par l'aide, soit par le médecin.

La *malade*, suivant qu'elle est accoutumée ou non à l'opération, se laisse aller, sachant que la détente complète facilite la besogne, ou, au contraire, résiste, contracte les parois abdominales, ne respire pas, respire à contre-temps ou seulement avec les côtes supérieures ; est active pendant les manœuvres, au lieu de s'en tenir à l'absolue et indispensable passivité ; ou bien, ce sont les tissus épais, durs, ou résistants qui s'opposent à la pénétration des mains, c'est l'utérus qui, trop flexible, se plie en deux, le fond se recourbant en avant sous la pression des mains de l'aide.

L'*aide*, bien placé, se penche en avant sans risque de chute, pénètre graduellement sans violence, sans appuyer sur le fond de l'utérus, ou au contraire, en équilibre instable, emploie la force pour triompher d'obstacles dont la douceur et l'adresse viennent seules à bout, appuie avec la paume de ses mains sur le paquet intestinal, le refoule en bas, presse de cette façon indirectement le fond de l'utérus et le renverse en arrière, ce qu'il peut faire aussi directement du bout de ses doigts.

Le *médecin* met pour ainsi dire l'utérus entre les mains de l'aide, ou au contraire opère sur un organe mal mobilisé, à un moment défavorable, ne creuse pas suffisamment le fossé où les mains de l'assistant doivent pénétrer, et commande l'élévation avant que l'extrémité des doigts soit descendue au-dessous du col. Je ne parle pas des difficultés qui tiennent à des contr'indications non reconnues, à la rétroversion ou flexion de l'utérus, à sa fixation, à des altérations annexielles, etc., etc. Sachez faire un diagnostic topographique, et antéverser un utérus.

Je vais reprendre une à une, décrire, figurer les principales difficultés et indiquer la conduite à tenir.

De l'inaccoutumance de la malade, de ses involontaires défenses, de son activité irréfléchie, vous triompherez en lui persuadant et en lui prouvant que l'opération n'est pas douloureuse, qu'on la suspendra si elle souffre, qu'elle passera inaperçue et sera d'autant plus fructueuse que la détente sera plus complète. Vous prouverez vos affirmations, en ébauchant plusieurs fois l'opération sans la faire. L'aide se mettra en position et exécutera une légère pression. Vous arrêterez l'opération pour la reprendre le lendemain et ainsi de suite jusqu'à ce que la passivité ait été obtenue.

Contre l'adiposité, contre la petitesse de l'utérus rendant l'organe insaisissable, rien ne prévaut.

Lorsque les tissus sont durs et résistants et la respiration défectueuse, les contractions involontaires étant hors de cause, cherchez cette cause dans l'état cutané, sous-cutané ou viscéral, infiltration du tissu connectif, défaut de souplesse des muscles, tympanisme ou hyperémie des viscères, induration des ligaments. Alors remettez l'opération et massez jusqu'à parfaite souplesse. De telles résistances s'observent au début du traitement ou pendant son cours, lors même que l'élévation a pu être correctement faite une ou plusieurs fois. Elles coïncident alors avec les périodes congestives. Si votre main pénètre avec peine dans le cul-de-sac péritonéal antérieur, ne forcez pas. *Plus vous forcerez moins vous réussirez.* Procédez par petites pressions successives, après massage. Remettez l'opération s'il y a lieu. La période la plus favorable est celle qui précède immédiatement les règles, période d'assouplissement ligamentaire. Voilà pourquoi la grossesse est, à mes yeux, un gage de succès pour l'élévation dans les cas de prolapsus.

Si l'utérus mou et flexible se recourbe en avant sous la pression des doigts de l'aide (fig. 176), qu'il les retire. Recommencez la pression vagi-

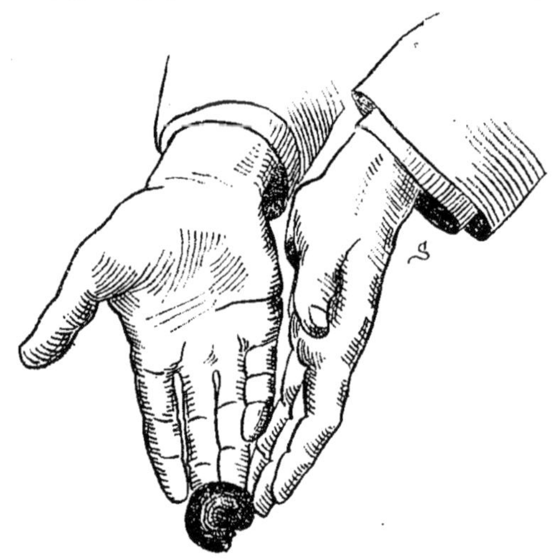

Fig. 176.

nale antérieure. L'aide réussira peut-être à mieux placer ses mains. J'ai complètement échoué en pareil cas. L'échec tient à ce que les mains de l'assistant ne peuvent, pour ainsi dire jamais, prendre exactement la place de la vôtre, sauf à la veille de l'apparition du sang, sauf surtout en cas de grossesse (maximum d'assouplissement du cul-de-sac péritonéal antérieur). Hors ces circonstances, il est presque toujours obligé de creuser à son tour le cul-de-sac et pour cela de retirer un peu ses doigts, pour les plonger ensuite.

A chaque plongeon la pénétration est plus profonde et les ligaments tendus se relàchent, se détendent comme du caoutchouc ; mais si l'utérus
est mollasse, dans l'intervalle de deux pressions il bascule en avant, sans
que le col recule ; il se plie en deux (fig. 176) et les doigts de l'aide ne
font que l'écraser. *Le recul du col est la chose capitale ;* tant que vous
ne l'avez pas perçu, tant que les doigts de l'aide n'ont pas dépassé l'orifice externe, abstenez-vous de l'opération. Ne songez pas à la pratiquer
avec succès quand les mains sont placées comme le représente la fig. 177.
Il faut que les doigts descendent encore de deux bons centimètres
(fig. 178). Alors le col reculera. Alors l'opération sera correctement faite.

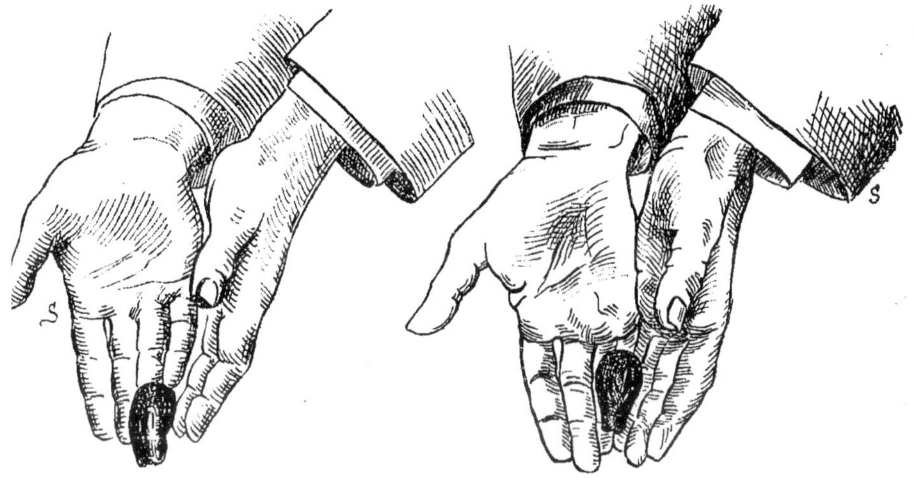

Fig. 177.   Fig. 178.

Comparez la fig. 177 avec les fig. 178 ou 175, dans lesquelles la saisie
est correcte et vous verrez la différence. J'insiste de nouveau sur la nécessité absolue de n'entreprendre l'élévation qu'après recul du col.

Si l'aide renverse le fond (fig. 179), avertissez-le de suite. Qu'il retire
ses mains. Redressez l'utérus et recommencez. Si vous le laissiez poursuivre, la manœuvre n'aboutirait qu'à une compression forte du corps
utérin avec ses inconvénients ordinaires.

Pendant l'élévation il arrive parfois que l'utérus, tiré par les puissantes
attaches inférieures, échappe aux mains de l'aide, accident douloureux

mais non dangereux. Avertissez l'aide si vous prévoyez ce glissement ;

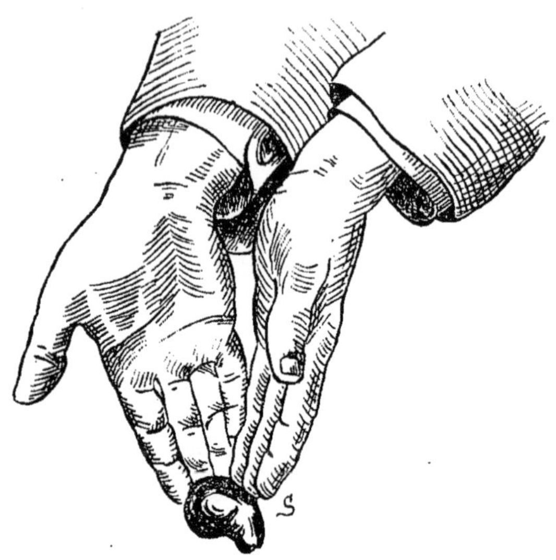

Fig. 179.

d'ailleurs qu'il interrompe de lui-même l'ascension dès qu'il doute de la solidité de la prise.

Evitez à vos malades la souffrance. Quand l'élévation est bien faite, la femme éprouve tout au plus une sensation désagréable. *Il lui semble qu'on tire en haut les organes.*

J'ai expliqué, au paragraphe des rétro-déviations, comment on modifiait la manœuvre élévatrice en pareil cas, et au paragraphe des contractures, comment on tirait parti de la même manœuvre en se bornant à une simple pression, sorte d'étirement qui provoque un léger degré d'ascension de l'utérus sans qu'on le soulève.

Je rappelle que, pour les prolapsus, on élève d'autant plus haut l'utérus que le relâchement est plus accentué, et qu'on ne l'abandonne pas pendant la descente. Brandt a élevé le col au-dessus du promontoire. Pour les rétrodéviations, l'élévation est peu marquée et dès que les attaches vaginales sont tendues, l'aide retire prestement ses mains de façon à exciter le ressort qui tire l'utérus en avant.

GYMNASTIQUE

Après l'élévation vous ferez exécuter à la malade, outre le mouvement d'abduction fémorale, celui d'adduction dont la description suit et qui a pour effet de provoquer la contraction des muscles périnéaux. Le périnée joue, à mon avis, un rôle dans le prolapsus ; mais *un rôle mal défini et secondaire*. J'ai vu une femme dont l'utérus était bien suspendu, et la cloison fendue sur une longueur de quatre centimètres ; j'en ai vu d'autres dont l'utérus était prolabé et le périnée intact, y compris la fourchette vulvaire, mais lâche et mollasse. Il est utile de le fortifier.

Adduction fémorale.

Attitude de la malade — Celle du mouvement des abducteurs ; décubitus dorsal, tronc un peu relevé, siège soulevé aussi haut que possible par le seul effort des muscles cervicaux postérieurs, dorsaux et lombaires. Cuisses en extension. Jambes fortement fléchies. Genoux et pieds joints.

Attitude du médecin. — Debout au pied de la chaise longue. Il applique la paume de sa main droite, sur la face interne du genou droit de la malade, et la paume de sa main gauche, sur la face interne du genou gauche.

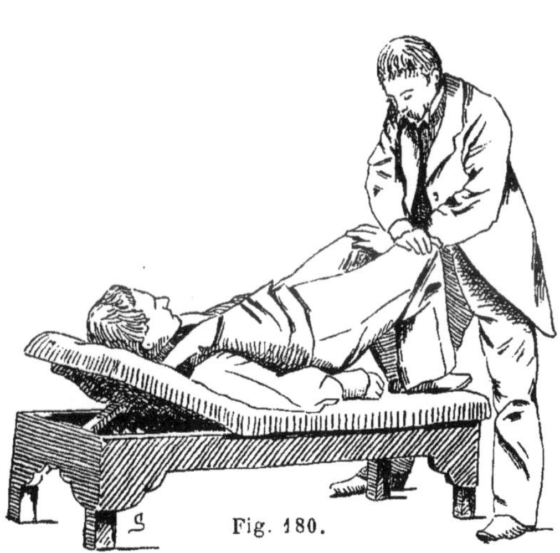

Fig. 180.

Ses avant-bras sont par conséquent croisés (fig. 180).

Mouvement. — *Premier temps.* — Le médecin écarte les genoux de la malade qui résiste (fig. 180).

Deuxième temps. — La malade rapproche les genoux, le médecin résiste (fig. 181).

A exécuter quatre ou cinq fois.

L'adduction fémorale sera suivie de l'abduc-tion (fig. 99 et 100, p. 212), pour décongestionner plus énergiquement le pelvis.

Pendant ce mouvement les muscles périnéaux se contractent, surtout si le siège est tenu haut.

Après cet exercice la malade se lève ; elle ne

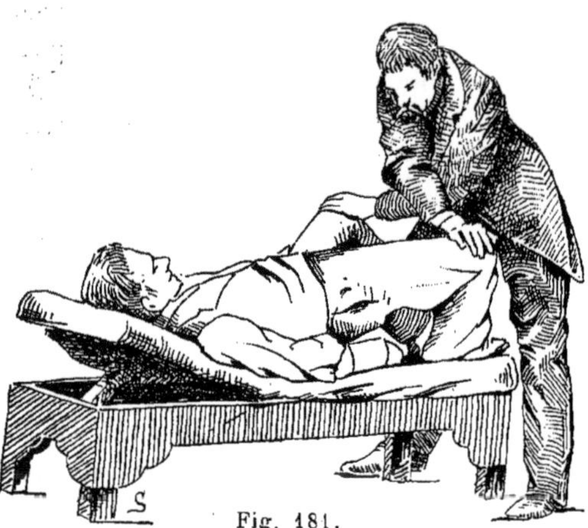

Fig. 181.

se met pas seule sur son séant, on l'aide. D'une main appliquée sur
la nuque et dans l'espace interscapulaire fournissez un point d'appui
au dos, de l'autre saisissez le bras. Asseyez alors la malade qui raidit
ses muscles dorsaux. Cette manœuvre n'est pas spéciale au prolapsus.
Destinée à prévenir la tension des muscles abdominaux, elle est indispensable après réduction de l'utérus ; *mais on peut l'instituer en
règle pour tous les traitements.*

La femme, de retour chez elle, fera bien, comme le conseille Brandt,
de soumettre son releveur et ses sphincters à la gymnastique suivante
deux ou trois fois par jour : debout et appuyée contre un mur, elle croi-
sera les jambes et contractera ses muscles périnéaux, comme on le fait
pour retenir un vent ou des matières.

Brandt ajoutait à ces mouvements très efficaces et à d'autres exercices
gymnastiques, le tapotement sacré et sacro-lombaire, enfin tout ce qui
peut stimuler et tonifier.

Cette pratique était fondée, je pense, sur l'observation juste de l'influence réciproque du prolapsus sur l'état général et de l'état général sur
le prolapsus. Depuis que j'ai acquis la preuve de l'excellence du massage
abdominal, en ce sens et de sa répercussion remarquable sur ledit état

général, je me suis contenté, pour les prolapsus, du massage, de l'élévation, de la gymnastique décongestionnante et des exercices spéciaux que je viens de décrire.

J'ai pratiqué le tapotement sacré, sacro-lombaire et dorsal. Je n'ai pas constaté jusqu'à présent que les effets du traitement sur l'état général fussent ni plus rapides ni plus marqués. Cependant, comme les malades peuvent s'en bien trouver et comme ces procédés de massage général sont fort usités en Suède, en voici la description.

Tapotement dorsal, sacré, et sacro-iliaque.

C'est une percussion exercée avec le bord cubital de la main ou plus exactement avec le petit doigt et les deux tiers du bord cubital du métacarpe. On l'appelle aussi hachure.

La percussion du dos se fait de haut en bas et de bas en haut à droite et à gauche de la colonne, à quatre ou cinq reprises.

Poignet très souple, avant-bras et bras fixes, fléchis,

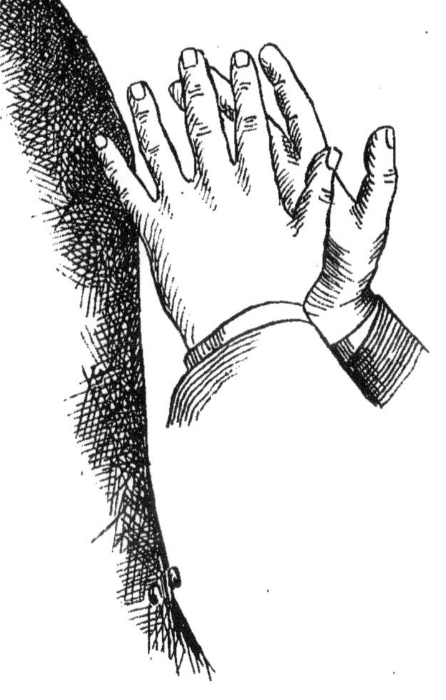

Fig. 182.

doigts écartés, auriculaire frappant le premier et par sa phalangette (fig. 182).

Elle est précédée ou suivie de deux ou trois passes rapides, sorte de frictions légères, exécutées de haut en bas, avec la paume des mains embrassant dans leur concavité l'épine dorsale. La malade est sur pieds, mains appuyées contre le mur en situation verticale ; mais si elle est ex-

posée ou sujette aux hémorrhagies, cette attitude doit, suivant Brandt,
être modifiée. La malade appuie ses mains, — doigts en dedans, — sur un
meuble pas trop élevé et se penche en avant (fig. 183).

Pour vous exercer au tapotement dorsal et délier l'articulation, placez, étant assis, les avant-bras sur vos cuisses, de façon que les poignets dépassent les genoux, et battez l'air ou un coussin, de la façon décrite et représentée plus haut, sans que les avant-bras bougent.

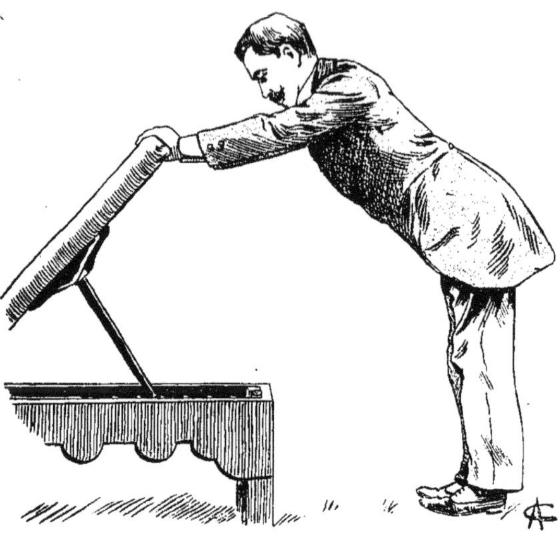

Fig. 183.

Le tapotement sacré et sacro-iliaque a été décrit au chapitre des
congestions frustes ; mais en cas de prolapsus et surtout d'hémorrhagie
les coups sont légers et rapides. Attitude de la figure 183 ; mais que les
pieds soient un peu écartés.

REMARQUES SUR L'ÉLÉVATION

Brandt m'a affirmé que l'élévation lui avait donné, dans les cas de
prolapsus, une proportion de 50 à 60 succès 0/0. Une vingtaine d'observations, dont la majorité est démonstrative, *au point de vue des
résultats*, prouve encore l'efficacité de la méthode (Profanter,
Preuschen, Fellner, Pawlick, Winawer, Jacobs, etc.).

Pour ma part je n'ai traité jusqu'à présent que trois femmes atteintes
de prolapsus. Dans le premier cas, j'ai obtenu un succès rapide et définitif. L'opération a été tellement facile qu'un aide tout à fait inexpé-
rimenté m'a suffi. La malade était enceinte de deux mois environ.

Son utérus, dont le col faisait issue hors de la vulve accompagné d'une cystocèle de la grosseur d'un petit œuf, a été réduit *comme un os luxé* et est resté en place après la première séance. Dès la huitième ou dixième l'élévation a été abandonnée. L'utérus bas situé restait à quelques centimètres de la vulve, même pendant les efforts. La paroi antérieure du vagin faisait alors une forte saillie. Cette saillie a diminué graduellement. La grossesse s'est terminée vers le troisième ou quatrième mois; ce qui était arrivé déjà pour la grossesse précédente.

J'ai prié la malade de revenir au traitement dans le plus court délai possible, et vers le dixième jour, elle arrivait pâle, défaite, perdant du sang, se plaignant de pesanteurs et d'issue du vagin, mais non de l'utérus qui était gros, un peu bas, comme je l'avais laissé.

On me trouvera peut-être bien téméraire d'avoir fait revenir tous les jours de Clamart à Paris, une femme que son état et le plus élémentaire des principes classiques condamnaient à un repos prolongé; mais je savais dès lors quelle était la puissance de la kinésithérapie et combien elle l'emporte sur le repos absolu pour la cure des subinvolutions. En quelques jours le sang était arrêté et trois semaines plus tard cette malade nous quittait colorée, en pleine santé, avec un utérus petit. La cystocèle tendait à disparaître.

Je l'ai revue un an plus tard. L'utérus était si haut situé qu'un doigt court avait peine à atteindre le col. Cystocèle disparue. J'ai communiqué l'observation à la société obstétricale de France. Le Dr G. a pensé qu'il s'agissait, non d'un prolapsus, mais d'une forme d'hypertrophie cervicale spéciale à la grossesse et décrite par lui. L'existence du prolapsus avant la gestation ôte tout fondement à cette hypothèse. De plus, je ne sache pas que l'hypertrophie s'accompagne de cystocèle, et surtout que l'on puisse pratiquer l'opération de l'élévation en pareil cas. J'ai insisté sur la valeur de ce signe, inconnu jusqu'à présent et caractéristique.

Un peu plus tard ou en même temps, j'ai entrepris le traitement d'une femme, dont l'utérus et le vagin étaient prolabés au même degré. Cette femme avait porté des pessaires, mais elle ne présentait point cette dilatation vaginale, cette parésie qu'on remarque chez les malades qui ont fait usage de pessaires de plus en plus volumineux. Les ligaments avaient conservé en apparence toute leur tonicité, car il suffisait que la malade se plongeât dans l'eau froide pour que, suivant son expression, « tout son intérieur remontât ». J'augurais donc bien du traitement.

Mon attente a été déçue et quoique j'aie prolongé la cure pendant un an, j'ai en définitive échoué. Brandt était d'avis, à l'époque où je l'ai vu, que le traitement du prolapsus devait donner des résultats très prompts ou être abandonné. J'ai su depuis qu'il s'était départi de cette manière de voir, dans un cas fort rebelle au début, et qu'en définitive il avait réussi.

Au cours de ce traitement suivi d'échec j'ai fait de nombreuses et intéressantes observations. Bien que mes aides aient remarquablement opéré, *je n'ai jamais obtenu le recul franc et net du col.* Nous avons vu à maintes reprises l'utérus moins abaissé. Nous sommes arrivés à l'élever haut, à tendre le vagin au point qu'il enserrait mon doigt ; — mais jamais je n'ai constaté, pendant et après l'opération, cette bascule caractéristique et de bon augure produite par le col qui fuit vers le sacrum et le fond qui s'incline vers le pubis. De plus — et j'attache grande importance à cette observation — j'ai remarqué que les demi-succès auxquels je faisais allusion (opération facile, élévation haute, tension du vagin, diminution du prolapsus pendant quelques jours) pouvaient être prédits d'avance.

Ils se produisaient surtout à l'approche des règles, au moment des assouplissements qu'entraîne la menstruation.

J'ai fait les mêmes observations sur une troisième malade dont l'utérus a également déjoué mes tentatives. Il était mollasse, antéfléchi au point que le fond touchait presque le col, dévié à gauche par la parésie du ligament large droit, et de la portion correspondante du vagin dilaté, depuis longues années, par d'énormes pessaires. Cette malade, dont l'état local ne variait guère après six mois de traitement, a été l'une des plus belles démonstrations cliniques que j'aie fournies des effets du massage abdominal sur la santé générale. Débilitée, réduite depuis plusieurs années à une sorte d'existence végétative, elle a repris une activité et une force qu'on ne lui connaissait pas depuis longtemps ; la gymnastique a été pour peu de chose dans cette amélioration, car elle l'a toujours très mal exécutée. L'amélioration de l'état général a été telle que cette malade, hors d'âge d'avoir des enfants, malgré mon pronostic d'échec définitif et mon conseil de recourir au chirurgien, a préféré continuer le massage. J'ai naturellement abandonné l'élévation que la flexion utérine, et plus encore l'impossibilité de faire reculer le col rendaient inefficace. Par son refus, cette malade très pusillanime faisait preuve, — je le croyais alors, — d'assez peu de sens. Elle se fiait à l'amélioration de l'état général et aussi à l'amélioration subjective locale, qui consiste dans la suppression de la pesanteur et autres symptômes de congestion que le traitement kinésique fait disparaître. Elle ne tenait pas compte du *statu quo* ou de l'insignifiance des signes objectifs. — A-t-elle eu tort?.... Je constate, sous l'influence du massage, des modifications de consistance, de l'utérus et des ligaments, si curieuses que j'attends les événements pour juger. Cette malade me fournit l'occasion d'une très curieuse expérience sur les prolapsus et sur le traitement kinésique.

De mes observations je conclus : que *nos connaissances sur la physiologie de l'appareil suspenseur utéro-annexiel sont enfantines :* dans le mode de production des prolapsus et *dans l'aggravation des symptômes subjectifs, grande est la part à faire à l'état général :* notre ignorance sur ce mode de production explique l'empirique ingéniosité et la multiplicité des procédés de traitement en usage : *l'élévation bien conduite est une opération bénigne qui doit être tentée avant toute autre :* l'usage des pessaires volumineux la rend plus difficile et moins efficace : le massage qui l'accompagne améliore l'état général, supprime ou atténue les signes subjectifs dus aux congestions, et modifie la consistance et le volume du col et du corps utérin : l'état puerpéral petit ou grand, mais surtout *la grossesse, favorise singulièrement le succès ;* certains prolapsus peuvent être assimilés à des luxations : *il ne suffit pas de rendre aux ligaments leur tonicité pour suspendre à nouveau l'utérus ; quelquefois même cette tonicité est conservée malgré le prolapsus ;* il faut encore, par une manœuvre dont les résultats secrets m'échappent pour le moment, *remettre l'utérus, et particulièrement le col et l'isthme, dans une place déterminée, comme la tête d'un os doit rentrer dans sa cavité articulaire.*

PROLAPSUS RECTAL

Je me borne ici à reproduire ce que Brandt m'a dit ou a écrit. Je n'ai aucune expérience de ce traitement qui a été l'origine de ses découvertes

22

et qu'il a incidemment pratiqué depuis, de même qu'il a essayé avec succès le massage dans les cas de prostatite.

Faites prendre au malade l'attitude commune au massage et à l'exploration gynécologique, de façon à relâcher la sangle abdominale. Recommandez-lui de respirer naturellement, de se laisser aller, de ne résister nullement. Placez-vous près de l'épaule droite et enfoncez très profondément la main dans la fosse iliaque gauche. Le but est d'atteindre le point de flexion du gros intestin, ou S. iliaque. Entraînez le paquet intestinal dans la direction de l'épaule droite.

PTOSE RÉNALE

Au chapitre du diagnostic, à propos de la fréquence du rein flottant, surtout à droite, chez la femme, j'ai appelé l'attention sur la nécessité de sa recherche dans tout examen gynécologique parce qu'il y a, sans aucune contestation possible, un lien entre cet accident et certaines lésions utéro-annexielles et viscérales.

La kinésithérapie est donc un bon traitement palliatif de la ptose rénale non seulement parce qu'elle agit sur le rein, mais parce qu'elle traite les affections concomitantes, de l'utérus, de la trompe, de l'ovaire, du cœcum et du colon ascendant.

Je n'ai pas à refaire ici le traitement desdites affections ; je m'en suis occupé au paragraphe des congestions, des œdèmes, des fixations.

Voici comment vous traiterez le rein flottant.

Après ou avant de faire exécuter le mouvement des abducteurs fémoraux, vous procéderez à l'élévation du rein.

Élévation du rein

ATTITUDE DE LA MALADE. — Elle varie légèrement suivant le degré de la ptose, suivant aussi que le rein est longitudinal ou transversal, et plus facilement saisissable de telle ou telle façon. En général l'attitude commune à l'exploration et au massage est la meilleure. Je me suis quelquefois bien trouvé du soulèvement du siège, par l'effort des muscles dorsaux. C'est l'attitude de la gymnastique d'abduction et d'adduction fémorale (fig. 184).

ATTITUDE DU MÉDECIN. — A gauche de la malade. De la main **droite**
il saisit à poignée, mais délicatement, entre le pouce et les quatre **doigts**,
le flanc droit de la femme. Le rein est sus-jacent aux quatre doigts ; le
pouce ne doit nullement comprimer la face antérieure et s'efface **pour**

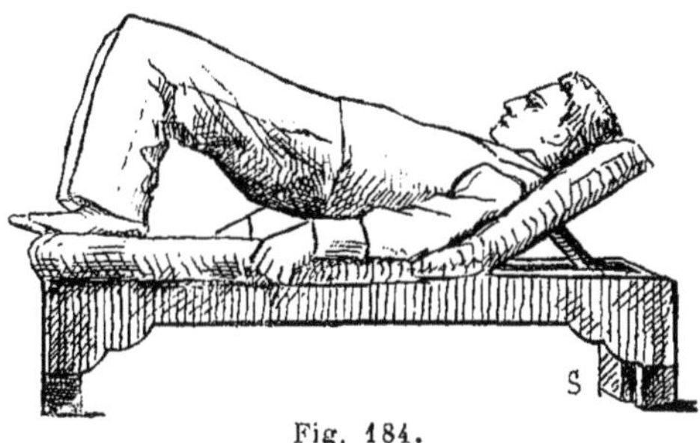

Fig. 184.

que les quatre doigts de la main gauche dépriment la paroi abdominale
et accrochent l'extrémité inférieure du rein (fig. 185).

Élévation. — Refoulez doucement le rein en haut avec la pulpe des
doigts de la main gauche, en exécu-
tant une légère vibration, à laquelle
la main droite sous-jacente prendra
part (fig. 185). Recommencez trois ou
quatre fois jusqu'à ce que vous ne per-
ceviez plus l'organe remonté, et même
quand vous ne le percevez plus, au-
dessous de lui.

Par ce traitement palliatif vous n'a-
girez bien entendu que sur les reins
non altérés. *La vibration diminue
la congestion, réduit le volume de
l'organe, qui subit, comme les organes génitaux, l'influence des molimens, grossit à ce moment, et devient quelquefois douloureux.*

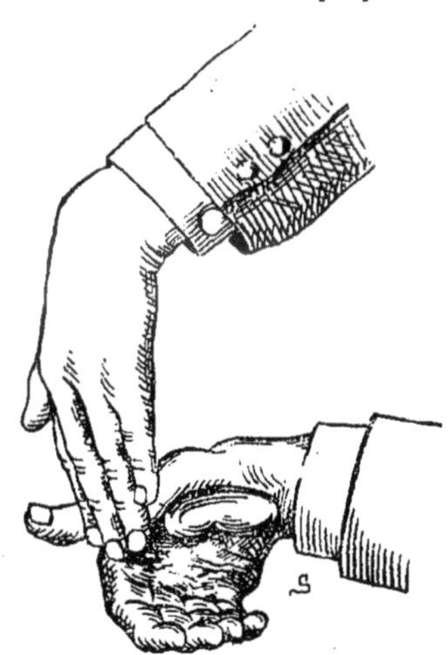

Fig. 185.

Je m'abstiens de faire exécuter aux
malades atteintes de ptose rénale la gymnastique respiratoire par laquelle je termine en règle les séances ; mais j'emploie un mouvement

qui n'est, d'ailleurs, pas spécial et qui appartient à la catégorie assouplissante ; quelques femmes dont le rein était flottant, m'ayant affirmé qu'elles en éprouvaient un véritable bien-être. Ce mouvement consiste dans la torsion passive et la détorsion active du tronc.

Torsion passive et détorsion active du tronc.

ATTITUDE DE LA MALADE. — Assise ; pieds et genoux joints ; ne pas cambrer les reins, légère inflexion de la colonne vertébrale pour que les muscles abdominaux ne soient pas tendus. Mains sur les hanches.

ATTITUDE DU MÉDECIN. — Assis en face de la malade, genoux écartés. La main droite est appliquée sur l'omoplate gauche, la main gauche sous l'aisselle droite ou sur le pectoral droit comme on le voit sur la figure 186 (a), mais dans cette attitude, plus commode pour exécuter la torsion, on est enclin à se servir de cette main pour résister au moment de la détorsion. *Elle doit être alors inactive.*

MOUVEMENT. — *Premier temps.* — Le médecin tourne en arrière l'épaule droite et amène en avant l'épaule gauche de la malade absolument passive (fig. 186).

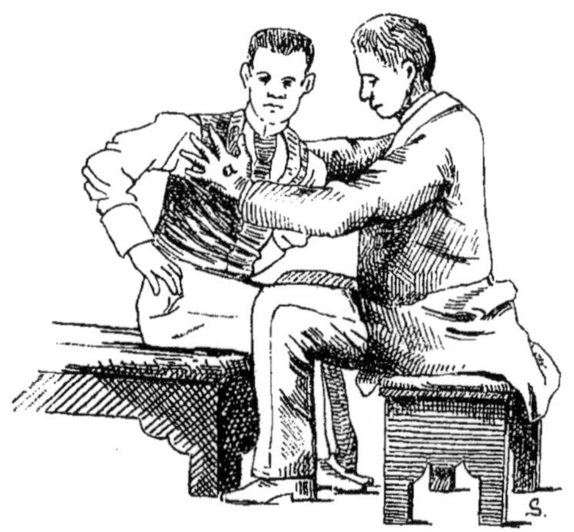

Fig. 186.

Deuxième temps. — La malade reprend activement la position

primitive pendant que le médecin résiste *avec la seule main droite* toujours appliquée sur l'omoplate gauche.

La malade ayant repris sa position primitive, les mains du médecin
changent de place. La gauche se place sur l'omoplate droite, la droite sous
l'aisselle ou sur le pectoral gauches, et le médecin exécute la torsion passive en sens inverse de la précédente; puis la malade reprend activement

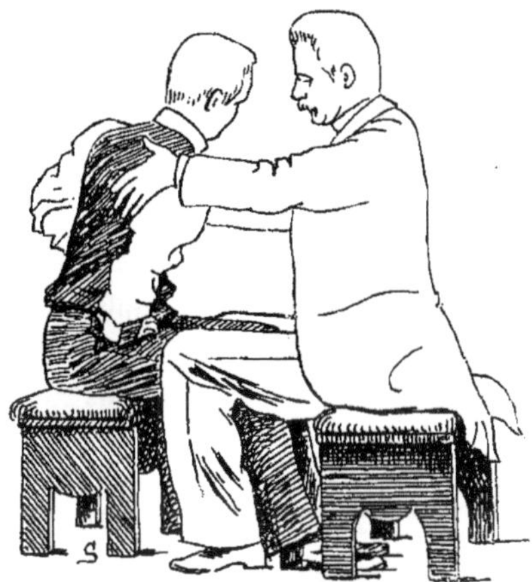

Fig. 187.

l'attitude primitive (détorsion active) le médecin résistant *avec la seule
main gauche* (fig. 186).

Pour une décongestion énergique du bassin on peut substituer à cet
exercice, celui qui est figuré et décrit, page 210.

RELACHEMENT DU SPHINCTER VÉSICAL

La véritable incontinence d'urine est due au relâchement ou faiblesse du sphincter vésical, et se manifeste par l'écoulement continu,
goutte à goutte, et par l'odeur urineuse de la malade. Elle ne doit pas
être confondue avec les besoins fréquents et impérieux d'uriner, les
épreintes, le ténesme que cause la cellulite. Je n'ai encore eu qu'une fois
l'occasion de traiter un écoulement continu, c'était à l'hôpital, et malheureusement, la malade, très irrégulière dès le début du traitement, l'a vite

abandonné, de sorte que je n'ai pu expérimenter sur elle la valeur du massage en pareil cas ; mais le Dr Nahrich a publié sur ce sujet deux observations très probantes. Par contre, j'ai constaté quantité de fois la disparition des émissions fréquentes et involontaires et des besoins impérieux.

Brandt employait contre l'incontinence le procédé que j'ai décrit à propos de la cellulite péri-uréthro-vésicale, et que je rappelle et représente ici (fig. 187) : on introduit le long de l'urèthre, derrière la symphyse, l'index gauche un peu recourbé. Les autres doigts sont fléchis dans la paume. Main en supination. Alors le poignet gauche, prenant pour cette opération un point d'appui sur la main droite qui le saisit, l'index exécute une pression vibrante légère à droite et à gauche de l'urèthre.

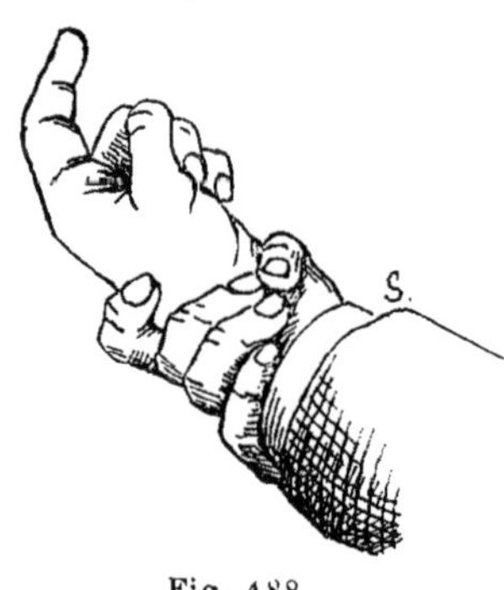

Fig. 188.

M. Nahrich de Smyrne, qui a publié huit observations d'émissions involontaires d'urine, dont deux sont, sans aucun doute, de vraies incontinences, a modifié de la façon suivante ce procédé :

Premier temps. — Massage de la région vésicale avoisinant le col. L'auteur, par un mouvement en éventail, masse à travers le vagin tout ce que l'index peut atteindre de surface vésicale. M. Nahrich ne croit pas à la grande efficacité de ce premier temps.

Deuxième temps. — Massage du col et du sphincter de la vessie. L'index presse et comprime le col et une portion avoisinante du corps de la vessie contre la face postérieure de la symphyse, en exécutant un mouvement de va et vient, souvent assez douloureux, dit M. Nahrich.

Troisième temps. — Massage de l'urèthre : l'index s'abaisse, cherche l'urèthre qu'il comprime de bas en haut et d'avant en arrière à quatre ou cinq reprises, d'abord sur la face inférieure, puis sur les bords.

Le procédé de M. Nahrich est un effleurage fort ou plutôt un frottement. Il a obtenu les mêmes résultats que Brandt et moi avec la vibration légère. Même si M. Nahrich ne le disait pas, je serais persuadé que son procédé est douloureux. C'est une infériorité. M. Nahrich, qui pro-

leste en termes très modérés et très sensés contre les sottises que le préjugé d'excitation génitale a fait dire ou imprimer, me semble cependant
s'être défié lui-même de cette pression vibrante, plutôt du mot que de la
chose, je crois.

Il peut être rassuré à cet égard et puisque avec quelques vibrations à
droite et à gauche de l'urèthre on obtient les mêmes résultats qu'avec le
procédé de M. Nahrich, puisque les vibrations, même légères, sont
parfois douloureuses, je les tiens pour préférables à un mouvement de
va et vient qui est un frottement, et que plusieurs des malades par moi
traitées (cellulite) n'auraient pas toléré tant la souffrance eût été vive.

ALTÉRATIONS DE LA MUQUEUSE UTÉRO-SALPINGIENNE, DU PARENCHYME UTÉRIN, DU STROMA OVARIEN. — ULCÉRATIONS, ÉCOULEMENTS

Métrite. — Oophorite. — Salpingite

J'englobe sous la désignation — altérations des muqueuses et du parenchyme, — les diverses formes de métrite, de salpingite et d'oophorite,
en rappelant que l'entité morbide de quelques-unes d'entre elles est douteuse, que les affections utérines et annexielles coexistent, se combinent
et se compliquent le plus souvent, et qu'il n'est pas rare de voir de simples congestions qualifiées du nom de métrite, et de simples œdèmes qua-
lifiés de celui de salpingite. *On abuse aujourd'hui de ce dernier terme
comme on a abusé du premier.*

Pour être pratique, je vais supposer divers cas nettement définis et le
traitement indiqué vous servira comme une sorte de schéma facile à modifier suivant les particularités de chaque malade, et les complications
individuelles.

Etant donné un utérus plus ou moins gros, corps et col, dur ou mou,
ulcéré ou non, catarrheux ou sec, douloureux ou insensible, et avec ou
sans tendance aux hémorrhagies, procédez de la façon suivante :

MASSAGE. — Par les frictions circulaires viscérales, les effleurages
pariétaux et ligamentaires, remontez l'état général, assouplissez le paramètre, supprimez les contractures et la cellulite du voisinage, puis,

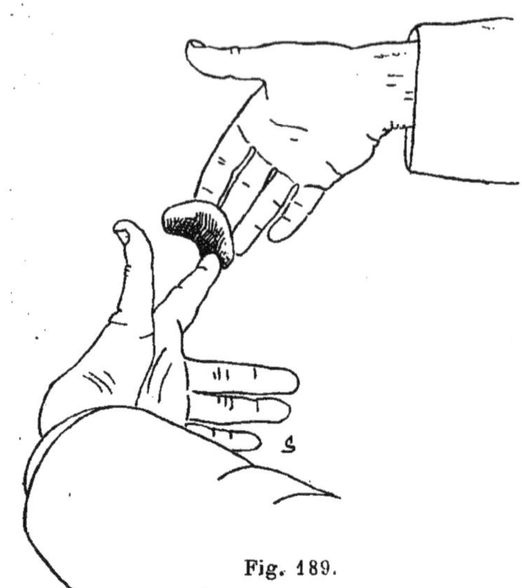

Fig. 189.

l'utérus étant bien libre et antéversé, votre main descendant à fond le long de sa face postérieure et de ses bords, massez successivement et légèrement le col d'abord, puis le corps des cornes à l'isthme. Bref, rendez aux vaisseaux leur calibre, leur élasticité, leur contractilité; rhytmez la circulation.

La fig. 189 représente le massage du col.

La fig. 190 représente le massage du corps.

En cas de paramétrisme, c'est-à-dire de contracture générale du paramètre antéversant avec force l'utérus, vous emploierez, mais avec le temps, après disparition des douleurs, la pression vaginale antérieure ou cette forme particulière d'élévation que j'ai qualifiée aussi d'étirement, laquelle s'accompagne d'ascension spontanée de l'utérus avec diminution de volume et qui n'est autre que la pression vaginale pratiquée par un aide, ébauche ou premier temps de l'opération de Brandt.

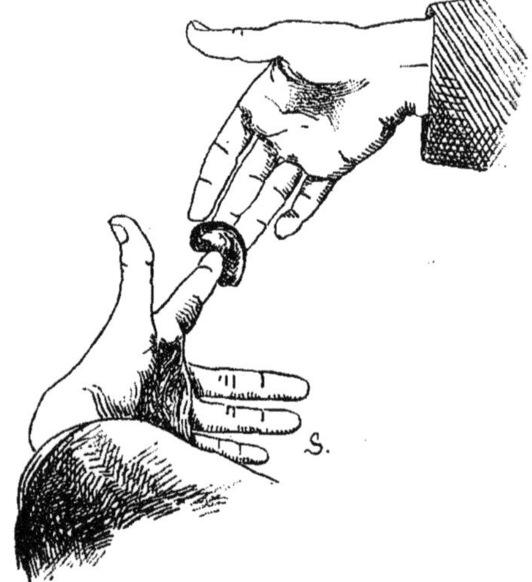

Fig. 190.

Gymnastique. — Elle sera presque toujours décongestionnante. Elle le sera exclusivement, avec répétition une ou deux fois par jour de l'abduction fémorale, par série de trois, cinq et même dix mouvements, suivant la vigueur de la malade, en cas d'hémorrhagie.

Par ce traitement vous ramènerez l'utérus à des dimensions normales, si la régression des éléments morbides est possible, vous guérirez les ulcérations plus ou moins vite, quelquefois très vite, vous diminuerez ou supprimerez les catarrhes, pas toujours cependant ; vous arrêterez à peu près constamment les hémorrhagies. Déconseillez les rapports sexuels. Si vous avez à faire à un utérus dur, coriace, sclérosé par une ancienne métrite parenchymateuse, vous ne lui rendrez ni sa forme ni ses dimensions normales. *La kinésithérapie est incapable de déterminer la régression des éléments dégénérés ; mais elle peut les réduire au silence définitif ou prolongé.*

Vous soignerez les salpingites catarrhales et hémorrhagiques de la même façon. Le diagnostic de la salpingite hémorrhagique n'est d'ailleurs possible que si l'affection est kystique. Quand elle ne l'est pas, vous ignorez si vous avez à faire à une salpingite, à une métrite fongueuse hémorrhagique ou à une congestion hémorrhagipare. Cependant dans les cas de salpingite, vous trouverez fréquemment une boule de cellulite non douloureuse autour d'une portion de la trompe, le reste étant régulièrement œdématié avec conservation de la forme physiologique, comme dans la simple congestion.

Le massage de la trompe est facile, quand elle occupe le diamètre transverse du bassin. Mobile ou non, lorsqu'elle occupe la moitié postérieure du pelvis, on l'atteint et on la masse à grand peine, à moins que très bas située, à cause d'une rétrodéviation concomitante, on ne puisse l'appliquer sur la concavité sacrée, la décongestionner et la vider par effleurage. Si l'organe est inaccessible ou échappe sans cesse, vous serez réduit aux frictions circulaires et effleurage de la zone ambiante qui agissent par contrecoup. Je parlerai des kystes tubaires dans le paragraphe suivant.

L'ovarite ou l'affection réputée telle n'est le plus souvent qu'une péri-oophorite, ou du moins c'est la péri-oophorite — poussée de cellulite se formant autour de l'organe plus ou moins immobilisé, plus ou moins altéré — qui engendre les accidents. Ils disparaîtront avec cette cellulite sous l'influence d'un bon traitement, surtout si vous obtenez la mobilisation ; mais la kinésithérapie ne fera pas plus disparaître la sclérose du stroma ovarien, ou la microkystie, qu'elle ne supprime les dégénérescences utérines, elle ne sera que palliative.

Le massage de l'ovaire offre les mêmes facilités, les mêmes difficultés ou les mêmes impossibilités que celui des trompes. Les frictions circulaires et les effleurages seront employés. La gymnastique mixte est quelquefois indiquée, à cause de la fréquence des congestions frustes et du soulagement éprouvé par la malade pendant des règles faciles et un peu abondantes.

TUMEURS

A. — Résolubles.

1° ŒDÈMES ET INFILTRATIONS PLASTIQUES. — Leur traitement a été étudié.

2° RÉSIDUS D'HÉMATOCÈLE. — Je n'ai pas encore eu l'occasion d'en traiter ; mais le cas échéant je n'hésiterais pas, et ne prévois rien de spécial dans la marche à suivre.

Les résultats seront curatifs ou palliatifs et la durée du traitement plus ou moins longue suivant l'ancienneté de la tumeur.

B. — Non résolubles.

CATÉGORIE A : EXPULSABLES, ÉVACUABLES PAR LES VOIES NATURELLES

1° POLYPES UTÉRINS. — Je n'en ai pas traité. Brandt a vu des polypes expulsés par la contraction utérine que provoque le massage. Il me paraît donc avoir pour effet d'allonger un pédicule en voie de formation et de faciliter l'intervention chirurgicale. Si le massage était impraticable, je me conduirais comme pour les tumeurs fibreuses, tâchant d'enrayer les hémorrhagies par la gymnastique décongestionnante ; de fortifier l'état général par l'éveil du réflexe dynamogénique, pour préparer la femme à subir l'opération, si l'ablation immédiate offre de sérieux dangers.

2° KYSTES TUBAIRES. — HYDRO-HÉMATO-PYO-SALPINX. — Les deux premières de ces trois variétés se confondent souvent et alternent, le contenu du kyste étant tantôt purement séreux, tantôt séro-hématique. Vous entreprendrez leur cure toutes les fois que ces kystes, petits ou de moyen volume, se videront par les voies naturelles : évacuation dont l'interrogatoire (voyez le chapitre du diagnostic) et le traitement vous donneront la preuve.

Employez la friction circulaire, les effleurages et la gymnastique décongestionnante ou mixte. Il faut saisir le kyste.

La durée du traitement sera longue; ses résultats seront curatifs ou palliatifs.

Ayez la main très légère surtout au début, si les parois de la poche ne sont pas épaisses, et si vous n'avez pas la preuve de la perméabilité du segment tubaire unissant le kyste à l'utérus. Quoiqu'on ait écrit que le plus souvent le pavillon était clos et adhérent à l'ovaire, ce que j'ai vu, et que les liquides salpingiens ne refluaient jamais même après la mort dans la cavité péritonéale (Aran), vous vous défierez des exceptions toujours possibles. Main légère, je le répète. Ne cherchez pas à écraser le kyste. Massez la trompe près de l'utérus. Attaquez ensuite les kystes. Ils se rempliront et se videront plusieurs fois avant que la sécrétion soit définitivement tarie, ou cesse pour un temps plus ou moins long. La réplétion sera périodique, comme je l'ai dit. L'évacuation se fera à l'issue des séances dans votre main, ou pendant que la malade retournera chez elle, ou dans la journée.

Après cessation du traitement, s'il s'agit d'un kyste hématique ou séro-hématique, la malade devra continuer pendant plusieurs mois, chez elle, la gymnastique d'abduction fémorale et veiller à une régularisation parfaite. Je suis convaincu qu'elle pourrait rendre ainsi définitive une guérison obtenue ou mise en train par le traitement. Celui-ci, s'il y a récidive, sera de plus en plus court. Il l'a du moins été entre mes mains. Je juge d'après un cas très net qui a pleinement confirmé ce que Brandt et son élève Lindblom m'avaient annoncé. Il est possible que j'aie traité aussi un cas de pyo-salpinx, dont l'observation encore incomplète (malade en cours de traitement) mais déjà très instructive est citée au chapitre du traitement des œdèmes abdomino-pelviens, à propos des poussées aiguës. *J'ai vu* Brandt masser une tumeur annexielle très ancienne, dont on ne pouvait alors préciser ni la nature, ni le siège. Brandt la croyait ovarienne. Il s'agissait d'un pyo-salpinx qui, plusieurs mois après le début du traitement, s'est vidé à l'issue d'une séance. Dès lors les évacuations se firent plus ou moins régulièrement puis cessèrent, et la guérison parut acquise, mais il y eut récidive. Cette fois une nouvelle cure, beaucoup moins longue que la première, eut un résultat qui remonte à dix-huit mois environ et ne s'est pas démenti. Ziegenspeck a traité neuf kystes dont quatre purulents. *Il les vidait. Le contenu de l'un d'eux est devenu à la longue séreux.* Les résultats éloignés ne sont pas indiqués (Massagebehandlung, 1895). Ziegenspeck aurait aussi favorisé la résorption des résidus d'un kyste de grossesse extra-utérine.

CATÉGORIE B : NON EXPULSABLES, NON ÉVACUABLES PAR LES
VOIES NATURELLES

3° MYOMES, FIBRO-MYOMES. — PAPILLÔMES. — KYSTES OVARIENS ET PAROVARIENS. — Vous traiterez ces tumeurs toutes les fois que l'intervention chirurgicale sera impossible ou dangereuse et le résultat sera de relever souvent à tel point l'état général et quelquefois de modifier si avantageusement l'état local que l'existence de cette malade, condamnée à conserver sa tumeur, en soit transformée, ou l'opération grandement facilitée. Voyez à ce sujet la remarquable observation de papillôme qui se trouve dans l'introduction. Au point de vue général, grâce à l'éveil quotidien du réflexe dynamogénique, sous l'influence du massage et de la gymnastique, ces malades sortiront de leur lit, marcheront, exerceront et doubleront leurs forces, verront l'appétit renaître, retrouveront le sommeil ; au point de vue local, vous supprimerez ou atténuerez les hémorrhagies et les poussées de cellulite qui font coque autour des tumeurs, dont vous préviendrez les adhérences et que vous libérerez.

Quand il y a tendance aux hémorrhagies, et je vise ici plus particulièrement les myomes et fibro-myomes, vos massages seront continus ou intermittents, extrêmement légers, toujours périphériques, jamais prolongés. Insistez sur la gymnastique, la malade exécutant chez elle le mouvement des abducteurs fémoraux dont elle réglera le nombre sur la fréquence et l'abondance des pertes, mais vous tiendrez toujours compte, dans l'ordonnance du traitement, de la force physique de la malade, vous rappelant que tout mouvement, même le plus décongestionnant, perd ses effets ou même en produit d'inverses, s'il est poussé jusqu'à la fatigue.

Les résultats sur lesquels vous pouvez compter, d'après les expériences que j'ai faites, sont très appréciables, mais palliatifs. En dissipant les œdèmes vous diminuerez le volume des fibro-myomes et vous les mobiliserez plus ou moins, ce qui soulagera la malade et facilitera la topographie génitale. De plus vous atténuerez ou supprimerez les hémorrhagies.

DÉBILITÉ GÉNÉRALE

TROUBLES VASO-MOTEURS

VASO-DILATATIONS ET VASO-CONSTRICTIONS ERRATIQUES

Vous traiterez la débilité générale si commune dans les affections génitales et les troubles vaso-moteurs qui s'accusent périodiquement, d'abord et surtout en éveillant chaque jour le réflexe dynamogénique cardio-vasculaire du massage abdominal. Le traitement de Brandt lui doit sa fortune. S'il ne donnait de résultats qu'entre des mains très habiles, ai-je dit, il ne se serait point vulgarisé. Il possède cette supériorité, commune à tout procédé opératoire génial, d'être bon en soi, et de ne dépendre que secondairement du savoir, de l'expérience, de l'adresse, de la virtuosité. J'ai développé ces idées ailleurs.

L'ensemble du traitement kinésique, massage et gymnastique, détient ce pouvoir tonique général, et quoique l'excitation et la régularisation de la circulation abdominale aient une puissance élective, le massage de toute autre partie du corps et la gymnastique représentent des moyens succédanés, nullement négligeables, qu'on emploie avec grand avantage.

Les troubles vaso-moteurs de la femme ont d'ordinaire une prédominance abdomino-pelvienne, mais ils rayonnent dans tout l'organisme, présentant parfois de curieuses alternances ou métastases, et de véritables compensations.

C'est aux radiations des troubles vaso-moteurs, à l'irrégularité des circulations locales — parésie ou spasme des territoires vasculaires — appauvrissant les tissus, favorisant les dégénérescences et la déchéance générale que ce livre donne le nom de *vaso-dilatations et vaso-constrictions erratiques.*

La distinction clinique des deux genres de troubles vaso-moteurs, — dilatations ou constrictions — est actuellement, en bien des cas, d'autant plus difficile, qu'il leur arrive sans doute de s'allier dans un même territoire vasculaire. Ainsi j'ai supposé que le phénomène qualifié *congestion fruste,* dans ce livre, relevait à la fois d'une vaso-constriction et d'une vaso-dilatation, — parésie veineuse et spasme des artérioles. C'est l'hypothèse que ma logique accepte, pour le moment, et voilà pourquoi j'ai adopté l'expression de congestion fruste.

Je décrirai d'abord dans ce chapitre deux sortes de vaso-constriction, l'une bien connue, la vaso-constriction des extrémités, l'autre inconnue, je crois, ou du moins non décrite avant mes expériences ; c'est la *cardio-constriction ;* puis je réunirai dans un seul groupe les morbidités qui se rattachent, soit aux parésies, soit aux spasmes des circulations locales, soit à la parésie et au spasme réunis, comme je viens de l'expliquer.

VASO-CONSTRICTION DES EXTRÉMITÉS

Chez quantité de femmes génitalement atteintes, la vaso-constriction des extrémités est de règle et, partant, le refroidissement des membres inférieurs et supérieurs. Le massage du ventre et du pelvis est le plus sûr moyen d'agir avec efficacité sur ces vaso-constrictions. La fig. 191, qui donne le graphique de la circulation digitale avant, pendant et après massage, en fait foi.

Ne croyez pas qu'on obtienne des modifications aussi nettes dès le premier massage du ventre et sur n'importe quelle malade. Ce gra-

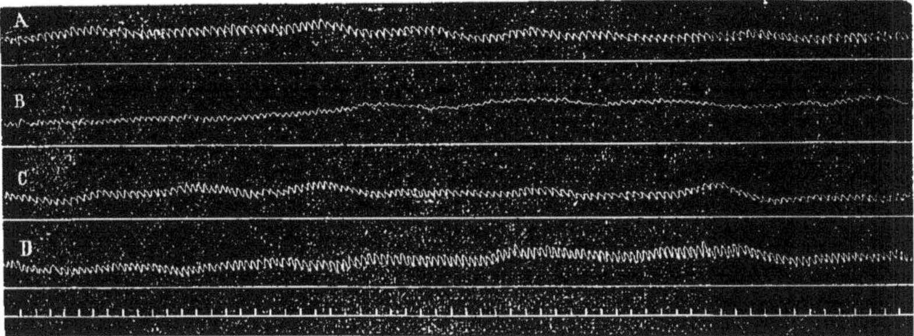

Fig. 191.

A. Avant le massage. — B. Pendant le massage. — C. Une minute après le massage.
— D. Deux minutes après le massage.

phique est choisi. Il montre le phénomène dans toute son intensité. J'expliquerai la cause de ces variations dans la quatrième partie de cet ouvrage, à propos des expériences physiologiques.

C'est après un traitement prolongé que les malades éprouvent des sensations qui témoignent de l'accélération du courant sanguin périphérique. Le rythme se rétablit. Le froid, l'engourdissement, les fourmillements disparaissent; mais il est utile en bien des cas — pas dans tous — d'accroître les effets périphériques fort lents chez beaucoup de malades par de légers massages des membres ou des mouvements gymnastiques spéciaux.

MASSAGE

A. MEMBRES INFÉRIEURS. — La malade étant commodément installée sur la chaise à haut dossier (voyez les figures suivantes qui représentent cette installation), le médecin, assis et faisant presque face à la malade, pose sur son genou droit ou gauche, la jambe droite ou gauche de la malade, et malaxe doucement mais à pleines mains, *de la racine du membre à son extrémité,* les tissus de la cuisse et de la jambe, saisis entre les quatre doigts, les pouces et les éminences thénars des deux

mains travaillant à la fois, et des deux côtés du membre. Le genre de
massage peut varier, — le plus habituel consiste dans un roulement
des masses musculaires inertes — mais quel qu'il soit, ne fût-ce qu'un
effleurage rapide et superficiel, si votre malade est nerveuse, *il ne sera
supporté qu'à la condition d'être centrifuge.* N'employez pas ou mettez seulement à l'essai le massage des membres inférieurs chez les
femmes exposées aux congestions hémorrhagipares.

B. Membres supérieurs. — Vous procéderez de même façon, vous
tenant debout, à côté de la malade, dont le membre repose sur votre
genou fléchi et plus ou moins haut situé, votre pied prenant un point
d'appui sur les côtés de la chaise comme sur une marche d'escalier. La
congestion hémorrhagipare n'est pas une contr'indication.

GYMNASTIQUE

Circumduction des pieds.

Attitude de la malade. — Commodément assise, dos incliné en
arrière, sur la chaise à haut dossier, jambe posée sur les genoux du médecin.

Attitude du médecin. — Assis à droite ou à gauche de la malade,
près des pieds. Son genou gauche ou droit soutient le jarret de la malade,
et l'autre genou, le tendon d'Achille. De la main gauche ou droite il
empoigne et maintient sans force mais avec fermeté la région sus-malléolaire. De la main gauche ou droite, il saisit l'extrémité du pied sans
la comprimer.

Mouvement. — Le médecin imprime de droite à gauche à six ou sept
reprises, puis de gauche à droite, un mouvement de circumduction au
pied, passif, inerte, de telle façon que les extrémités digitales décrivent un cercle aussi étendu que possible (fig. 192).

La circumduction peut être exécutée par la malade, seule, chez elle.
Assise comme je l'ai dit plus haut, elle pose ses jambes étendues et
croisées, les pieds se touchant par leurs bords externes, sur un tabou-

ret, de façon que les talons en dépassent le bord, sur lequel porte le ten-

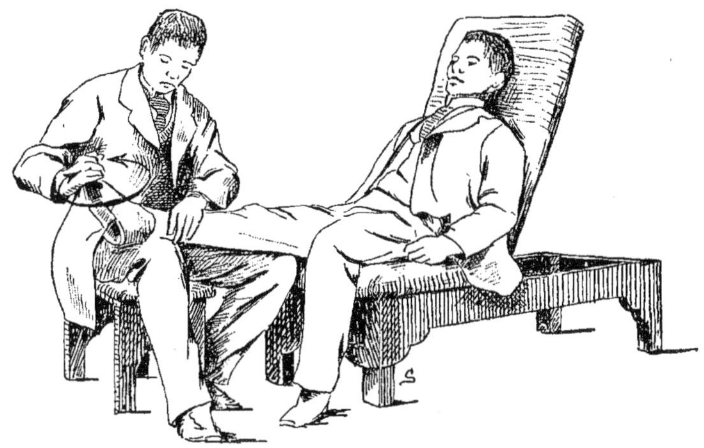

Fig. 192.

don d'Achille de la jambe inférieure (fig. 193). Le mouvement est le même, dans cette circumduction active, que dans la circumduction passive imprimée par la main du médecin. Les cercles tracés alternent ; c'est-à-dire que cinq ou six fois ils sont décrits de gauche à droite, et cinq ou six fois de

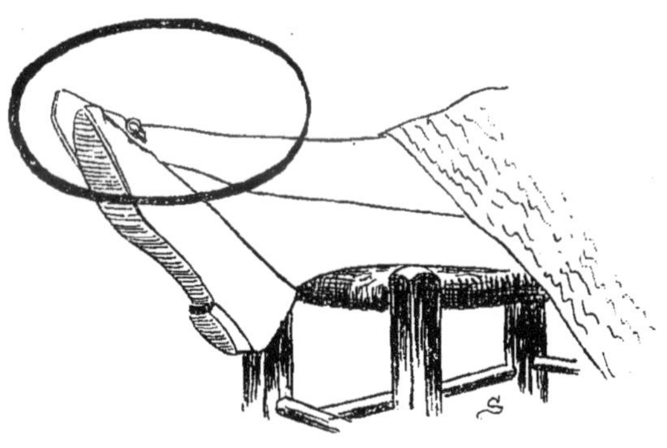

Fig. 193.

droite à gauche ; mais en intervertissant le croisement.

La circumduction des pieds est un excellent moyen de combattre la vaso-constriction périphérique des membres inférieurs, surtout si la malade la pratique chez elle, trois, quatre, cinq fois par jour, mais ne l'employez qu'à l'essai chez les malades sujettes aux congestions hémorrhagipares.

Flexion et extension des pieds.

Cet exercice succède toujours à la circumduction passive.

Il a les mêmes avantages et les mêmes inconvénients.

ATTITUDE DE LA MALADE. — Celle de la circumduction passive.

ATTITUDE DU MÉDECIN. — Celle de la circumduction passive ; la position des mains varie pour l'extension mais non pour la flexion par laquelle on commence.

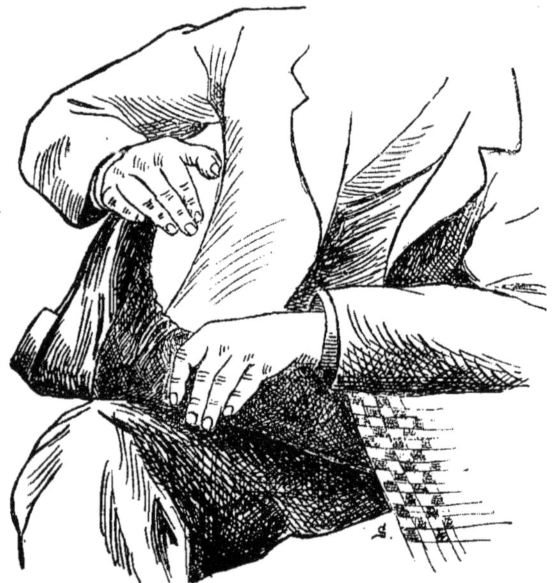

Fig. 194.

La fig. 194 représente cette *position des mains commune à la circumduction et à la flexion* (1). Le pied est au point de départ de sa course.

(1) Beaucoup de médecins, à l'étranger surtout, appellent extension ce que nos livres français nomment d'ordinaire flexion, et inversement.

La fig. 195 représente le point d'arrivée.

Puis la position des mains change pour l'extension. **La droite ou la**

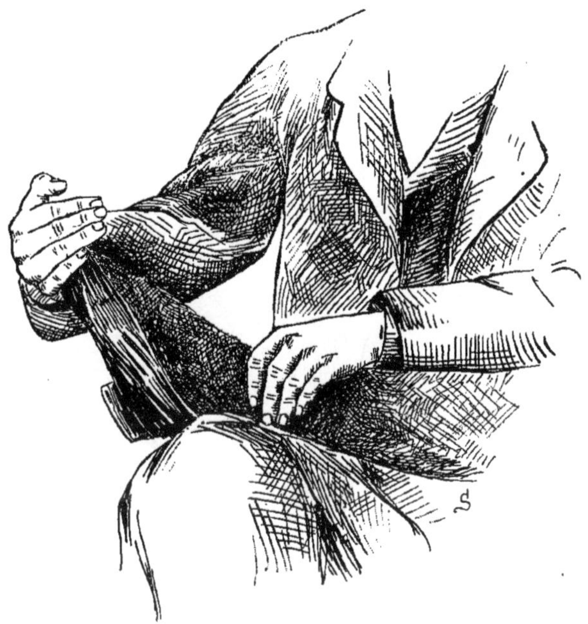

Fig. 195.

gauche, suivant le membre sur lequel on opère, saisissent le talon, l'autre empoigne sans force la face dorsale des orteils et du métatarse.

La fig. 196 représente la position des mains pour le membre droit et le point de départ de la course.

La fig. 197 représente le point d'arrivée.

Mouvement. — 1° *Flexion*. — La malade fléchit le pied, le médecin résiste avec la paume de la main placée sous les orteils et les têtes métatarsiennes (fig. 194 et 195).

2° *Extension*. — La malade étend le pied ; le médecin résiste à la fois avec la main qui tient le talon et avec celle qui embrasse, dans sa paume, la face dorsale des orteils et des métatarsiens (fig. 196 et 197).

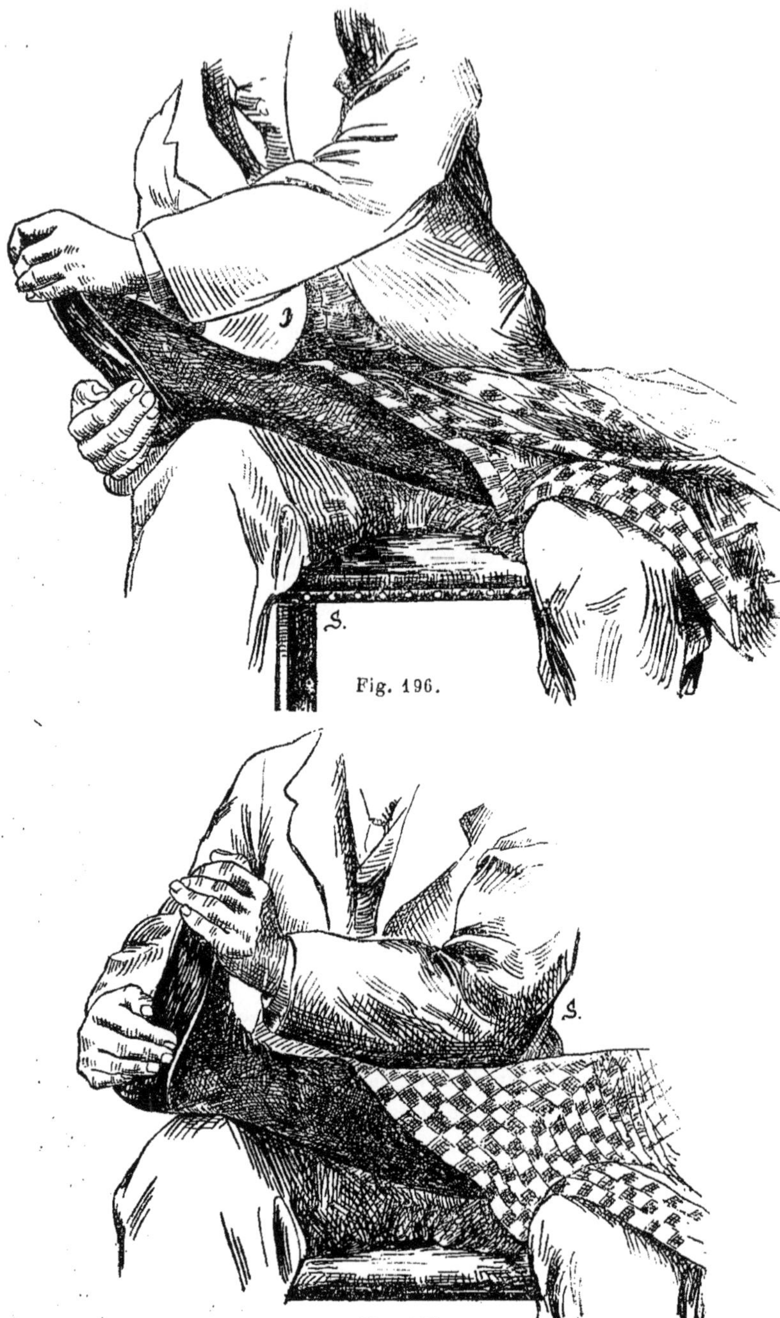

Fig. 196.

Fig 197.

Le mouvement sera exécuté quatre à cinq fois, ou davantage.

Flexion et extension de la jambe sur la cuisse.

ATTITUDE DE LA MALADE. — Commodément installée sur la chaise à haut dossier, un peu inclinée en arrière, jambe gauche ou droite étendue, jarret posé sur le genou du médecin.

ATTITUDE DU MÉDECIN. — Assis à gauche ou à droite de la malade. Son genou gauche ou droit porte le jarret du membre étendu, droit ou gauche de la malade. Sa main gauche ou droite saisit et fixe sans force la cuisse de la malade au-dessus de la rotule. Sa main gauche ou droite saisit sans serrer la région sus-malléolaire.

La fig. 198 représente le médecin et la malade en position et le point de départ du mouvement.

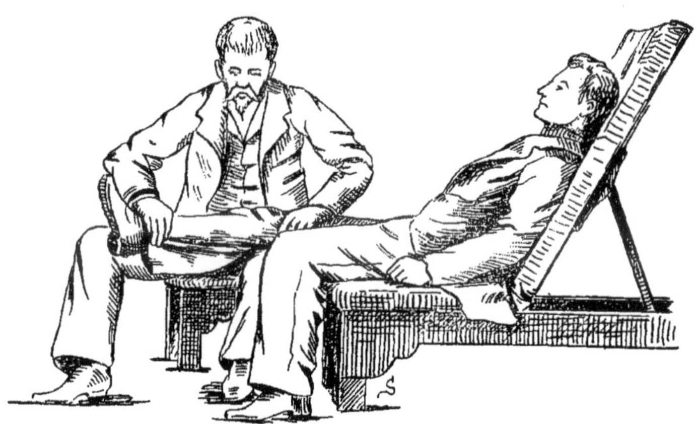

Fig. 198.

MOUVEMENT. — 1o *Flexion.* — Le médecin fléchit la jambe de la malade jusqu'à ce que le pied touche à plat le sol ou lui soit parallèle. La malade résiste (fig. 199).

2o *Extension.* — La malade étend la jambe jusqu'à ce qu'elle ait repris l'attitude primitive (fig. 198).

Le mouvement est répété quatre à cinq fois pour chaque membre.

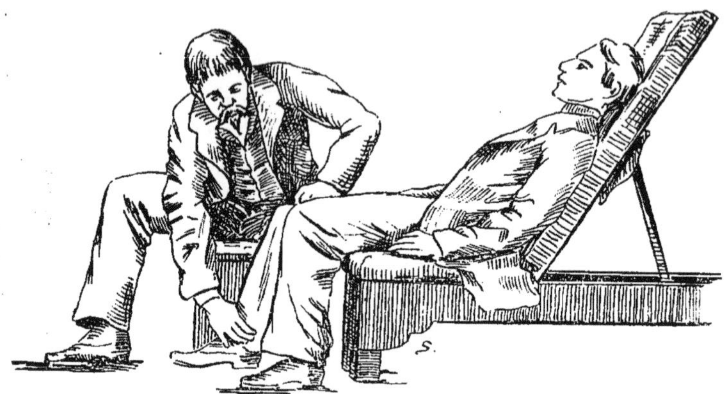

Fig. 199.

Lorsque la malade a résisté avec trop d'énergie et éprouve de la fatigue dans les muscles extenseurs de la jambe sur la cuisse, le médecin, se mettant debout, et saisissant, avec la main gauche ou droite, le membre gauche ou droit sous le tendon d'Achille, exécute avec l'autre main posée à plat sur le tiers inférieur de la cuisse, et forçant un peu l'extension, une légère vibration (fig. 200).

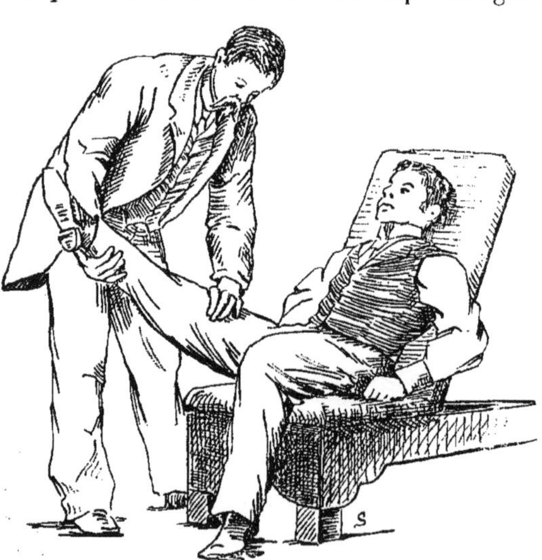

Fig. 200.

Flexion et extension des avant-bras.

ATTITUDE DE LA MALADE. — Commodément assise sur la chaise à haut dossier un peu incliné en arrière. Elle abandonne au médecin son membre supérieur gauche ou droit, dont l'articulation huméro-cubitale est fléchie.

ATTITUDE DU MÉDECIN. — Debout à côté de la malade. D'une main il saisit légèrement la face postérieure de l'extrémité inférieure du bras. Les doigts de l'autre main sont appliqués sur la face antérieure de l'extrémité inférieure du cubitus et du radius.

MOUVEMENT. — 1° *Extension*. — Le médecin étend l'avant-bras sur le bras. La malade résiste.

2° *Flexion*. — La malade fléchit l'avant-bras sur le bras et le ramène à sa position primitive. Le médecin résiste.

Ce mouvement sera répété quatre ou cinq fois à droite et à gauche. Exécuté après de légers pétrissages ou tapotements de tout le membre suivant la méthode indiquée plus haut, il combat efficacement la vaso-constriction des extrémités supérieures.

Flexion passive et extension active des membres inférieurs

ATTITUDE DE LA MALADE. — Assise confortablement. Tronc incliné en arrière. Dos et tête appuyés. Un des membres inférieurs fléchi repose à terre. L'autre étendu est entre les mains du médecin (fig. 201).

ATTITUDE DU MÉDECIN. — Debout à droite ou à gauche de la malade suivant qu'il opère sur le membre droit ou gauche. Il saisit entre ses mains (fig. 201 et 202) sans serrer, le talon et les orteils du membre à manœuvrer.

MOUVEMENT. — *Premier temps*. — Le médecin fléchit la cuisse sur le bassin, la jambe sur la cuisse, sans résistance de la malade.

A mesure que la flexion se fait le coude du médecin, appuyant sans force sur le genou, le dirige en dehors (fig. 202).

Deuxième temps. — La malade étend la cuisse sur le bassin, la jambe sur la cuisse, avec résistance du médecin.

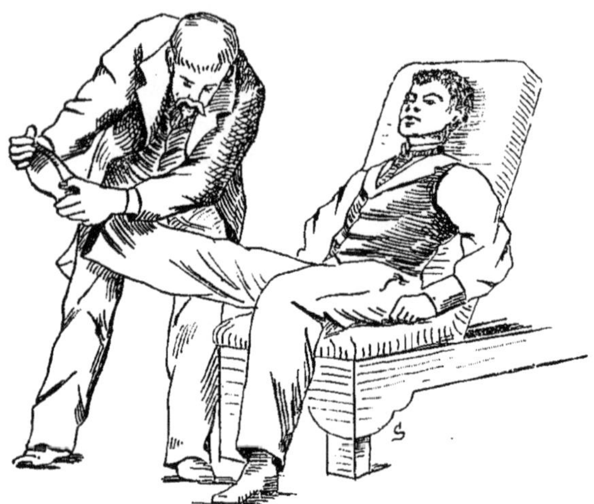

Fig. 201.

A répéter trois ou quatre fois pour chaque membre.

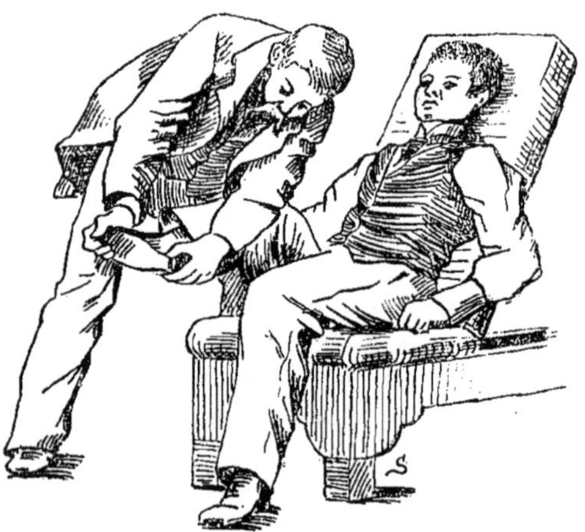

Fig. 202.

Cet exercice, excellent pour activer la circulation des membres inférieurs, ne sera pas employé ou le sera à l'essai, pour les malades exposées à perdre du sang. Il est un peu congestionnant, quoique la contraction des psoas soit évitée, à dessein, par la passivité de la flexion.

CARDIO-CONSTRICTION

Spasme cardiaque.

Le cœur se comporte comme un vaisseau. La cardio-constriction représente la syncope dite nerveuse. C'est la vraie lipothymie, cliniquement mais non physiologiquement distincte jusqu'à mes travaux (Voyez IVᵉ partie) de la syncope vraie ou arrêt en diastole.

Au lieu de se dilater et de se ralentir, le cœur se contracte spasmodiquement, diminue de volume et tend à s'arrêter en systole. S'il s'arrête, c'est que la tétanisation, ou la rétraction, succèdent au spasme.

Ce spasme, cette rétraction, résultent, d'après mes expériences, de l'insuffisant afflux du sang, momentanément retenu dans un territoire vasculaire abdominal parésié, en pleine vaso-dilatation par conséquent.

Lors de ma communication sur ce sujet à la Société de Biologie, M. Gley a critiqué le mot — tétanisation, — en disant : « le présentateur devrait savoir que les physiologistes n'admettent pas la tétanisation cardiaque. »

N'étant qu'un physiologiste improvisé, j'ai simplement répondu que le mot — imprimé d'ailleurs dans un mémoire de M. François Franck — n'avait pas d'importance à mes yeux, mais, le phénomène qui, lui, était exact.

M. Gley a proposé l'expression : « systole énergique. » Je préfère celle de cardio-constriction à laquelle j'attache le sens de *spasme*. Elle fait mieux comprendre ce que le phénomène a d'extra-physiologique.

La cardio-constriction constitue ce que j'ai appelé : variété systolique de la syncope. Elle est, comme je viens de le dire, la conséquence d'une brusque vaso-dilatation abdominale. Elle entraîne la perte plus ou moins complète de connaissance, avec phénomènes variés ; ne s'accompagne jamais de ralentissement du pouls, qui, au contraire, durcit et file en queue de rat. Bornée au spasme — et c'est la règle — elle n'offre aucun danger. La mort ne peut être causée que par la tétanisation ou la rétraction.

Les femmes grosses, parturientes, en ménopause, les malades, en un mot toutes celles qui sont sujettes aux troubles vaso-moteurs d'origine abdominale, sont exposées à la cardio-constriction.

Le massage du ventre et de l'épigastre, en supprimant la parésie vasculaire abdominale qui entretient la cardio-constriction, fait affluer le sang au cœur et la lipothymie disparaît.

Le lecteur trouvera dans le IVe livre le développement de mes idées et mes expériences cliniques et physiologiques sur ce sujet. J'y ajoute l'intéressante et typique observation qui suit :

J'apprenais, il y a quelques mois, qu'une de mes plus anciennes clientes était gravement menacée. Elle éprouvait — disait-on — de vives angoisses précordiales accompagnées ou non de fréquentes syncopes. Diagnostic de son médecin : angine de poitrine ; pronostic : mort subite possible. J'accueillis cette nouvelle avec quelque incrédulité ; mais n'ayant pas voix au chapitre, je m'abstins de parler. Pendant deux mois, environ, l'état de Mme X... fut des plus inquiétants, empirant plutôt qu'il ne s'améliorait. Je reçus alors une lettre éplorée, écrite par la personne qui soignait Mme X et ne la quittait sous aucun prétexte, dans l'attente de quelque funeste accident. Cette personne me demandait mon avis personnel promettant d'en garder le secret. Voici ma réponse :

Je vous donne sous toutes réserves mon opinion, qui ne signifie peut-être rien, car je n'ai pas examiné Mme X... et mes confrères ont pu découvrir une lésion de moi inconnue. J'ai été l'accoucheur et le médecin gynécologue de Mme X... (1)

De plus je la connais depuis sa jeunesse. Elle a toujours été ce qu'on est convenu d'appeler une nerveuse. Elle touche aujourd'hui à 50 ans et traverse la ménopause. Je rattache les accidents qui m'ont été dépeints, à l'âge critique. Je ne crois pas à leur gravité, et une amélioration me semble possible et facile, mes conjectures étant fondées. Si par hasard, Mme X... a eu ses règles depuis que vous la suivez, ayez donc l'obligeance de m'écrire si sa santé n'en a pas été subitement améliorée. Je suis aussi disposé à croire que les accidents surviennent ou sont plus marqués à des périodes à peu près fixes — deux fois par mois. Eclairez-moi à cet égard.

(1) Je l'avais notamment soignée pour une rétroflexion douloureuse dix-huit mois auparavant, par la kinésithérapie. Elle n'avait plus souffert du ventre depuis cette époque ; mais conservait sa rétroflexion.

La réponse fut que Mme X... ayant perdu une fois du sang depuis qu'elle était malade, avait subitement retrouvé pour quelques jours son ancienne et brillante santé, et que les phénomènes morbides subissaient en effet de régulières oscillations. Dès lors mon opinion fut arrêtée.

Sur ces entrefaites, la famille éplorée conduisait Mme X... à Paris, pour y consulter N... médecin des hôpitaux, spécialiste d'affections cardiaques. Son avis fut que le cœur était sain, mais que la malade était atteinte d'hystéro-épilepsie. Il ordonna 5 grammes de bromure de potassium par jour, et comme la malade se permit de dire que son médecin redoutait, par expérience, pour elle, le bromure, même à petites doses, N... froissé sans doute par la témérité d'une observation, répondit qu'il en ajouterait plutôt que d'en ôter, tant l'indication était formelle.

On obéit ; la malade sidérée commença à tituber, perdit la mémoire, et l'*hystéro-épilepsie* ne disparut point.

C'est alors que le mari, en quête d'une autre consultation, et très inquiet, me rencontra et me mit au courant de ce qui précède. Je n'hésitai pas à le rassurer et demandai à me joindre à la consultation pour laquelle je désignai le professeur Z...

Pendant la consultation même, la malade eut une de ces cardio-constrictions que je décris dans ce chapitre. Je lui frictionnai légèrement l'épigastre, — je ne crois même pas que le professeur Z. s'en soit aperçu, — et elle rouvrit instantanément les yeux.

Le Pr Z... pensa comme moi qu'il fallait rattacher aux troubles vaso-moteurs et à la ménopause les accidents, et que la kinésithérapie était indiquée. Il voulait y joindre l'hydrothérapie mais j'ai préféré n'y pas avoir recours, d'abord parce que, pour un tel cas, j'avais confiance dans la seule kinésithérapie, ensuite parce que mes malades se sont quelquefois mal trouvées de l'union des deux traitements.

Je masse le ventre de Mme X.., je mobilise, soulève et réduirai prochainement son utérus gros, *quelquefois* sensible, *au moment du molimen, aujourd'hui fruste,* et ma cliente, déjà améliorée par le retrait des deux épées de Damoclès qu'on avait successivement suspendues au-dessus d'elle, se porte tout à fait bien depuis que son ventre est devenu léger.

VASO-DILATATIONS ET VASO-CONSTRICTIONS DIVERSES

De même que les vaso-constrictions sont caractérisées par les sensations de froid, d'engourdissement, de fourmillement, et la pâleur des tissus, les vaso-dilatations, aussi fréquentes, se distinguent par la sensation de chaleur, de frissons, de pesanteur, suivant leur siège, et la rougeur des tissus quand elles sont superficielles. Le plus apparent, le plus ordinaire de ces phénomènes est appelé par les femmes bouffées de chaleur. Il est quelquefois brusque, instantané, inaperçu de l'entourage et disparaît aussi vite qu'il est venu. C'est la véritable bouffée. D'autres fois il est plus tenace et se manifeste par la coloration soudaine, intense ou plus ou moins durable, parfois continue du visage. Rien de plus commun que ces troubles vaso-moteurs, pendant la ménopause ; mais ils se montrent pendant toute la vie de la femme, à des degrés divers, quelquefois dès la puberté lorsque les menstrues tardent trop ou s'établissent avec difficulté. J'ai insisté à diverses reprises sur ce sujet, sur les erreurs de diagnostic que ces troubles entraînent, sur leur gravité exceptionnelle mais réelle, immédiate ou lointaine, et je rappelle que j'attribue au dérèglement de l'innervation vaso-motrice avec prédominance ou concordance de vaso-dilatation et de vaso-constriction, quantité d'accidents attribués à l'arthritisme, puisque j'admets avec les anciens gynécologues que cette constitution médicale les favorise ou les aggrave et *vice versa*.

Les pharyngites, les angoisses précordiales, les étouffements, les états syncopaux, les toux sans lésions caractéristiques, certaines fièvres vespérales, les névralgies, les céphalées, les gastralgies, les dyspepsies, la constipation, les flux diarrhéiques, les dilatations viscérales, les congestions hépatiques et rénales, les hypersécrétions biliaires, généralement tous les troubles qui ont un caractère périodique rentrent dans cette catégorie. Modifications du sympathique, simples et passagères, au début, faciles à guérir, ils finissent par s'installer et sont le principe d'altérations plus ou moins irrémédiables.

Traitez donc les vierges, les femmes en ménopause et toutes celles qui en pleine vie génitale présentent de tels accidents par la kinésithé-

rapie, vous conformant aux principes de ce livre, et donnant au traitement, suivant les cas, une direction congestionnante, décongestionnante
ou mixte.

Je complète tout ce que j'ai écrit à ce sujet par la description de certains mouvements gymnastiques accessoires, et de divers massages,
tels que celui de l'estomac et de l'intestin.

Ce qui rend le traitement des troubles vaso-moteurs erratiques délicat et difficile à conduire, c'est la nécessité, assez fréquente, de faire
prédominer la gymnastique décongestionnante pelvienne. Or, comme je
l'ai déjà fait remarquer dans la description des mouvements dérivatifs,
en empêchant les écoulements sanguins par les voies génitales, vous fa-
vorisez la congestion d'autres régions. C'est ainsi que l'exercice des abducteurs, le plus énergique, le plus utile, le plus usuel des mouvements
qui préviennent l'hémorrhagie utéro-annexielle, fait affluer le sang vers
les parties supérieures du corps et détermine ou favorise, chez un petit
nombre de malades, une coloration vive de la face, avec lourdeurs de
tête, et sensation de plénitude du thorax, des poussées d'herpès pharyn-
gien, des épistaxis, qui obligent à l'abandonner, ou à le corriger. J'ai
expliqué au traitement de la congestion hémorrhagipare comment on
atténuait les effets thoraco-céphaliques du mouvement des abducteurs,
en lui faisant succéder un autre mouvement qui les supprime, sans
nuire aux effets pelviens. Je reproduis ici figure et description et j'y
ajoute d'autres exercices.

<hr>

Mouvement horizontal des membres supérieurs.

BRAS EN CROIX

<hr>

ATTITUDE DE LA MALADE. — Assise, jambes écartées, pieds en avant,
tête droite, membres supérieurs en position moyenne (intermédiaire à
la pronation et la supination), horizontalement tendus en avant et
soutenus par le médecin.

ATTITUDE DU MÉDECIN. — Debout devant la malade dans l'attitude de
la marche ; ses mains saisissent légèrement et soutiennent les coudes
(fig. 203).

MOUVEMENT. — *Premier temps.* — La malade écarte les bras lente-

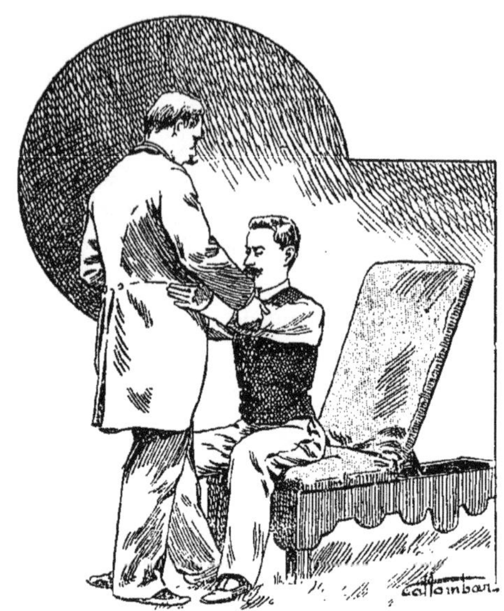

Fig. 203.

ment et les porte aussi loin que possible en arrière, en inspirant largement (fig. 204). Le médecin résiste.

Deuxième temps. — Le médecin ramène les bras de la malade à leur position primitive. La malade résiste faiblement et fait une expiration complète (fig. 203).

A répéter quatre ou cinq fois. L'exercice doit être clos en inspiration, à la fin du premier temps par conséquent, la malade ayant les bras en croix, et la poitrine bombée.

Le mouvement est un

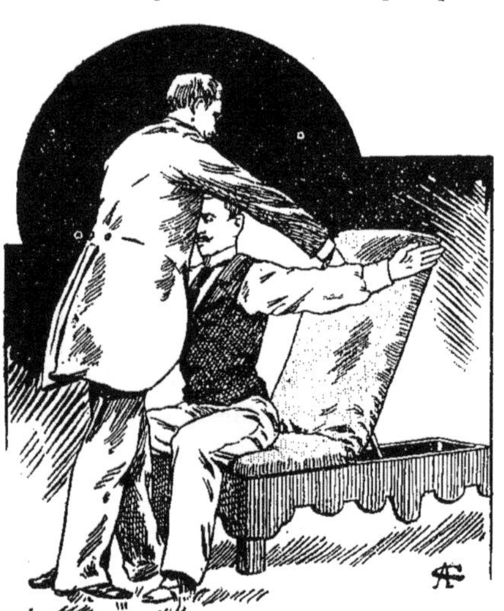

Fig. 204.

peu décongestionnant pour le pelvis à cause de la mise en jeu des muscles dorsaux, mais il l'est surtout pour la tête. Il l'est plus encore si deux ou trois exercices d'extension de la tête le précèdent.

Extension de la tête.

Attitude de la malade. — Debout, un pied en avant, l'autre un peu en arrière comme dans la marche. Mains sur les hanches.

Attitude du médecin. — Debout devant la malade. Mains croisées sur la nuque et l'occiput ; face postérieure des avant-bras appuyée sur la région claviculaire de la malade (fig. 205).

Mouvement. — *Premier temps.* — Le médecin fléchit la tête de la malade qui résiste (fig. A — 205).

Deuxième temps. — La malade redresse la tête. Le médecin résiste (fig. B — 205).

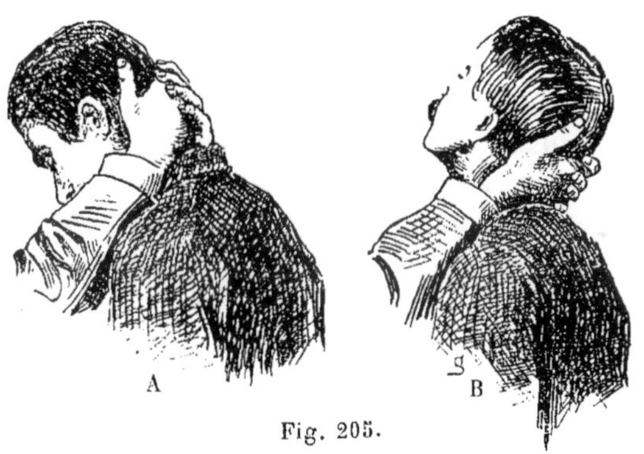

Fig. 205.

A exécuter trois ou quatre fois. Terminer la séance suivant l'usage par quelques mouvements respiratoires amples et absolument passifs. Ce sont les muscles cervicaux postérieurs seuls qui agissent dans la flexion et extension de la tête. L'action des fléchisseurs ferait contracter les muscles abdominaux nécessaires à la fixation de la cage thoracique.

Voilà un moyen de tourner la difficulté engendrée par la nécessité impérieuse de prévenir avant tout la métrorrhagie. C'est un exemple des ressources qu'offre la connaissance approfondie de la gymnastique suédoise, et le choix judicieux des mouvements ; mais on ne se tire pas toujours aussi aisément d'affaire. Quelquefois on est obligé de passer outre, de considérer comme quantité négligeable les inconvénients de l'emploi exclusif de la gymnastique décongestionnante pelvienne, de laisser subsister, d'accroître même les troubles vaso-moteurs extra-génitaux, quitte à les traiter plus tard quand on est maître des flux sanguins de l'utérus. C'est ainsi, comme je l'ai expliqué plus haut, qu'il vaut mieux, en maintes circonstances, dans le traitement des méno et métrorrhagies, en cas de vaso-constriction habituelle des membres inférieurs, se contenter du léger choc en retour que le massage abdominal exerce sur la circulation périphérique, et remettre à plus tard les manœuvres spécialement réservées à ces vaso-constrictions.

En définitive, tâtonnez, réglez vos traitements sur les effets obtenus et même, avant de posséder une connaissance très approfondie des procédés de la kinésithérapie, vous vous tirerez, l'intelligence et l'observation aidant, de ces complications et hésitations inhérentes à la contingence de l'art médical.

Pour terminer je résume une observation assez curieuse des vaso-dilatations extra-génitales et génitales, de leur alternance, et du cercle vicieux dans lequel tourne le traitement quand on doit lui imprimer une seule et même direction, visant l'arrêt des ménorrhagies.

Une domestique à mon service, forte fille de campagne, à la ville depuis deux ans, présente brusquement une conjonctivite caractérisée par l'injection très vive de cette muqueuse et du larmoiement, conjonctivite simple par conséquent, mais intense et d'une ténacité telle qu'après avoir essayé vainement des astringents faibles ou moyens, et surtout des balnéations émollientes qui réussissaient mieux, je me décidai à l'envoyer chez un oculiste.

Le jour même où cette malade devait y aller, la conjonctivite s'amenda, puis disparut en deux ou trois jours. Elle avait duré trois semaines. Je me doutai alors que les troubles vaso-moteurs avaient dû jouer un rôle dans l'affection. J'interrogeai cette fille. L'amendement datait de l'apparition des règles, et la disparition de leur franc écoulement. J'appris, en outre, qu'elle était sujette depuis quelques mois à de petits écarts menstruels, sans conséquence pour l'état général. A l'irrégularité se joignait une diminution de la quantité du sang. Je constatai, en outre, que le maximum d'intensité de la conjonctivite avait coïncidé avec le milieu d'une période intercalaire.

Je ne m'en occupais plus, lorsque, vingt jours plus tard, je l'entendis tousser, et se plaindre d'avoir attrapé un rhume. Petite toux sèche. Face pâle. Cette fois, au lieu de faire de la médecine symptomatique, et d'ordonner un sirop comme j'avais ordonné des collyres, je m'enquis de l'état génital, même avant l'auscultation, muette d'ailleurs. Elle perdait en rouge depuis vingt jours. Je fis exécuter la gymnastique des abducteurs, deux séries de cinq mouvements chacune, le matin et le soir. Diminution, puis suppression de l'écoulement. Je continuai la gymnastique des abducteurs seule, une fois par jour, avec l'intention de ne la cesser qu'à l'apparition des prochaines règles. Aussitôt après la suppression, la malade se plaignit pendant deux ou trois jours d'une douleur dans le tronc iliaque gauche et le flanc, s'irradiant en arrière au-dessus de la crête iliaque. Je supposai que l'ovaire de ce côté était en proie à la congestion fruste, et à une petite poussée de cellulite ou œdème douloureux, légère périoophorite, toute récente, et que je me flattais, par conséquent, de faire disparaître par l'emploi persévérant de la gymnastique décongestionnante du pelvis. En effet, cette douleur s'évanouit, mais *les conjonctives s'injectèrent.* Alors je diminuai le nombre des mouvements d'abduction fémorale et leur fis succéder l'exercice représenté sur les fig. 203 et 204 (BRAS EN ₊CROIX) qui a l'avantage de décongestionner l'extrémité céphalique, surtout quand il est suivi d'extension ou de rotation de la tête.

Autre démonstration des alternances génitales et extra-génitales : X... enceinte de quatre mois est traitée par le repos absolu ou relatif, depuis sept semaines, pour des hémorrhagies intermittentes et subintrantes. Je lui fais reprendre peu à peu la vie active et, par la seule gymnastique décongestionnante, je coupe court aux hémorrhagies. A l'époque où celles-ci se montraient ou s'aggravaient (expulsion de petit caillots), c'est-à-dire au molimen suivant, X... est prise de céphalalgie, et une poussée d'herpès tonsillaire presque apyrétique (37, 9) survient. — X... arthritique, réglée toutes les trois semaines depuis la puberté, est sujette à de tels accidents, surtout quand le flux menstruel est insuffisant.

Je cite ces deux exemples, que je pourrais multiplier, pour démontrer la puissance de la gymnastique de Brandt, les avantages et les inconvénients qu'offre l'exécution persistante d'un seul mouvement, la nécessité de les varier quand on le peut et d'en contrebalancer les effets.

Comme je l'ai dit dans les principes généraux du traitement : de même qu'il est mauvais de conserver la même attitude ou d'exécuter un même mouvement pendant des heures, et que la guérison ou l'amélioration des maladies des femmes peut trouver dans ce fait une sérieuse entrave ; de même en kinésithérapie, l'exécution quotidienne et continue d'un seul et même exercice, bien que cet exercice soit court, et répété seulement à quatre ou cinq reprises chaque fois, est en désaccord avec le principe physiologique de la répartition égale du travail entre les groupes musculaires entraînant l'équilibre et la régularité des fonctions. Subissez donc, lorsqu'elle sera imposée, la nécessité de ces exercices uniques, de cette concentration d'effets ; mais, dès qu'ils seront obtenus, variez la gymnastique, revenez au principe génial de Ling. Si le traitement kinésique peut être prolongé pendant des mois, non seulement sans inconvénient, mais avec avantage, contrairement à une règle médicale connue de tous, c'est que ce traitement est fondé sur l'hygiène et non sur l'emploi des drogues, et a pour base la variété.

CÉPHALÉES. — NERVOSISME

Distinguez des céphalées la migraine proprement dite liée à des troubles gastriques, pour lesquels, le massage de cet organe, ou la thérapeutique usuelle en pareil cas, et une bonne hygiène sont indiqués.

Quand la céphalalgie occupe la région occipitale, explorez avec soin la peau de la nuque et les muscles sous-jacents. Elle est fréquemment le siège de cellulite et de myo-cellulite, comme je l'ai déjà dit. Vous la malaxerez et les céphalalgies disparaîtront ou seront moins fréquentes, dès que vous lui aurez rendu la souplesse.

Vous terminerez par l'étirement du cou avec vibrations, puis l'extension de la tête. Cette gymnastique est indiquée aussi pour les migraines que vous soulagerez de cette façon, momentanément.

Étirement du cou.

ATTITUDE DE LA MALADE. — Assise, jambes écartées, pieds en avant, tête droite ; mains sur les hanches.

ATTITUDE DU MÉDECIN. — Debout à côté de la malade. Une main sur le front, l'autre à la racine de la nuque. Les deux paumes embrassent largement ces régions qu'elles étreignent doucement. Telle est l'attitude représentée sur la fig. 206. Otto Nœgeli, qui a fait une étude spéciale de cet exercice, se place derrière la malade et saisit la tête latéralement, quatre doigts sur les joues, les pouces sur les apophyses mastoïdes ; les avant-bras du médecin appuient sur les épaules de la malade pour se fatiguer moins vite.

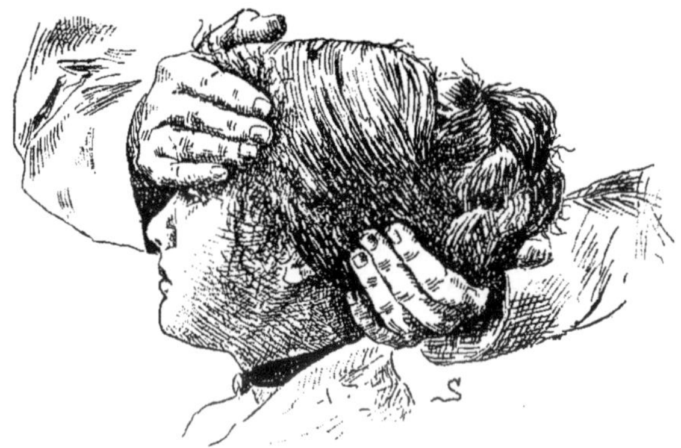

Fig. 206.

MOUVEMENT. — Tirez en haut, sans force, et maintenez l'étirement durant 15 à 20 secondes ou même davantage. On peut exécuter en même temps une très douce vibration. Otto Nœgeli étire pendant 75 et 90 secondes et renouvelle au besoin l'opération après 10 minutes de repos.

Les nerveuses hyperesthésiques se trouvent souvent bien des séances très courtes, des traitements intermittents, des mouvements passifs, ou faiblement actifs, du massage centrifuge et des étirements de membre, en un mot de tout ce qui détend, fait bâiller, invite au sommeil.

Le sommeil et un bon sommeil est indispensable au cours du traitement. En règle, il le favorise ; défiez-vous des exceptions. L'insomnie est une entrave dont il faut se défaire sous peine d'échec ; elle paralysera votre main par l'exaspération des douleurs locales. J'emploie contre elle les injections et les lavements de chloral.

Brandt faisait exécuter aux malades qui ne dorment pas un exercice spécial que je n'ai pas étudié.

J'ai décrit et je reproduis ici une variété de mouvement respiratoire accompagné d'étirement et de vibration qui délasse et repose certaines malades.

Exercice respiratoire avec étirement et vibration.

ATTITUDES DE LA MALADE ET DU MÉDECIN. — La malade est assise droite.

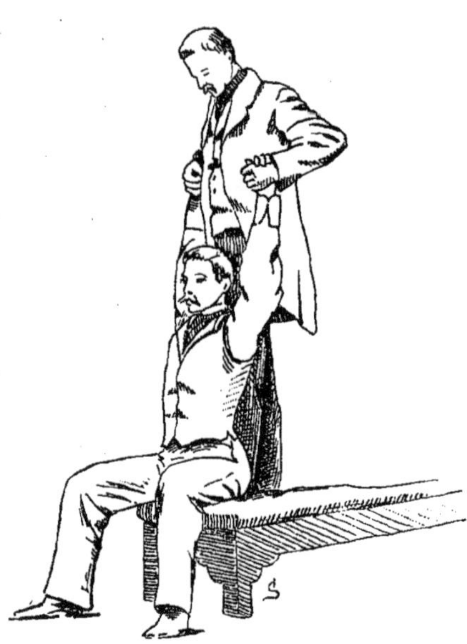

Fig. 207.

Le médecin, debout derrière elle, fournit à son dos, avec la face externe du membre inférieur (pied tourné en dedans par conséquent), un confortable soutien. La tête de la malade appuie sur la face externe de la cuisse gauche du médecin et son dos contre la face externe de la jambe correspondante (fig. 207 et 209). Malade et médecin se prennent les mains de façon que les éminences thénars, réciproquement saisies, soient emprisonnées entre les doigts fléchis et les pouces croisés (fig. 208).

MOUVEMENT. — *Premier temps.* — Le médecin étend verticalement en haut les membres supérieurs de la malade passive, puis les étire légèrement (fig. 207).

Deuxième temps. — La malade ramène les membres supérieurs à leur situation première, c'est-à-dire en flexion. Le médecin résiste. Le deuxième temps prend fin quand les mains de la malade sont à peu près à hauteur de ses épaules (fig. 209).

L'exercice est répété quatre à cinq fois. La malade fait une inspiration profonde pendant le premier temps et une expiration pendant le deuxième.

L'exercice se termine bras en flexion, à la fin du second temps par conséquent et avec l'expiration. A ce moment, le médecin appuyant la paume de ses mains contre la paume des mains de la malade, de façon

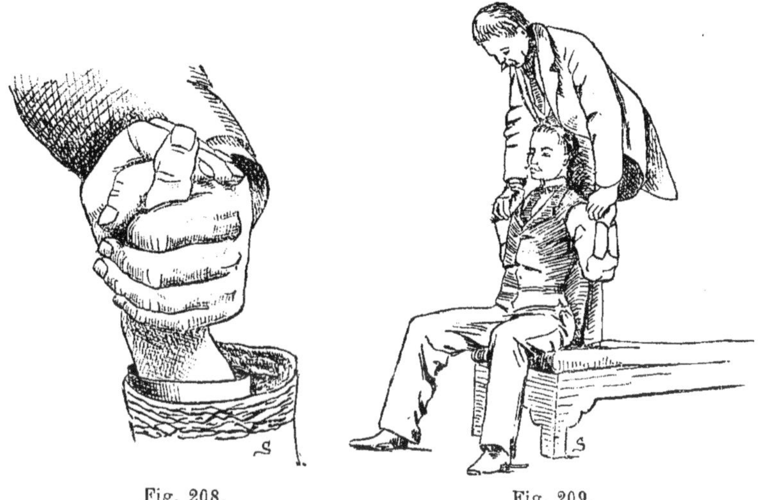

Fig. 208.   Fig. 209.

à refouler légèrement en arrière les coudes et les épaules, ce qui efface la poitrine, exécute une vibration (fig. 209).

GASTRALGIES, DYSPEPSIES

Les gastralgies et dyspepsies, les dilatations, le tympanisme, l'hyperémie, l'hypersécrétion biliaires et tous les accidents d'origine gastro-intestinale sont indirectement traités par le massage et la gymnastique gynécologiques, par l'éveil du réflexe dynamogénique cardio-vasculaire, mais de même qu'il est quelquefois indiqué pour les vaso-constrictions périphériques d'avoir recours à des mouvements spéciaux, de même il est utile d'agir directement par un massage *ad hoc,* sur la circulation gastro-viscérale.

Vous emploierez constamment et avec le plus grand succès le massage et la vibration gastriques. Ne manquez pas de supprimer les drogues et au besoin d'instituer un régime.

Le massage et la vibration gastriques n'ont jamais de retentissement fâcheux sur la circulation pelvienne, et outre leur action locale, ils en ont une autre générale. *Ils retentissent directement sur le cœur* comme la friction circulaire et les effleurages du paquet viscéral grêle et des organes génitaux.

Massage et vibration gastriques.

On les pratique avant ou après la séance gynécologique.

ATTITUDE DE LA MALADE. —Celle du massage gynécologique bi-manuel, ou assise sur la chaise à haut dossier très renversé, les pieds sur un tabouret élevé; jambes et cuisses fléchies.

ATTITUDES DU MÉDECIN. — D'abord assis à gauche de la malade; ensuite debout à gauche et près des membres fléchis de la malade.

MOUVEMENT. — *Premier temps.* — Massage bi-manuel de l'épigastre et de l'hypochondre gauche déprimé aussi profondément que possible sans éveiller la douleur. Les doigts travaillent séparément. L'exercice ressemble à celui des gammes sur un piano.

Deuxième temps. — Vibration. — Joignez mollement les mains, l'extrémité seule des doigts se touchant (fig. 210). Appliquez-les au-dessous du rebord des côtes et parallèlement à celles-ci. Enfoncez en fléchissant peu à peu l'extrémité des doigts, de telle façon que les ongles d'abord, puis la face dorsale des phalangettes, puis celle des phalangines, puis l'articulation phalango-phalanginienne se trouvent en contact avec la peau (fig. 211), et portez-les obliquement en haut dans la profondeur de l'hypochondre gauche aussi loin que possible. Exécutez, en même temps, plusieurs vibrations bien égales et entrecoupées de pauses (fig. 210 et 211).

Le massage et la vibration gastriques, tels que je viens de les décrire, ne sont pas toujours praticables d'emblée, exactement comme le massage direct des organes génitaux, parce que les parois ne sont pas dépressibles. Il faut donc d'abord traiter la paroi, la rendre indolore et

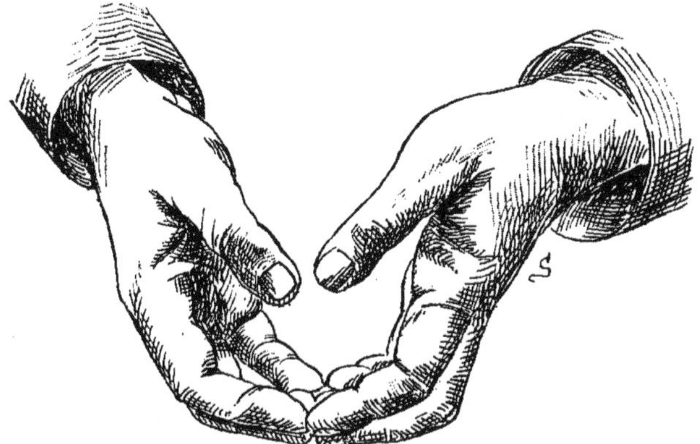

Fig. 210.

l'assouplir. C'est bien la paroi qui est douloureuse; c'est bien le tissu cellulaire ou le chef des muscles droits qui sont indurés et contractés.

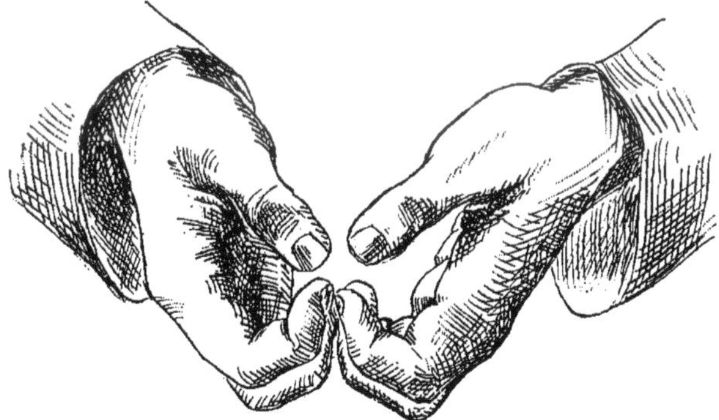

Fig. 211.

Ce n'est pas l'estomac, même météorisé, qui produit cette tension et qui est le siège de la souffrance, car en dehors des muscles droits la pression exercée n'est pas douloureuse et les parois sont relativement

souples, à moins de cellulite latérale, mais d'ordinaire elle est médiane,
épigastrique et occupe la région du tiers supérieur des droits antérieurs. Faites d'abord le diagnostic entre la panniculite et la myo-cellulite. Traitez la panniculite par la malaxation des plis cutanés que vos
doigts pétriront l'un après l'autre, conformément aux principes donnés
dans ce livre.

Quant à la myo-cellulite, comme vous ne pouvez former des plis en
saisissant le tissu des muscles plats contractés et tendus, enfoncez
d'une part le pouce, d'autre part les quatre doigts le long du bord
externe des droits antérieurs. Malaxez doucement, de votre mieux, le
paquet ainsi formé. Vous agirez simultanément sur l'estomac sous-
jacent, et souvent, au cours de votre massage musculaire, vous percevrez le bruit d'un liquide et de gaz qui se déplacent en même temps
que la panse perdra sa rénitence. Le massage et la vibration gastriques
nettoient promptement la langue saburrale, font tolérer des aliments
depuis longtemps abandonnés et excitent l'appétit. Ils suppriment ou
atténuent les vertiges qu'éprouvent certains malades. Si ces vertiges ne sont autre chose qu'une variété d'état syncopal, l'explication
de la bienfaisante influence des manœuvres gastriques, est toute
trouvée. C'est encore le réflexe dynamogénique; le retentissement cardio-
vasculaire du massage viscéral.

Les régions gastriques et gastro-hépatiques de la moitié au moins
de vos malades auront besoin d'être traitées, superficie et profondeur,
parois et viscères. Ne les négligez pas. Vous doublerez ainsi quelquefois
les effets du traitement pelvien.

Traitement kinésique de la constipation

Si le massage gastrique et celui du paquet viscéral grêle sont un
adjuvant du massage gynécologique il n'en est pas de même du
massage du gros intestin qui vise la constipation. Il a de tels inconvénients que je ne le pratique pas sur les femmes génitalement atteintes
quand elles sont exposées aux stases, aux méno et métrorrhagies. Toute
une catégorie de mes malades, et la plus nombreuse, celle qui a besoin

de décongestion pelvienne, reste constipée. Quelquefois même la constipation augmente, mais les inconvénients qui en dérivent sont tellement compensés par les résultats subjectifs et objectifs du traitement, que la plupart des femmes attendent sans difficulté le retour à l'état physiologique de la circulation pelvienne, qui permet de traiter alors le gros intestin si ce traitement est indiqué. Chez d'autres au contraire la persistance de la constipation, quand elle est accompagnée de flatulence et de météorisme, est un véritable *impedimentum;* mais il faut bon gré malgré le laisser subsister, plus ou moins longtemps, en l'atténuant par les moyens médicaux ordinaires, lavements et laxatifs.

Le traitement kinésique de la constipation se compose de massage et de mouvements gymnastiques *congestionnants.* De là ses inconvénients.

Le massage consiste en un pétrissage du gros intestin. On commence par l'S iliaque que l'on vide dans le rectum. On passe ensuite au colon descendant, à ce qu'on peut atteindre du colon transverse, puis à l'ascendant et au cœcum facilement accessible. La manœuvre est répétée à diverses reprises, entremêlées de pressions et frictions, qu'exécute sur le gros intestin la main posée à plat et travaillant de la paume ou des doigts.

Dans le massage du gros intestin, les deux mains sont occupées simultanément. Huit extrémités digitales, ordinairement quatre par quatre, mais quelquefois superposées, opèrent, par pressions successives de gauche à droite, de bas en haut, puis transversalement, puis de haut en bas, cherchant à déplacer les bouchons de matière fécale, et à les chasser de l'S iliaque dans le rectum, du colon descendant dans l'S iliaque, du colon transverse dans le descendant, de l'ascendant dans le transverse, du cœcum dans l'ascendant.

Si le massage contre la constipation se réduisait à cette mécanique il serait, malgré la force déployée, peu redoutable pour les organes génitaux; mais dans nombre de cas on ne peut exercer d'action directe sur le gros intestin et les matières, soit à cause de l'état des parois abdominales, soit à cause de la dilatation et de la rénitence des viscères. On est alors réduit à une action indirecte par des pressions manuelles *dont la congestion est le but,* d'autant plus facilement atteint qu'on y ajoute des exercices musculaires capables de faire affluer le sang vers la cavité abdomino-pelvienne. Toute la gymnastique congestionnante *et la plus congestionnante* est en effet de mise pour combattre la constipation.

On comprend maintenant pourquoi un tel traitement est contr'indiqué par les deux tiers des affections gynécologiques et par la gestation.

QUATRIÈME PARTIE

EXPÉRIENCES PHYSIOLOGIQUES

CHAPITRE I

Recherche du réflexe dynamogénique.

CHAPITRE II

Recherches sur les états syncopaux.

CHAPITRE III

Critique des mémoires de Goltz sur les effets
du tapotement abdominal.

CHAPITRE I

RECHERCHE DU RÉFLEXE DYNAMOGÉNIQUE

J'ai expliqué dans l'introduction de ce livre, et çà et là, un peu partout, tant j'accorde d'importance à la chose, comment le fait de l'amélioration constante de l'état général des malades, devançant en bien des cas l'amélioration locale, m'avait suggéré l'hypothèse d'un réflexe dynamogénique. J'ai fourni (1) la preuve clinique de son existence, et la relation intégrale de nos expériences. La méthode que nous avons suivie, dans cette relation, permet au lecteur de suivre pas à pas l'évolution de mes idées, vraies ou erronées. Il me reste à donner de celles-ci et de celles-là un clair et complet résumé.

A. — Lorsqu'on masse les viscères d'un animal par frictions circulaires, *légères, brèves, entrecoupées de pauses, on excite le cœur et les vaisseaux;* on constate la CONTRACTION DE TOUT L'APPAREIL CIRCULATOIRE pendant le massage, la DILATATION pendant les pauses, avec ACCÉLÉRATION FOUGUEUSE DU COURANT SANGUIN. *A chaque excitation* correspond une ÉLÉVATION DE PRESSION.

B. — Lorsqu'au massage léger, bref, entrecoupé de pauses, on substitue un massage *continu, fort,* on détermine la parésie et par conséquent la vaso-dilatation des vaisseaux mésentériques. Le cœur se contracte avec une énergie excessive, d'abord réelle, puis apparente. A une CARDIO-CONSTRICTION ou même à une CARDIO-TÉTANISATION succède une CARDIO-RÉTRACTION PERMANENTE. Les vaisseaux de la périphérie en font autant. LA CARDIO-RÉTRACTION est proportionnée au degré de paralysie de la circulation abdominale. Dès qu'elle se manifeste, LA PRESSION DÉCROIT.

Bien que dans les deux cas (A. B.), *le cœur se resserre, les phénomènes sont différents.* Le premier est réflexe. C'est une stimulation de

(1) Thèse de Romano.

tous les vaisseaux y compris le cœur qui se comporte comme eux. Le second, réflexe d'abord, ensuite mécanique, est la conséquence d'abord d'une excitation, ensuite d'une vacuité relative puis absolue du cœur auquel les vaisseaux parésiés du ventre n'envoient plus une quantité suffisante de sang. Ils retiennent, ils drainent le liquide nourricier, et le reste de l'arbre en est privé.

Le premier phénomène (CARDIO-VASO-CONTRACTION) est la manifestation d'une *suractivité*. Il est *dynamogénique*. Le second (CARDIO-VASO-CONSTRICTION, CARDIO-VASO-TÉTANISATION, CARDIO-VASO-RÉTRACTION) est d'abord un spasme, puis la manifestation d'une simple propriété de tissu. *C'est alors presque un affaissement, presque de l'adynamie ; mais le cœur s'arrête faute d'aliment et non faute d'énergie, et si on l'abreuve, sa tonicité se réveille même* in extremis *aux dernières limites de l'épuisement.*

Tels sont les faits primordiaux, constatés par nous sur trois sortes d'animaux avec les variantes que le volume, l'espèce et l'individu comportent. Ils constituent, avec certains faits semblables, expérimentalement constatés chez la femme, et avec l'observation des malades, le solide fondement de ma théorie du réflexe dynamogénique et m'ont expliqué la valeur thérapeutique, non seulement locale mais générale, des massages *légers, brefs, entrecoupés de pauses*, qu'affirmaient les faits cliniques.

De plus, l'importance de ces phénomènes, dont l'un (vacuité du cœur après paralysie des vaisseaux mésentériques) avait été vu avant nous par le physiologiste allemand Goltz, ne me semble pas se borner à la démonstration de l'existence du réflexe que nous cherchions. Ils ont à mes yeux une portée plus haute et éclaircissent des points encore obscurs de la pathologie.

Les expériences ont été faites sur les animaux petits ou moyens, grenouille, cobaye, lapin, chien, et sur la femme.

Grenouilles.

Prenez deux femelles et expérimentez en février, époque de l'année où l'oviducte développé distend le ventre et lui donne la forme connue sous le nom de ventre de batracien.

Fixez les animaux, en les crucifiant sur une plaque de liège. Pincez et excisez le segment sternal antérieur et le péricarde. Le cœur est à nu ; faites-le saillir au dehors avec la partie mousse d'une épingle introduite sous sa pointe. Ce procédé, qui était celui de Romano, a l'avantage d'éviter les hernies viscérales toujours gênantes. La conservation du tiers postérieur du sternum les empêche. Si vous avez une hémorrhagie, changez l'animal. *Vous le changerez aussi, si les premiers massages, au lieu de produire les effets qui vont être décrits, arrêtent le cœur en diastole, phénomène inhibitoire dont Goltz, dans les recherches sur le tapotement abdominal, a fait une règle qui a été la source des erreurs d'interprétation de ce savant. D'après nos propres recherches, l'inhibition est individuelle. C'est l'exception.*

Les grenouilles étant préparées et bien fixées, commencent les expériences pour l'exactitude desquelles deux observateurs valent mieux qu'un.

Comptez d'abord à plusieurs reprises les battements cardiaques et notez-les, puis avec la pulpe de l'index mouillée d'une goutte d'eau ou de glycérine, exercez, pendant sept à huit secondes, des frictions circulaires légères sur l'abdomen de la première grenouille en déprimant un peu les viscères.

Aussitôt vous verrez le cœur *diminuer de volume* (contraction) et sa pointe se soulever, *s'ériger* plus ou moins. *Sa propulsion* (fig. 212) *est parfois si vive, que, le cœur se renversant, la pointe regarde la tête de l'animal.* Cessez le massage, le cœur se dilatera amplement (fig. 213). Il pourra même devenir plus rouge qu'il n'était, et le nombre des pulsations cardiaques s'accroîtra, pendant un laps de temps court mais très appréciable.

Vous répéterez à volonté la même opération, jusqu'à la **mort de l'animal par dessiccation, —** quinze à vingt heures. Elle donnera les mêmes résultats, réserve faite du volume qui diminue à mesure que l'animal s'affaiblit (exsudation cutanée lente et graduelle). *A condition que l'oreillette batte encore, le ventricule, même mort en apparence, ressuscitera.*

Si vous observez au microscope la circulation des capillaires de la membrane interdigitale, vous verrez ces vaisseaux se resserrer pendant les frictions circulaires abdominales et se dilater pendant les pauses avec accélération fougueuse du courant sanguin (fig. 216).

Pratiquez sur la seconde grenouille un massage rude et prolongé. Vous exciterez aussi la systole, même jusqu'à tétanisation ; mais, après massage, le cœur ne reprendra pas, encore moins ne dépassera son volume primitif, comme cela était arrivé pour la première grenouille. Il restera petit, plissé, ratatiné, flétri (fig. 215).

Que s'est-il passé ? Comment expliquer qu'un effet semblable (resserrement du cœur) aboutisse à des résultats si différents : stimulation dans le premier cas ; spasme, tétanisation, puis rétraction, dans le second.

C'est que vos massages légers, courts, entrecoupés de pauses, déterminaient la contraction brève, momentanée, de tout le système circulatoire, y compris le cœur qui se comporte comme un vaisseau, et rythmaient la circulation en lui communiquant des *élans réguliers,* tandis que vos massages rudes et prolongés, *après une courte et spasmodique excitation,* paralysaient la circulation abdominale, et anémiaient le cœur, qui, ne recevant plus de sang, se contractait à vide, luttait, s'épuisait.

En voulez-vous la preuve ? Ouvrez la cavité abdominale des deux animaux et comparez.

Les oviductes de la première grenouille seront

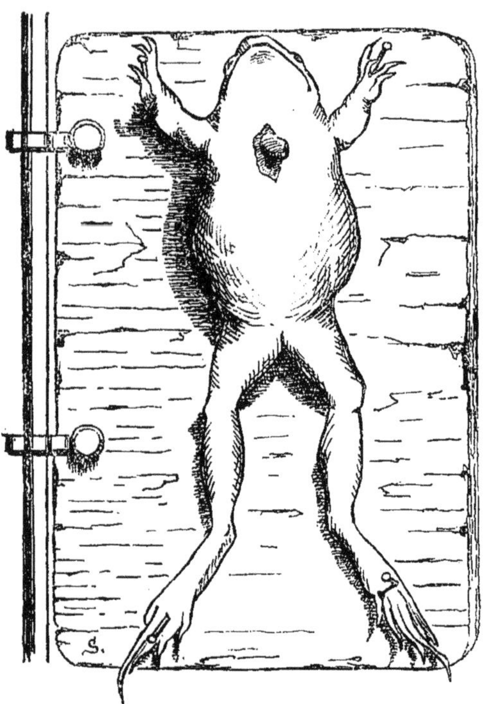

Fig. 212.

blancs et nacrés (vaso-constriction) ; ceux de la seconde seront plus ou moins injectés et ecchymotiques (vaso-dilatation, parésie).

La fig. 212 représente une grenouille femelle, avant la ponte (février), et l'excitation de la systole, se manifestant par la diminution du volume

total du cœur, avec érection de sa pointe pendant le massage abdominal, phénomène constant dans les diverses espèces, *sauf* EXCEPTION *d'arrêt en diastole* chez quelques batraciens.

La fig. 213 représente une grenouille femelle, avant la ponte, et
l'ampliation du cœur pendant les pauses d'un massage court et léger.

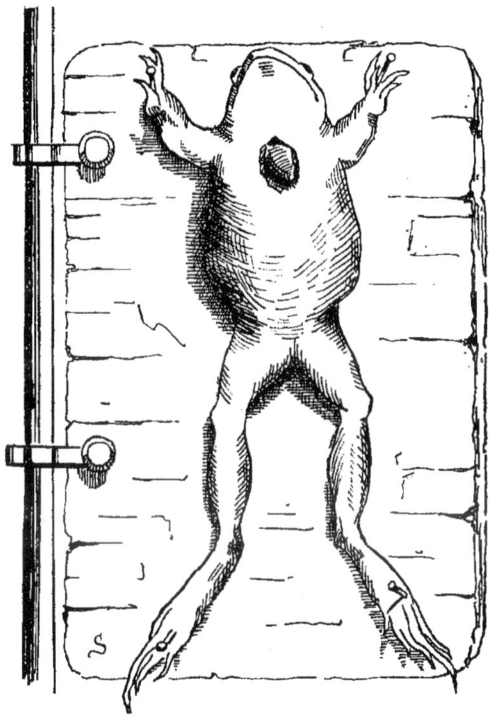

Fig. 213.

En même temps les battements s'accélèrent. *Les fig. 212 et 213
représentent donc deux états successifs du cœur chez le même animal pendant les massages légers, courts, entrecoupés de pauses.*

25

La figure 214 représente une grenouille mâle. Le cœur s'est arrêté en diastole sous l'influence du massage abdominal ou même d'un simple

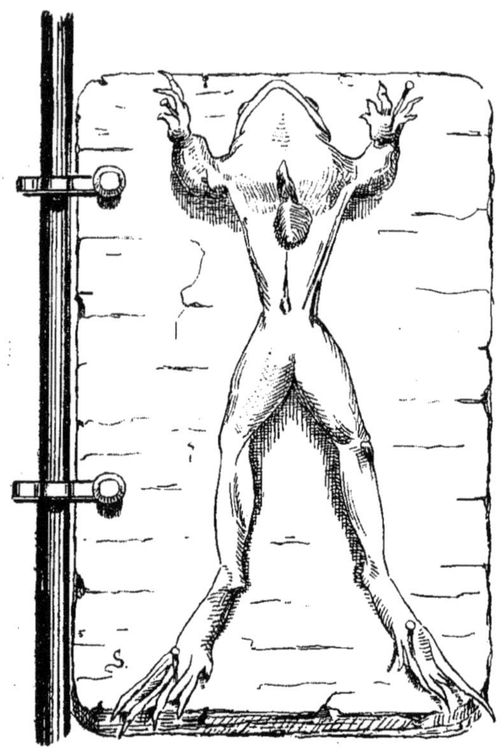

Fig. 214.

attouchement, *phénomène exceptionnel spécial à certains batraciens et non pas constant, comme le croyait Goltz.*

La fig. 215 représente une grenouille femelle, avant la ponte, cœur à nu, ventre ouvert après un massage abdominal fort et prolongé ou un tapotement analogue à celui de Goltz.

La diminution de volume du cœur est définitive. Il est rétracté. Une partie des vaisseaux de l'abdomen sont paralysés (*vaso - dilatation hémorrhagie intra - vasculaire*) — ou rompus par la force et la persistance du massage ou du tapotement (*hémorrhagie proprement dite, extravasation*). Sur cette figure une moitié de l'oviducte (*ombrée*) est seule injectée. C'est sur elle que le massage fort et prolongé avait été pratiqué (*vaso-dilatation*). L'autre (*blanche*) représente l'état de l'oviducte qui a subi un massage court et léger (*vaso-constriction*).

Le cœur, ratatiné, flétri de ces animaux, restait dans le même état jusqu'à la mort ; mais *on pouvait jusqu'à ce moment ranimer le ventricule, même s'il avait cessé de battre, par de très légers massages abdominaux.*

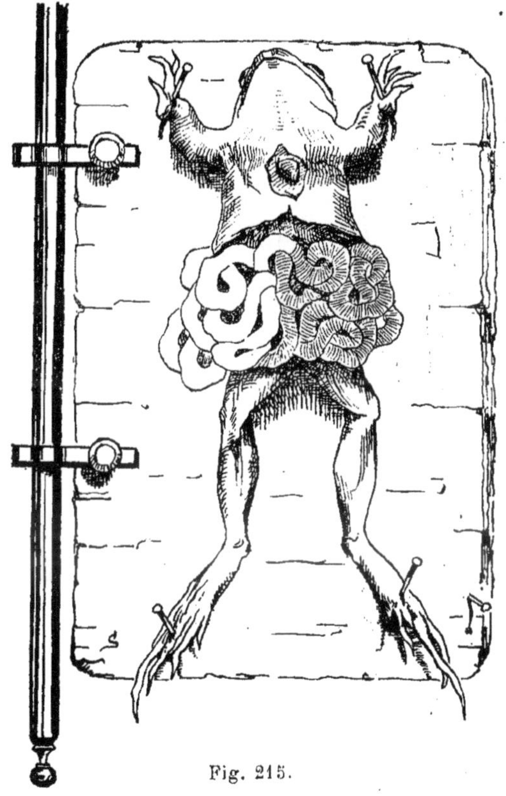

Fig. 215.

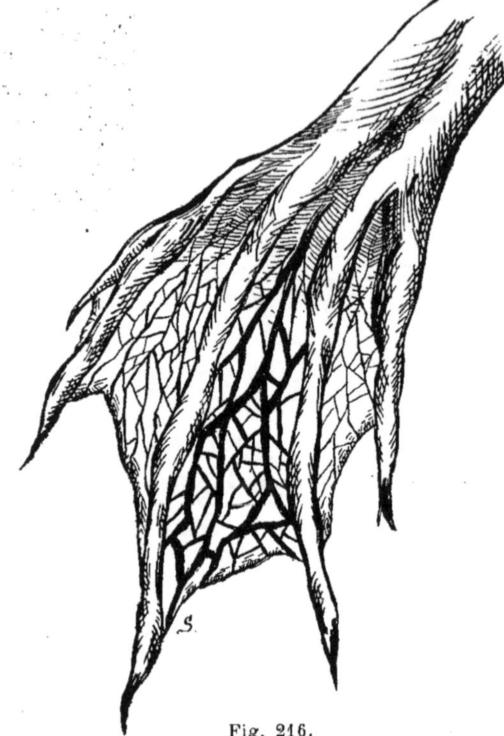

Fig. 216.

La fig. 216 représente la patte de la grenouille, et les deux états de la circulation, pendant le massage et pendant les pauses. Deux des membranes interdigitales montrent le premier (vaso-constriction), et une, le second (vaso-dilatation).

Quoique les figures 212, 213, 214, 215 et 216 soient l'exacte reproduction de phénomènes constatés par Romano, Comte et moi, si vous doutez, considérez la fig. 217, qui représente les tracés obtenus avec la pince cardiaque de Marey. C'est la reproduction mécanique du phénomène primordial du massage, l'excitation de la systole-cardio-vasculaire. On y voit le resserrement du cœur, non seulement pendant le massage du ventre (4) mais pendant le massage des membres (2), car nous faisions des expériences comparatives à cet égard. Ils fournissent la démonstration physiologique de ce que la clinique m'avait appris : à savoir que le massage du ventre exerce sur le système cardio-vasculaire *une influence élective supérieure à celle du massage de toute autre région.* Le massage du ventre (4) a excité la systole plus vivement que le massage des membres (2).

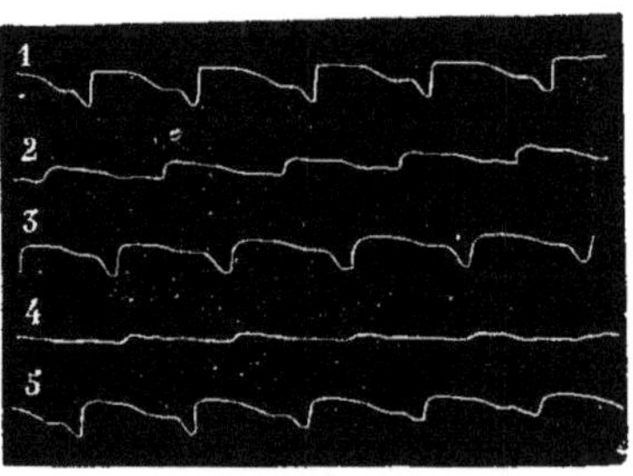

Fig. 217.

AMPLITUDE VENTRICULAIRE

1. — Avant le massage. — 2. Pendant le massage des cuisses. — 3. Pause. — 4. Pendant le massage du ventre. — 5. Après massage.

Cobayes.

Tout à fait au début de nos recherches, Romano ayant imaginé de planter une aiguille servant de hampe à un pavillon, dans le cœur d'un cobaye attaché mais non mutilé, nous avons vu les mouvements de l'aiguille et du pavillon se ralentir et même s'arrêter pendant le massage du ventre, tandis que l'agitation était vive durant les pauses. Pendant l'immobilité du pavillon, les pulsations cardiaques devenaient imperceptibles. Cette expérience m'a d'abord paru suspecte par son étrangeté même et par toutes les causes d'erreur qui entouraient mon insuffisance d'expérimentateur. En admettant qu'il n'y eût pas erreur, je me demandais alors s'il ne fallait pas attribuer l'immobilité du pavillon à l'arrêt cardiaque, tant j'étais, à ce moment, malgré mon scepticisme sur l'analogie des tapotements de Goltz et de mes massages, imbu des idées classiques et erronées **du** physiologiste allemand. *Il est* PROBABLE, *à en juger par nos autres expériences, que le ralentissement des mouvements du pavillon puis son immobilisation, doivent être mis sur le compte du resserrement ou même de la tétanisation cardiaque,* car le massage était exercé sur un animal dont les réflexes s'exaltent aisément. Nous n'avons pas renouvelé cette expérience, les autres offrant plus de garanties.

Lapins.

Morphinisez ou curarisez l'animal. Fixez-le. Pratiquez la respiration artificielle. Mettez le cœur à nu, en évitant toute hémorrhagie.

Exercez alors sur le paquet intestinal à travers la paroi abdominale déprimée et bien souple le massage, par friction circulaire, léger et entrecoupé de pauses.

Pendant le massage le cœur se resserre. Pendant les pauses il se détend et gonfle avec une sorte de trémulation.

Dans le but d'explorer directement les battements du cœur, n'ayant pas d'appareil analogue à la pince cardiaque de Marey qui saisit le ventricule des grenouilles de droite à gauche, nous avons placé, sur la face antérieure des ventricules, l'extrémité du levier d'un tambour inscripteur : Sur cinq lapins nous avons observé : 1° l'ascension de la plume du tambour pendant le massage, 2° sa chute pendant les pauses (fig. 218). Ces phénomènes ne se sont pas reproduits chez un sixième lapin qui en a présenté d'inexplicables, tels que la persistance des battements du cœur, malgré la section des pneumogastriques. Cet animal avait peut-être été empoisonné avec un alcaloïde inconnu substitué par erreur à la morphine, *mais cette expérience manquée nous a prouvé* que l'action exercée par la friction circulaire ou par la compression, qui est un mode de massage, était d'ordre réflexe. Si elle était mécanique, la plume du tambour inscripteur serait montée pendant les frictions ou compressions et retombée pendant les pauses, comme chez les autres animaux.

Au premier abord, ces ascensions du tracé cardiographique, cette élévation de la pointe des crochets m'avait paru en contradiction avec les tracés du cœur des grenouilles dans lesquels la pointe des crochets s'abaisse pendant massage (fig. 217); mais chez les lapins nous nous servions d'un tambour et nous obtenions l'*érection ventriculaire,* chez les grenouilles nous nous servions de la pince cardiographique et nous obtenions l'*amplitude ventriculaire.* Le cœur des lapins comme celui des grenouilles s'érige donc pendant massage, seulement le phénomène n'est pas visible à l'œil nu.

La sonde carotidienne a constamment indiqué une élévation de pression pendant les massages et le retour à la normale pendant les pauses, tant que la circulation abdominale n'a pas été paralysée. La fig. 218

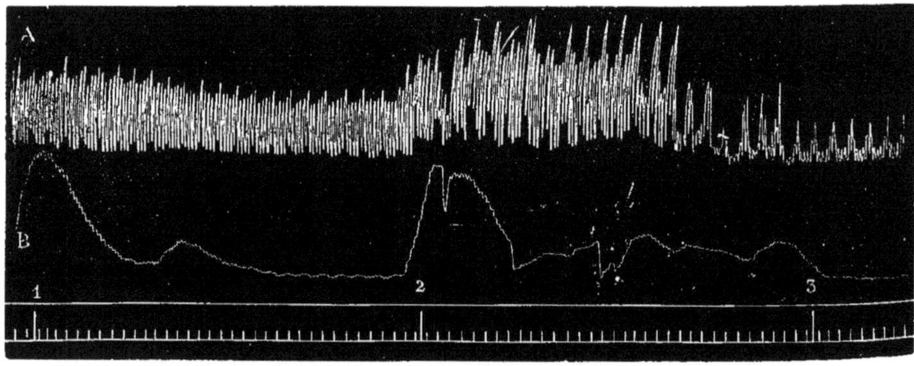

Fig. 218.

A. ÉRECTION VENTRICULAIRE. — B PRESSION CAROTIDIENNE.

1. Ascension indépendante du massage. — 2. Massage (début). — 3. Fin du massage.

représente le tracé de la plume du tambour inscripteur et celui de la pression carotidienne d'un lapin pendant massage.

J'ai dit qu'un animal, rebelle, pour des raisons inconnues, aux effets du massage, nous avait démontré que l'ation exercée est d'ordre réflexe et non mécanique. Le hasard nous en a fourni une seconde preuve. Une cause quelconque, comme il en survient souvent au cours des expériences, — dans notre cas ce fut un bruit perçu par l'un des animaux effrayé — a déterminé trois fois, à un moment où le massage n'était pas pratiqué, l'élévation soudaine de la pression carotidienne avec ascension synchrone de la plume du tambour (PHÉNOMÈNE RÉFLEXE). *Par conséquent on ne peut attribuer les variations de pression et la propulsion du cœur pendant massage, à un* PHÉNOMÈNE MÉCANIQUE *tel que la compression aortique ou le refoulement du diaphragme soulevant le cœur.*

La fig. 218 reproduit l'un de ces phénomènes et la fig. 219 les deux autres.

Pour paralyser la circulation abdominale des lapins, nous avons

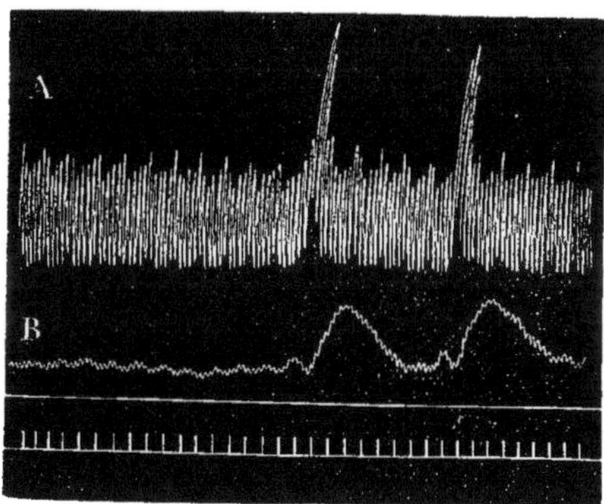

Fig. 219.

PHÉNOMÈNES RÉFLEXES INDÉPENDANTS DU MASSAGE

A. — Erection ventriculaire. — B. Pression carotidienne.

eu recours, d'abord au tapotement énergique avec un bâtonnet, ensuite au procédé radical de la section des splanchniques.

Quoique le tapotement ait produit des ecchymoses viscérales et même des ruptures vasculaires avec épanchement intra-abdominal, le cœur, très diminué, s'est *gonflé de nouveau sous l'influence du massage, pendant les pauses*. Nous avons répété à plusieurs reprises ce phénomène du massage abdominal ranimant le cœur ; mais sur un seul animal à sang chaud.

Au contraire après section des splanchniques, par conséquent après paralysie totale et drainage du sang vers les intestins, véritable hémorrhagie intra-vasculaire, le cœur continuait à diminuer. Impossible de le gonfler, à moins de lever le train postérieur de l'animal.

———

Chiens.

———

Même disposition que pour les lapins. Il est indispensable que les parois abdominales soient molles et dépressibles.

Nous avons vu le cœur se contracter pendant les massages du ventre, se détendre et gonfler avec une sorte de trémulation pendant les pauses. Le pétrissage des pattes ou des cuisses de l'animal n'a pas eu les mêmes conséquences. *Nouvelle preuve de la puissance élective du massage abdominal.*

Nous avons vu la pression carotidienne augmenter pendant les massages, tant que la circulation abdominale n'a pas été paralysée. Nous n'avons pas vu l'érection du cœur. Jamais l'aiguille du tambour inscripteur n'a varié. *Ainsi, le phénomène visible et inscriptible chez la grenouille, invisible mais inscriptible chez le lapin, n'est ni visible ni inscriptible chez le chien.*

Par contre, la sonde intra-cardiaque à ampoules conjuguées, avec manomètre inscripteur, de M. François Franck, placée dans le ventricule droit, a indiqué à diverses reprises, pendant les massages pratiqués sur le paquet viscéral mis à nu par laparotomie, le resserrement énergique, une *véritable* tétanisation du cœur dont les battements s'accélèrent. Coïncidence exacte de ce phénomène avec le maximum de pression intra-carotidienne. On le détermine soit par le massage viscéral (fig. 220), soit par la vive douleur que cause le pincement du nerf crural (fig. 221) ; fait qui nous a donné d'abord à réfléchir ; mais nous avons acquis la preuve que, dans le massage, la douleur n'était pas en cause.

Les fig. 220 et 221 représentent cette *systole tétanique.* Immédiatement après la tétanisation, le graphique indique un court ralentissement (fig. 220 et 221), presque un arrêt, qui dure le temps de deux pulsations.

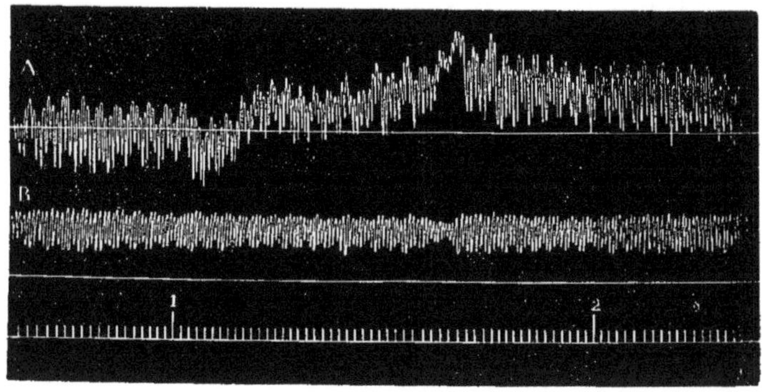

Fig. 220.

MASSAGE DES VISCÈRES A NU

A. Pression carotidienne. — B. Amplitude ventriculaire. — 1. Début du massage. — 2. Fin du massage.

M. Comte, préparateur au Collège de France, auquel je dois l'interpré-

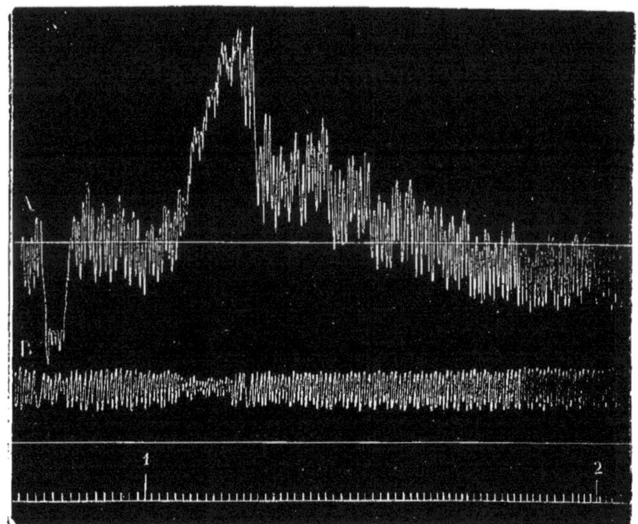

Fig. 221.

PHÉNOMÈNE RÉFLEXE INDÉPENDANT DU MASSAGE

A. Pression carotidienne. — B. Amplitude ventriculaire. — 1. Début de l'excitation du nerf crural. — 2. Fin de l'excitation du nerf crural.

tation de plus d'un phénomène, nous a fait remarquer que la forme de l'accélération était identiquement celle que produit l'excitation directe des nerfs cardiaques accélérateurs (origine sympathique).

J'ai dit que dans le massage des viscères à nu la douleur n'était pas en cause, parce que le pincement des viscères de l'un des animaux a haussé le manomètre de 29^{mm} seulement, et qu'un massage léger du paquet viscéral pratiqué de suite après le pincement a élevé la colonne de 89^{mm}. Bien remarquer cette forte pression produite par un PREMIER MASSAGE, alors que l'intestin n'était pas congestionné. Elle fut déjà moindre lors d'un second massage qui lui succéda après une pause, 32^{mm}, et diminua toujours, au fur et à mesure que les viscères massés et exposés à l'air se congestionnaient davantage. Elle finit par tomber à 6 et 10^{mm} lorsque la dilatation des vaisseaux mésentériques fut portée au maximum, par la paralysie que détermine la section des splanchniques.

J'ai dit et je répète que le massage des membres n'a pas produit des effets comparables au massage abdominal, ce qui prouve bien *l'action élective* de ce dernier. *Sur l'un des animaux le pétrissage des cuisses ayant laissé le manomètre immobile, quatre massages du paquet viscéral, pratiqués à travers les téguments déprimés et intacts, ont déterminé quatre ascensions considérables.*

Plusieurs animaux nous ont prouvé de nouveau que les phénomènes étaient d'ordre réflexe et non mécanique, ou en tous cas plutôt réflexes que mécaniques. Sur un chien, à mesure que la paralysie envahissait la circulation mésentérique, et que les effets réflexes produits par le massage s'atténuaient puis s'évanouissaient, on obtenait encore de *petites* élévations mécaniques, en déprimant fortement les viscères, par compression probable des gros vaisseaux profonds. Sur une chienne, absolument insensible au massage viscéral même à nu et sensible aux excitations douloureuses, la compression directe de l'aorte faisait monter le manomètre qui ne variait pas d'une ligne pendant les frictions circulaires de l'intestin.

Le point de départ principal du réflexe est vraisemblablement le paquet viscéral (estomac et intestin grêle). Je me fonde ici surtout sur l'observation clinique (amélioration des malades avant qu'on ait pu toucher aux organes utéro-annexiels ; massages fructueux par des mains inexpérimentées, voire incapables ; mais dociles à suivre mes instructions, c'est-à-dire à exercer les frictions circulaires, légères, brèves, entrecoupées de pauses, autour de l'utérus, sur l'intestin).

Romano a massé, une fois, directement, l'utérus d'une chienne. L'élévation manométrique a été insignifiante ; mais l'animal était déjà affaibli, les viscères exposés à l'air depuis un certain temps ; de plus, on les avait massés ou remués à dix reprises ; ils étaient donc déjà congestionnés, et les manipulations exercées sur eux ne donnaient plus alors que de faibles ascensions mercurielles variant de 15 à 30^{mm}. D'ailleurs *je ne pense pas que l'utérus soit le point de départ électif du réflexe dynamogénique. Toutes nos expériences physiologiques et cliniques indiquent comme zone d'élection la zone abdominale moyenne (paquet intestinal grêle).*

Nous avons eu à diverses reprises l'intention de rechercher les voies de transmission du réflexe ; mais nos tâtonnements à cet égard ne servent guère, dans le récit intégral de nos séances, qu'à dérouter le lecteur ; je les passe sous silence, me bornant à raconter qu'une fois, les nerfs pneumogastriques étant sectionnés pour éviter le réflexe douloureux central qu'aurait produit l'excitation électrique dans la continuité, et les bouts périphériques étant fortement excités, le massage a paru contrebalancer les effets de ralentissement dus à l'excitation. Le nombre des pointes du graphique étant tombé, sous l'influence d'un courant assez intense, de trente à quinze, on en a compté dix-sept pendant massage et dix-neuf immédiatement après.

La confirmation de cette expérience tendrait à démontrer, avec la forme spéciale du graphique de la sonde intra-cardiaque pendant tétanisation, que les nerfs accélérateurs (sympathique) représentent la voie de transmission, ce que la logique indique ; *mais ne croyez pas le fait expérimentalement prouvé par les conséquences de la section des splanchniques qui supprime les élévations du manomètre inscripteur, car cette section fait intervenir la* MÉCANIQUE *dans le phénomène, tout le sang de l'animal étant drainé vers l'intestin par la violence de la congestion et déterminant ce que j'ai appelé* HÉMORRHAGIE INTRA-VASCULAIRE.

J'abandonne la solution de cette question des voies de transmission aux physiologistes, et à de nouvelles expériences. Les autres jettent une vive lumière sur les phénomènes cliniques. Je m'en contente pour le moment. En prouvant l'existence du réflexe dynamogénique, dont les faits cliniques m'avaient suggéré l'hypothèse, *elles m'ont donné la clef que je cherchais, de la plus grande merveille du traitement de Brandt.* Elles m'ont expliqué son succès entre des mains inexpérimentées ou incapables. Enfin, *elles m'ont révélé, ce que je ne cherchais pas, l'essence des phénomènes réflexes, auxquels j'ai donné le nom de vaso-dilatations et vaso-constrictions erratiques, la différence physiologique qui existe entre la syncope et la lipothymie, différence encore inconnue, je crois, et la cause également inconnue des états syncopaux sans extravasation du sang,* choses qui seront décrites dans le prochain chapitre.

Femmes.

Nos expériences ont consisté en recherches cardiographiques faites avec un tambour de Marey et le rouleau enregistreur. Les tracés étaient pris avant, pendant et après massage.

Celui-ci consistait dans le massage gynécologique proprement dit, c'est-à-dire avec point d'appui vaginal, la main droite exerçant soit des frictions circulaires, soit des vibrations avec compression légère, soit l'effleurage des parois pelviennes.

Les frictions circulaires étaient péri et supra-utérines, pratiquées par conséquent à droite et à gauche de l'ombilic et au-dessus de lui sur le paquet viscéral grêle.

Nous nous sommes également servis au début de l'ingénieux vibrateur de M. Gaiffe ; mais nous l'avons promptement abandonné parce que ses effets étaient moins marqués que ceux des frictions circulaires.

Nous obtenions des résultats à notre grande satisfaction, soit avec le cardiographe, soit avec le sphymographe ordinaire ou à transmission, combinés ou isolés. Les tracés variaient avant, pendant et après massage ; mais de multiples essais nous ont appris que *les modifications variaient elles-mêmes et pour une même femme. Les phénomènes observés n'avaient pas la constance, qui donne à nos expériences sur les animaux, leur valeur.*

On ne pouvait donc faire fond sur de tels tracés et en recherchant les causes d'erreur, nous avons vu que rien ne les empêcherait. Non seulement il était impossible d'éviter le tremblement communiqué aux appareils, qu'ils fussent fixés sur le cœur et sur l'avant-bras, ou sur le cœur seul et sur l'avant-bras seul, mais nous ne pouvions, dans la plupart des cas, même sur une femme immobile et non massée, obtenir deux tracés comparables, soit parce que la main qui fixait le tambour n'exerçait pas une pression constante, soit, peut-être, parce que la pointe du cœur se déplaçait, le tambour conservant invariablement la même place. En conséquence, Romano a jeté au feu le travail de trois mois, et sur l'excellent avis de M. Marey, nous avons eu recours à une variété de pléthysmographe construit par MM. Hallion et Comte.

Ce pléthysmographe consiste soit en deux sacs de caoutchouc, concaves sur une face, convexes sur l'autre et superposés (modèle Hallion), soit en un cylindre de peau qui contient un seul sac de caoutchouc, également cylindrique (modèle Comte).

Les sacs sont munis de tubulures métalliques et en verre, sur lesquelles s'adapte le conduit de caoutchouc d'un tambour inscripteur.

On enfile un doigt de la main dans le tube que forment, par leur superposition, les faces concaves des deux sacs de M. Hallion, ou dans le cylindre de peau de l'appareil de M. Comte. De cette façon, pour le premier appareil les faces palmaires et dorsales des doigts, et pour le second la face palmaire, sont en contact avec le caoutchouc.

On emploie autant de sacs qu'on veut. L'air qu'ils renferment, obéissant aux variations de volume de la circulation digitale, transmet ses mouvements à la plume du tambour.

Lorsque le fonctionnement est parfait, on enregistre, de cette façon, le pouls capillaire avec les phénomènes vaso-dilatateurs et vaso-constricteurs.

Grande simplicité, application facile, extrême sensibilité, constatation du choc en retour du massage (réflexe dynamogénique), de ses effets les plus éloignés à l'extrême périphérie de l'arbre circulatoire, influence nulle des légères secousses imprimées au corps des malades, telles sont les qualités particulièrement appréciées par nous, de ce genre de pléthysmographe.

M. Comte a surveillé lui-même nos graphiques comme il l'avait fait dans les expériences sur les animaux. La figure 222 reproduit l'un d'eux choisi dans une cinquantaine. Il faut savoir en effet que ce pléthysmographe ne fonctionne que dans certaines conditions. La circulation digitale doit être libre et régulière. Cette liberté et cette régularité ne dépendent pas seulement de la suppression des entraves, telles que liens constricteurs, vêtements serrés, elle dépend de la température. Quand elle est basse, ou quand les malades ont les extrémités habituellement froides, chose fréquente dans les affections génitales, il est impossible d'obtenir un tracé. Les vaisseaux sont en constriction presque permanente.

Dans le plus grand nombre des graphiques, les phénomènes vaso-moteurs sont seuls indiqués. Le pouls capillaire a été insignifiant ou nul.

Au contraire, sur la figure 222, graphique choisi, les modifications

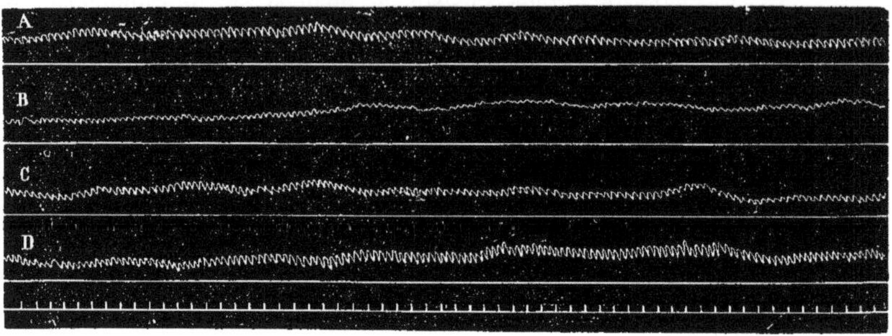

Fig. 222.

VARIATIONS DE LA CIRCULATION PÉRIPHÉRIQUE CHEZ LES FEMMES.
A. Avant le massage. — B. Pendant le massage. — C. Une minute après le massage.
— D. Deux minutes après le massage.

circulatoires digitales périphériques sont au complet : variations du pouls capillaire indiquées par l'amplitude des crochets ; variations de volume indiquées par les ondulations du tracé. Les vallées représentent la vaso-constriction et les montagnes la vaso-dilatation.

Ces modifications sont l'effet des frictions circulaires abdominales ou de l'effleurage des parois pelviennes par le rectum. En elles-mêmes elles ne présentent rien de spécial. Sans doute, l'émotion vive, ou la douleur reproduisent au moins le phénomène initial, la vaso-constriction ; sans doute aussi l'hydrothérapie dont les effets toniques sont bien connus, ou la gymnastique médicale telle que les Suédois la comprennent, doivent en reproduire toutes les phases, vaso-constriction et vaso-dilatation successives, amplitude croissante du pouls capillaire, élan et rhytme de la circulation ; mais l'hydrothérapie représente une secousse puissante imprimée à l'organisme, la gymnastique agit sur plusieurs groupes musculaires et par synergie sur la totalité du corps. *C'est donc une chose remarquable que cette même puissance soit dévolue à une friction brève quotidiennement exercée sur le paquet viscéral et à l'effleurage des vaisseaux pelviens.*

Il est vrai que la femme ainsi impressionnée a des lésions locales et que les frictions exercées au voisinage réagissent sur ces lésions locales; mais leur amélioration est en règle devancée par l'amélioration générale. Celle-ci prend le pas et l'allonge vivement, tandis que celle-là est plus ou moins boiteuse. Mon hypothèse d'influence directe et élective était donc fondée. En l'état actuel de mes connaissances il m'est impossible d'entrer dans la nature intime des phénomènes, autrement que je l'ai fait, au chapitre des principes fondamentaux du massage (page 181). *Ils relèvent, sans doute, d'une* RÉÉDUCATION DES CENTRES VASO-MOTEURS. Je me borne ici à établir la corrélation de nos expériences dans les différentes espèces. Or, ce qui nous intéresse à un haut degré dans l'expérience pléthysmographique chez la femme, c'est qu'*elle est l'étonnante photographie d'un phénomène constaté sur l'animal.* Que le lecteur se rappelle ou relise la description du resserrement des capillaires de la membrane interdigitale de la grenouille pendant massage et de leur dilatation avec reprise fougueuse du courant sanguin après massage, qu'il compare les figures et il verra que le graphique 222 est la fidèle image chez la femme du phénomène observé sur la grenouille (fig. 216).

Par conséquent la contraction des vaisseaux abdominaux, la systole cardiaque énergique au moment du massage, la diastole plus ample, quand il cesse, les élévations de pression, existent chez la femme, surtout si l'opération est légère, brève et entrecoupée de pauses. Quant à la paralysie des vaisseaux abdominaux, à l'anémie et à la rétraction cardiaques, avec abaissement de la pression, puisque, comme le lecteur l'a vu, le massage rude, continu et prolongé ne les détermine pas chez un animal même moyen, il ne peut pas, à plus forte raison, les produire chez la femme. D'autres influences interviennent dont la plus commune est l'hémorrhagie proprement dite et profuse ou spolation sanguine abondante. Les massages mal conduits sont la cause de parésies fugaces, de vaso-dilatations localisées, de cardio-constrictions passagères, parce qu'on opère sur des malades sujets aux troubles vaso-moteurs erratiques, par conséquent prédisposés.

Si donc après les massages mal conduits, après les tentatives de réduction prématurées, prolongées et inutiles d'un utérus que ces manœuvres laissent plus gros qu'il n'était, les malades se plaignent de pesanteurs locales, de lassitude générale, d'énervement, au lieu d'éprouver la sensation de légèreté, le bien-être, le calme qu'entraîne un massage bien conduit, si, au cours d'une séance, vous observez des vertiges, une tendance lipothymique, mettez de tels résultats sur le compte de vaso-dilatations limitées à un petit territoire, et de crampes cardiaques, accusez la dépression exercée par vous sur les centres nerveux d'une *malade*, à la place de stimulation, mais n'attribuez pas cette adynamie à la vacuité et à la rétraction du cœur qu'entraîne la paralysie de la circulation mésentérique. *De même que ces phénomènes ne sont obtenus sur les animaux moyens ou gros que par le massage des viscères à nu et par la section des splanchniques, de même ils ne sont jamais chez la femme la conséquence des massages forts et prolongés. Ils sont très réels mais indépendants du massage* QUI AU CONTRAIRE INTERVIENT POUR LES SUPPRIMER, *ce que je vais démontrer à propos des états syncopaux.*

CHAPITRE II

RECHERCHES SUR LES ÉTATS SYNCOPAUX

Mon intention est de reviser dans ce travail, par l'observation et l'expérience, nos idées actuelles sur les états syncopaux, que je considère
comme erronées ou plutôt comme incomplètes.

Les états syncopaux sont représentés par la syncope et la lypothymie,
qui pour beaucoup d'auteurs ne seraient qu'une seule et même chose.
Pour d'autres, la lipothymie serait le prélude de la syncope. Il n'y aurait
entre elles qu'une différence de degré.

Littré définit la syncope de la façon suivante : « suspension subite et
momentanée de l'action du cœur avec interruption de la respiration, des
sensations et des mouvements volontaires. » Le cœur, dit-il, *cesse de
se contracter assez énergiquement* et le sang n'arrivant plus au cerveau,
l'action de ce dernier s'anéantit faute de son excitant naturel, et les sensations, la locomotion, la voix qui sont, ainsi que la respiration, sous la
dépendance immédiate de l'encéphale, se trouvent interrompus.

L'opinion exprimée par Littré est générale. La syncope et la lipothymie sont pour la grande majorité des médecins la conséquence de l'arrêt
ou du ralentissement des battements cardiaques, et dans l'article de
M. Bertin-Sans du Dictionnaire Encyclopédique, qui embrasse d'un
coup d'œil les idées rétrospectives et actuelles sur le sujet, je relève les
expressions : « défaillance, akinésie, inertie, parésie, paralysie du cœur ;
asystolie ; gêne et arrêt de la systole ; entrave à la contraction ; tendance
à la formation de caillots cardiaques » ; et cette phrase : « chaque fois
qu'on peut reconnaître l'état du cœur pendant la syncope on constate
l'arrêt en diastole. »

Cette idée de la paralysie cardiaque est si solidement ancrée dans l'esprit de l'auteur, que pour lui la syncope par hémorrhagie survient sous l'influence d'une action nerveuse paralysante « bien que la déplétion vasculaire excite la contraction cardiaque » (*sic*).

Comment ! le cœur se paralyse lors même que sa contraction est excitée ?

Singulier exemple de ces contradictions flagrantes que les esprits ingénieux et diserts acceptent sans sourciller, par la force des préjugés et de l'instruction emmagasinée.

Et sur quoi est fondée l'affirmation de l'arrêt en diastole, « chaque fois qu'on a pu reconnaître l'état du cœur ? » Est-ce qu'on a *vu* le cœur d'un homme syncopé par hémorrhagie ? Non. On a conclu de l'absence des pulsations radiales à l'arrêt du cours du sang et partant à celui du cœur. Eh bien ! saignez un animal ; vous verrez le cœur se contracter, comme le dit M. Bertin-Sans ; en règle, vous ne le verrez à aucun moment s'arrêter en diastole. Cependant l'animal perdra la sensibilité, le mouvement, et son pouls deviendra imperceptible, ce qui représente, je crois, les signes de la syncope : celle-ci n'implique donc pas nécessairement l'arrêt en diastole et cependant personne que je sache n'a saisi l'occasion de cette expérience courante pour passer au crible la théorie contemporaine et classique de l'arrêt en diastole née de la découverte des nerfs d'arrêt, et indifféremment appliquée à tous les états syncopaux.

DIFFÉRENCIATION DES ÉTATS SYNCOPAUX

Je conclus d'une centaine d'expériences dont les résultats ont été constants que les états syncopaux comprennent deux variétés dans lesquelles l'état du cœur diffère *du tout au tout*. La circulation cardiaque se comporte inversement. Dans la première variété le cœur tend à s'arrêter ou s'arrête en diastole, dans la seconde il tend à s'arrêter ou s'arrête en systole.

La variété diastolique (cardio-dilatation) est assez rare comparée à la variété systolique. On ne la produit pas par voie expérimentale indi-

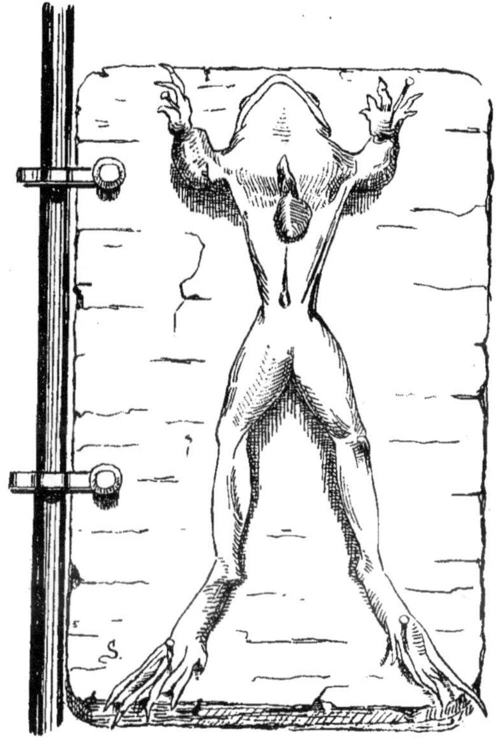

Fig. 223.

VARIÉTÉ DIASTOLIQUE DES ÉTATS SYNCOPAUX

Cardio-dilatation. — Parésie ou paralysie cardiaque.
Inhibition.

recte à volonté, mais seulement chez certains animaux prédisposés. On voit le cœur s'arrêter brusquement en diastole, gonflé de sang.

Recherches sur les états syncopaux.
Production expérimentale des deux variétés
de syncopes.
Variété systolique. — Cardio-constriction.

La variété systolique (cardio-constriction) est très fréquente comparée
à la variété diastolique. On la produit expérimentalement à volonté.
Quand l'animal meurt, le cœur est resserré et vide. L'arrêt en systole
ne survient pas avec la soudaineté de l'arrêt en diastole. Il est le dernier

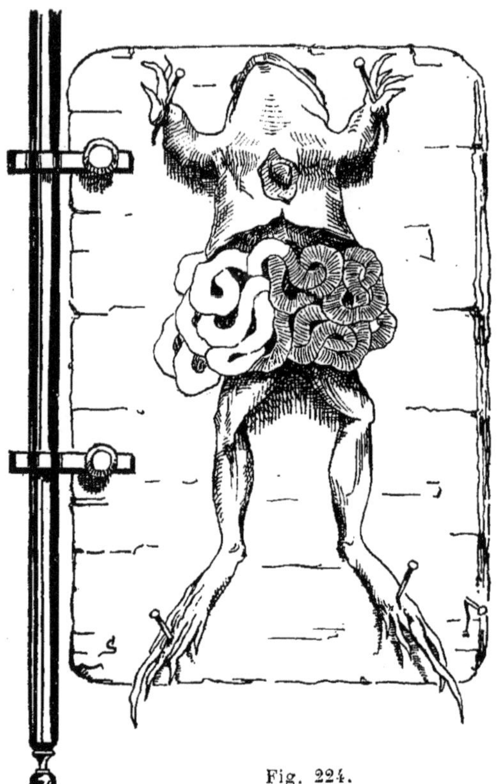

Fig. 224.

Cardio-constriction : cardio-tétanisation : cardio-rétraction. — Olighémie et anémie
du cœur.

Soustraction sanguine par vaso-dilatation ou extra-vasation.

terme d'une série de systoles de plus en plus énergiques, d'une an-
goisse du cœur privé de sang, d'une tétanisation puis d'une rétraction

qui rendent ses battements difficilement perceptibles ou imperceptibles et se traduisent au niveau de la radiale par le pouls filiforme ou par l'absence du pouls.

Production expérimentale de la variété diastolique.

(CARDIO-DILATATION).

Parésie ou paralysie du cœur. — Inhibition.

Fixez sur une planchette une grenouille, mettez son cœur à nu en évitant toute hémorrhagie, d'après la méthode signalée plus haut. Tapotez le ventre avec une spatule, comme le faisait Goltz, et *quelquefois* vous verrez le cœur gorgé de sang s'arrêter en diastole (fig. 223).

Le physiologiste allemand, dans son célèbre mémoire, a prétendu que le fait était constant, ce qui n'est pas exact. Goltz a vu mais confondu deux phénomènes différents, l'arrêt en diastole et la tendance à l'arrêt en systole. Sur 70 grenouilles, l'arrêt en diastole a été constaté 7 ou 8 fois. Il est donc spécial à certains animaux. Cette prédisposition est d'autant plus probable, que d'ordinaire le phénomène est renouvelable à volonté sur une même grenouille. La force des coups n'a aucune importance. Une compression, même légère, suffit à la rigueur. Il est rare qu'une grenouille, dont le cœur ne s'est pas arrêté en diastole dès la première expérience, offre ce phénomène dans les expériences consécutives. Ces cœurs prédisposés nous ont paru relativement plus gros que ceux des autres animaux et ont conservé cet excès de volume relatif jusqu'à la mort par dessiccation.

Pendant l'arrêt l'animal est insensible, flasque, et ne respire pas. La circulation périphérique n'a pas été examinée, mais logiquement et à en juger par d'autres expériences relatées plus loin, elle doit être plus ou moins suspendue et les globules arrêtés, ralentis, ou en oscillation lente.

De tout cela je conclus que l'arrêt en diastole existe et il est évident que cette parésie puis cette paralysie du cœur, inhibitoire, pour me servir de l'expression de Brown-Sequard, doit se produire spontanément, sous certaines conditions, dans les différentes espèces, y compris l'espèce humaine, sous peine de mettre en doute des relations d'autopsie peu discutables.

Il importe au plus haut degré de différencier cliniquement et expérimentalement la variété syncopale diastolique, ou variété classique, de la variété systolique non décrite, plus fréquente ou au moins aussi fréquente, et dont je vais parler.

Production expérimentale de la variété systolique.

(CARDIO-CONSTRICTION, CARDIO-TÉTANISATION, CARDIO-RÉTRACTION).

Spasme et anémie du cœur. — Soustraction sanguine par vaso-dilatation ou extra-vasation.

Rien n'est plus facile à produire que la variété systolique des états syncopaux, *sur n'importe quel animal,* en le plaçant dans les conditions de l'effusion du sang, ou de la paralysie subite d'un territoire étendu de la circulation, particulièrement de la circulation abdominale. Cette paralysie entraîne une sorte *d'hémorrhagie intra-vasculaire,* par inondation de ce territoire vers lequel tout le sang de l'animal est drainé (fig. 224).

Reprenons les animaux à sang froid.

Frappez le ventre d'une grenouille avec une spatule (procédé de Goltz), vous constaterez que neuf fois sur dix environ, loin de se dilater et de s'arrêter en diastole, le cœur se contracte d'emblée, contrairement à l'opinion du célèbre physiologiste. Frappez avec continuité et une vigueur relative à la petitesse de l'animal, et vous verrez — ce que Goltz a par contre bien vu — la diminution du cœur s'accentuer graduellement. Elle atteindra le maximum si vos coups persistent. C'est à peine si votre œil parviendra à saisir les battements de ce cœur, petit, plissé, ratatiné, pâle, pendant l'opération. Quand vous la cesserez, les battements deviendront perceptibles, la diastole sera un peu plus ample, mais si le tapotement a été énergique, prolongé, et exercé avec continuité, le cœur restera petit et anémié.

Ouvrez alors la cavité abdominale et vous trouverez les viscères injectés et ecchymotiques. Le phénomène acquerra toute évidence si vous opérez sur des femelles et dans les premiers jours de février à l'époque où l'oviducte complètement développé emplit la cavité splanchnique (fig. 224). Cette injection et ces ecchymoses expliquent l'anémie cardiaque. Le sang de l'animal s'est accumulé dans les vaisseaux mésentériques paralysés. Il a cessé de parvenir au cœur. Les membres de leur côté n'en contiennent pour ainsi dire plus, et en observant au microscope les capillaires interdigitaux pendant le tapotement vous aurez constaté leur contraction aussi énergique que celle de l'organe central.

Or, ces animaux offrent nettement, par intervalles, les apparences de la syncope, flaccidité, insensibilité, arrêt de la respiration, disparition du pouls, puisque la circulation s'arrête à la périphérie. Cependant à aucun moment le cœur ne défaille. Il se contracte et se rétracte. D'où je conclus qu'il existe une seconde variété d'état syncopal qui est caractérisée non par l'arrêt en diastole mais par l'arrêt ou la tendance à s'arrêter en systole. Je conclus encore de cette expérience, que cette variété d'état syncopal a une origine mécanique et dépend soit de l'effusion de sang, soit de la paralysie de la circulation mésentérique entraînant la stase circulatoire.

Sur les animaux à sang chaud vous reproduirez les mêmes phénomènes en les saignant ou en déterminant ce que j'appelle *hémorrhagie intra-vasculaire*, c'est-à-dire l'inondation du territoire sanguin de l'abdomen. Cette inondation est la conséquence de la parésie et surtout de la paralysie des nerfs splanchniques. La simple exposition à l'air des viscères d'un chien laparatomisé, produit peu à peu une congestion, qui finit par entraîner la diminution du cœur ; il en est de même des coups sur le ventre, moyen qui exige d'autant plus de brutalité que l'animal est plus gros ; mais le procédé radical est la section des filets nerveux parce qu'elle détermine la paralysie complète du territoire mésentérique.

Eh bien ! sur les animaux ainsi placés dans les conditions qui produisent à coup sûr l'état syncopal, à aucun moment le cœur ne s'est arrêté en diastole. Jamais il ne s'est gonflé ; au contraire il a constamment diminué. Jamais il n'a défailli ; au contraire il se contractait et se rétractait.

Donc, à côté de la variété syncopale classique caractérisée par l'arrêt ou la tendance à l'arrêt en diastole, il existe une autre variété que caractérise l'arrêt ou la tendance à l'arrêt en systole.

J'ai dit que cette seconde variété était probablement plus fréquente que la première, parce que ni l'effusion du sang, ni la parésie ou la paralysie de la circulation abdominale ne me semblent rares. Or j'assimile complètement aux effusions ou hémorrhagies proprement dites, cette vaso-dilatation locale, par laquelle, les vaisseaux mésentériques, distendus, se changent en rivières immobiles, où le sang s'accumule comme en un lac sans courant.

La variété systolique des états syncopaux a *deux degrés*.

Dans le premier, le *territoire vasculaire abdominal, siège de la vaso-dilatation*, est *peu étendu* et la *vaso-dilatation* est *fugace*. C'est une *parésie*. Il en résulte une *cardio-constriction,* c'est-à-dire un *spasme* ou *cardio-tétanisation fugace* par oligémie du cœur. Cette *forme* d'état syncopal systolique est *bénigne*.

Dans le second degré, la *vaso-dilatation* abdominale *s'étend à tout ou presque tout le territoire mésentérique*. Cette *paralysie* produit les effets des grandes spoliations sanguines. Il en résulte une *cardio-rétraction permanente par* anémie *du cœur*. Cette forme d'état syncopal systolique entraîne la *mort*.

L'existence d'une variété syncopale systolique, conséquence de l'effusion du sang ou de l'*hémorrhagie intra-vasculaire*, donne peut-être la clef de phénomènes pathologiques discutés, tels que les collapsus par contusion violente du ventre sans ecchymoses cutanées, et certaines formes du shok opératoire. La défiance qu'inspire aux chirurgiens l'exposition prolongée, la manipulation des viscères, les variations atmosphériques pendant les laparotomies, et le soin qu'ils prennent d'éviter l'évacuation brusque des épanchements abondants, l'usage et le succès des injections stimulantes (éther et caféine), à petites doses, des injections inertes ou presque inertes (certains sérums), à haute dose, sont nés de l'observation d'accidents diversement interprétés, et en réalité d'origine variable ; mais dans la production desquels le défaut d'équilibre de la pression sanguine joue un rôle capital.

Nos expériences démontrent le bien fondé de cette hypothèse et

Syncope des accouchées sans spoliation sanguine.
Parésie d'un territoire vasculaire abdominal produisant les effets de l'extravasation du sang. — Cardio-constriction ou spasme cardiaque.
Utilité d'une vieille pratique de matrone.

engagent à rechercher d'une part, dans les autopsies, la paralysie d'un territoire vasculaire, en particulier du territoire mésentérique, et plus souvent que la défaillance, la vacuité concomitante du cœur rétracté, frappé de mort, en pleine lutte, en systole énergique comme dans les hémorrhagies ; d'autre part à distinguer, en clinique, le pouls ralenti ou brusquement suspendu, spécial à la variété diastolique, du pouls qui file en queue de rat et disparaît, spécial à la variété systolique.

Je me suis demandé, devant la Société de Biologie, si les collapsus mortels, survenant, parfois, à la suite de bains pris en pleine digestion d'un repas copieux, et attribués à la congestion cérébrale, ne devraient pas être mis au compte de la paralysie circulatoire de l'abdomen. On pourrait multiplier ces hypothèses que l'autopsie trancherait ; mais ce sont surtout les états syncopaux de la grossesse et de la délivrance survenant sans effusion de sang ni interne ni externe qui me semblent attribuables non à la paralysie mais à la parésie de la circulation abdominale entraînant l'anémie cardiaque relative.

Je ne vois pas quelle explication plus raisonnable on en pourrait donner, et ce que je vais dire au sujet des états syncopaux de la femme accouchée et gravide, expliquera comment j'ai été amené à cette façon de voir, et justifiera le traitement que je propose pour leur variété systolique.

Depuis six ans environ j'ai supprimé les hémorrhagies et les états syncopaux post partum dans ma clientèle, et aujourd'hui je suis convaincu que je n'ai pas dû au simple hasard ce résultat.

Voici comment je m'y prenais : aussitôt après l'expulsion de l'enfant, je m'installais près de l'accouchée et je malaxais doucement le fond de l'utérus et la région sous-jacente, sans comprimer ce fond, m'arrêtant dès qu'il durcissait, reprenant quand il devenait mou. Pratique de matrone, aussi ancienne que le jeu de l'oie.

Un jour j'assistai une femme que j'avais déjà accouchée trois fois. A chaque délivrance elle avait eu une formidable hémorrhagie accompagnée d'état syncopal. Occasion sans pareille de constater l'efficacité de la méthode. Aussi, à peine les pieds de l'enfant étaient hors de la vulve, je portai la main sur le fond de l'utérus dont le volume et la consistance étaient normaux. Je cessai de déprimer la paroi abdominale, sans retirer la main prête à tout événement. Un peu plus tard, je procédai à la délivrance naturelle, et, aussitôt après, la femme entrait en syncope. Je palpai l'utérus ; il était bien contracté. Je retirai la main pour procéder à l'examen de la vulve. Une quantité modérée, normale, de sang s'écoulait. Ce sang venait de la profondeur et non d'un vaisseau rompu à l'orifice vulvo-vaginal. Cependant la femme, qui était sortie de cette première et passagère syncope, défaillait une seconde fois. Nouvelle palpation, utérus de volume normal. Nouvel examen de la vulve. Certainement la quantité de sang était trop insignifiante pour qu'un vaisseau de la profondeur eût été rompu. La femme, très promptement et incomplètement revenue de la seconde syncope, défaillait une troisième fois. Alors dans la conviction où j'étais, qu'un caillot s'était formé dans l'utérus, et que l'état syncopal cesserait après expulsion de ce caillot, je me tins prêt à introduire la main dans les voies génitales ; mais en attendant je malaxai de nouveau sans force l'abdomen au-dessus du fond de l'utérus que je sentais durcir par intervalle.

L'état syncopal cessa et aucun caillot ne fut expulsé. Je ne comprenais rien à ce qui s'était passé.

Quelque temps après j'étais témoin d'un fait à peu près semblable. J'y attachai cependant moins d'importance parce que je l'avais fréquemment constaté : l'utérus, sans être gros, ne se contractait pas franchement, et il y avait un petit caillot. D'une main, je malaxais doucement l'abdomen au-dessus du fond utérin, de l'autre je tenais le pouls, qui disparaissait, puis remontait, puis disparaissait encore. Le caillot expulsé, je le regardai, et fis cette réflexion que j'avais déjà faite bien des fois en pareille circonstance : « *comment un caillot moins gros qu'un petit poing peut-il créer un état syncopal aussi tenace, alors que d'autres femmes perdent deux et trois fois plus de sang et n'éprouvent aucun malaise ?*

La quantité de liquide en circulation, et le nervosisme, me semblaient de trop vagues explications. Nos expériences m'en ont fourni une autre qui a, je crois, plus de valeur, ou qui les complète en tous cas. Mes premières idées à ce sujet datent du jour où j'ai constaté que la vaso-dilatation de l'oviducte des grenouilles avait pour conséquence l'anémie cardiaque. Je me disais que cette vaso-dilatation pourrait bien avoir les effets d'une hémorrhagie, car je voyais que la grenouille, sans respiration et flasque, était syncopée. Ce qui me déconcertait c'est qu'en regardant le cœur je n'y découvrais pas trace de ce que les auteurs appellent syncope. Il était *rétracté* et non dilaté. Ce n'est que plus tard, en multipliant les expériences, en constatant que pendant cet état de vacuité cardiaque, les vaisseaux étaient resserrés jusqu'à suspendre la circulation à la périphérie du corps, comme le pouls file puis disparaît chez certains syncopés, que j'ai admis l'existence d'une variété d'état syncopal, non décrite encore, la variété systolique ou à tendance systolique.

Si donc les femmes qui perdaient si peu de sang étaient syncopées c'est probablement qu'un territoire vasculaire plus ou moins étendu de la circulation abdominale était parésié. Je m'expliquai et j'explique ainsi les états syncopaux de la délivrance dans lesquels l'hémorrhagie est nulle ou peu abondante.

D'autres expériences m'ont fait comprendre du même coup comment mes malaxations, outre leur efficacité connue pour faire contracter l'utérus, en avaient une autre non moins remarquable. Ces *massages faisaient contracter les vaisseaux parésiés et, envoyant au cœur le sang qui lui manquait, prévenaient ou supprimaient l'état syncopal.* Nos expériences démontrent en effet que le massage abdominal méthodique a une action élective dynamogénique sur la circulation : accroissement de la systole et de la diastole cardio-vasculaire, de la systole pendant le massage, de la diastole pendant les pauses, à condition que la circulation mésentérique ne soit pas totalement paralysée, ce qui arrive quand on sectionne les splanchniques. En pareil

**Méthode pour prévenir ou faire disparaître les syncopes
par insuffisance d'alimentation cardiaque et
cardio-constriction consécutive. — Interprétation nouvelle de la
vieille pratique des matrones.**

cas, les effets dynamogéniques cessent. Alors, pour alimenter le cœur, on est réduit à lever le train postérieur de l'animal.

Evidemment dans les états syncopaux de la délivrance, dont le mécanisme est celui que je viens d'indiquer, la paralysie de la circulation abdominale n'est pas complète. Elle est limitée à un territoire vasculaire plus ou moins étendu et tout se borne à une parésie plus ou moins durable, suffisante, non pour vider et anémier le cœur, comme le fait une hémorrhagie intra ou extra-vasculaire considérable, mais pour déterminer le *spasme cardiaque*, sous l'influence d'une brusque diminution d'apport intra-ventriculaire.

Si cette théorie me semble jeter quelque lumière sur les états syncopaux de la délivrance, elle éclaire de même à mon sens ceux de la grossesse. Sans doute il m'est impossible de fournir la preuve directe chez la femme, de la convulsion cardiaque. Je ne puis davantage fournir celle de la parésie vasculaire abdominale; mais je les ai vues l'une et l'autre sur les animaux; je sais de plus quels sont les effets dynamogéniques du massage. Je sais enfin que l'état syncopal des femmes grosses a ses moments d'élection, ceux des poussées congestives abdominales, chères aux anciens et à moi-même, parce que j'ai constaté leur réalité, leur fréquence et leur périodicité chez les femmes, surtout quand elles sont génitalement atteintes. Je ne risque donc pas grand'chose en admettant que la variété systolique des états syncopaux de la grossesse a pour origine une vaso-dilatation locale et brusque entraînant l'anémie, *relative, instantanée, passagère* du cœur et le spasme cardiaque.

Voici comment je procède pendant la délivrance : je ne m'éloigne pas un instant de l'accouchée et dès que l'enfant est expulsé, je tiens sous surveillance l'utérus. J'engage ma main entre le fond de cet organe et la base de la cage thoracique. De temps en temps, je soulève la main, puis je l'engage de nouveau, ce qui constitue un massage par compression brève, légère, entrecoupé de pauses, une sorte de palpation douce et intermittente.

J'y ajoute quelques frictions circulaires, également brèves, légères et

Syncope des femmes grosses. — Utilité du massage et de l'élévation pour prévenir ou faire disparaître la variété systolique des syncopes.
Inefficacité probable contre la variété diastolique.

entrecoupées de pauses, sur le fond de l'utérus et au-dessus de lui sur le paquet viscéral. Ces manœuvres précèdent, accompagnent et suivent la délivrance naturelle, et même l'artificielle, car le fait seul de tenir dans sa main le fond de l'utérus suivant le précepte classique, pendant cette opération, implique le massage de ce fond et de l'intestin ambiant. On doit éviter les compressions fortes et surtout continues.

Tout cela est fort simple, empiriquement connu et apprécié depuis l'antiquité, et je ne fais que le rajeunir par l'analyse et l'interprétation nouvelles, où m'a conduit la méthode expérimentale. *Le massage des vieilles matrones n'a pas pour unique effet de provoquer la contraction de la fibre utérine; il provoque encore celle des vaisseaux abdomino-pelviens, et envoie le sang au cœur dont il stimule et rythme les élans.*

Pour les états syncopaux de la grossesse, ce sont les frictions circulaires, brèves, légères, entrecoupées de pauses et *pratiquées sur l'épigastre* que je conseille. Il est rare que le médecin soit témoin de pareils états. Une fois seulement, le hasard m'en a fourni l'occasion ; je ne me suis pas contenté de la friction épigastrique, quoiqu'elle ait suffi pour soustraire promptement la femme à une lipothymie, d'où on avait d'ordinaire peine à la tirer. J'ai rendu à l'utérus sa mobilité momentanément perdue, au moyen d'un léger massage exécuté sur ses flancs le long des ligaments larges. Le lendemain je constatai que l'utérus était de nouveau immobilisé et le ventre dur, ce qui, joint aux malaises éprouvés par cette femme enceinte de sept mois et demi environ, me fit redouter un accouchement prématuré. En conséquence je tentai, malgré le volume de l'utérus et l'âge de la grossesse, de pratiquer l'élévation de cet organe. Après cette opération, accompagnée de très douces vibrations que les deux mains exécutaient, la femme éprouva le soulagement immédiat que j'ai constaté nombre de fois. Cependant je n'osai pas, à cause du milieu où je me trouvais, instituer le traitement kinésique intermittent qui m'a donné plusieurs succès à l'hôpital sur les femmes gravides sujettes aux poussées congestives périodiques. Quinze jours s'écoulèrent sans retour des accidents ; puis ils reparurent, la lipothymie exceptée, et l'accouchement eut lieu.

Telles sont mes idées sur les états syncopaux de la délivrance et de la grossesse. Tel est le traitement que je préconise *pour les variétés systoliques*. Il est vraisemblablement contr'indiqué par la variété diastolique.

En effet, tandis que j'ai toujours vu le massage abdominal réussir contre la vacuité cardiaque jusqu'à ressusciter le cœur d'animaux dont l'oreillette seule battait encore, je l'ai vu échouer quand le cœur paralysé se gonfle de sang et menace de s'arrêter, ou s'arrête en diastole. Par une contradiction inexplicable ce ne sont plus les nerfs accélérateurs cardiaques qui sont influencés, mais les pneumogastriques. On multiplie les arrêts au lieu de les supprimer.

Il y aurait donc lieu, si ces expériences se confirment, de diagnostiquer, avant de pratiquer le massage, la variété à laquelle on a à faire, par l'état du pouls qui se comporte différemment dans les deux cas, à l'image du cœur.

De l'ensemble des faits constatés, je me crois autorisé à conclure :

1º Qu'il existe deux variétés d'états syncopaux, l'une caractérisée par l'arrêt ou la tendance à l'arrêt en diastole — *cardio-dilatation;* l'autre par l'arrêt ou la tendance à l'arrêt en systole — *cardio-constriction;*

2º La variété diastolique (paralysie ou parésie du cœur, syncope) semble idiosyncrasique, déterminée par certains états morbides ; sans doute favorisée par certains poisons ;

3º La variété systolique (convulsion ou spasme du cœur, lipothymie) est produite par les effusions de sang, par la paralysie ou la parésie d'un territoire vasculaire; cette paralysie mérite par ses effets le nom d'*hémorrhagie intra-vasculaire*. Les états syncopaux de la délivrance et de la grossesse, survenant sans effusion de sang, paraissent dus à un phénomène de cette nature.

4º Le massage méthodique du paquet viscéral, grâce à son influence élective dynamogénique sur l'appareil cardio-vasculaire, a le pouvoir de prévenir ou de faire disparaître les états syncopaux de cette catégorie, à condition que la paralysie ne soit pas complète.

5º Cette influence dynamogénique a semblé nulle ou très amoindrie dans les états syncopaux de la catégorie inverse.

6° Les malaxations abdominales employées depuis longtemps par les accoucheurs n'ont pas pour unique effet de provoquer la contraction de la fibre utérine; elles provoquent encore celle des vaisseaux mésentériques, elles alimentent le cœur et tout l'arbre circulatoire, dont elles stimulent et rythment les élans, quand leur emploi est méthodique.

CHAPITRE III

CRITIQUE DES MÉMOIRES DE GOLTZ SUR LES EFFETS DU TAPOTEMENT ABDOMINAL

Quoique les mémoires de Goltz aient été l'un des points de départ des recherches faites avec Romano, ils en diffèrent si essentiellement que je tiens, pour qu'on connaisse exactement ce qui revient au physiologiste allemand et ce qui me revient, et pour justifier mes critiques, à donner ici un extrait desdits mémoires avec commentaires.

. . . .
. . . .

II. — PARALYSIE RÉFLEXE DU CŒUR CONSÉCUTIVE A L'IRRITATION DES NERFS SENSIBLES (1)

. . . .

« Je pris une grenouille du type *rana esculenta* dont je mis à nu, par l'excision d'une petite fenêtre, la région du cœur, en épargnant soigneusement le péricarde. A travers cette mince membrane je voyais le cœur battre. Après un moment, je frappai assez fortement le ventre de la grenouille, 140 fois par minute, avec une spatule en plàtre, sans toucher le cœur. Aussitôt les battements du cœur se ralentirent, et, si l'on continue à frapper d'une façon ininterrompue, le cœur s'arrête enfin complètement, pendant quelque temps, dans la diastole (GOLTZ).

D'après nos expériences, ce n'est *jamais* en frappant longtemps et d'une façon ininterrompue qu'on arrête le cœur en diastole. C'est en frappant légèrement des

---

(1) Archives de Virchow, vol. XXVI, Berlin, 1863.

animaux prédisposés. Il s'arrête alors au premier coup, parfois insignifiant. Les coups ou massages forts provoquent d'abord un spasme, une sorte de tétanisation avec projection de la pointe (érection). Ininterrompus ils déterminent ensuite la vacuité du cœur qui se recroqueville et se plisse : 1° cardio-constriction ; 2° cardio-rétraction.

Nous avons vu deux sortes d'états syncopaux, l'un par afflux de sang (cœur gros, gonflé, distendu) avec arrêt très net ; c'est la véritable inhibition spéciale à certains animaux (fig. 223). On la détermine d'emblée par un coup léger ; on la reproduit à volonté ; l'autre par soustraction de sang (cœur anémié, ratatiné, exsangue), avec arrêt moins net, peut-être même sans arrêt mais avec réduction considérable de volume, causée par l'anémie cardiaque consécutive à la paralysie de la circulation abdominale (fig. 224). Goltz a vu d'abord le premier phénomène, plus tard le second. L'un est réflexe (syncope, inhibition, cœur relâché, ralenti, puis arrêté en diastole), l'autre est à la fois réflexe et mécanique, cœur contracté, accéléré, tétanisé, spasme cardiaque, tendance à l'arrêt en systole, cardio-rétraction par drainage ou épanchement du sang dans l'abdomen (STAPFER).

Dès que le tapotement cesse, le cœur, qui reste encore un court instant immobile, se remet à battre, d'abord lentement, puis de plus en plus fort. Quelque temps après l'expérience il fournit même cinq battements de plus par minute qu'avant l'expérience (GOLTZ).

C'est ce fait qui est devenu le point de départ de nos recherches (STAPFER).

On peut répéter celle-ci autant qu'on veut et avec les mêmes résultats sur le même animal.

La force absolument nécessaire des coups est relativement faible. Elle ne provoque ni douleur, ni lésion des intestins. Plus on répète l'expérience sur le même animal plus elle réussit (GOLTZ).

Goltz est ici en contradiction avec ce qu'il a dit plus haut : « Je frappai assez fortement, d'une façon ininterrompue ». Pour ce qui concerne l'inhibition (cardio-dilatation) ses quatre propositions sont exactes : la force des coups n'est pas nécessaire ; l'animal ne souffre pas ; les intestins ne sont pas lésés ; l'expérience se renouvelle à volonté.

Elles ne le sont plus s'il s'agit de la cardio-tétanisation et surtout de la cardio-rétraction.

La force ou la persistance des coups sont nécessaires, l'animal se tord, exécute des mouvements sinueux, souffre selon toute probabilité ; puis il devient flasque. Les lésions intestinales sont constantes. Quand on ouvre le ventre d'une grenouille tapotée, on y trouve tous les degrés de l'injection vasculaire depuis la simple nuance de coloration, et toutes les variétés de contusions, depuis l'ecchymose jusqu'à l'épanchement sanguin. Il est assez singulier que Goltz, non seulement n'ait pas constaté le fait dès ses premières expériences, mais qu'il l'ait nié ;

27

c'est seulement plus tard qu'il a constaté l'injection du système mésentérique.

Cette observation a même été pour lui l'occasion d'une remarquable interprétation des effets de la paralysie vasculaire abdominale sur la réplétion et la vacuité ventriculaires.

Le phénomène de l'injection ne saurait échapper lorsqu'on opère sur les grenouilles un peu avant la ponte, époque où les oviductes très développés emplissent la cavité abdominale, recouvrent et cachent l'estomac et l'intestin, et donnent au ventre la forme connue sous le nom de ventre de batracien. On peut alors, si l'on tapote ou masse la partie droite ou la partie gauche isolément, trouver à l'ouverture de la cavité abdominale, la région, tapotée ou massée, injectée, ecchymotique ou sanglante, suivant la force du tapotement ou du massage (fig. 224).

Comment expliquer que Goltz n'ait vu dans ses premières expériences ni le phénomène de la dilatation et de la paralysie des vaisseaux, ni celui du cœur « fonctionnant comme une pompe privée d'eau », qu'il a si bien décrit dans des expériences consécutives? *Ce phénomène saute aux yeux.* Cela prouve une fois de plus qu'un fait même constant, facile à découvrir, peut échapper aux regards d'un observateur de mérite, ou que par un singulier hasard Goltz n'a opéré que sur des animaux prédisposés à l'inhibition. Il ne dit nulle part le nombre des animaux dont il s'est servi pour ses expériences. Le nombre des nôtres dépasse 70. J'évalue à 12 0/0 celui des grenouilles dont le cœur s'arrêtait en diastole (Stapfer)

. . . .

. . . .

Ayant trouvé la voie par laquelle l'organe central du système nerveux effectue l'arrêt du cœur, — moelle allongée, nerf vague — il faut rechercher de quelle manière cet organe central est excité par le tapotement.

Après avoir mis à nu le cœur, j'ouvre le ventre de l'animal et je repousse de côté les intestins, de façon à découvrir la colonne vertébrale. Puis je soumets celle-ci au tapotement, comme j'y ai soumis le ventre dans les expériences précédentes. Je ne remarque aucune sorte d'altération des pulsations cardiaques. On n'obtient pas plus de résultats en tapotant la tête et en ébranlant par conséquent avec force la moelle allongée.

Si par conséquent, l'ébranlement de la colonne vertébrale et de son contenu ne peut être la cause de l'arrêt, il ne reste qu'à rechercher la raison de ces phénomènes remarquables, dans le mauvais traitement infligé aux parties molles du ventre (Goltz).

Ce n'est point par un « mauvais traitement » qu'on arrête le cœur en diastole. C'est par un coup léger, parfois un simple attouchement. Le « mauvais traitement » (coups forts et ininterrompus) anémie et fait rétracter le cœur (Stapfer).

Parmi celles-ci, la peau est négligeable, car le tapotement réussit même après l'enlèvement de cette peau.

Il réussit également après le décollement des muscles abdominaux si l'on tapote l'intestin mis à nu. L'expérience suivante montre parfaitement qu'une légère irritation mécanique de l'intestin peut provoquer l'arrêt du cœur.

Tout d'abord, je mets à nu le cœur comme d'habitude. Puis après avoir formé un pli, j'ouvre de bas en haut la paroi ventrale en ayant soin de ne pas toucher les intestins avec les ciseaux. Ensuite je retire l'estomac avec précaution et je le place de côté sur l'index gauche. Puis je le tapote légèrement avec une spatule, et le cœur s'arrête.

Cette expérience ne réussit pas toujours, il est vrai, assez fréquemment cependant pour établir d'une façon certaine que l'irritation mécanique des intestins, effectuée par le tapotement, opère, elle seule, l'arrêt du cœur. Les complications inévitables de l'expérience, l'accès de l'air atmosphérique, la grandeur de la plaie, etc., expliquent suffisamment pourquoi l'expérience ne donne pas de résultat constant (Goltz).

Elle n'en donnait pas, parce que le phénomène de l'arrêt en diastole est exceptionnel, idiosyncrasique. Goltz opérait-il sur des animaux prédisposés à la véritable inhibition ? il la reproduisait, et sans mauvais traitement mécanique, par un coup léger. Opérait-il au contraire sur des animaux réfractaires à la véritable inhibition, à force de coups il drainait ou épanchait le sang dans l'abdomen et par contre-coup il anémiait le cœur qui se contractait, se rétractait, et finissait par s'arrêter exsangue, ou semblait s'arrêter, réduit à d'imperceptibles battements (Stapfer).

En se basant sur toutes ces expériences, on peut soutenir que le tapotement a pour résultat *constant* un arrêt par réflexe du mouvement du cœur (Goltz).

Le résultat est au contraire *inconstant* (Stapfer).

L'irritation mécanique des intestins, par le tapotement, détermine, par la voie des nerfs sensibles intestinaux, un processus spécial dans la moelle allongée qui effectue, par l'intermédiaire des pneumogastriques, l'arrêt du cœur.

Le faible ébranlement du cœur produit pendant l'expérience est probablement un facteur qui contribue à l'arrêt du cœur ; mais en tout cas, il n'est pas le facteur essentiel. Les expériences suivantes sont là pour confirmer le fait.

Je soumets une grenouille chloroformée à l'expérience du tapotement. Celle-ci échoue. Le cœur continue à battre en dépit des coups assez forts frappés sur le ventre. J'abandonne l'animal à lui-même. Au bout d'une heure, il est revenu à lui. La respiration et les mouvements naturels sont rétablis. Je recommence alors l'expérience du tapotement qui réussit aussi souvent qu'on la répète.

L'expérience du tapotement ne réussit nullement quand on la pratique sur un animal empoisonné avec une dose suffisante de *Worara*.

Les deux faits s'expliquent facilement. Il n'est pas possible d'obtenir, sur un animal chloroformé, des phénomènes réflexes par l'intermédiaire de la moelle allongée. Celle-ci est, dans ce cas, comme morte. Chez un animal empoisonné d'une manière intensive avec le worara, les pneumogastriques sont morts aussi ; car il n'est pas possible, quand on les irrite, d'effectuer l'arrêt du cœur. Dans la première expérience, il manque la moelle allongée, et dans la seconde les pneumogastriques, dans la série d'organes, dont la conservation est indispensable pour que l'arrêt par réflexe du cœur soit rendu possible à la suite de l'irritation de l'intestin. Telle est la cause du résultat négatif obtenu.

L'arrêt par réflexe, du cœur, est, sous tous les rapports, assez analogue à l'arrêt déterminé par l'irritation directe de la moelle allongée ou des pneumogastriques. Si l'on poursuit trop longtemps l'expérience du tapotement, on ne tarde pas à remarquer que le cœur recommence à battre, même pendant l'opération, tout comme il arrive à la suite d'une irritation directe prolongée du pneumogastrique. La durée absolue de l'arrêt que l'on peut obtenir par voie réflexe est à peine un peu inférieure à celle que l'on obtient par l'irritation directe des pneumogastriques (GOLTZ).

Nous avons constaté que l'arrêt en diastole (animaux prédisposés) pouvait être reproduit même jusqu'à la mort par dessiccation, c'est-à-dire pendant vingt heures environ. Ces grenouilles conservent, jusqu'au dernier souffle, un ventricule plus gros que celui des autres animaux. Il suffit parfois de toucher leur ventre pour que le cœur gonfle et s'arrête. Goltz dans ce passage, comme ailleurs, n'est pas clair parce qu'il confond sans cesse deux phénomènes différents, l'arrêt par distension et l'arrêt ou tendance à l'arrêt par vacuité cardiaques (STAPFER).

Bien des personnes s'étonneront que je me sois arrêté si longtemps à une expérience aussi facile à faire que l'expérience du tapotement ; mais pas aussi facile à interpréter. Si dans cette expérience, l'arrêt du cœur est déterminé par l'irritation des nerfs sensibles de l'intestin, l'expérience paraîtrait bien plus claire en irritant directement ces nerfs séparés. Il n'en est pas ainsi. J'ai fait à plusieurs reprises des expériences d'irritation des nerfs des intestins, et non sans résultat : mais il leur a toujours manqué une chose qui ne doit jamais faire défaut dans les expériences scientifiques : je veux dire la constance du résultat. L'expérience du tapotement n'est, à vrai dire, pas claire, mais les résultats en sont constants. Il s'ensuit que nous possédons au moins la somme de l'expérience mais que nous avons besoin de la contrôler par de longues recherches pour bien comprendre ce dont il s'agit (GOLTZ).

Goltz avait en main les éléments nécessaires pour ce contrôle. Il voyait tout : malheureusement, il ne distinguait pas très bien (STAPFER).

Les expériences d'irritation que je vais communiquer ne sont simples qu'en apparence. Elles ne sont pas constantes et par conséquent nous ne possédons pas la somme de leurs conditions nécessaires. Il y entre en ligne de compte des facteurs perturbateurs dont on ne peut à l'avance calculer la somme et les effets. J'ai irrité les nerfs mésentériques à l'aide de courants d'induction. Parfois le cœur s'arrêtait, mais dans la grande majorité des cas, je ne pouvais saisir aucune altération des battements cardiaques. L'irritation mécanique des mêmes nerfs, au moyen du tétano-moteur de Heidenhayn, ne donnait pas non plus de résultat constant.

La cautérisation des nerfs intestinaux avec l'acide acétique ne modifia pas du tout le mouvement du cœur, et leur cautérisation au fer rouge ne produisit pas d'effet notable.

Bien que mes expériences relatives à la paralysie réflexe du cœur n'aient porté que sur des grenouilles, je présume néanmoins, en me basant sur les données de la pathologie, qu'elles trouveront leur analogie chez les mammifères (GOLTZ).

Nous n'avons pas vu se produire chez les animaux à sang chaud la véritable inhibition ; mais nos expériences ne sont pas nombreuses. Par contre, nous avons reproduit le phénomène de la cardio-constriction et de la cardio-rétraction primitivement confondus par le physiologiste allemand avec la cardio-dilatation (STAPFER).

En lisant le compte-rendu de mes expériences sur le tapotement, on se sera probablement rappelé que des coups vigoureux portés sur la région de l'estomac ont été suivis chez l'homme de mort subite. Toutes sortes d'accidents déplorables qui se produisent parfois à la suite d'une lésion des intestins pourraient bien être dus à des paralysies réflexes. On a souvent observé des syncopes, voir même des cas de mort à la suite de l'introduction, sans douleur, de la sonde et après d'autres opérations ; on les a rangés sous la rubrique : paralysie générale des nerfs (GOLTZ).

De même que les syncopes, les morts subites, les chocs, sont des accidents avec lesquels il faut compter, mais non constants, de même l'arrêt en diastole par inhibition, parfois très facile à produire chez la grenouille, presque immédiat sous l'influence d'un coup léger, exige d'après nos expériences une prédisposition.

Dans l'espèce humaine un choc sur l'abdomen peut amener la mort subite, mais le fait est exceptionnel. Il en est de même de certaines compressions légères, exercées sur le cou, et produisant ce qu'on a appelé l'étranglement instantané, dont certains repris de justice prétendent avoir le secret. L'extinction soudaine ou prompte de fœtus bien portants, extraits du ventre par traction cervicale, sans violence, n'a peut-être pas d'autre cause que l'inhibition des réflexes, décrite par Brown-Séquard (STAPFER).

. . . .

. . . .

Pour savoir si une légère irritation mécanique produit un autre résultat (que la paralysie du cœur) ou si les battements s'en trouvent accélérés, j'ai fait l'expérience du tapotement en n'appliquant que des coups très légers. Je n'ai cependant jamais observé dès l'abord d'accélération des mouvements du cœur... Quand il se produisait une accélération elle était toujours précédée d'un ralentissement.

. . . .

. . . .

Je ne connais pas d'expérience réussissant sûrement au moyen de laquelle on puisse obtenir par voie réflexe une accélération immédiate de l'activité du cœur, alors que la vie courante prouve par les phénomènes du pouls la possibilité d'une pareille accélération (GOLTZ).

Le physiologiste allemand n'a pas vu le réflexe dynamogénique cardio-vasculaire du massage abdominal dont ce livre démontre l'existence (STAPFER).

. . . .

. . . .

Influence du système nerveux central sur la circulation du sang (1).

Il y a un an j'ai écrit — volume XXVI de cette publication un article intitulé « Essai sur le tapotement ». Cet article a été pour moi le point de départ d'une série de recherches...

Quand à la suite de tapotements persistants et énergiques, le cœur recommence à battre, une fois l'inhibition des réflexes passée, il se produit régulièrement un autre phénomène, que je n'avais pas remarqué dans mes premières expériences, et qui paraît assez important au point de vue de la physiologie de la circulation (Goltz).

L'inhibition cardiaque (arrêt en diastole) préalable, n'est nullement nécessaire pour la production de *cet autre phénomène*, que Goltz « *n'avait pas vu* » et qui « *se produit régulièrement* » !!! Goltz va maintenant décrire cet autre phénomène (cardio-constriction, cardio-rétraction) dont il ne verra que la seconde phase (cardio-rétraction), sans prononcer, d'ailleurs, une seule fois le mot. Il parle de cœur défaillant. Expression prêtant à une confusion qui n'est pas dans la pensée de Goltz. Cœur défaillant ! Oui. Comme un estomac qui jeûne. C'est bien ainsi qu'il l'entend. Il a vu et décrit très clairement les causes du phénomène, si clairement, que sa description produit l'effet d'un jet de lumière dans la chambre noire de ses dissertations. J'ignore pourquoi il cherche à le raccorder avec le phénomène de l'inhibition. Est-ce parce que, dans son précédent mémoire, il a affirmé la constance de ce dernier et continue à y croire ? (Stapfer).

Les battements du cœur, en effet, présentaient alors une forme tout à fait différente de celle des battements normaux. Quand les battements sont normaux, les oreillettes et le ventricule, à chaque diastole, se remplissent de sang, d'une manière si énergique que le cœur en est puissamment gonflé. La systole du ventricule envoie dans les aortes une grande masse de sang qui les élargit et les allonge fortement. Pendant la systole du ventricule, on voit, par suite de cet allongement des aortes, la limite du vestibule s'abaisser assez distinctement.

---

(1) Archives de Virchow, Berlin, 1863, tome XXVII (?) Le même sujet est traité dans le tome XXIX, année 1864, p. 391-432, sous le titre de Tonicité des vaisseaux et son importance au point de vue de la circulation. Mémoire lu à la 38ᵉ réunion des médecins et naturalistes allemands tenue à Stettin en septembre 1863.

Tout autrement se comporte le cœur après un tapotement poursuivi pendant quelque temps. Pendant le relâchement, il ne reçoit que peu de sang, et au lieu de se gonfler, il demeure pâle et complètement affaissé. A chaque systole, le ventricule n'envoie qu'une toute petite quantité de sang dans les aortes, qui ne s'allongent plus pendant la systole. C'est pourquoi la position de la limite du vestibule ne se modifie pas pendant les deux phases du mouvement du cœur, mais reste fixe. Les veines caves paraissent presque exsangues. Les artères incisées des membres ne saignent presque pas. Bref, l'état de la circulation est semblable à celui qu'on observe à la suite de fortes pertes de sang. L'on n'a qu'à abandonner la grenouille à elle-même, pour qu'au bout de quelque temps les mouvements du cœur redeviennent de plus en plus forts jusqu'à ce qu'ils aient repris leur énergie première, et que, par conséquent, l'état normal des mouvements du cœur soit rétabli (GOLTZ).

D'après nos expériences, il est rare — si même cela arrive — que les mouvements du cœur reprennent leur énergie première. Cela dépend : 1º de l'animal ; 2º de la force des coups portés et des lésions qu'ils produisent ; 3º du temps qui s'est écoulé entre le moment où la grenouille a été préparée et celui où on pratique le tapotement. En effet le cœur des grenouilles crucifiées va diminuant de quart d'heure en quart d'heure, ou de demi-heure en demi-heure probablement par exsudation cutanée. Cette lente et continuelle spoliation d'humeurs produit l'effet d'une saignée ininterrompue (STAPFER).

Comment expliquer maintenant l'altération de l'activité cardiaque qui se produit régulièrement à la suite du tapotement? Elle ressemble à celle qui survient après des pertes de sang considérables. Et cependant, il ne saurait être question, dans le cas présent, d'une diminution de la quantité du sang. Cette altération ne peut donc dépendre que d'une modification de l'activité du cœur ou des vaisseaux.

Il résulte de nos expériences que les phénomènes consécutifs au tapotement ne s'expliquent, ni par la diminution, ni par l'augmentation de l'activité cardiaque, et que, d'une façon générale, ils ne sont point dus à une altération de cette activité.

Par conséquent, ils doivent provenir d'une altération des vaisseaux, et, à proprement parler, d'une altération produite sous l'influence de la moelle épinière, c'est-à-dire qu'ils dépendent de la contractilité des vaisseaux. En quoi consiste cette altération ? Comment explique-t-elle ces phénomènes ? Quand on ouvre la cavité abdominale d'un animal soumis au tapotement, on trouve les vaisseaux de l'abdomen, notamment les veines, élargis et regorgeant de sang. Cette hyperémie se développe à la suite d'un relâchement des parois vasculaires, produit par l'irritation mécanique.

Au bout de quelque temps, les vaisseaux, sous l'influence du système nerveux central, acquièrent de nouveau leur tonicité normale, et le cœur se met à battre aussi fort qu'auparavant (GOLTZ).

Nous n'avons pas vu les vaisseaux, élargis et regorgeant de sang, reprendre leur tonicité normale et le cœur se mettre à battre aussi fort qu'auparavant. Le degré de paralysie nécessaire pour élargir et faire regorger de sang, les vaisseaux de l'abdomen d'un aussi petit animal que la grenouille, est trop prononcé pour n'être pas durable et pour que lesdits vaisseaux acquièrent de nouveau leur tonicité normale; d'autant plus qu'un tel degré de paralysie s'accompagne d'ordinaire de lésions et d'épanchement. Le fait n'est vrai que dans le cas de simple parésie vaso-motrice, sans ecchymoses, sans épanchement sanguin. La paralysie détermine l'anémie persistante du cœur (cardio-rétraction). La parésie n'entraîne qu'une diminution *passagère* de volume du ventricule par cardio-constriction *fugace* et vacuité *relative* ou *olighémie* (STAPFER).

L'élargissement des vaisseaux sanguins de l'abdomen, notoirement provoqué par le tapotement, explique dès lors suffisamment la défaillance (arrêt) des battements du cœur (GOLTZ).

La confusion *semble* reprendre entre la défaillance proprement dite ou cardio-dilatation produisant l'engorgement du cœur et la cardio-rétraction se manifestant par la diminution de volume et l'anémie ou vacuité cardiaque que Goltz décrit *très exactement;* simple impropriété de termes, ai-je fait remarquer plus haut. Goltz qualifie la cardio-rétraction de défaillance, et, à mon sens, n'a pas tort. La cardio-rétraction permanente est la manifestation d'une simple propriété de tissu et non d'une suractivité vitale ; c'est presque de l'adynamie ; c'est une défaillance, mais la défaillance d'un estomac qui jeûne, qui a des crampes, et se ratatine faute d'aliments (STAPFER).

Après le tapotement, le sang se précipite dans les veines relâchées, atones, comme dans un anévrisme subit. La tension, qui est nécessaire pour ramener le sang au cœur, cesse d'exister dans les grandes veines. Il n'y a que peu ou point de sang qui pénètre dans le cœur, pendant la diastole. Le cœur fonctionne péniblement comme une pompe qui manque d'eau. Il n'a aucune action. Ce n'est que lorsque la tonicité est rétablie et que l'espace vasculaire s'est rétréci, de façon à présenter de nouveau le volume normal, que le cœur peut recommencer à fonctionner comme d'habitude.

La tonicité des vaisseaux exerce donc une influence extraordinaire sur le mécanisme de la circulation. La tension du sang au repos n'est pas, comme l'on croit, déterminée par la contraction élastique des vaisseaux dilatés au delà de ce qu'ils sont à l'état de repos ; mais bien par la tonicité vitale des vaisseaux. Dès quel a tonicité n'existe plus, le mouvement du cœur, par suite de l'agrandissement de l'espace vasculaire, cesse de produire son effet.

. . . .

La partie essentielle du phénomène en question réside donc en dehors du cœur ; la preuve en est facile à faire : on attache deux grenouilles debout sur une planchette et on les soumet au tapotement ; puis on sectionne chez les deux animaux les aortes et on sépare le ventricule. On détruit ensuite chez une grenouille la cervelle, chez l'autre la cervelle et la moelle épinière ; on essuie la veine cave inférieure pour qu'il ne reste pas de sang et on abandonne les deux animaux à eux-mêmes. Au bout de quelque temps on pourra se convaincre que le sang remonte comme dans un manomètre, dans la veine cave inférieure de la grenouille privée de cervelle, tandis que la veine cave de l'autre grenouille demeure vide de sang.

Si alors on tapote à plusieurs reprises l'abdomen de la première grenouille, on fait retomber rapidement dans les veines atones la colonne de sang qui s'élevait dans la veine cave.

Au bout de quelques moments, le sang remonte de nouveau, et c'est ainsi qu'on peut observer à plusieurs reprises l'ascension et la chute du sang, jusqu'à ce qu'enfin la moelle épinière soit morte. Dès que cette dernière est détruite, la colonne de sang cesse de s'élever (GOLTZ).

L'essuyage de la veine cave inférieure, l'observation rigoureuse de ce qui se passe dans ce petit vaisseau, l'hémorrhagie inévitable par la section des aortes ou tout au moins du ventricule, le tapotement d'un ventre qui est fendu dans toute sa longueur rendent cette expérience BIEN DÉLICATE à conduire sans chance d'erreur chez un aussi petit animal que la grenouille. Nous n'avons pas essayé de la reproduire ; mais *logiquement* les choses doivent se passer comme Goltz l'a dit. (STAPFER).

TRADUCTION DU LIVRE DE BRANDT

PAR

E. VON SNEIDERN

ET

H. STAPFER

AVERTISSEMENT

La première fois que je vis Brandt, lors de mon second voyage en Suède, je lui demandai l'autorisation de faire traduire son livre. Il refusa net.

Ne vouloir confier pareil soin qu'à bon escient, et tenir en soupçon un étranger qui réservait lui-même son jugement, un représentant de la France, qui, jadis, ne l'avait pas accueilli, quoi de plus naturel ?

Peu de mois après la publication de mon Rapport au ministre — dont je lui avais adressé un exemplaire manuscrit en langue suédoise — Brandt m'écrivit : « Mes amis, me disent que, présentée comme vous l'avez fait, ma méthode a chance de se répandre parmi les médecins ; vous chargeriez-vous de publier en français mon ouvrage allemand dont je prépare la seconde édition ? »

J'acceptai de suite, cela va sans dire. Un refus de ma part eût été inexplicable et blessant ; mais — *in petto* — j'acceptai sans enthousiasme.

J'étais convaincu que cette publication contribuerait médiocrement à vulgariser l'œuvre et que la majorité des lecteurs en seraient déçus.

Je savais que, même en Allemagne, où les résultats du traitement avaient été officiellement vantés, où Brandt avait publié et assez rapidement écoulé une première édition de ses œuvres, sa méthode végétait.

De cet étiolement, je connaissais la principale cause. C'était

son livre, œuvre mal composée, où se dérobent les trouvailles
du génie. Il est vrai qu'on ne prit pas la peine de les mettre au
jour au moyen de la critique et d'une autre expérimentation que
la pratique *par à peu près*. La publication du livre de Brandt
n'ajouta rien à la vogue qui suivit ses exploits à Iéna. Les plus
réputés promoteurs de la méthode, non seulement ne firent d'elle
aucune étude spéciale ; mais n'en comprirent pas les principes
fondamentaux, cachés, il est vrai, dans le *tohu-bohu* de certains
chapitres. Le massage « d'après Brandt » (1) prit place dans la
thérapeutique allemande, en compagnie des lavements de chloral,
des pessaires, de l'ichthyol, comme un calmant, un redresseur
mécanique, un résolutif, un utile succédané. Une sorte de légende
se forma sur l'habileté exceptionnelle et incontestable mais en
réalité secondaire de l'inventeur, *à la virtuosité* duquel on attribua
ce qui revenait d'abord *à sa méthode*.

J'avais pressenti par l'analyse de l'homme, de ses écrits et des
faits, et je découvrais par l'expérimentation, dans les deux cents
pages de Brandt, plus de vérités et de nouveautés que dans nos
massifs traités de gynécologie contemporaine. Allais-je donc
livrer tel quel à mes compatriotes un ouvrage dont l'obscurité
déroutait les allemands eux-mêmes, allais-je exposer l'insuffisance
didactique de ce grand praticien au jugement superficiel des
esprits moqueurs, et déconcerter ceux qui avaient fondé quelque
espérance sur mon Rapport ?

Je crus d'abord me tirer d'affaire au moyen de commentaires
hors texte, autorisés par Brandt. J'en reconnus l'impossibilité.
Bien que ses idées soient la fontaine d'eau vive où j'ai puisé, ma
conception personnelle s'écartait trop du livre original pour que
des annotations fussent suffisantes. De plus, au point de vue de
l'enseignement, la refonte de certaines parties s'imposait. Alors
je me décidai à ne publier cette traduction qu'après achèvement
de mon propre ouvrage. Brandt ne verra pas, à mon grand regret,
la germination scientifique de la semence qu'il a jetée, pendant

(1) Frendenberg. Voyez l'appendice.

plus de trente ans, aux mains dédaigneuses des médecins Suédois.

Comme je balbutie, tout juste, quatre mots d'allemand, il me fallait une aide.

Après avoir essayé de faire mettre l'ouvrage en français par un traducteur de métier, possédant également les deux langues, mais ignorant la méthode de Brandt, et avoir acquis la certitude que ce travail était quelquefois incompréhensible même pour moi, j'ai adopté le procédé suivant : une première ébauche presque juxtalinéaire a été faite par une Suédoise, nullement rompue aux difficultés des langues allemande et française, mais possédant à fond en théorie pour le massage, en pratique pour la gymnastique, la méthode de son compatriote. J'ai mis au net cette ébauche.

J'adresse ici tous mes remerciements à Mlle von Sneidern, auteur de ce travail. Ce n'est pas un petit labeur de manier deux langues, quand on ne pense ni dans l'une ni dans l'autre. De plus il lui a fallu déchiffrer quelques-unes des nombreuses lettres dans lesquelles Brandt demandait des suppressions, des corrections, des additions. Je dis déchiffrer, car Brandt, dont l'enfance manqua de grammaire, ne s'exprimait pas toujours correctement même dans l'idiome maternel. Son livre allemand a été retouché par des amis. Ma propre peine s'est bornée à passer les phrases au filtre de notre langue, à interpréter de mon mieux, en respectant sinon la lettre, du moins l'esprit.

Que le lecteur ne se laisse arrêter ni par les obscurités (car il en reste), ni par les naïvetés éparses. Brandt s'était improvisé écrivain comme il s'improvisa médecin. A quiconque possède le vrai sens critique, il se montre observateur de premier ordre. C'est de plus un initiateur. Observateur! ne l'est pas qui veut ; mais initiateur! on les compte.

Les préfaces de Brandt sont d'une modestie éloquente, plus que modestes, car chez lui c'était vertu chrétienne. Cela n'empêchait, étant donnée l'éclatante démonstration de la valeur thérapeutique de son système, qu'il tint des propos amers, vite réprimés par esprit religieux, quand il parlait du corps médical de son pays.

L'accueil des universités allemandes mit un baume sur ses blessures. Il vit les docteurs étrangers affluer à sa porte, les opuscules ou livres sur sa méthode multiplier, mais tout cela ne compensa point le reniement de la patrie qui aurait pu et dû tirer honneur d'un tel fils.

H. STAPFER.

TRAITEMENT

DES

MALADIES DES FEMMES

PAR

Thure BRANDT

Deuxième édition revue et augmentée,
avec 53 figures dans le texte (non reproduites).

BERLIN

1893

28

A MES CONSEILLERS

LE PROF^r B.-S. SCHULTZE

ET

LE PROF^r FRÉDÉRIC SCHAUTA

Témoignage de reconnaissance.

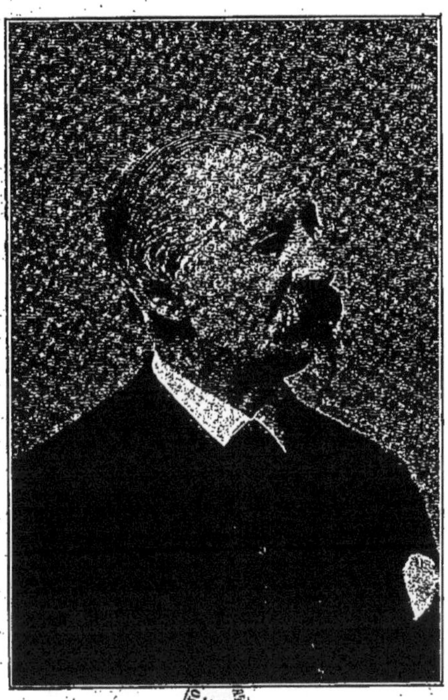

TABLE

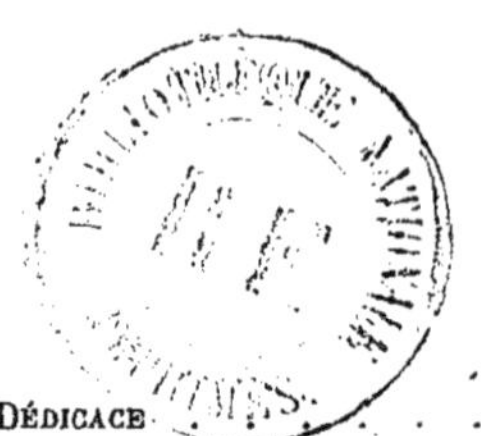

A. — TRAITEMENT EN GÉNÉRAL

HISTORIQUE, TECHNIQUE DU TRAITEMENT MANUEL

B. — RÈGLES PARTICULIÈRES

EMPLOI ET EFFETS DU MASSAGE ET DE LA GYMNASTIQUE

DANS LES MALADIES GÉNITALES DE LA FEMME

AU LECTEUR

Ce livre est le résumé des expériences gynécologiques que j'ai faites durant ma vie. Je ne prétends pas qu'il soit extraordinaire ni parfait au point de vue scientifique. Je prétends seulement faire profiter les femmes souffrantes d'un traitement que j'ai découvert par la grâce de Dieu. Voilà pourquoi je publie ce livre. J'y ai décrit tout ce qui est important, aussi bien que j'ai pu, et j'ai le ferme espoir que ce qui est bon et vrai sera apprécié partout ; mais l'ouvrage n'est certainement pas sans défauts. N'étant que médecin gymnaste il m'a été difficile d'écrire pour les docteurs. Autre difficulté : je me suis servi de la langue allemande, que je connais mal. Aussi ai-je été obligé de me faire aider par diverses personnes dont je reconnais, avec gratitude, la grande prévenance. J'exprime mes plus chaleureux remerciements à mon compatriote Lindblom et aux docteurs allemands qui ont contribué au perfectionnement de cet ouvrage. Le professeur Schauta a eu l'amabilité de revoir le manuscrit et les épreuves. Je lui dois beaucoup de bons conseils, et sans ses encouragements ce volume n'aurait probablement pas paru. Son nom mérite donc une mention spéciale.

Stockholm, décembre 1890.

TH. BRANDT.

PRÉFACE DE LA DEUXIÈME ÉDITION

Deux ans se sont à peine écoulés depuis la publication de la première édition. La nécessité d'en faire une nouvelle, après un temps si court, prouve que ma méthode a eu des succès, et que je ne me suis pas trompé en espérant que ce qui était bon et vrai dans mon livre serait apprécié. Ce succès me remplit de joie. Il est, au soir de ma vie, une suffisante réparation des adversités contre lesquelles j'ai lutté au début et dans le cours de ma carrière.

Pour cette nouvelle édition j'ai encore à remercier de leur concours et de leur appui plusieurs personnes. En première ligne je nomme le professeur Schauta, qui s'est chargé de la révision des matériaux avec grand empressement, et MM. les docteurs Jentzer et Bourcart qui m'ont cédé plusieurs dessins (1).

A ceux-là et à tous ceux qui m'ont prêté assistance, j'adresse l'expression d'une bien vive gratitude.

Th. Brandt.

Stockholm, avril 1893.

(1) Jentzer et Bourcart, Gymnastique gynécologique, Genève et Paris.
Ni les dessins de Brandt (35 fig.), ni ceux de MM. Jentzer et Bourcart (18 fig.), ne sont reproduits dans cette traduction.

A. — TRAITEMENT EN GÉNÉRAL

(Historique, technique du traitement manuel).

I. — ORIGINE ET DÉVELOPPEMENT DE MA MÉTHODE

Nombre de gens sans doute, et pas seulement des médecins, se sont demandés comment j'avais imaginé de traiter les affections gynécologiques par la gymnastique et le massage, tant ce traitement s'écarte de ceux qui sont en usage. Je vais satisfaire en peu de mots leur curiosité.

Du fait que le traitement gymnastique général, non seulement rend l'organisme plus fort et procure la santé, mais guérit toute une série de souffrances locales qui ne cèdent à aucune autre thérapeutique, j'avais induit que les affections pelviennes pouvaient, elles aussi, relever d'un pareil traitement et être guéries par lui, car toutes les parties du corps humain sont liées entre elles, et nos organes s'influencent réciproquement. Telle est l'idée première qui m'a guidé, mais en réalité c'est sans préméditation que j'ai été conduit à ma méthode si discutée.

Après avoir, dès l'automne de 1842, à l'Institut gymnastique central de Stockholm, tiré tout le profit possible de l'enseignement des professeurs Branting et Georgi, et avoir exercé au même Institut les fonctions d'instituteur de 1843 à 1844, j'obtenais un emploi de médecin-gymnaste à Norrkœping où je me mis à traiter par la gymnastique une cinquantaine de malades dont les femmes formaient notable partie. Leur nombre augmentait à chaque semestre. Durant les cinq années pendant lesquelles j'exerçai, j'eus à deux reprises, en été, l'occasion d'assister, en qualité de gymnaste, le philanthropique Dr Lagberg, directeur d'un établissement d'hydrothérapie et partisan de la méthode gymnastique. Là, j'eus quantité d'occasions d'étudier les maladies des femmes. En 1847, au cours de l'été, un malade vint réclamer mes soins pour un prolapsus rectal qui s'était produit subitement. Il n'y avait pas de médecin dans le voisinage et ignorant comment les médecins traitent de semblables cas, j'eus l'idée de placer la malade dans la position demi-couchée, de pousser ma main droite dans l'hypogastre gauche, profondément, vers le fond du bassin, tout en bas, puis de tirer en dedans et en haut en exécutant une vibration douce simultanée. Mon but était d'atteindre au-dessous du point de flexion du gros intestin et de tirer à l'intérieur du bassin le rectum qui en était issu. Cela réussit ; l'intestin fut réduit. Le prolapsus ne se reproduisit pas. Il faut dire que ce prolapsus était accidentel et très récent. Il datait du jour même ; mais depuis, j'ai eu l'occasion de traiter de la même façon et de guérir des prolapsus chroniques, surtout chez des enfants.

En 1859, j'eus à soigner une jeune fille de 18 ans, de complexion délicate. Ses règles étaient violentes et duraient souvent dix à douze jours. A cette époque je ne connaissais ni le massage ni l'élévation de l'utérus ; mais je connaissais les mouvements gymnastiques qui décongestionnent le bassin et c'est par eux que je la traitai, en y joignant une sorte de vibration et de pression sur les grands courants veineux. Les hémorrhagies s'arrêtèrent bientôt et ne revinrent pas. Ce traitement dura deux mois. La malade fut encore onze ans au lit ; mais je finis par la mettre sur pieds, par la gymnastique. Le D# Skoldberg, qui examina ses organes génitaux en 1871, les trouva sains. Cette malade vivait encore en 1889 et n'a jamais eu, à ma connaissance, de récidives d'hémorrhagies.

En 1850 (?) dans une publication du D# Liedbeck, je vis que le prolapsus utérin était commun en Dalécarlie, et l'idée que de tels prolapsus pourraient être guéris de la même façon que ceux du rectum, traversa ma tête comme un éclair. Aussitôt je me mis à étudier, dans le traité d'anatomie de Bock, le chapitre relatif à l'utérus et il me sembla que, dans la position demi-couchée où j'avais placé le malade atteint de chute du rectum, je parviendrais à saisir l'utérus dans mes deux mains, après réduction, à le tirer en haut et à rendre la tonicité aux ligaments de façon qu'il se maintînt à l'intérieur du pelvis. Entre la conception et la pratique, j'eus le temps de réfléchir. Plus de dix-huit mois s'écoulèrent. Enfin le 10 août 1861, vint me voir une femme âgée de 47 ans souffrant depuis 27 ans de prolapsus utérin. Durant les trois dernières années elle avait porté son utérus dans un bandage primitif de son invention ; mais comme les misères engendrées par son infirmité l'empêchaient de gagner sa vie, la nécessité l'obligea à me consulter. Après un traitement de quinze jours consistant en élévation de l'utérus et tapotement du sacrum, la guérison était acquise. Dès la première séance l'utérus resta dans le bassin et s'y maintint. J'ai vu cette malade pour la dernière fois le 10 août 1881. La guérison s'était maintenue. Le professeur Hartelius, que je rencontrai après cette cure et auquel je la racontai, me conseilla, dans l'intérêt de la science, de faire un examen approfondi des malades avant tout traitement, d'abord pour me renseigner sur la nature du mal, ensuite pour me rendre compte de ce qu'on pouvait espérer du traitement gymnastique. Il m'affirma de plus qu'aucun médecin-gymnaste n'avait tenté pareille chose.

Depuis j'ai examiné les malades avant le traitement avec tout le soin possible, et pour l'examen j'ai dès le début employé la position ouverte de la main que je décrirai plus tard. Je n'en connaissais pas d'autre.

Au mois de septembre 1861, j'ai commencé le traitement de deux autres malades dont l'une souffrait d'un prolapsus simple de l'utérus. L'autre avait en outre un prolapsus de la paroi antérieure du vagin gros comme un citron. Au bout d'une semaine le prolapsus du vagin avait disparu; mais chez l'une et l'autre malade le col était encore visible entre les lèvres de la vulve. Ces femmes étant obligées de travailler à la moisson, le traitement cessa pendant quinze jours. Repris, il dura encore deux semaines et à ce moment les deux utérus étaient en place. Le 16 août 1886, j'eus de leurs nouvelles pour la dernière fois. De l'une d'elles je sus seulement que la guérison persistait. Quant à l'autre, je pus l'examiner. Son utérus était en place et normal. Cependant ces deux femmes étaient accouchées depuis le traitement, et avaient eu des enfants vivants, la première dans l'année qui suivit la cure, la seconde cinq ans plus tard.

Naturellement le bruit de cette guérison se répandit dans les environs et quantité de malades réclamèrent mes soins contre des prolapsus, des déviations, des hypertrophies de l'utérus, etc., etc. Il me semblait évident qu'un abaissement simple, c'est-à-dire un premier degré de prolapsus pouvait être guéri encore plus facilement. De même pour les déviations produites par la détente et le relâchement des attaches d'un seul côté. Elles devaient être guéries plus aisément que les prolapsus dans lesquels l'ensemble des ligaments est relâché. Il suffisait de modifier le

traitement de façon à agir sur les seules parties relâchées. Au bout
d'un certain temps, j'ai également réussi.

C'était un fait connu depuis longtemps, que la résorption peut être
activée dans les parties tuméfiées par des pressions et des frictions. En
conséquence j'essayai avec prudence de combiner les premières avec
l'élévation, en comprimant l'utérus, soit entre mes mains soit contre
l'os sacrum. Je réussis à ramener de cette façon au volume normal des
utérus trop gros.

Au printemps de 1862 mes soins furent réclamés par une paysanne
qui avait eu huit accouchements difficiles. Pour le dernier on s'était
servi d'instruments. Elle avait une incontinence d'urine. Celle-ci s'échappait constamment, non par le vagin comme dans les cas de fistule vésico-
vaginale, mais par les voies normales. Il s'agissait donc d'une faiblesse
du sphincter vésical, selon toutes probabilités. J'exécutai le tapotement
du sacrum, la malade debout, et prenant un point d'appui quelconque
avec ses mains ; puis je la plaçai dans la position demi-couchée, et j'exerçai une pression à droite et à gauche contre le col vésical à trois ou quatre
reprises. Une demi-heure après la malade déclara que l'urine ne cou-
lait plus. Le lendemain l'urine n'ayant pas reparu elle était convaincue
que la guérison était acquise et j'eus peine à lui persuader de continuer
la cure quelque temps encore. Elle finit par être débarrassée de son
infirmité.

Au nombre toujours croissant des malades, se trouvaient plusieurs
cas de flueurs blanches et d'érosions. Les écoulements me semblant
être le résultat d'une hyperémie de la muqueuse, je m'efforçai de
favoriser la guérison en dérivant le sang de l'utérus et du pelvis, et en
activant la résorption par des pressions exercées sur l'utérus, dans
tous les sens, pendant l'élévation quotidiennement répétée. Pour
la dérivation sanguine, j'eus recours aux mouvements gymnastiques
décongestionnants. Ces malades furent rapidement guéries en compa-
raison de celles qui étaient traitées par les méthodes médicales ordinaires.

En 1862, j'avais essayé l'élévation pour augmenter les règles. Je
croyais qu'elle congestionnait le bassin. Le résultat fut contraire. La
petite perte qui existait disparut, et le mois suivant j'observai le même
phénomène. J'en conclus qu'il fallait employer l'élévation contre les
hémorrhagies. Je le fis avec succès. Dès 1863, je parvins à arrêter, par

l'élévation combinée avec des pressions, des pertes violentes qui duraient dix ou douze jours.

Cependant l'expérience m'apprenait peu à peu que dans bien des cas l'élévation ne suffisait pas pour mettre l'utérus dans sa position normale, en avant. Par l'exploration je découvris que l'utérus pouvait être fixé de diverses manières et sur divers points des parois du bassin. Dans d'autres circonstances, l'élévation ne pouvait agir sur lui, à cause de sa petitesse ou de la tension des parois abdominales. Je compris qu'il était nécessaire d'étirer les parties raccourcies. Cette manœuvre exécutée avec une prudence suffisante me semblait plus facile que l'extension d'un genou fléchi par contracture qui naguère m'avait réussi. Je constatai la justesse de cette idée mais si la simplicité de l'opération se révéla d'emblée à moi, j'appris plus tard que l'étirement est de tous les moyens qui constituent ma méthode le plus offensif, car si la force employée est trop grande, il peut en résulter une inflammation de l'utérus, des ovaires ou d'autres organes.

C'est surtout dans les rétroversions que l'élévation telle que je la pratiquais à cette époque était insuffisante. Je vis qu'il fallait redresser l'utérus autrement.

Quand la malade était debout je pouvais relever l'utérus par le rectum jusqu'à un certain point; mais si j'examinais ensuite la malade dans la position demi-couchée je trouvais que l'utérus était loin de sa situation normale, ou même était complétement retombé. S'il ne l'était pas, je parvenais facilement à terminer bimanuellement ce que j'avais ébauché par le toucher rectal. J'éprouvai donc, au début, des difficultés plus ou moins grandes dans mes essais de réduction jusqu'à ce que l'expérience et une grande pratique m'eurent appris à opérer de diverses manières, suivant les cas.

A partir de l'automne de 1861, j'ai fait pendant plusieurs années l'élévation sans aide, et je lui dois certainement plus d'un succès même rapide, mais le plus souvent, surtout dans le cas de rétroversion, le traitement traînait cinq, huit et neuf mois. C'était un gros inconvénient parce que le nombre de femmes pouvant disposer d'un pareil temps n'était, certes, qu'une minorité. En 1868 je traitai pendant plus de six mois, sans résultat, une rétroversion. Après chaque élévation, l'utérus, préalablement redressé, retombait en arrière, malgré les plus grandes précautions et mon expérience consommée. Alors je me mis à étudier ce qui se passait pendant l'opération, par le toucher digital ; et depuis lors, sur quantité de malades qui subissaient l'élévation pour diverses raisons, je m'assurai, par l'examen digital pratiqué simultanément, que l'utérus tantôt s'échappait dans une direction quelconque, tantôt était refoulé en bas. Je compris le grand avantage, la nécessité de fournir au col de l'utérus un point d'appui pendant l'élévation non seulement pour prévenir le renversement et le refoulement, mais encore pour contrôler et perfectionner la manœuvre. Ainsi fut conçu et réalisé le traitement avec aide qui produisit des résultats plus sûrs et plus rapides, et depuis, j'ai considéré comme un devoir envers les malades et un perfectionnement de la méthode d'exécuter l'élévation de cette façon quand il n'y a pas d'indication spéciale de l'élévation sans aide.

Pour avoir un point d'appui intérieur pendant l'élévation, le doigt suffisait et le meilleur procédé me parut être d'introduire ce doigt sous le jarret et la cuisse fléchie de la malade. Cela convenait également à l'exploration bi-manuelle.

Avec le temps, j'appris aussi que la plupart des malades, outre leur affection génitale, avaient quantité de malaises, tels que la constipation, la diarrhée, des troubles circulatoires, des congestions de la face. Évidemment le traitement local ne pouvait amener de guérison complète sans l'aide d'un traitement général. C'est ce que je tâchai de réaliser soit par la gymnastique, soit par l'hydrothérapie.

En 1847, j'avais eu, pour la première fois, l'occasion de mettre en pratique, dans un cas difficile, les manipulations qui m'avaient été enseignées à l'Institut Central, et qui reçurent plus tard le nom de *massage*. Il s'agissait d'une affection grave du genou resté fortement fléchi et presque ankylosé. Le malade ne pouvait se servir de la jambe en question. Par le massage, des extensions prudentes et une gymnastique appropriée, l'amélioration, puis la guérison survinrent.

En 1863, je traitai les organes du bassin quand ils me semblaient plus gros que de raison, — par de légères pressions et des vibrations exécutées autour du point affecté avec les plus grandes précautions, — naturellement à cette époque je ne diagnostiquais pas exactement le siège des lésions, comme je le fis plus tard en pratiquant le traitement bi-manuel. De même, comme je l'ai dit, quand j'exécutais l'élévation utérine, je la combinais avec des pressions variables ; mais, dès que j'eus appris à me servir du doigt intérieur pour surveiller et régler l'élévation, je me servis du même point d'appui pour le massage. Ces pressions vibrantes exécutées par la main extérieure contre l'index servant d'appui, ont été, pendant bien des années, généralement connues sous le nom de « pression double ».

En 1866, j'eus à traiter une malade, Mme A. P., de K., qui avait un ovaire gros. Outre la gymnastique qui décongestionne le bassin, j'exerçai des pressions vibrantes à travers la paroi abdominale, me servant du doigt explorateur comme soutien pour mieux régler la force employée. Cependant, comme je craignais, si par hasard il y avait du pus, de causer quelque accident par la pression, j'imaginai d'exécuter avec la main libre de petits mouvements circulaires. Ce sont ces pressions vibrantes et ces mouvements circulaires employés toujours dans la suite pour les affections de l'utérus et des annexes qui reçurent le nom de « pression double ». En 1874, ce nom fut échangé contre celui de « massage », et depuis, furent généralement en usage les mouvements circulaires avec pression croissante et décroissante.

Je n'ai donc pas, comme on l'a prétendu, emprunté l'idée de massage au Dr Metzger. J'ai été conduit tout naturellement, les circonstances aidant, par la pratique des maladies des femmes et mes efforts pour les guérir.

Ce n'est qu'au mois d'août 1871, que j'essayai le traitement d'un exsudat chronique assez volumineux. Le résultat fut bon. A la suite d'une péritonite puerpérale, la malade en question avait eu une induration de la paroi abdominale antérieure qui occupait l'hypogastre. Partant de l'épine iliaque antéro-supérieure droite, elle descendait obliquement à gauche en suivant la branche horizontale droite du pubis, jusqu'au pubis gauche, dépassant d'un pouce environ la ligne médiane. La malade fut, comme plusieurs autres, définitivement guérie, ce que j'ai pu constater plus de dix ans après.

En 1870, j'ai guéri pour la première fois une descente du vagin. Il s'agissait d'une multipare jeune et forte; mais en 1873, j'ai traité et guéri le même accident chez une femme de 53 ans.

C'est en 1872, que j'ai commencé à traiter le rein flottant.

En 1876, j'imitai mon élève, le Dr Nissen de Christiania, qui n'interrompait pas le traitement pendant les règles, et voyant comme lui le profit que les malades en tiraient, je n'ai pas cessé de le faire depuis 1875.

En 1877, mon attention fut attirée par un article du Pr Voss

de Christiania (Nord. Méd. Arkiv., VIII, 2, 1876) sur l'importance des
muscles du fond du bassin au point de vue de la situation de l'utérus.
Cela m'a déterminé à faire faire le mouvement des adducteurs en soulevant le bassin. Il était aisé de comprendre qu'on provoquait ainsi la
contraction des muscles du fond du pelvis.

Bien que je fusse parvenu, dans la plupart des cas, à rendre la santé
à mes malades, il m'était, maintes fois, impossible de fixer l'utérus en
position normale quand il était rétroversé. Je faisais quantité d'essais,
tels que pressions spéciales sur les nerfs, modifications de l'élévation,
etc., sans atteindre le but. Enfin, en 1887, je découvris dans la forme
interrompue de l'élévation un procédé efficace et depuis lors les rétroversions et les prolapsus qui, dans certains cas, défiaient le traitement
et paraissaient incurables, se sont montrés aussi faciles à guérir que
les autres affections du bas-ventre.

Dès le début, j'ai toujours désiré montrer ouvertement aux médc-
cins mes découvertes, mais comme ceux-ci, surtout depuis 1864, se
montraient fort peu accueillants, il ne me restait qu'à vaincre cette
opposition par un travail acharné et les résultats que je pourrais obtenir. Songeant que la vie est courte, je tâchai, pour conserver ma
méthode, de former quelques élèves et j'exécutai des dessins pour leur
servir de guide. Il était souvent nécessaire de traiter les malades à
domicile; sans appareils spéciaux à ma disposition ou à celle des
élèves, j'habituai ceux-ci pour l'exécution de la gymnastique à se
servir de chaises, de tabourets, des portes ou des murs, des canapés ou
des lits. Donnant moi-même l'exemple, je ne me servais, en dehors de
la chaise à dossier mobile, d'aucun meuble spécial, et je m'en suis
toujours bien tiré.

Le premier gynécologue qui ait voulu sérieusement soumettre ma
méthode à un contrôle impartial et franc fut Sven Skœldberg, docteur habile et sans préjugés.

En 1871, Skœldberg me faisait l'honneur d'une visite de quatre jours
à Skœfde, où je travaillais, depuis 1862, et suivait le détail du traitement des 63 malades que je soignais à ce moment. Oralement et
par lettres, il me priait à plusieurs reprises de venir à Stockholm, me
promettait de m'envoyer des malades, de suivre leur traitement, de
les examiner avant, pendant et après, et de publier le résultat. Je
finis par me laisser persuader et je m'installai à Stockholm pendant

l'automne de 1872. Une de mes malades avait alors un gros exsudat pelvien gauche. Traitée sans succès par plusieurs médecins, elle avait été considérée par eux comme incurable. Tel fut aussi le jugement de Skœldberg. Alors cette malade lui demanda si elle pouvait s'adresser à moi avec chance d'obtenir un bon résultat. Skœldberg répondit : « je ne connais pas assez ce traitement pour vous le conseiller à coup sûr ; mais si vous vous décidez à l'entreprendre, permettez-moi de le suivre, car dans le cas où Brandt vous guérirait je veux être le premier à apprécier les effets d'une méthode aussi excellente. » Quelque temps plus tard, apprenant que cette malade prenait des distractions qui témoignaient de sa guérison, il la pria de venir chez lui. La malade promit, mais manqua deux rendez-vous. Exacte à un troisième, elle y apprit que Skœldberg venait de mourir. C'était le 22 octobre 1872. Plusieurs années après, la malade était encore bien portante.

Skœldberg m'avait invité à des conférences faites par lui sur les variations de position de l'utérus. J'en entendis trois. Dans la troisième, qui fut la dernière, il termina par ces mots : « Comme les opérations peuvent échouer, je constate avec satisfaction, qu'on a essayé dans ces derniers temps de guérir ces maladies par une gymnastique spéciale, sans instrument, sans opération. Comme vous le savez, c'est M. Brandt qui s'en occupe. Il est venu dans cette ville pour soumettre sa méthode au contrôle de la science ; je lui fais bon accueil et recommande, à ceux d'entre vous qui voudraient prendre part à ce contrôle, de faire de même. »

Les élèves de Skœldberg n'ont pas écouté la parole du maître. Honneur à sa mémoire !

Après Skœldberg, j'ai attendu longtemps avant qu'un homme du métier jugeàt ma méthode digne d'un examen sérieux. Sur les instances de Robert Nobel, le Dr Paul Profanter, au commencement de 1886, vint étudier mes traitements pendant un mois. Il comprit la valeur de ma méthode et tàcha, malgré que j'en eusse, de me décider à partir pour l'étranger, et à soumettre, dans une clinique, mes résultats au contrôle des gynécologues. Le vif intérêt témoigné par Profanter, ses invitations répétées, m'ont entraîné malgré mon âge déjà avancé, et je suis parti avec le Dr Nissen pour Iéna, où le professeur Schultze nous reçut fort aimablement. Là, nous pûmes travailler sous un contrôle continuel, mais sans prévention, et traiter un certain nombre de

malades qui nous furent désignées. Il ne m'appartient pas de me prononcer sur la valeur des résultats, mais je remarque que, depuis, les
hommes du métier ont porté à ce genre de traitement un intérêt plus
marqué qui ne fait que croître. Je demande à Dieu, qui s'est servi de
moi, comme d'un instrument de peu d'importance, pour découvrir et
répandre de précieuses vérités, et par la grâce duquel j'ai pu surmonter
tant d'obstacles, de faire fructifier entre les mains des médecins tout
ce qui est utile dans ma méthode.

Je termine par la nomenclature de mes publications :

Uterinlidanden och prolapsus, 1864.

Nouvelle méthode gymnastique et magnétique pour le traitement
des organes du bassin, 1868 (1).

Gymnastiken. Stockholm, 1884.

De plus, il a paru, en 1882, une traduction anglaise d'une de mes
notices sous ce titre :

Brandt's treatment of uterine diseases and prolapsus by the move-
ment cure.

Cette traduction est de Roth, et l'éditeur est de Londres.

II. — GÉNÉRALITÉS

La condition indispensable pour un bon traitement est d'avoir une
notion exacte de l'état général et de l'état local des malades, c'est-à-
dire un diagnostic juste. Comme il est nécessaire, pour un diagnostic
vraiment scientifique, d'avoir une instruction supérieure à celle des
médecins gymnastes, il faut que ceux-ci suppléent à cette instruction
insuffisante par l'observation et le bon sens. A ce propos je saisis l'occasion de dire que tout médecin gymnaste, qui n'a pas spécialement
étudié ma méthode, est incapable, si habile qu'il soit, de soigner de
son chef les maladies du bas-ventre.

Quand la circulation et les nerfs qui la régissent sont normaux, la
santé est parfaite. Dans toute maladie locale ou générale la circulation

(1) Publication faite en France. — Voyez au sujet de ces publications de Brandt
et de la diffusion de la méthode à l'étranger le Rapport sur ma mission en Suède
(Kinésithérapie gynécologique. — Paris, Maloine, 1891). — STAPFER.

et l'innervation sont plus ou moins troublées. Me basant sur cette manière de voir, je cherche chez tout malade à me rendre compte, par l'interrogation et par l'examen, de l'état de ces deux fonctions dans les diverses parties du corps, tête, cou, bras, poitrine, dos, ventre, bassin, jambes et pieds. De plus je me renseigne sur l'état moral et sur le sommeil. Si les réponses de la malade font soupçonner une affection locale on doit procéder à l'examen de la région suspecte.

Dans le traitement général les réflexions suivantes me dirigent : nous savons que certains mouvements ont tel ou tel effet sur tel ou tel organe, sur telle ou telle affection. Nous savons encore que nous pouvons augmenter l'afflux circulatoire, dans certaines parties du corps, ou provoquer une dérivation.

La circulation est réglée par les nerfs; c'est donc sur eux qu'il importe d'agir. Me basant sur les principes que je viens d'énoncer, je désigne pour chaque malade telle ou telle série de mouvements.

Le traitement étant réglé ainsi, *a priori*, et les mouvements exécutés, sur une seule région du corps, si je m'aperçois que leur effet dépasse la limite, ce qui est mauvais, alors, pour rétablir l'équilibre, je ne me borne plus à cette seule région. Je dois ajouter cependant, par expérience, qu'on progresse plus sûrement et qu'on a de meilleurs résultats, quand au début on agit sur une seule région, celle où la circulation et l'innervation laissent le plus à désirer. Exemple : dans certaines maladies de poitrine où la vitalité des extrémités inférieures est diminuée, on cherche d'abord à augmenter celle-là, et c'est seulement quand on y est arrivé qu'on étend le traitement, dont on augmente la force, aux parties supérieures du corps.

Quand tout est normal je suppose que l'activité vitale est parfaite jusqu'à l'extrême périphérie. Quand cela n'est pas je ne fais pas seulement appel à une gymnastique variée, mais aussi à l'hydrothérapie, appliquée avec modération, à une température suffisamment élevée. Elle consiste à faire passer un courant d'eau rapide sur des régions plus ou moins étendues (jamais pendant les règles). Immédiatement après, on s'essuie avec une serviette, sans frictionner. Là-dessus la malade se met au lit, ou s'habille, puis exécute des mouvements gymnastiques.

Dans le traitement gymnastique on suit à peu près l'ordre suivant : mouvement respiratoire, mouvement des membres inférieurs et supérieurs alternativement, mouvements du tronc, du ventre et du bassin, de la tête et du cou, puis un mouvement des jambes, et enfin un mouvement respiratoire. Le traitement local des affections du bas-ventre se fait immédiatement après le massage des intestins, s'il est indiqué, ou un autre mouvement du tronc.

Il va sans dire que cette série peut et doit être modifiée selon les cas. Parfois je débute par la tête, le dos ou les membres. Quand, par exemple, la malade souffre non seulement de congestion à la tête, mais de céphalalgie ou d'une affection de la gorge, le traitement spécial, local, de ces accidents divers, pratiqué, d'enfilée serait excessif et ne conduirait pas au meilleur résultat. Alors je divise le traitement de telle façon que commençant par la rotation de la tête et le mouvement dans lequel on met les bras en croix, je continue par des mouvements de jambes, puis je reviens au cou, et je n'exécute le mouvement principal de la tête qu'après le massage du ventre et du bassin, avant le dernier mouvement des jambes. Si l'on a à faire à un cas où des mouvements passifs et des mouvements actifs doivent être exécutés sur une même région (dans la myosite, par exemple), les passifs précéderont les actifs, ces derniers faisant affluer le sang oxygéné dans la région malade.

Au contraire, quand on exerce des pressions sur les nerfs, l'effet stimulant manque plus ou moins si les mouvements actifs suivent immédiatement. Pour cette raison on commence par les mouvements actifs, puis on exerce la pression sur les nerfs.

Je n'amène le sang au bassin que chez les femmes qui ont des règles insuffisantes ou supprimées. Autrement, c'est à mes yeux un principe absolu de dériver le cours du sang du bassin, chez mes malades. Ma gymnastique est donc plus limitée que celle des autres ; de plus il m'a fallu transformer quantité de mouvements de la gymnastique générale ou même les changer totalement.

On doit modifier chaque forme de mouvement d'après les circonstances individuelles et d'après l'état momentané.

Le traitement gymnastique ne doit pas être exécuté aussitôt après le repas. Le meilleur moment est la matinée, quelques heures après un déjeuner léger. Ai-je besoin de dire qu'il vaut mieux que la malade ait été à la garde-robe, et qu'en tous cas la vessie doit être vide avant le massage?

Diverses médications peuvent être instituées en même temps que la gymnastique, si ces médications n'empêchent ni contrarient l'exécution et les effets de celle-ci. Aussi fera-t-on bien de s'enquérir des ordonnances concernant le régime et l'hygiène.

Une prudence extrême, pour ce qui concerne les rapports conjugaux, est indispensable. Le mari n'y trouve pas son compte, aussi n'est-il point inutile de faire à cet égard des recommandations à la femme, qui, avertie du danger, ne se laisse pas aisément tenter, et se met à l'abri des suites graves qui ont été souvent la conséquence des relations sexuelles. Il est barbare et même dangereux de ne pas ménager une femme qui a des exsudats inflammatoires du bassin.

La cohabitation prématurée après l'accouchement devrait paraître chose si déraisonnable et si malpropre qu'on ne puisse même en admettre la possibilité. J'ai cependant de bonnes raisons de penser qu'il faut prévenir les gens du danger qu'elle offre.

On ne doit entreprendre le traitement des maladies du bas-ventre que si la femme souffre ou éprouve un inconvénient quelconque de son affection. Autrement la seule indication du traitement est la stérilité.

Cependant il est ordinairement contraire aux intérêts de la malade d'interrompre la cure dès que les douleurs ont disparu. Il est plus consciencieux de la continuer encore un certain temps, soit pour mettre l'utérus en meilleure position, soit pour s'assurer que l'amélioration persiste, d'autant plus qu'il n'est pas rare que les douleurs disparaissent pour reparaître.

Comme on voit que dans certains cas de position vicieuse de l'utérus d'où résultent des infirmités plus ou moins graves les malades sont débarrassées de celles-ci dans un temps relativement court, bien que la position anormale persiste, on pourrait en conclure que le traitement est achevé, surtout si le soulagement persiste. Peut-on cependant nier, quand l'utérus reste gros, abaissé ou vicieusement situé, que la femme soit exposée à la récidive des souffrances ? Voilà pourquoi, je me contente rarement de faire disparaître les troubles variés dus aux positions vicieuses. Je cherche, sans y manquer, à remettre l'utérus en situation normale. Sans doute on n'y parvient pas toujours; mais on peut y arriver dans bien des cas, et l'expérience m'a démontré, que si l'utérus se maintient en position normale, la récidive des douleurs est plus rare. J'ajoute que d'autre part l'utérus peut reprendre cette position avant que les douleurs cessent.

L'amélioration survient souvent tout d'un coup. Pendant longtemps le *statu quo* persiste, puis soudain se produit un grand changement. C'est parfois après les règles que ces changements se font.

Sauf quelques cas rares où j'ai été obligé, à cause d'un état grave des malades, de les aller voir à domicile, elles sont venues chez moi tous les jours, ayant à faire un chemin plus ou moins long et à monter plus ou moins d'étages : A Iéna, en 1886-87, j'ai eu l'occasion de constater le grand profit que les malades retiraient du traitement pratiqué pendant leur séjour à la clinique. Il serait bon que les malades habitassent la même maison que le médecin, ou dans son voisinage, et le mieux serait de ne pas avoir d'étages à monter.

Dans les cas graves, je me suis bien trouvé de traiter les malades deux ou trois fois par jour.

On a cru que le traitement était aussi facile à exécuter qu'à comprendre ; mais l'expérience prouve le contraire. Qu'il est déjà long d'apprendre à faire un examen vite et bien ! Quand on a acquis une pratique suffisante, si l'on change d'attitude et de main on redevient débutant. On sent peu de chose, on s'agite inutilement, on tourmente les malades plus qu'il n'est nécessaire. Les malades ont toujours à supporter de tels désagréments de la part des débutants en massage, parce que, même avec l'instruction théorique, le traitement ne peut être appris d'emblée, certaines manipulations sont trop fatigantes. Praticien et patiente ne peuvent les supporter longtemps sans inconvénient pour l'un et pour l'autre.

Dans une discussion médicale à la Société de médecine de Norwège, en 1874, on a vu des médecins disposés à accepter la fraction du traitement qui peut être exécutée par le médecin seul, sans assistant. Cela est contraire à ma méthode, telle qu'elle existait à cette époque, déjà, composée du massage, aidé par une gymnastique appropriée à l'état de la malade. Ayant appris, par une longue expérience, que les femmes qui souffrent d'affections génitales ont presque toujours d'autres infirmités, je ne pouvais, en conscience, me passer du secours de la gymnastique ou de l'hydrothérapie, et je doute que l'une ou l'autre puisse être remplacée par les médicaments ou les eaux minérales.

On a vu que l'expérience des premières années m'avait appris à me passer exceptionnellement d'aide pour l'élévation. Pour les extensions des adhérences et le massage une seule personne suffit.

Le médecin est désigné pour ce genre d'opérations fatigantes et quelquefois dangereuses ; mais tant que les médecins ne se mettront pas à pratiquer le traitement, il faudra bien qu'il le soit par d'autres. Pourrait-il l'être par des femmes? La question vaut la peine d'être examinée. Or, l'expérience m'a prouvé qu'une femme forte et adroite pouvait traiter un certain nombre de malades, à condition que ses doigts ne fussent pas trop courts. Les doigts ordinairement courts des femmes, et leur faiblesse relative, font qu'il leur est souvent impossible de soutenir l'effort nécessaire et de ne rien négliger, surtout si le nombre des malades est considérable.

Il est donc préférable d'exercer des hommes et de faire choix de gymnastes théoriquement et pratiquement instruits ; mais combien vaudraient mieux des médecins ! Cependant comme le temps de ces derniers est précieux et qu'ils ne pourraient tout faire eux-mêmes, ils devraient s'adjoindre des aides, rôle pour lequel la femme serait alors choisie de préférence.

Les médecins ont encore proposé, qu'on exerçât, par économie, des femmes quelconques, n'ayant ni savoir anatomique ni instruction détaillée de massage. Mauvaise idée, parce que de tels praticiens peuvent porter préjudice à tout le traitement, et défaire en un instant ce qu'avait fait le médecin. Ainsi rien n'est plus facile, en exécutant certains mouvements gymnastiques, que de renverser un utérus qui vient d'être redressé. Donc, les aides ne peuvent jamais être assez instruits, si l'on veut obtenir les meilleurs résultats.

Dans le choix des aides il faut avant tout prendre en considération la souplesse et la légèreté de main pour le toucher, les doigts forts et longs pour le massage. Même si l'on vient à bout de l'examen avec des doigts courts, on s'épuise plus vite pendant le massage, l'effort est moins continu, les résultats moins satisfaisants. Dans bien des cas, les doigts courts rendent le travail difficile ou même impossible. On doit par exemple, pour masser un exsudat siégeant haut dans le bassin, lui fournir un point d'appui intérieur très solide sans le déplacer trop avec la main extérieure.

Voilà un cas où le doigt long est indispensable. Il l'est encore plus pour détruire les adhérences haut placées, puisqu'il faut toujours mettre le doigt un peu au-dessus du point de fixation. En tous cas les doigts doivent dépasser le troisième sphincter rectal. Le fait suivant rendra compte des difficultés créées par la brièveté des doigts. Vous atteignez et explorez un organe quelconque malade ; retirez un peu le doigt de manière à effleurer seulement, et vous verrez combien ce qui était net devient indistinct. Un exsudat peut ainsi échapper

Sans un ferme point d'appui interne, les doigts de la main libre ne font qu'étendre les parois extérieures du ventre. Un gonflement au lieu d'une résorption en est la conséquence.

On a dit avec raison que « les doigts courts s'allongent par l'exercice », mais, je pense que les doigts longs s'allongent encore davantage. On a grand besoin de tels doigts pour le massage.

Comme les femmes ont rarement les doigts longs, le médecin se réservera le massage des cas graves. Il fera même bien de traiter tous les cas au début. En tous cas s'il y a un aide pour le massage, que ce soit un homme et qu'il ait la main légère.

Je n'ai jamais vu mon traitement causer des accidents graves, quand on prend les précautions indispensables. Il n'a rien de dangereux, sauf quand on pratique des étirements parce qu'on ne peut toujours calculer exactement la force.

A la suite des élévations et des redressements difficiles, on observera parfois des lésions sans importance de la paroi abdominale. Au début de ma pratique, quand l'élévation était exécutée avec plus de vigueur que je n'en déploie maintenant, ces lésions étaient assez fréquentes. Plus tard, surtout quand je pratiquais moi-même l'opération, je les évitais d'ordinaire. Depuis quelques années je n'observe plus de tels accidents. Ce sont, quand on n'a pas la précaution d'entraîner, avec les doigts qui descendent dans l'excavation, une quantité suffisante de peau pour que celle-ci ne soit pas tendue à l'excès au moment où on élève, de petites érosions faciles à guérir d'ailleurs, ou bien, surtout chez les femmes grasses et par les mêmes causes, des œdèmes circonscrits très durs, gros comme une noisette, profondément situés dans la paroi, plus fréquents dans la région de l'aine. Les plus gros que j'aie vus, l'étaient comme le pouce (1).

En voici la marche habituelle : bien que les malades ne se plaignissent qu'après quelques jours elles indiquaient l'instant précis où ces

(1) Cellulite sous-cutanée (*panniculite*) préexistante, causée par les troubles vaso-moteurs de ces malades. Exacerbations déterminées par les pressions et ayant abouti, comme on va voir, dans certains cas à des extravasations, puis à la cellulite aiguë et à un abcès (Stapfer).

accidents s'étaient produits et quelle manœuvre en avait été cause. La peau devenait bleue, verte, jaune, puis reprenait sa coloration normale. Il y avait un peu, mais peu de sensibilité. Par le massage les nodosités disparaissaient graduellement. Parfois la résorption se faisait en partie seulement, et il restait de petits grains mobiles qui disparaissaient peu à peu. Dans un petit nombre de cas, les malades ne nous ayant pas averti, et les manœuvres étant continuées, un abcès s'est formé. Aucune nécessité d'interrompre le traitement pour cette raison, mais il faut éviter toute irritation et placer les doigts à côté des régions affectées. Je ne dois pas cacher que souvent une petite fièvre pouvant aller même au-dessus de 39° a fait apparition, mais sans suites graves.

Mon traitement (massage et gymnastique) doit-il être préféré aux méthodes médicales? C'est ce que démontreront faits et expériences en s'accumulant; mais — et je souligne ces mots — *souvenez-vous, que la juste valeur d'une méthode, ne peut être appréciée que dans les cas où elle a été appliquée comme elle doit l'être.*

Le professeur Branting, ce praticien unique qui se critiquait lui-même et critiquait les malades en leur faisant exécuter la gymnastique, disait : quand vous avez mis la malade dans l'attitude nécessaire, quand vous lui avez fait prendre le point d'appui, ne la regardez pas, ne respirez pas sur elle, sentez seulement ce que vous faites faire et comment elle le fait. Ces mots sont justes mais ne s'appliquent qu'aux mouvements à résistance. Dans ce genre de mouvements, les malades résistent d'abord avec fermeté mais sans crispation, ne dépassant pas une certaine limite, de façon que le gymnaste étende les muscles puis la malade contracte et raccourcit les mêmes muscles, tandis que le gymnaste résiste. Il calcule extension et résistance d'après la force de la malade.

Un défaut commun à beaucoup de malades dans l'exécution des mouvements de résistance est de tendre trop fortement le muscle qui travaille. Elles le nouent, pour me servir d'une expression de Branting. La sensation de bien-être que procure l'activité circulatoire fait alors défaut ou est très atténuée, aux dépens des malades.

Pour les mouvements passifs, il est très important, dans certains cas, que le médecin ne se fie pas à ses seules sensations, mais qu'il regarde la malade et l'interroge pour savoir ce qu'elle est capable de supporter. Certaines malades doivent être encouragées à ne pas se montrer trop endurantes. Si l'on n'entend pas une plainte, si l'on ne surprend pas la moindre contraction fibrillaire sur le visage, on peut faire grand mal sans s'en rendre compte. D'autre part il ne faut pas se laisser arrêter par les malades douillettes.

Le traitement gymnastique exige, en dehors des connaissances d'anatomie, de physiologie, de pathologie et de l'instruction théorique et pratique, tant de jugement et d'expérience que, parmi la quantité des gymnastes, on n'en trouverait pas beaucoup sachant traiter *correctement* leurs malades. Si cette proposition est vraie, quelle est donc la valeur des machines ?

On a dit : « la machine ne bousille pas » ; mais a-t-elle le jugement ? Peut-elle varier en force et en direction ? Que dans bien des cas on l'emploie avec profit, je ne le nie pas ; ma critique n'atteint que les exagérations.

On peut objecter à ce que je viens de dire que, dans toutes les contrées de mon pays, beaucoup de malades ont été guéris par de détestables gymnastes. Cela prouve, comme disait Branting, que « la gymnastique est bonne en soi ». De même beaucoup de malades ont été guéris par les machines. Trouvera-t-on dans ces faits une raison de préférer ce qui est imparfait à ce qui est parfait ? On en viendrait alors à rejeter les progrès en médecine, parce qu'avant ces progrès, des méthodes notoirement inférieures guérissaient cependant beaucoup de malades.

Les machines ont ce grand avantage de permettre la multiplication des traitements, surtout quand ils se composent de peu de mouvements généraux et ne sont pas compliqués. Cependant un vaste local est toujours nécessaire et une grande variété de machines, sans parler d'assistants plus ou moins nombreux pour le massage, si l'on traite diverses affections. En tous cas les machines ne se transportent pas et les malades contraints à rester chez eux ne peuvent en profiter. Elles ne conviennent pas davantage aux maladies du genre de celles que je soigne. Sans doute quelques mouvements pourraient être exécutés par des machines, mais s'il fallait partager le traitement en deux parties, l'une confiée au médecin, l'autre aux machines, il serait sans doute plus coûteux et moins bon que s'il est fait en entier par des personnes s'occupant spécialement de telles affections, expérimentées, ayant par conséquent l'œil ouvert sur ce qu'il faut éviter en opérant. Un des gros défauts des machines est l'imperfection des attitudes à prendre au début des mouvements, chose capitale. Par contre la vibration et le tapotement sont parfois plus réguliers avec la machine qu'avec la main, et peuvent être prolongés davantage, mais cette prolongation est rarement nécessaire à mon avis. D'ailleurs il me semble difficile de nier l'influence vitale de la main, cette machine vivante.

III. — OBSERVATIONS SUR L'ATTITUDE DES MALADES ET DU MÉDECIN

A. ATTITUDE DES MALADES. — Le maintien et la manière de se remuer des malades ont souvent plus de signification qu'on ne croit. Je trouve, par exemple, chez les chlorotiques un rapport causal entre la fréquente mollesse de leur tenue (tronc penché en avant) et les positions vicieuses de l'utérus, fréquentes chez elles. Il résulte de ce maintien tout spécial une plus forte pression des organes situés au-dessus des attaches de l'utérus, qui au moindre effort, pour aller à la garbe-robe, pour uriner ou soulever des objets placés plus haut que la tête, se renverse aisément en arrière et reste dans cette position.

Quand une femme souffrant d'hémorrhagie se met sur le côté, courbée, fléchie, cette situation contribue à diminuer l'hémorrhagie et procure le repos. Même procédé en cas de diarrhée.

Introduisez un speculum de Sims dans le vagin d'une femme dont l'utérus est mobile, et vous constaterez que l'utérus suit le mouvement de la respiration. Ne nous étonnons donc pas que les ligaments dont les fonctions ne sont plus physiologiques soient sensibles même à une pression légère.

Les douleurs persistent, en toussant, en éternuant, aux cahots des voitures, en soulevant des objets lourds, haut placés, dans certains mouvements comme la flexion ou la rotation du tronc, en se levant ou s'asseyant trop vite, etc., etc. Alors se produit une tension plus ou moins violente des ligaments. La malade, prévenue par la douleur, prend ses précautions en conséquence et évite les tensions trop fortes. Si les douleurs persistent au lieu de disparaître, c'est que la tension s'exagère encore.

Le médecin de son côté peut être averti en examinant ou traitant les organes du bassin ; les douleurs paraissent quand il applique la main au voisinage des parties qui subissent la tension ligamentaire, qu'accroît encore la pression de l'opérateur.

Les malades se plaignent fréquemment de souffrir pour s'asseoir. Ces douleurs peuvent être causées par la dépression du fond du bassin mou, qui s'enfonce légèrement et comprime l'utérus. Alors, ou bien, c'est l'utérus lui-même qui est le siège de la sensibilité, ou ce sont les ligaments. Quand l'utérus est très volumineux, il est situé plus bas. Cet abaissement s'augmente en apparence par suite de l'enfoncement du bassin mou. L'utérus est alors atteint à la fois par son poids, par son abaissement et par la dépression périnéale.

Les exsudats qui fixent plus ou moins l'utérus le rendent encore plus sensible aux pressions de bas en haut. Sans doute, les sièges très élastiques doivent exercer une influence à cet égard. Un utérus gros et lourd subit plus facilement qu'un autre les cahots des voitures, surtout si les attaches relâchées lui laissent une grande mobilité ou s'il existe des exsudats douloureux.

Il est facile de constater chez beaucoup de malades que la pression périnéale a son contre-coup sur l'utérus et éveille la douleur. De violentes douleurs surviennent souvent quand on enfonce le col en avant ou en arrière et en haut. Si, — après la réduction d'un utérus par exemple — on le maintient en avant par le fond, en exerçant d'autre part une pression légère près de l'anus, la main qui tient le fond perçoit cette pression légère.

A diverses attitudes correspondent diverses tensions musculaires auxquelles l'équilibre oblige. Ces tensions peuvent avoir une influence sur les parties malades.

Beaucoup de malades qui ont des points douloureux sur les côtés de la face antérieure du tronc éprouvent de la difficulté à se coucher et à se lever. On les aide de la manière suivante : debout devant elles ou assis à leur côté, le médecin met une main autour de la nuque, l'autre entre les épaules, engage la femme à roidir la nuque et le dos, opposant ainsi une légère résistance, et la redresse, jusqu'à ce qu'elle soit assise les pieds touchant terre. Pour se coucher, la malade se renverse en arrière, tandis que le médecin, par une manœuvre semblable, oppose une légère résistance.

On emploie la même méthode dans les cas d'utérus rétroversé mobile, pour l'empêcher de retomber en arrière après le redressement ou l'élévation, ce qui arrive facilement si la malade contracte les muscles abdominaux.

Une de mes malades avait été guérie en 1862 d'une latéroversion gauche très douloureuse de l'utérus. Plus tard, pour une déviation dorsale insignifiante, elle exécuta des mouvements de flexion latérale du tronc. Quelques jours après, ses anciennes douleurs réapparaissaient, et en l'examinant, je constatai que l'utérus était incliné à gauche. L'accident de 1864 s'était reproduit. Comme le mouvement de flexion latérale du tronc paraissait en cause, pour éclairer mes doutes, je fis exécuter ce mouvement par plusieurs malades que j'explorai en même temps. Je découvris alors, qu'au moment où la malade se redressait, le col était très positivement tiré dans la même direction ; de même si la malade redressait le tronc penché en avant, le col était tiré en arrière.

Dans les mouvements gymnastiques, l'attitude a une grande influence. Par exemple, en cas d'aménorrhée ou de constipation on place la malade dans une attitude telle, qu'il y ait le plus d'écart possible entre le sternum et l'os pubis, le bassin porté très en avant. Dans le premier cas, pour la diarrhée et l'hémorrhagie on a soin de placer la malade le corps courbé en avant, le dos convexe, l'articulation des hanches fléchie. Cependant certaines malades atteintes d'une affection du bas-ventre, qui veulent redresser le tronc même penché en avant, éprouvent immédiatement de la douleur. C'est que la malade a creusé le dos et porté le bassin en avant. Qu'elle se borne à se courber un peu en avant, sans cambrer les reins, le mouvement s'exécutera d'ordinaire sans difficulté et avec succès. De même beaucoup de malades ne peuvent exécuter le mouvement de flexion latérale du tronc — sur lequel je reviendrai plus tard en détail — qu'en exécutant d'abord une légère rotation du tronc et si le médecin exerce la résistance sur la face postéro-externe du bras et non plus sur la face externe seule.

Pour l'examen et le massage des organes génitaux, certaines positions offrent des avantages spéciaux. Dans la station verticale, les organes descendent, de sorte qu'on les atteint mieux par le vagin ou le rectum. Cette même position facilite certaines extensions et réductions. Le décubitus abdominal, les pieds posés à terre et écartés, le bassin un peu soulevé les facilitent encore plus: Pourtant l'attitude la plus employée est :

LA POSITION DEMI-COUCHÉE (1)

QUI COMPREND DEUX VARIÉTÉS, LA HAUTE ET LA BASSE

La haute souvent employée pour les mouvements gymnastiques comme le mouvement des abducteurs fémoraux sans élévation du bassin, peut être décrite ainsi : malade commodément adossée, pas trop renversée, pieds à la hauteur du bassin à peu près, prenant un point d'appui sur un tabouret quelconque. Dans l'attitude basse, la malade est couchée sur une chaise longue, jambes fléchies, pieds reposant sur la chaise, thorax et tête, et non pas tout le tronc, un peu soulevés. Cette attitude est la meilleure pour atteindre les organes du ventre et du pelvis. Que les pieds soient aussi près que possible du bassin, qu'ils ne glissent pas, que les reins soient bas, le siège élevé, la symphyse rapprochée du sternum. Si vous voulez pénétrer très profondément dans le bassin, ou empêcher la femme de contracter les muscles abdominaux, dites-lui de soulever un peu le siège par l'action des muscles fessiers. Pour obtenir le relâchement maximum des muscles abdominaux pendant le massage il est utile de faire fléchir latéralement le tronc du côté qu'on veut traiter, de façon que la hanche se rapproche un peu de l'épaule; mais il est préférable de faire fléchir encore davantage la jambe et la cuisse. Seulement la malade ne peut garder longtemps cette position sans fatigue. Pour éviter la contraction des muscles abdominaux, qui se produit quand la malade, sentant ses pieds glisser sur la chaise, les remonte, j'ai l'habitude de faire passer le pied gauche sous mon jarret et de le fixer ainsi. Les vêtements de la malade sont seulement dénoués. Le ventre n'est couvert que par la chemise.

B. ATTITUDE DU MÉDECIN. — Pour l'exécution du massage gynécologique je prends d'ordinaire l'attitude suivante : je fais mettre la malade sur la chaise longue, aussi près du bord que possible. Je m'assieds sur un tabouret plus élevé de cinq à six centimètres, et je me place de façon que l'angle de la chaise longue tienne entre mes genoux écartés. Le pied gauche de la malade, comme je l'ai indiqué, passe sous mon jarret. Plus on approche le tabouret de la chaise longue, moins on a besoin de se pencher en avant; grand avantage grâce auquel la main droite

(1) Krummhalbliegende Stellung.

acquiert une force plus grande et plus persévérante, avec moins de
fatigue. L'élévation du siège contribue au même résultat. Quand on
doit travailler plusieurs heures de suite, les muscles dorsaux seraient
très fatigués si l'on restait penché en avant. Je passe le bras gauche
sous la cuisse gauche de la malade et je pénètre dans le vagin ou dans
l'anus. Je me sers d'un seul doigt. On travaille très bien, bimanuellement, de cette façon, et si l'élévation doit être pratiquée par l'aide, on
n'est nullement gêné. J'appuie mon coude gauche sur ma cuisse gauche,
en partie pour soulager mes muscles dorsaux en soulevant le poids du
tronc, en partie pour fournir un point d'appui à l'index dans le bassin,
ce qui épargne aussi les efforts du bras. On a toujours besoin de la plénitude de sa force, parce que l'enfoncement profond et graduel de la
sangle élastique abdominale est très fatigante, et parce qu'il faut prêter
une attention continuelle au travail, qui exige de la contention d'esprit.

Pendant le massage comme pendant la gymnastique, il est important,
pour épargner et conserver ses forces, de respirer tranquillement. Il serait avantageux d'être ambidextre.

Pour pouvoir exécuter doucement le massage, on tient l'articulation
du coude et celle du poignet plus ou moins fléchies, mais toujours souples. Les mouvements eux-mêmes, surtout les mouvements circulaires
des doigts, sont exécutés autant que possible par les muscles des
épaules, qui, en raison de leur force, se fatiguent peu. Ces mouvements
se transmettent à l'avant-bras et à la main. On les règle sur les sensations éprouvées. Dans tout mouvement (gymnastique et massage), le
médecin cherche la meilleure attitude, non seulement pour une bonne
exécution, mais pour s'épargner lui-même. Une chose insignifiante,
telle que la moindre entrave à la circulation, peut causer la fatigue.
La règle générale, surtout pour les exercices gymnastiques à résistance, est d'employer les grands groupes musculaires, c'est-à-dire les
muscles du tronc, de tenir les mains et les bras le plus commodément
qu'on peut, mais pourtant près du tronc. On agit mieux quand la résistance principale siège dans les muscles du tronc. Il est capital de bien
placer les pieds, d'avoir un point d'appui solide, pour bien mesurer la
résistance. La pratique est en cela le meilleur maître. On tâtonne jusqu'à ce qu'on ait trouvé la meilleure attitude. Un œil exercé reconnaît
de suite à la position du praticien sa science et son expérience.

IV. — EXAMEN

Après m'être renseigné sur le nom, l'âge, la condition de la malade, ses affections précédentes, les causes possibles de l'affection actuelle, les traitements suivis, etc., etc., je passe à l'examen manuel.

Celui-ci se fait toujours, sauf circonstances spéciales, non seulement par le vagin, mais par le rectum et par la paroi abdominale. De plus chaque femme est examinée dans la station sur pieds, d'abord, puis dans l'attitude demi-couchée. De cette manière on explore mieux qu'en se servant d'une seule voie, la vaginale, et d'une seule attitude, le décubitus. Dans l'attitude sur pieds, l'utérus est plus bas et plus facile à atteindre de tous côtés, surtout s'il est rétroversé. D'autre part, certaines palpations sont plus faciles quand la malade est étendue. Ajoutons que l'utérus peut être en antéflexion normale quand la malade est debout, et rétrofléchi quand elle est couchée. Ce fait ne peut être constaté, si l'on examine la malade seulement dans le décubitus.

Pour le premier genre d'examen, on s'assied, on passe le bras qui n'examine pas autour de la malade, de façon que la main soit appliquée sur le sacrum et fournisse un appui. L'index de la main gauche est introduit graissé dans le vagin, et glisse le long de la paroi postérieure, tandis que le pouce étendu est dirigé en avant, les autres doigts en arrière. Au moyen du doigt qui examine, la femme étant bien maintenue par la main qui soutient le sacrum, on peut d'ordinaire préciser la position de l'utérus, la forme du col, les ulcérations (ce qui exige une grande habitude du toucher), certains polypes, etc., etc. Après cette exploration, l'index introduit par l'anus glisse le long de la paroi antérieure du rectum, tandis que le pouce, introduit dans le vagin, est placé devant le col. Poussez l'index aussi loin que possible derrière l'utérus, et le plus souvent vous explorerez ses deux tiers inférieurs et une notable partie des autres organes.

Si l'utérus est en arrière, on essaie de le porter en avant en exécutant une pression plus ou moins forte, alternativement avec l'index en haut et en avant sur le fond, et avec le pouce en bas et en arrière.

Pour constater un raccourcissement ligamentaire entre l'utérus et l'os pubis, on fait glisser le pouce le plus haut possible sur le col et on cherche à pousser l'utérus en arrière et en haut. C'est seulement dans les cas d'antéversion, que la résistance éprouvée indique une fixation antérieure. Si le médecin ne peut atteindre assez haut, la malade facilitera singulièrement la besogne, en posant sur un tabouret l'un des pieds, ordinairement le pied le plus éloigné du médecin, quelquefois l'autre.

Vient ensuite l'examen dans l'attitude demi-couchée. On s'assied à côté de la malade, on passe la main sous la cuisse fléchie, et l'index, introduit dans le vagin, suit la paroi postérieure. De l'autre main posée sur le ventre on déloge par les mouvements circulaires les intestins, et si la mobilité des organes le permet, le doigt intérieur les mène à la rencontre de la main extérieure. Par ce moyen on palpe en détail le bassin et l'hypogastre.

On engage la malade à respirer librement et à ne pas contracter ses muscles abdominaux. On cherche à s'éclairer le mieux possible sur la position, la grosseur, la consistance, la mobilité de l'utérus, l'état du paramètre, des ovaires, la présence de fibrômes, d'exsudats et d'adhérences, etc., etc. On doit toujours penser à la grossesse. Cet examen est recommencé par le rectum. Ne pas oublier d'explorer toute la paroi postérieure. L'exploration rectale, préférable chez les vierges, suffit dans la plupart des cas. On doit les examiner avec précaution et doucement car elles sont plus sensibles que les autres.

Il arrive souvent qu'une petite pression, une simple et rapide application du doigt, dans la direction opposée aux organes atteints, provoque de vives plaintes, par le tiraillement des parties voisines.

N'ayant, à mes débuts, aucune instruction touchant l'examen gynécologique, j'ai tenu la main dans la position qui me semblait la plus facile, c'est-à-dire les doigts étendus. Les malades traitées avant moi par des médecins m'exprimèrent leur satisfaction de ce que je ne les tourmentais pas en enfonçant leur périnée avec l'articulation du médius. Je les priai de s'expliquer. Puis je voulus essayer de tenir les doigts fléchis dans la paume ; mais je ne pus atteindre aussi loin que je le faisais par mon procédé ordinaire.

J'ai vu, dans les livres, l'exploration avec deux doigts, recommandée. Le vagin s'élargit de cette façon et on n'atteint pas plus haut que ne le permet la longueur du médius. Au contraire, l'index, quand la main est ouverte, et surtout s'il est exercé et souple, s'allonge parce que le fond du bassin se laisse déprimer. De plus on est plus libre de ses mouvements en se servant d'un doigt, et on peut atteindre le bassin et ses organes, sans tourmenter les malades plus qu'il n'est nécessaire. Enfin, beaucoup de femmes éprouveraient une excitation sexuelle, si l'on employait deux doigts pour l'examen et le massage, ce qui n'arrive pas avec un seul doigt. Si la femme, comme il arrive fréquemment, éprouve une sensation désagréable à l'introduction du doigt dans le rectum ou le vagin, introduisez seulement le bout du doigt, puis, pour pénétrer davantage, déprimez le vagin en arrière ou l'anus en avant. Vous atténuerez ainsi cette sensation. Si l'orifice est très étroit, faites écarter les genoux et soulever le siège pour une introduction plus facile.

Pour palper avec soin à travers les parois abdominales, que cette palpation soit simple ou combinée avec le toucher, tracez des cercles avec les doigts qui palpent; ne les enfoncez pas brusquement. Les doigts qui se remuent un peu vite ont une grande finesse de tact même en déprimant faiblement, et les mouvements circulaires éloignent l'intestin avec plus de facilité et moins de douleurs. Les médecins qui examinent de cette façon et qui sont un peu exercés, trouvent cette méthode préférable. Les malades la préfèrent encore davantage, puisqu'elles souffrent moins et évitent mieux la contraction des parois abdominales.

Il va sans dire que ces frictions circulaires ne doivent être ni rudes ni trop rapides. On les règle selon nécessité.

Pour me rendre mieux compte des ulcérations, des polypes, etc., j'emploie le speculum de Sims. Je me sers rarement de la sonde, et seulement quand je juge indispensable de mesurer la longueur de la cavité utérine. Un catéther d'argent, flexible, courbé en avant, glissé dans le vagin le long de l'index gauche, m'a toujours suffi.

Bien des femmes m'ont dit qu'elles avaient souffert après l'examen médical, même pendant des heures. Un tel inconvénient est survenu même après mes examens et traitements quotidiens.

J'ai essayé de le faire disparaître de suite en exécutant, avec le medius, des pressions derrière l'anus ou à sa partie postérieure. Autrefois je conseillais la compression du nerf pubien; mais je réserve celle-ci au prolapsus du vagin. Elle produit chez la femme une sensation marquée qu'elle reporte en haut et en arrière. Ensuite j'applique légèrement la main sur le ventre au-dessus du pubis. Depuis quelques années, j'ajoute quelques mouvements des abducteurs fémoraux, bassin soulevé. Il est nécessaire que la femme concentre son attention sur ce que je fais quand j'applique la main sur le bas-ventre près du pubis, et aussi dans le cas (nervosisme général) où je pratique, avec les deux mains, un effleurage très léger du creux hypogastrique jusqu'aux pieds, effleurage pendant lequel la femme doit fermer les yeux.

V. — RÉDUCTION DE L'UTÉRUS RÉTROVERSÉ

La réduction de l'utérus rétroversé exige certaines conditions, même quand aucune adhérence ne fait obstacle. Elle peut être exécutée dans divers cas, dans diverses positions, et de diverses manières. Parfois on se sert d'une seule main, parfois on l'obtient plus aisément avec les deux mains, et souvent elle n'est possible que de cette façon. Les doigts opèrent par le vagin ou par le rectum, ou simultanément par ces deux voies, avec ou sans l'aide de l'autre main agissant à travers la paroi abdominale. La malade est habituellement debout ou à demi couchée. Elle se met sur le ventre, si l'utérus est trop gros ou trop lourd pour être soulevé haut dans l'attitude ordinaire sans souffrance ou sans danger. C'est l'attitude que je préfère pour les utérus gravides. Avant de redresser l'utérus, il faut faire choix du procédé et pour ce choix, un toucher fin, une main douce et de très petits mouvements sont indispensables. Les difficultés qu'éprouvent les débutants pour l'examen comme pour la réduction tiennent à ce qu'ils font des mouvements exagérés ou emploient trop de force. Quand nous voulons tâter un objet avec soin, la nature nous enseigne à toucher avec légèreté et délicatement et à glisser sur lui en exécutant de petits mouvements. Si, au lieu d'opérer ainsi, on saisit rudement l'objet, l'attention n'est plus concentrée sur l'objet; elle se tourne en partie sur l'effort que nous faisons, aux dépens de la finesse du toucher. Même résultat si le mouvement est trop étendu. Il devient la chose principale, et la sensation à éprouver un accessoire. Il faut que le toucher soit la chose principale, et on ne doit employer que juste ce qu'il faut de force pour porter l'organe qui palpe autour de l'objet. Alors on réussit infiniment mieux.

L'exploration étant ainsi pratiquée, les mouvements à exécuter deviennent la chose principale. Etant données, la position, la grosseur, la consistance, la flexibilité d'un utérus rétroversé libre et mobile, on n'a qu'à appliquer le doigt au lieu d'élection qui varie suivant les cas, pour exécuter, au moins le plus souvent, la réduction, aisément, rapidement, sans violence, sans douleur. Le succès dépend le plus souvent de l'opérateur et d'un juste choix du procédé. La règle générale est donc d'abord de faire ce juste choix, puis de mettre les mains à la bonne place, et enfin d'opérer sans efforts par des mouvements quasiment imperceptibles pour la malade et le spectateur.

Si l'utérus est fixé ou s'il existe un état inflammatoire, il faut d'abord faire disparaître fixation ou inflammation par le massage et les étirements, avant d'essayer la réduction complète.

A. — *MÉTHODES DE RÉDUCTION*

A) Réduction dans la station sur pieds ou le decubitus abdominal.

    1. *Procédé recto-vaginal.* = *Umwerfung* = *omkastning (suédois).*

B.) Réduction dans la position demi-couchée.

    2. *Réduction abdomino-vaginale.*

        a) *Umkippung* = *guppning (suédois)* = *bascule.*

        b) *Klemmung* = *klänning (suédois)* = *étreinte.*

        c) *Einhakung* = *ikrokning (suédois)* = *accrochement.*

        d) *Repositionsdruck* = *redressionstryck (suédois)* = *pression redressante.*

    3. *Réduction abdomino-rectale.*

    4. *Réduction abdomino-recto-vaginale.*

Appendice : *Réduction avec un seul doigt.*

Procédé recto-vaginal = Umwerfung. — Si l'utérus est très gros, comme on le voit chez les femmes enceintes, ou fortement incliné en arrière, la réduction s'opère, la femme étant debout ou couchée sur le ventre, avec la main qui examine seule. Dans le cas d'utérus gravide il est fréquent qu'une antéflexion durable se produise de suite. Introduisez l'index le plus haut possible dans le rectum et poussez graduellement l'utérus par des pressions exercées en arrière sur le fond, d'abord en haut et en avant, puis en avant et en bas, tandis que le pouce, introduit dans le vagin, chasse le col d'abord en arrière puis en haut. Pressions alternatives, très douces jusqu'à ce que l'utérus soit antéversé. Si, le redressement opéré, l'utérus est trop bas ou ne se met pas en antéversion franche, appliquez un doigt (index ou pouce) sur la face antérieure du col et chassez celui-ci jusqu'à ce que vous obteniez une légère tension des attaches antérieures, alors le fond de l'utérus décrira un arc de cercle en haut et en avant ; fixez l'organe dans cette position pendant quelques instants. Le fond se trouve alors derrière le pubis. Ce procédé, le plus facile, convient aux **débutants.** S'il ne réussit pas complètement, on achève la réduction avec les deux mains dans l'attitude demi-couchée.

Pour cela la femme se couche immédiatement sur le ventre, sans que vous cessiez de maintenir l'utérus avec le doigt ; puis au bout de dix minutes environ la malade se tournera avec précaution sur le dos et vous achèverez sans difficulté la réduction.

Réduction abdomino-vaginale = a) Umkippung. — *La bascule* est employée quand l'utérus est court et rigide et placé de telle façon que le fond se soulève par simple pression sur la face antérieure du col. La main libre peut alors accrocher le fond à travers les parois abdominales et l'amener en avant.

b) Klemmung. — *L'étreinte* est employée quand l'utérus est court, rigide, mais contre le sacrum ; et par conséquent ne peut être réduit par bascule.

Les doigts de la main libre sont appliqués, à travers la paroi abdominale, très légèrement, tout près du fond, au-dessus de lui : au moment où le doigt qui examine soulève l'utérus en le poussant en haut, la main libre pénètre derrière le fond. L'utérus, étreint de cette façon, est ensuite porté bimanuellement en avant vers le pubis d'après le procédé ordinaire.

c) Einhakung. — *L'accrochement* est pratiqué sur les utérus courts mais très flexibles, ce qui rend la bascule et l'étreinte impraticables, puisque l'organe se fléchit toujours en arrière. L'important est de faire glisser l'index en arrière, le plus haut possible. La dernière phalange un peu fléchie passe derrière le corps, à droite ou à gauche, de manière à relever le fond vers la paroi abdominale. Alors les doigts de la main

libre déprimant avec légèreté cette paroi se placent derrière le fond
pour exécuter la réduction.

d) REPOSITIONSDRUCK. — *La pression redressante* est le plus souvent
nécessaire quand l'orifice externe est dressé en avant, et se tient un
peu solidement, l'isthme ayant une certaine roideur. L'utérus ne doit
pas être très long. Dans ce cas j'opère de la façon suivante : la malade
étant dans l'attitude demi-couchée, l'index de la main gauche introduit
dans le vagin haut, derrière le corps utérin qu'il soulève, et après avoir
au besoin mis l'utérus bimanuellement sur la ligne médiane, le bout
des doigts de la main libre posée à plat sur la paroi abdominale, glisse
en entraînant celle-ci jusqu'à la partie supérieure du col.

Le doigt qui touche et les doigts de la main extérieure doivent se
rencontrer ; alors par leur pression simultanée l'utérus doit être poussé
en haut et en arrière le long du sacrum jusqu'à ce que les ligaments
antérieurs un peu tendus opposent une résistance perceptible. L'utérus
est alors déjà un peu versé en avant, si l'on a eu soin de ne pas enfoncer
le fond. On maintient alors l'utérus avec le doigt qui touche, tandis que
ceux de la main extérieure remontent doucement, sans pression le long
de l'utérus. Quand ils ont atteint le fond de l'organe, ils le contournent
et passent derrière lui, toujours avec légèreté.

Si contre toute attente, le redressement n'était pas complet, vous tour-
nerez la main extérieure de façon que la paume soit dirigée vers les
pieds de la malade, sans précipitation pour que l'utérus ne perde pas
son appui. Une pression légère en avant et en bas, ou selon le besoin
quelques frictions circulaires au-dessus du fond, et sur les cordes
roides, s'il y en a, termine alors le redressement.

A ce moment le corps utérin s'appuie le long du doigt qui touche.
Celui-ci n'a pas changé de place à moins qu'il n'ait fallu fournir un
point d'appui pour le massage des cordes roides. En pareil cas il ne doit
cependant pas abandonner le col qu'il soutiendra par la face latérale.

Il arrive souvent que l'utérus est tiré en avant, avec rapidité, dès que
la main extérieure passe derrière le fond. Dans ce cas on n'a pour tenir
entre les mains l'utérus antéversé qu'à poser la main au-dessus du pubis.

Quand le col n'est pas trop court (chose fréquente dans les rétroversions) on peut d'emblée mettre le doigt sur sa face antérieure.

Avant de faire la pression redressante avec les deux mains il faut que
l'utérus soit mis sur la ligne médiane. C'est d'ailleurs la condition *sine*

qua non de succès, dans toutes les méthodes de redressement.

LA RÉDUCTION ABDOMINO-RECTALE ne trouve guère son emploi que chez les vierges. Elle n'est pas facile. D'abord il est souvent malaisé de savoir quelle extrémité de l'utérus on touche, et par conséquent s'il y a ou non rétroversion.

La manœuvre consiste à soulever le corps de l'utérus, et à le pousser en avant avec le doigt introduit dans le rectum, jusqu'à ce qu'on puisse saisir le fond utérin avec la main libre. Alors le doigt intérieur passe sur la face antérieure du col.

LA RÉDUCTION ABDOMINO-RECTO-VAGINALE est indiquée pour les utérus flexibles, très longs, ou dont le fond est placé trop haut pour que le doigt puisse l'atteindre et le pousser vers la paroi abdominale. Accrocher un tel utérus ne sert à rien, puisque le milieu flexible seul se laisse porter en avant et que la flexion ne fait que s'accentuer. On cherche alors à le refouler en bas sur l'index rectal. Quand cela est obtenu, on redresse avec le pouce et la main extérieure. Quoique cette méthode soit plus longue je la recommande aux débutants pour sa facilité. Elle réussit dans tous les cas, pourvu que l'utérus soit mobile.

Le doigt est introduit le plus haut possible dans le rectum (mettez dans ce but votre tabouret le plus près possible des pieds de la malade) jusqu'au passage étroit formé par le troisième sphincter.

Simultanément ou presque simultanément le pouce est introduit dans le vagin. La main extérieure est alors posée sur le ventre, la paume et les doigts étendus dirigés en haut.

A ce moment, l'index placé au-dessus de l'angle de flexion de l'utérus le relève d'avant en arrière, travaillant à droite et à gauche alternativement, jusqu'à ce que le fond soit un peu soulevé. La main extérieure, entrant en action, cherche à pénétrer au-dessus du fond, choisissant expérimentalement le *locus minoris resistentiæ*. Le bout des doigts, pénétrant peu à peu, finit par atteindre une portion assez considérable du fond pour le pousser en bas, si bien que l'index puisse exercer, plus haut, une pression sur le corps qu'il soulève davantage. La main extérieure descend alors graduellement derrière le fond. En pénétrant elle doit exécuter les frictions circulaires ou de légères vibrations pour que le paquet intestinal soit refoulé le plus haut possible. Si on n'arrive pas par ce moyen à porter le fond en avant, on agit avec le pouce sur la face antérieure du col qu'il chasse en arrière. La pression simultanée du pouce agissant en arrière et en haut, et des doigts de la main extérieure derrière le fond, agissant en avant et en bas, n'a pas pour effet de rétrofléchir l'utérus, mais au contraire d'étendre et redresser l'utérus, à condition que l'index gauche opère en même temps.

Si le redressement ne se laisse pas exécuter ainsi, on cherche les adhérences, et s'il y en a on masse autour de l'adhérence, puis sur elle, l'extrémité de l'index servant de point d'appui, tandis que sa face latérale et le pouce maintiennent l'utérus soulevé. Si le redressement échoue encore on y renonce provisoirement jusqu'à ce que l'obstacle ait été levé au moyen des extensions.

Redressement avec un seul doigt. — Quand l'utérus est mobile mais ni long ni trop flexible, il peut parfois être redressé rapidement et sans douleur, même sans que la femme s'en aperçoive, avec l'index seul. C'est un tour d'adresse exigeant une main rompue au métier. Cè n'est pas une méthode. La malade étant dans l'attitude ordinaire, on place le doigt dans le vagin derrière le corps de l'utérus qu'on soulève doucement, mais dans la juste et précise direction vers la paroi abdominale, aussi haut que la souplesse des parties le permet. On le maintient quelques instants dans cette position pour faire un peu d'extension, puis on laisse glisser le col en arrière en plaçant la phalange indicatrice à droite. Donc l'index à ce moment entoure obliquement le côté droit de l'utérus dont le corps est soutenu par la pulpe de la phalangette.

Alors, avec douceur mais par un mouvement rapide, le bout de l'index est porté en avant sur la partie supérieure du col. Il descend ensuite peu à peu, sans hâte le long de la face antérieure du col qui est poussé en haut, et le fond décrivant un arc revient en avant. On sent que l'utérus s'antéverse. Il est néanmoins souvent nécessaire d'achever le redressement avec la main extérieure. Il suffit pour cela de mettre la main extérieure sur le bas-ventre assez haut pour qu'elle soit sûrement au-dessus du fond qui par conséquent ne risque pas d'être refoulé en arrière. Le doigt qui touche perçoit la pression communiquée et la main extérieure glisse en arrière jusqu'à ce qu'elle sente la face postérieure de l'utérus. Elle s'assure alors de la perfection du redressement.

B. — *REMARQUES*

Une longue expérience m'a appris à toujours employer les frictions circulaires, en redressant un utérus. Je les emploie alternativement, à droite, à gauche et au-dessus du fond, déplaçant ma main et essayant de pénétrer derrière lui. La réduction autrefois souvent douloureuse est devenue ainsi presque indolore. Les débutants poussent souvent l'utérus trop haut, et rendent plus difficile la pénétration de la main derrière cet organe, qui est la condition du succès. Ceci prouve une fois de plus qu'un toucher fin et une observation exacte, ont plus d'importance que la force. La pénétration facile et non douloureuse des doigts derrière le fond dépend avant tout de la manière dont on déplace ce fond. S'il est poussé trop haut vers le promontoire ou les parois latérales du bassin, la saillie du premier, la tension de la paroi abdominale deviennent une gêne, et les doigts glissent continuellement par-dessus le fond au massage.

Pour la réduction de l'utérus comme pour l'examen et le massage, c'est surtout le toucher qui renseigne ; les doigts de la main libre exécutent les mouvements nécessaires au massage.

Pendant la réduction, les ligaments (normaux ou anomaux) résistent-ils ? On triomphe de cette résistance par le massage. Ayez seulement soin de ne pas lâcher le col. Faites glisser le doigt obliquement sur sa face antérieure, de façon que son extrémité passe sous le ligament tendu pour fournir à la main qui masse un point d'appui.

Il m'est arrivé, en essayant de redresser, dans la station debout, un utérus que j'avais trouvé mobile dans la position demi-couchée, de ne pouvoir le soulever. J'en trouvai la cause dans les contractions abdominales. J'engageai la malade à respirer naturellement et la réduction s'opéra sans douleur, en peu d'instants. Je tiens à rappeler à tous ceux qui ont des doigts courts, que dans le cas où leurs doigts n'atteignent pas assez loin, la malade étant couchée, ils réussiront en la faisant lever, parce que l'utérus est refoulé par le paquet intestinal, sauf quand il est fixé haut ; mais pour l'exploration, en pareil cas, on atteint plus haut par le rectum dans l'attitude debout que dans celle demi-couchée.

Cent fois j'ai observé, pendant des tentatives de réduction, le fait suivant: l'utérus peut être poussé de droite à gauche et de gauche à droite sur la face du sacrum, mais il est très difficile de l'en détacher. On dirait un morceau de verre appliqué sur une vitre mouillée.

Un autre genre de difficulté est créé par le relâchement excessif de la partie supérieure de l'isthme. Sans doute, un massage léger et l'élévation atténuent ou font disparaître cet inconvénient, mais avant qu'on ait obtenu ce résultat, l'utérus tombe sans cesse en arrière pendant les essais de réduction, à moins qu'on n'applique le doigt intérieur juste sur l'angle de flexion ou même au-dessus.

Il arrive souvent aux débutants, quand ils veulent pénétrer derrière le fond pour achever le redressement, que l'utérus glisse à droite ou à gauche. Je recommande alors de mettre l'index et le petit doigt de chaque côté du fond et de pénétrer avec les deux doigts du milieu.

Les débutants constateront encore qu'après des tentatives de réduction infructueuses, l'utérus est plus fortement tiré en arrière et en haut. Il faut donc toujours chercher à l'amener en avant et en bas. Les tentatives de réduction produisent un autre effet que le simple changement de place de l'utérus. Voici, du moins, un fait maintes fois observé par moi, qui le prouve: après avoir traité, moi-même, des malades pendant un temps suffisant pour que le redressement fût vite obtenu et sans difficulté, je faisais exécuter la réduction par un élève. S'il échouait, je n'obtenais le redressement qu'avec peine et perte de temps, si même je l'obtenais, comme si l'utérus s'était fixé dans sa position défectueuse. Le lendemain la réduction était aussi facile que les jours précédents.

Dans bien des cas, les ligaments se tendent jusqu'à ce que l'utérus ramené en avant ait parcouru la moitié de sa course. Si on le lâche, il tombe en arrière, mais si l'on dépasse le point où cette tension est au maximum, il s'antéverse tout seul. Décider si les ligaments sont seuls en cause ou si le passage du paquet intestinal d'avant en arrière détermine cette antéversion rapide, n'est pas chose facile.

On a beau tenir l'ongle de l'indicateur court et lisse, il cause parfois de petites blessures de la muqueuse. En réalité elles n'ont aucune importance. Cependant une ulcération peut en résulter. Cela doit dépendre d'une disposition spéciale. Le traitement les guérit à la longue.

Je me borne à signaler ici les succès presque constants que j'ai eu en détachant par les extensions les utérus fixés. Je les ai remis en place par l'une des méthodes décrites dans ce chapitre. Cependant j'ai échoué dans quelques cas où l'adhérence semblait absolue. J'ai vu un cas où l'utérus rétrofléchi conservait l'angle de flexion même après redressement.

VI. — ÉLÉVATIONS

Par l'élévation, on saisit les viscères en dessous, à travers la paroi abdominale et on les tire en haut, de façon à tendre leurs attaches inférieures. L'utérus et l'intestin peuvent seuls être saisis de cette façon. Cependant la manœuvre fait sentir son influence dans une zone assez étendue. Ce n'est pas dans des considérations préliminaires, qu'il convient d'analyser cette influence.

Évidemment l'attitude demi-couchée convient seule à l'élévation. Les vêtements de la malade sont dénoués. La chemise couvre le ventre. La vessie est vide, le rectum également, si possible ; la malade est à jeun ou n'a pris qu'un repas léger deux heures au moins avant l'opération. La manœuvre est réglée d'après la sensibilité de la malade, l'élasticité des parois abdominales, etc., c'est-à-dire qu'on opère avec plus ou moins de force ; dans les premières séances, toujours doucement (même sans saisir l'utérus). Comme il faut pénétrer profondément, il est presque indispensable de ne pas provoquer de souffrance, sinon la malade se défend en contractant sa paroi abdominale.

A. — Élévation de l'utérus.

La manœuvre consiste essentiellement dans un soulèvement de l'utérus, saisi à travers la paroi du ventre ; mais l'exécution varie suivant les cas.

Pour la clarté de la description, il convient de classer les élévations d'après les modes les plus usités, de les dépeindre, et plus tard d'indiquer les variantes.

La *première forme* est employée pour les prolapsus de l'utérus et du vagin. La *deuxième* pour les rétroversions. La *troisième* pour les utérus très volumineux.

En général, deux personnes sont nécessaires, l'une, assise à gauche de la malade, pratique l'examen et dirige le mouvement que l'autre exécute trois fois en se conformant aux ordres qui lui sont donnés.

a. — OPÉRATION

1. — Première forme. — *Élévation dite prolongée ou haute.* — La malade demi-couchée, sur un banc long et bas, tient les jambes fortement fléchies, les genoux écartés, les pieds bien joints.

Le médecin, à gauche de la malade, ramène d'abord l'utérus en position normale autant que possible, puis il applique le doigt, haut sur la face antérieure du col, et pousse celui-ci un peu en haut et en arrière, de sorte que le fond mobile s'incline en avant et en bas. La main libre est posée sur le ventre, les doigts dirigés en bas, pour explorer l'utérus et refouler les anses intestinales en haut. La paroi abdominale est refoulée d'assez haut par la main qui pénètre très profondément dans le bassin. C'est dans ce creux que l'aide place ses mains, c'est par là qu'il pénètre dans le bassin.

Dès que l'aide a placé ses mains, le médecin ôte la sienne. Il cherche, pendant l'élévation et la descente qui la suit, à suivre le mouvement avec son doigt et à exercer lui-même une influence sur la position de l'utérus. Je cherche surtout, en refoulant le col en arrière, à coopérer au maintien de l'antéversion.

Avec sa jambe gauche le médecin fournit un appui indispensable à la jambe droite de l'aide, qui avance cette jambe le plus qu'il peut.

Il est en face de la malade, le pied droit par terre du côté gauche de la malade ; l'autre jambe est à genou sur le banc, en dehors du pied droit de la malade. Pour pouvoir se pencher en avant pendant la manœuvre sans perdre l'équilibre, l'aide avance le genou gauche comme le pied droit, autant que faire se peut, et repousse en haut les genoux de la malade, avec ses hanches qui leur fournissent un appui. Cependant il ne faut pas que le bras du médecin soit gêné dans ses mouvements.

Donc le malade et l'aide doivent se placer très correctement avant que l'opération commence. Les pieds de la malade se trouvent entre les genoux de l'aide et ne touchent pas le banc. L'aide met ses mains en supination, côte à côte, les doigts dirigés en bas et les applique sur le bas-ventre à l'endroit indiqué par la main du médecin et contre elle. Puis les doigts et ensuite les paumes pénètrent dans le bassin.

L'aide se penche en avant de plus en plus, poussant de ses hanches les genoux de la malade, étendant les bras, mettant ses mains le plus près possible du pubis, et descendant jusqu'à ce que le médecin sente ses doigts en contact médiat avec son index vaginal. La force nécessaire pour pénétrer dans le bassin est empruntée au seul poids du tronc. Les doigts de l'aide jusque-là étendus se fléchissent maintenant surtout dans leurs deux dernières articulations pour pouvoir saisir l'utérus bien en dessous.

Ainsi saisi, l'utérus est soulevé lentement avec une légère vibration, le long du sacrum, suivant un arc, d'abord en haut puis en avant, autant que le permettent les attaches, en exerçant la pression autant que possible seulement sur la partie inférieure de l'utérus, de façon à ne pas le renverser en arrière, mais au contraire à l'antéverser le plus possible. Pendant cette manœuvre, l'aide se redresse en fléchissant graduellement les bras, jusque-là étendus, et les appuyant plus ou moins sur ses hanches; ensuite il laisse aller l'organe doucement et par degré, ses mains continuant encore un peu la vibration. L'utérus glisse en bas, ce que l'aide peut généralement sentir si le mouvement est très bien exécuté. On ne doit pas lâcher d'un seul coup l'utérus, car il pourrait retomber en arrière en causant de la douleur. Ce serait aller contre le but.

Avant chaque reprise, le médecin doit examiner la position de l'utérus et au besoin le redresser. Si l'organe se laisse lever tellement haut que le doigt du médecin ne puisse suivre le col, il faut, à la descente de l'utérus, replacer le doigt sur la région cervicale dès qu'on le peut, en appuyant.

Lorsqu'on ne prend pas la précaution de refouler une quantité suffisante de la peau des parois abdominales, elle se tend au moment de l'élévation qui devient douloureuse et dont l'exécution n'est plus bonne. Dans les prolapsus très lâches il est parfois nécessaire de faire glisser les doigts sur la paroi abdominale même. Bien veiller à ne pas laisser glisser l'utérus.

2. — Deuxième forme. — *Elévation dite brève ou basse.* — L'attitude des malades et des opérateurs est la même que pour l'élévation haute (première forme). Les mains de l'aide pénètrent de la même façon sur l'indication du médecin. L'élévation est commencée; mais s'exécute à la fois en arrière et en haut, et non pas directement en haut. Elle s'accompagne de vibrations.

Dès que le médecin sent que les attaches de la région antérieure du col sont tendues comme elles le sont dans la pression redressante ordinaire, il dit : « arrêtez ». La tension est maintenue pendant quelques secondes, plus ou moins, suivant les cas, puis le médecin dit : « lâchez ». Sur quoi l'aide retire ses mains rapidement mais sans brusquerie dans la direction verticale. Le médecin constate, au moyen du doigt qui appuie sur le col, que le corps de l'utérus tombe immédiatement en avant.

Je crois (1) que l'utérus est antéversé par la tension des ligaments ronds et du feuillet antérieur des ligaments larges. Si, pour les rétroversions, on employait la première forme de l'élévation, l'utérus tomberait en arrière, parce que l'élasticité des attaches de l'isthme ne permet pas que le col soit tiré en haut ou en arrière au delà d'une certaine mesure. Les doigts glisseraient donc sur le corps et le renverseraient. J'ai entendu tous ceux qui ont essayé ce traitement pour les rétroversions et flexions se plaindre de son inutilité. Ziegenspeck pense comme moi que les ligaments sacro-utérins n'ont pas le rôle antéverseur qu'on leur a attribué.

Le 3 février 1893, en massant une malade et tenant mon doigt sur le feuillet antérieur des ligaments larges, j'eus l'intuition du rôle qu'il joue dans l'antéversion. Cela me donna l'idée qu'en excitant la tonicité du feuillet antérieur des ligaments larges et les ligaments ronds, leur contraction fixerait, mieux que celle de toute autre portion ligamentaire, l'utérus en avant, quand il n'existe aucune adhérence, bien entendu, et quand la réduction est faite. Je me suis alors expli-

(1) Communication orale de Brandt.

qué pourquoi au début de ma pratique, à l'époque où je plaçais, pour l'élévation, les doigts sur les côtés du pelvis, je réussissais étonnamment vite. Les ligaments ronds et le feuillet antérieur du ligament large, tendus par cette manœuvre, étaient excités à la contraction. Tout cela m'encourageait à m'y prendre de cette façon, et je puis dire que j'ai toujours réussi ainsi. Si les deux ligaments sont relâchés, j'emploie la vibration seule et non le massage. Si au contraire l'utérus est tiré d'un côté, j'étire d'abord le ligament roidi, puis je fais des pressions vibrantes légères du côté faible.

Les pressions vibrantes sont exécutées par la main libre contre le doigt qui touche. Elles atteignent le ligament seul, sans comprimer l'utérus.

En relevant la malade après l'élévation, on doit pousser le col en arrière et en haut, et le fixer dans cette position dix secondes environ. Ensuite je fais exécuter quelques tapotements légers sur le sacrum du côté du relâchement, la malade étant dans l'attitude dérivative. Je suppose, bien entendu, que les ligaments n'ont pas perdu leur vitalité.

Mon opinion sur l'importance du feuillet antérieur du ligament antérieur du ligament large est appuyée sur le fait suivant. Je réduisais un jour l'utérus d'une paysanne qui avait fait un effort. L'organe était en arrière obliquement, le fond fixé sur le côté. En essayant doucement de le conduire à sa place, brusquement il se jeta dans sa position normale. Six mois plus tard, répétition des mêmes faits. Est-ce que cela n'autorise pas ma manière de voir, que les parties antérieures des ligaments larges qui enveloppent le fond le tirent en avant et en bas et par conséquent prêtent leur concours aux ligaments ronds? Leur force est telle qu'ils peuvent changer une antéversion en antéflexion.

3. — TROISIÈME FORME. — Quand l'utérus est très gros, l'élévation peut être utile, sans qu'il y ait position anomale. On emploie alors l'élévation pour rendre l'utérus plus mobile, ou pour faire disparaître les douleurs qu'on observe chez les femmes enceintes.

Les attitudes sont les mêmes. Le médecin n'a qu'à contrôler la manœuvre avec le doigt qui examine. Sa main extérieure indique où l'utérus doit être saisi. L'aide (mais il vaut mieux que le médecin (1) fasse

(1) Dans ce cas l'aide prend la place du médecin. Les rôles sont intervertis (STAPFER)

lui-même l'élévation) cherche à pénétrer latéralement, un peu en
avant, pour exécuter une élévation ordinaire, très légère, à peu près dans
l'axe du bassin. La saisie de l'utérus, son élévation, sa descente doivent être opérées avec une prudence plus grande que dans les cas ordinaires et d'une main très légère ; pas de pression. On abandonne l'utérus en abaissant les mains.

4. — *Elévation oblique.* — Dans le cas de déviation latérale de l'utérus,
on tâche d'étendre les attaches raccourcies, et de favoriser le raccourcissement des attaches trop lâches. On excite celles-ci à se contracter au
moyen de vibrations. Il ne doit y avoir ni fixation, ni état inflammatoire. Même attitude que dans les autres genres d'élévation. Le médecin
redresse l'utérus, et le maintient jusqu'à ce que les mains de l'aide
aient suffisamment pénétré. Pendant la manœuvre, le médecin coopère
à l'extension mesurée des ligaments raccourcis. D'après l'indication
qui lui est donnée, l'aide applique une main, doigts fermés, plus ou
moins latéralement, pour pénétrer comme un coin entre la paroi latérale et l'utérus. Aussitôt que cette main refoule l'utérus de côté, l'autre
main est appliquée comme d'ordinaire, ou même plus en avant et pénètre dans le bassin. Alors le médecin retire sa main, et l'aide se penche
en avant. Ses doigts se fléchissent, mais de façon à saisir fortement surtout avec la main latérale. L'élévation ne se fait pas seulement en haut
mais dans une direction telle que l'utérus s'incline à droite ou à gauche de la ligne médiane, pendant que la main antérieure exécute une
vibration. Suivant que le raccourcissement ou le relâchement opposé
prédominent, l'élévation est poussée dans le premier cas le plus loin
possible. Dans le second elle est interrompue comme dans le deuxième
genre, puis continuée.

Les différents genres d'élévation peuvent être exécutés plus ou moins
obliquement. Autant il est nécessaire de porter au maximum l'extension des attaches, en cas de prolapsus et de rétroversion pour les exciter
à se contracter, autant il est nécessaire de ne pas atteindre chaque jour
ce maximum (au contraire chaque jour un peu moins) car on empêche
ainsi le raccourcissement et la guérison devient impossible. Je ferai
encore observer que, dans les cas de prolapsus, si on n'élève pas l'utérus plus haut que la situation normale, on n'obtient pas d'extension et
par conséquent ni excitation, ni guérison. Dans les cas de rétroflexion,
retirer ses mains après l'élévation, en bas et en avant, avec prudence,

sans toucher au fond. Le médecin presse le col et le refoule en arrière pour empêcher la rétroflexion.

5. — *Elévation sans aide.* — J'ai employé l'élévation sans aide, exclusivement et avec de bons résultats pendant les premières années. Depuis je ne m'en suis plus servi qu'à l'occasion, en l'absence d'une personne exercée, ou pour le troisième genre d'élévation, qui n'exige pas d'aide. Quand le médecin fait l'élévation lui-même, il se place dans l'attitude déjà décrite. Les mains cherchent le *locus minoris resistentiæ*. Les intestins sont chassés en haut par la vibration. Les mains, pour pénétrer, suivent la paroi antérieure du pelvis. L'utérus est saisi, soulevé, abandonné suivant le procédé habituel. Tous les genres d'élévation peuvent être exécutés ainsi, le second plus difficilement, le troisième facilement. En général, en exécutant seul l'élévation, on ne sent pas l'utérus assez nettement, pour ne pas risquer de le renverser en arrière. En tous cas la manœuvre sans aide exige une habileté et une expérience beaucoup plus grandes, et malgré elles on est souvent obligé d'avoir recours à un aide, le soutien intérieur du col étant indispensable.

b. — REMARQUES

L'aide doit chercher et sentir nettement le *locus minoris resistentiæ*, pour pénétrer dans l'excavation. Du tact, la connaissance des diverses positions de l'utérus sont nécessaires, et même indispensables, si, comme cela est toléré pour la troisième forme d'élévation, on opère sans aide. Celui-ci doit avancer sa jambe suffisamment loin pour se sentir solide en se penchant en avant les bras étendus. La pression doit être exécutée par le poids du corps que l'on modère à volonté. Pas de violents efforts. Rappelez-vous que la délicatesse du toucher est incompatible avec l'effort. Si l'aide met son genou gauche trop près de la ligne médiane, il gênera la main gauche du médecin ; gêne que peut aussi causer le talon de la malade. Si l'aide élève l'utérus au delà du maximum de tension des attaches péri-isthmiques ses doigts glissent sur le corps utérin qui est renversé en arrière, à moins qu'il ne soit déjà incliné dans la moitié antérieure du bassin. C'est surtout dans le deuxième genre d'élévation que cet accident a lieu ; quand il se produit le médecin ne sent pas le corps utérin basculer sur son index selon la règle. Il est facilité, par l'application du doigt qui touche, sur un point trop élevé du col.

Au début du traitement d'une rétroflexion avec relâchement considérable de l'isthme, l'utérus retombe toujours en arrière pendant un certain temps, jusqu'à ce que la continuité d'un massage léger de l'angle de flexion, et des élévations l'aient affermi. Dans ce cas on redresse après chaque élévation.

Toute élévation d'un utérus rétroversé est plutôt nuisible qu'utile.

Immédiatement avant l'élévation, l'orifice externe, soulevé par le doigt, se trouve à peu près à égale distance de la pointe sacrée et du promontoire.

Dans le cas de rétroversion simple, on ne peut élever le col haut, mais dans le cas de relâchement considérable avec prolapsus, l'orifice externe peut atteindre un peu au-dessus du promontoire.

Pendant l'opération, il faut porter son attention sur la figure de la malade, de sorte qu'au moindre signe de douleur, les doigts cèdent comme des ressorts souples ; de même si l'on éprouve une résistance : tout cela sans s'abstenir d'achever l'opération.

De 1861 à 1888 j'ai fait exécuter avant les élévations (sauf celles de la troisième forme) une manœuvre dont le but était d'exciter les ligaments ronds. Pour cette exécution, l'aide prenait l'attitude commune à tous les genres d'élévation de l'utérus. Les mains se faisant vis-à-vis étaient appliquées sur les côtés du bas-ventre, à peu près dans la région des épines iliaques antéro-supérieures et exerçaient une pression simultanée en descendant le long des fosses iliaques. L'utérus ne doit être ni poussé en bas, ni renversé, accident commun dans les élévations mal exécutées. La manœuvre est répétée trois fois.

Quand l'aide saisit l'utérus de telle façon que la partie inférieure de cet organe soit libre en avant et en haut, le corps de l'organe tombe douloureusement en arrière ; le médecin sent alors le col qui revient assez violemment en avant. Il doit interrompre l'élévation de suite.

Les douleurs sont sans doute causées par la forte tension des ligaments postérieurs sur lesquels presse le corps de l'utérus pressé lui-même par l'aide.

Plus les ligaments antérieurs sont raides et courts, plus le médecin laisse durer la tension dans le deuxième genre d'élévation.

Quand il y a de vraies fixations, l'élévation doit être proscrite.

Dans les cas de prolapsus ancien, avec atrophie sénile, essayez, en faisant l'élévation, de pénétrer dans les intestins, l'utérus et les ligaments larges, de façon que tout le paquet soit tiré en haut, sans vous préoccuper si vous sentez uniquement l'utérus. Cela ne veut pas dire qu'il soit indifférent d'élever l'utérus, en pareil cas mince, mou, atrophié, en antéversion ou en rétroversion. Au contraire, je crois que l'élévation est bien plus efficace quand l'utérus est porté en antéversion, les ligaments larges étant alors en position normale, tandis qu'en rétroversion ils sont en sens inverse.

Quand il y a inflammation de la vessie, ne tendez pas trop le vagin parce qu'alors la vessie est tiraillée. Saisissez l'utérus un peu sur le côté, et amenez-le d'abord en haut puis en avant. Cependant, en pareil cas, mieux vaut d'ordinaire s'abstenir de l'élévation pendant un certain temps.

Il est évident que si l'un des ovaires est douloureux, il faut d'abord calmer la douleur. L'oophorite aiguë doit faire retarder l'élévation. La réduction de l'utérus renversé pendant l'élévation est en général plus difficile. Il est probable que l'excitation produite fixe plus fermement l'utérus dans sa position fausse.

On ne doit pas omettre de réduire immédiatement quand la rétroversion se produit pendant l'élévation.

Les inflammations ou résidus inflammatoires du péritoine et des tissus pelviens, les exsudats récents ou anciens, les fixations utérines et annexielles, exposent la femme à des déchirures pendant l'élévation, la contr'indiquent jusqu'à ce qu'on ait réussi par le massage et les extensions à faire disparaître cette complication : autrement une affection aiguë pourrait se produire. Les violences sont proscrites de l'opération.

C. — EFFETS DE L'ÉLÉVATION

Bien que l'élévation exerce vraisemblablement des effets divers sur les différentes parties du bassin, les tissus, l'utérus, les ligaments, le vagin, les vaisseaux et nerfs, etc., etc., elle est employée avant tout contre les renversements de l'utérus, les chutes du vagin et de l'utérus. Nul ne s'étonnera, en songeant aux grosses différences individuelles qui se rencontrent dans les cas de rétroversion, que l'élévation doive, suivant ces cas, être exécutée de telle ou telle manière. Il faut agir avec précision sur les parties altérées, et ne pas tirer machinalement sur un point quelconque. La guérison et surtout la promptitude de la guérison dépend beaucoup, sinon entièrement, d'un emploi judicieux et précis de la manœuvre. Les modifications dans la manière de pratiquer l'élévation consistent, par exemple, dans la manière de tenir les deux mains et de les faire agir, dans leur application en avant ou sur les côtés ou entre deux, dans la force et la hauteur de l'élévation, etc., etc. Ces modifications n'ont été qu'en partie expliquées dans les prescriptions précédentes.

Suivant moi l'opération a une influence tonifiante sur les ligaments de l'utérus, effet comparable à celui que produisent les mouvements actifs sur les muscles striés. Une extension brève et forte fait contracter les parties relâchées. Elle atteint le vagin, les divers ligaments, le péritoine, et a pour contre-coup la contraction des attaches. Je comprends, dans celle-ci, le vagin, qui fixe l'utérus en bas solidement. La répétition quotidienne de la manœuvre constitue un exercice analogue à celui du travail musculaire régulier, et est aussi efficace. Le relâchement qui existe au début dans telle ou telle partie disparaît vite, et par l'effet du temps, par la répétition de la manœuvre, par les excitations contractiles continues, les attaches privées de tonicité, la retrouvent et reprennent la prédominance qu'elles avaient perdue et qu'elles conservent. Alors la position normale de l'utérus persiste. La condition pour réussir est donc d'étendre les parties raccourcies, de façon à permettre à celles qui sont relâchées de se raccourcir en se contractant. Ne jamais tirer assez fort pour produire des hémorrhagies capillaires. En somme il me semble hors de contestation que le relâchement et la contraction sont les effets principaux de l'élévation, et je ne puis en pousser plus loin l'analyse.

Si les attaches de l'utérus n'étaient pas contractiles comment expliquer que des utérus abaissés, prolabés, versés, fléchis, positions anormales causées par le relâchement desdites attaches, aient été, des centaines de fois, remis en position normale, durable ? Un jour, tirant en avant un utérus redressé, j'ai senti nettement les ligaments postérieurs se contracter et le tirer en arrière.

Pendant l'élévation, la malade éprouve une sensation de tiraillement en haut des attaches inférieures relâchées, et les parties génitales extérieures peuvent même s'invaginer légèrement. En cas de prolapsus considérable, l'utérus peut souvent être élevé sans douleur et avec avantage, au-dessus du promontoire. Dans le deuxième genre d'élévation, on peut supposer que les ligaments ronds excités à la contraction se raccourcissent au moment où l'utérus, abandonné tout à coup par l'aide, reprend rapidement la situation normale ; mais il convient probablement de faire jouer un rôle au revêtement de la vessie et à une partie des ligaments larges dans cette tension qui jette le fond si vite en avant.

Jadis j'ai retiré sans doute de bons effets de l'élévation sans aide; mais les cures ont souvent duré 5, 6, et même 8 ou 9 mois. Plus tard, quand l'élévation fut exécutée avec un aide, dans bien des cas il n'a pas fallu plus de semaines qu'il ne fallait de mois jadis. La manœuvre sans aide réussit rarement aussi bien. On n'a pas la même sûreté.

J'ai constaté à maintes reprises que les élévations diminuent les règles et les hémorrhagies. Une menstruation très faible peut être supprimée par l'élévation, qui selon moi décongestionne l'utérus et est un dérivatif du sang vers les ligaments et les tissus pelviens. En cas d'hémorrhagie avec rétroflexion, l'élévation courte est exécutée sans ôter rapidement les mains.

B. — Elévation du rectum.

Le médecin se met à droite du malade, mi-couché. Il applique sa main gauche sur l'épaule droite et la main droite sur l'hypogastre gauche du malade. Les doigts pénètrent profondément, avec de légères vibrations au-dessous de l'angle de flexion de l'intestin plongeant dans le pelvis au sortir de la fosse iliaque. On cherche à saisir cet angle avec les doigts courbés, puis on tire en haut l'intestin, en exécutant une vibration. La main qui élève suit la paroi pelvienne postérieure, près et le long du promontoire, en se dirigeant vers l'épaule droite de la malade. La manœuvre est répétée trois

à quatre fois. Quand la manœuvre est bien exécutée, les malades, si
le relâchement n'est pas excessif, ressentent un tiraillement de l'anus
qui peut même être vu. Je crois qu'au niveau de la flexion iliaque du
rectum, l'intestin est attaché avec plus de solidité, ce qui l'empêche
de fuir entre les doigts. Si les malades ont le ventre très gros, faites-les
tourner à droite, de façon que le poids des viscères les entraîne de ce
côté, et que le point de flexion du gros intestin soit libre ; mais n'exa-
gérez pas le décubitus latéral parce que la tension de la paroi rendrait
plus difficile la manœuvre.

L'effet produit sur les rectocèles et les prolapsus rectaux semble
démontrer que l'élévation réveille la contractilité des fibres longitudi-
nales du rectum.

VII. — MASSAGE

A. — GÉNÉRALITÉS

Si pour se faire une opinion sur les diverses manières de masser,
on s'en rapporte aux malades elles-mêmes et non aux autorités, on
apprend que toutes préfèrent la méthode qui ne fait pas souffrir,
et guérir, s'il y a moyen, sans torture. Elles n'auraient même pas
cette idée de la nécessité d'une torture, si les masseurs voulaient
bien se rappeler qu'on obtient des résultats aussi bons quoique plus
lents en massant d'abord avec légèreté pour augmenter peu à peu la
force.

En massant on doit éviter les frottements, et chercher à amollir par
des mouvements circulaires les indurations pathologiques. Il faut activer la résorption. Tout est là. En frottant on ne produit guère qu'un
tiraillement des tissus, fort douloureux.

La douleur, pendant le massage des muscles brachiaux par exemple,
peut être évitée en appliquant de temps en temps la paume de la main
sur les points douloureux, et en exécutant avec une force graduelle des
mouvements circulaires jusqu'à ce que la sensibilité émoussée fasse
tolérer la manipulation plus pénétrante (litt. plus pointue) des extrémités digitales.

Le massage doit en général être exécuté autour du point malade, mais on commence toujours au-dessus de ce point, en suivant le courant des lymphatiques. On se dirige donc vers le centre de ce système. Le but est d'accélérer la résorption. En Suède, les masseurs font souvent souffrir leurs malades, sans qu'il en résulte d'accident. D'accident grave, soit ; mais j'ai eu à traiter beaucoup de malades dont le système nerveux avait été plus ou moins ébranlé par ce genre de massage, ou qui, déjà névropathes, avaient vu leur surexcitation nerveuse croître considérablement. On ne s'étonnera donc pas de l'insistance que je mets à rappeler les précautions à prendre.

En cas de névrite, le siège précis du mal est souvent fort limité ; cependant ce mal a des réflexes s'étendant à une zone plus ou moins grande, voire à tout le système nerveux. Quand le nerf est accessible par le toucher, on le trouve plus épais, plus dur, plus sensible qu'à l'état normal. Si on le masse avec trop d'énergie, on amène une surexcitation du système nerveux. Or, qu'on se rappelle que dans toute inflammation, s'accompagnant suivant la règle d'augmentation de sensibilité, les filets nerveux sont toujours atteints, et l'on comprendra que la règle énoncée plus haut est applicable à de tels cas. Quand, par le traitement, on a gravement troublé le système nerveux d'un malade, on lui a rendu mauvais service. Il est plus difficile de remettre en état le système nerveux généralement atteint que de faire disparaître les réflexes locaux dont je parlais, ce que permet un massage opportun, assez vite et assez facilement.

Quand j'ai à faire à des nerveuses que le traitement exaspère, je leur laisse un repos de deux ou trois jours avant de continuer le traitement que je reprends avec encore plus de précautions qu'auparavant. Voici donc quelle est pour moi la règle principale du massage :

Commencez légèrement ; allez autour du mal ; très graduellement vous arriverez sur le mal même ; n'augmentez la force qu'après disparition de la plus grande sensibilité ; faites des pauses fréquentes ; à la fin de la séance massez plus légèrement, finissez par une légère vibration exécutée avec la paume de la main posée à plat.

Un pareil traitement exige toujours plus de temps ; ne comptez donc pas les minutes ; les malades qui ont été soulagées par cette méthode chercheront plus volontiers le secours là où elles n'ont pas souffert.

Je tâche autant que possible, pour les exsudats tout au moins, de masser les vaisseaux lymphatiques depuis leur émergence, le long de leur courant, jusqu'au canal thoracique.

Les névropathes seront, d'après mon opinion, plus utilement traitées par des mouvements actifs et passifs bien conçus et exécutés ou par des bains, que par ce qu'on nomme « massage général du corps, car je le considère comme un irritant du système nerveux, surtout quand il est pratiqué pendant une ou deux heures, avec effleurage centripète, lequel, à l'opposé de l'effleurage centrifuge dont les effets sont calmants, augmente la nervosité.

Sachant que même des hommes robustes, rompus au métier, se sont épuisés par la continuité du massage, des réductions utérines, de la gymnastique, au point d'être incapables de travailler pendant plusieurs jours, je considère comme un devoir d'indiquer comment pour ma part je crois avoir évité la récidive de pareils inconvénients. Durant l'été de 1875, après un excès de travail, j'ai été pris de douleurs qui persistèrent pendant une année. Elles revinrent pendant l'hiver de 1878-79 sans que le massage ni aucun traitement pût m'en débarrasser. Quand on surmène les muscles, quand on dépasse les justes limites où la nature vous avertit par la sensation simple de la fatigue, on ne tarde pas à être puni par où on a péché. Si, au contraire, on écoute l'avertissement de la nature, si l'on fait de courtes pauses pour reposer le muscle en question, ou si on le fait agir d'une autre façon, — passivement de préférence — on peut continuer, le danger est évité.

Ces courtes pauses sont peut-être aussi appréciées des malades que nécessaires au praticien. Ce qui est certain c'est que grâce à cette précaution j'ai pu continuer un travail très fatigant, malgré de nombreux avertissements.

Dans un même ordre d'idées, je me rappelle avoir vu des malades qui, après un traitement d'une huitaine de jours, étaient en état, quoiqu'elles eussent été jusque-là alitées pendant des mois ou des années, de faire une petite promenade et même de monter et descendre trois étages, à la condition de se reposer à chaque étage jusqu'à respiration tranquille, et disparition de la fatigue des genoux.

Le massage direct des organes pelviens est d'ordinaire exécuté par moi, bimanuellement, à travers la paroi abdominale, par les mouvements circulaires ; malade demi-couchée.

On agit encore, mais indirectement, sur les organes pelviens par l'effleurage (1), qui s'exécute avec l'index introduit dans le rectum. Il est rare qu'un massage direct soit exécuté par la voie rectale. Il ne l'est jamais par la voie vaginale.

A chaque séance de massage des organes pelviens on épargnera beaucoup de temps si l'on masse d'abord des deux côtés du promontoire, de bas en haut, pour descendre ensuite plus profondément, en bas et sur les côtés, opérant toujours dans la direction centripète, dans le sens du courant veineux et lymphatique ; ensuite on masse l'organe malade.

Les effets généraux du massage sont si connus que je n'ai pas besoin d'en parler en détail. Cependant je tiens à dire que les médecins, qui, sans bien connaître ma méthode, pensent que le traitement bimanuel de l'utérus par le massage, les élévations, les redressements, etc., congestionnent l'utérus et augmentent les hémorrhagies, se trompent complètement, l'expérience prouvant juste le contraire. Cela dépend de la manière de masser. On peut par le massage diminuer des hémorrhagies excessives et même les arrêter.

B. — MASSAGE BIMANUEL

L'index qui touche, introduit dans le vagin ou le rectum, est appliqué sous ou derrière la région qu'on veut masser, de sorte qu'il forme une base de soutien, contre laquelle l'autre main puisse déprimer sans violence à travers la paroi abdominale ladite région. Bien que l'habileté de la main extérieure dans la palpation soit importante pour un bon massage, c'est cependant au doigt qui sert de soutien qu'est dévolu le rôle explorateur. Il doit tout suivre.

Pour pouvoir travailler avec continuité, le coude gauche doit se fixer contre la cuisse correspondante. La base du doigt reste immobile mais l'extrémité ou la face latérale de la phalangette suit la main qui masse, sans s'associer cependant à ses mouvements rapides. Le bout des doigts de la main libre exécute sur la région de rapides petits mouvements circulaires en avançant lentement dans la bonne direction. Suivre autant que possible le courant centripète des vaisseaux. Quand on doit

____

(1) Malen (allemand), målning (suédois), littéralement peindre (STAPFER).

traiter un utérus, un ovaire, un exsudat, mobiles, on cherche en principe à maintenir ces organes ou cet exsudat contre la paroi abdominale, en partie pour se ménager, en partie pour causer moins de douleur en déprimant moins la paroi abdominale ; mais ne croyez pas qu'on doive soulever le plus haut possible ou comprimer avec le doigt qui touche la partie à masser contre les doigts extérieurs. Les douleurs en massant (comme en examinant ou en redressant) sont aussi souvent causées par de faux mouvements contraires au but proposé, que par des pressions trop fortes. On pourrait alors supposer une sensibilité plus grande qu'elle n'est en réalité, et exécuter le massage sans faire disparaître la douleur.

Un jour, un médecin essayait chez moi de masser un assez gros exsudat. Je demandai à la malade s'il s'y prenait comme moi : « Non, répondit-elle, quand vous me massez, je ne sens presque jamais le doigt intérieur ; mais j'ai senti, pendant toute la séance, celui de ce médecin qui me faisait mal. » Le médecin dit à son tour : « Je croyais qu'il fallait presser de bas en haut avec ce doigt contre les doigts qui massent. » C'est une petite chose, mais elle vaut la peine d'être signalée. De telles souffrances sont constatées souvent quand on comprime le col en le chassant trop en arrière et trop haut. Ces souffrances cessent dès que la pression cesse.

Quand l'utérus est antéversé et les ovaires normalement situés, l'appui peut être fourni par le vagin. C'est par le rectum qu'il faut soutenir les mêmes organes et les paramètres, quand il y a rétroversion utérine et dislocation des ovaires. De même pour les vierges, autant que faire se peut. Pendant le massage on doit s'évertuer à remettre les organes en position normale ou à les en rapprocher. On doit aussi maintenir l'utérus antéversé pendant le massage des autres organes. S'il reste antéversé tant qu'on le soutient, et retombe en arrière dès qu'on le lâche, on emploie parfois avec avantage le procédé suivant. Faites la réduction par la méthode abdomino-recto-vaginale et appliquez le pouce sur la face antérieure du col à droite, l'index rectal à gauche, de telle façon que les deux doigts, pressant entre eux la paroi recto-vaginale, se croisent, formant un angle ouvert en haut dans lequel le col se place, et est appuyé en avant à peu près comme sur un pessaire. Si vous essayez de le chasser en arrière, l'utérus reste solidement en avant. Pour masser les paramètres, faites glisser l'index à gauche, ou le pouce à droite mais en même temps ayez soin que la main qui masse maintienne d'en haut le corps de l'utérus.

Dans les gros exsudats durs, il est impossible d'opérer partout la saisie entre le doigt qui touche et la main qui masse. On exécute les frictions circulaires sur la face supérieure de l'exsudat, et avec le doigt intérieur on contrôle et on soutient de son mieux les mouvements de la main libre.

a. — Massage de l'utérus. — En règle celui-ci se pratique de façon que l'utérus repose sur le doigt qui touche et soutient, tandis que les doigts libres exécutent de petites frictions circulaires sur la face postérieure de l'organe. On procède de haut en bas, ou de bas en haut ; on exécute les frictions sur tout le corps en se dirigeant vers l'orifice interne. Suivant le but à atteindre, l'utérus entier, ou le corps seul, ou le col seul, sont massés. Dans les rétroversions, quand l'utérus ne peut être redressé, on masse sans le réduire. Le doigt intérieur agit alors mieux par le rectum, au moins pour le massage du corps. Evitez de renverser un utérus redressé pour masser la face antérieure. Le redressement pourrait devenir difficile et pénible pour le malade. Je ne masse la face antérieure que provisoirement quand la réduction est impossible ou dans les cas d'antéflexion pathologique lorsque je rétroverse l'utérus à dessein.

Quand, pour une raison quelconque, il faut masser la face antérieure de l'utérus, on le fait avant la réduction. Si l'utérus est antéversé on le renverse le moins possible, et on lui rend de suite sa bonne situation. Le doigt qui examine n'est pas sans action sur la face antérieure. En outre je ferai remarquer que la plupart des vaisseaux utérins occupent les côtés de l'organe.

Au massage de l'utérus, la plus grande sensibilité se manifeste des deux côtés de l'orifice interne. Dans certains cas une sensibilité aussi vive existe au milieu de la face postérieure du corps.

Dans deux occasions différentes, j'ai observé une douleur réflexe bizarre, pendant le massage sans que cette douleur eût été éprouvée spontanément. La femme éprouvait, lorsque je touchais le milieu de la face postérieure du corps, un élancement dans la cuisse, sorte de coup de couteau ressenti jusqu'au genou. Dans les deux cas le phénomène disparut quelque temps après.

Il n'est pas rare que le massage fasse naître le besoin d'uriner, surtout si la vessie est irritée. Cela peut être évité, pour le massage du col, en antéversant l'utérus soutenu par le vagin, et pour le massage du corps en rétroversant l'utérus et soutenant par le rectum.

Si l'utérus n'est pas réductible, on doit, pour le massage du col, fournir l'appui d'un côté et masser de l'autre, pour ménager la vessie.

Quand les parois abdominales sont très épaisses, amenez l'utérus en avant et latéralement pour le masser dans la région inguinale où la souplesse est plus grande.

b. — MASSAGE DES ANNEXES. — En cas de gros exsudat englobant les annexes, le massage varie suivant les circonstances. En règle, le massage des ligaments larges se fait par des mouvements circulaires dirigés de l'utérus vers les parois pelviennes. Prenez le point d'appui par le vagin. Pour les ligaments sacro-utérins et les replis de Douglas, massez d'avant en arrière, latéralement. Prenez le point d'appui par le rectum.

Les trompes doivent être massées par frictions circulaires dirigées vers l'utérus. Point d'appui par le vagin, car les sensations sont moins nettes par le rectum.

Comme la trompe mobile échappe facilement, il faut continuellement la ressaisir en palpant bi-manuellement les ligaments larges. Le massage se fait par friction circulaire. On part de la corne utérine correspondante, puis on porte le doigt plus en dehors et on masse jusqu'à la corne, de sorte qu'on opère toujours dans la direction de l'utérus mais en partant de l'extrémité interne et en finissant par le bout externe. L'extrémité externe de la trompe, surtout au niveau du pavillon mou et flottant, peut être massée, en l'appliquant avec le doigt contre la paroi du bassin de dedans en dehors et en haut.

L'ovaire normalement mobile peut aisément être soulevé du bout de l'index et massé par friction circulaire légère. Ces frictions, commencées au niveau de l'organe, se dirigeront en dehors et en haut vers la paroi abdominale postérieure. Le point d'appui peut être fourni par l'index vaginal ou rectal. Si l'ovaire s'échappe facilement — cas fréquent — on le tient de façon à l'appuyer contre la paroi pelvienne ou contre l'utérus. Quand on saisit l'ovaire, soulevé par le doigt intérieur, avec l'extrémité de deux doigts de la main extérieure on arrive toujours à le fixer complètement pendant le massage.

c. — MASSAGE DES PAROIS DU BASSIN. — Les parois du bassin

n'étant pas saisissables bi-manuellement, on les masse soit avec le doigt intérieur qui doit toujours les explorer pendant le massage, soit avec la main libre ; mais dans la région postérieure, celle-ci ne peut descendre bien bas. Pas davantage dans les régions latérales. Il faut donc exécuter le massage de ces régions inaccessibles à la main libre, avec le doigt intérieur par le rectum. Pressions vibrantes, le bout du doigt glissant pourtant un peu sur la partie à masser de sorte qu'on pourrait appeler ces pressions : effleurages vibrants. La face dorsale de la main est tournée en haut ou latéralement, suivant les cas. Ce massage de la main intérieure complète celui de la main extérieure. On cherche par exemple à exécuter simultanément une friction des deux côtés de la base d'un exsudat qui s'étend jusqu'aux parois du bassin. Une légère compression se produit par l'application des doigts des deux côtés. Les deux mains s'accompagnent. Frictions circulaires par celle qui opère en dehors ; effleurage vibrant par la main intérieure ; mais cela n'est possible que si le ventre est mou et ses parois peu épaisses.

C. — MÅLNING (1)

Massage indirect, employé pour les exsudats, et toujours rectal. Malade debout ou demi-couchée. L'attitude de la main est celle que je viens de décrire pour le massage direct des parois du bassin. L'index exécute des effleurages légers en arc, du côté occupé par l'exsudat, dans la direction de la veine iliaque. Comme on touche les gros nerfs, la malade éprouve des sensations douloureuses aux hanches, dans les cuisses, etc. Cela donne l'idée des précautions dont il faut s'entourer pour ce genre de massage presque toujours douloureux à un plus ou moins haut degré, au début. Quand les souffrances sont diminuées, cet effleurage vibrant peut être combiné avec le massage simultané de la main libre sur les vaisseaux lymphatiques supérieurs dans le même sens.

(1) Mot à mot : peinture (STAPFER).

La sensation désagréable que cause à certaines malades l'introduction du doigt dans le rectum, est diminuée en déprimant l'anus vers le vagin avec l'extrémité du doigt qui est ensuite introduit en entier.

VIII. — GYMNASTIQUE

EXÉCUTION ET EFFETS DE QUELQUES MOUVEMENTS

Chaque nom de notre nomenclature doit exprimer l'attitude de la malade et le mouvement à exécuter (1), mais on s'est permis dans la pratique de la gymnastique médicale de faire quelques petits changements qui ne sont pas d'accord avec le terme consacré. Le même terme peut donc être employé dans des sens un peu différents.

Pour cette raison voici comment je m'y prendrai pour expliquer les mouvements gymnastiques. L'attitude sera d'abord décrite, puis le mouvement à exécuter comme il doit l'être d'après la vraie signification du nom qu'il porte. Ensuite je dirai comment, moi, je fais exécuter le mouvement. Peu importe que ces modifications aient été imaginées par moi ou adoptées avant moi par mes maîtres. Enfin s'il y a quelque chose à dire sur l'effet spécial du mouvement, je le fais en deux mots.

Certains mouvements sont combinés avec d'autres qu'ils indiquent implicitement. D'ordinaire le premier est passif, le dernier actif. Le premier seul est indiqué sur l'ordonnance (2), mais je donne les renseignements nécessaires sur ces mouvements indiqués implicitement.

En général, il est impossible de décrire la gymnastique clairement, c'est-à-dire de telle façon que les profanes comprennent les mouvements par leur seule description. Aussi me suis-je efforcé d'être aussi clair que possible, et j'ai intercalé dans le texte, toutes les fois que cela

(1) Cela est impossible en langue française. — STAPFER.

(2) Chaque malade, dans les instituts gymnastiques suédois, a sa feuille d'ordonnance sur laquelle les mouvements à exécuter sont inscrits. — STAPFER.

était nécessaire, des dessins, d'après des photographies, de façon que les spécialistes au moins puissent me comprendre. Passons maintenant à l'étude des mouvements en particulier.

I

FLEXION DE LA TÊTE

Mouvement avec résistance.

La malade est debout, un pied devant l'autre, comme dans la marche. Mains sur les hanches.

Le médecin est debout devant la malade, mains croisées sur la nuque et coudes appuyés sur la région claviculaire de la malade.

Le médecin fléchit la tête de la malade qui résiste. Puis la malade porte la tête en extension aussi loin que possible avec résistance du médecin. — Répétez le mouvement trois à quatre fois.

II

MOUVEMENT HORIZONTAL DES BRAS

Avec résistance.

Attitudes. — La malade est debout ou assise.

a) Debout. — Un pied devant l'autre. Les deux pieds supportant également le poids du corps. — Bras horizontalement étendus ; la paume des mains en avant. On fait varier la position des jambes une fois pendant l'exécution des mouvements.

b) Assise. — Tête droite. Genoux écartés. Bras horizontalement étendus ; la paume des mains en avant.

Le médecin est debout devant la malade dans l'attitude de la marche. Il place ses mains derrière les poignets de la malade, par dessus ou par dessous. Par dessus est mieux.

Mouvement. — Les bras sont ramenés lentement en avant par le médecin jusqu'à la situation parallèle horizontale. La malade résiste. Ensuite les bras sont ramenés en arrière jusqu'à la situation primitive,

par la malade, avec résistance du médecin. Répétez trois à quatre fois et
finissez toujours dans la situation primitive.

REMARQUES. — Le plus grand effort doit être fait lorsque les bras
sont ramenés en arrière. A ce moment que la poitrine bombe. C'est
une faute si la malade ne ramène pas les bras en arrière, assez loin
pour que la poitrine bombe.

EFFETS. — Ce mouvement fortifie les pectoraux, facilite la respiration Il est dérivatif pour la circulation cérébrale surtout quand la rotation de la tête le précède. Il est légèrement dérivatif pour la circulation du bassin.

III

FLEXION DES BRAS

Mouvement avec résistance.

ATTITUDES. — La malade est assise. Colonne vertébrale dans l'extension. Tronc penché en avant. Bras en l'air. Genoux écartés.

Le médécin est debout sur un tabouret devant la malade qui saisit
ses poignets.

MOUVEMENT. — La malade fléchit les bras avec résistance du médecin
et porte les coudes, dès le début du mouvement, aussi en dehors que
possible. Ensuite le médecin tire les bras en l'air et la malade résiste.
Répétez trois à quatre fois.

EFFETS. — Mouvement très dérivatif pour la circulation du bassin et
un peu pour celle de la tête.

IV

ROTATION DES ÉPAULES

Mouvement passif.

ATTITUDES. — La malade est assise, droite, dos et tête appuyés contre
la jambe du médecin. Bras en l'air.

Le médecin est debout derrière la malade et monté sur la chaise.
Il fournit un point d'appui au dos et à la tête.

Les mains correspondantes de la malade et du médecin se saisissent réciproquement de façon que chacun tienne le poignet ou plutôt l'extrémité inférieure de l'avant-bras de l'autre.

MOUVEMENT. — Le médecin fait mouvoir en cercle, assez rapidement, les bras de la malade, en ramenant les avant-bras presque verticalement et les étendant presque complètement sur les bras à un certain point du cercle.

J'exécute ce mouvement par soubresauts et dans une seule direction. Les bras ne doivent pas descendre au-dessous du plan horizontal. Ils sont mus en haut dans la section antérieure du cercle et en bas dans la section postérieure. Je termine par deux ou trois flexions des bras.

Il faut que les coudes soient portés en dehors aussi loin que possible.

EFFETS. — On emploie ce mouvement pour décongestionner le bassin chez les personnes faibles. Il n'est pas très actif.

V

PÉTRISSAGE ET TAPOTEMENT DES BRAS ET DES JAMBES

Mouvement passif.

ATTITUDES. — Il n'y en a point de spéciale. Une pose commode pour l'un et pour l'autre : celle qu'on voudra. La malade peut, par exemple, s'asseoir et appuyer le bras étendu mais non contracté sur le dossier d'une chaise ; ou bien elle peut rester debout et poser la jambe à masser sur un tabouret. Les vêtements doivent être repoussés en haut.

MOUVEMENT. — a) *Tapotement.* — Le médecin tapote avec la face palmaire de ses mains la périphérie des bras ou des jambes, en allant de haut en bas sur tout le bras et toute la jambe. A répéter plusieurs fois pour que toutes les régions soient atteintes.

b) *Pétrissage.* — Le médecin saisit entre ses mains le bras ou la jambe dont il foule les parties molles en exerçant en même temps une pression. Les mains avancent graduellement de haut en bas.

EFFETS. — Ce mouvement est employé quand les jambes ou les bras sont froids. Refroidissement causé par des troubles de l'innervation et de la circulation.

VI

MASSAGE DES BRAS ET DES JAMBES

Mouvement passif.

ATTITUDES. — Ad libitum comme précédemment. Pour le massage de la jambe, l'attitude demi-couchée est préférable.

MOUVEMENT. — On saisit le membre en question avec les doigts des deux mains et on masse surtout avec les pouces en exécutant des cercles et essayant de graduer la force de haut en bas, — maximum en haut, — on procède de haut en bas. Répétez un certain nombre de fois.

EFFETS. — Ceux du numéro V.

VII

CIRCUMDUCTION DES ÉPAULES

Mouvement que la malade exécute seule.

Elle se tient debout, tête levée ; conduit en avant, puis en haut, puis en dehors, puis en bas, les bras tendus. Elle fait une inspiration profonde quand ils sont en haut, et l'expiration quand ils sont en bas. En levant les bras, la malade dirige en haut le pouce des mains. En les baissant, elle tourne la face palmaire en bas et la porte contre la cuisse.

VIII

ÉLÉVATION DES ÉPAULES

Mouvement passif.

ATTITUDES. — La malade est assise sur une chaise, sans se roidir, tête levée.

Le médecin est derrière la malade debout sur un siège aussi élevé. Son pied tourné en dedans est placé contre le siège de la malade dont le dos prend un point d'appui sur le genou du médecin. Celui-ci saisit les aisselles par devant.

Mouvement. — Le médecin tire fortement en haut les épaules et les bras de la malade qui fait une profonde inspiration, portant la tête en arrière et poitrinant. Puis le médecin tire les épaules en arrière en pressant légèrement l'espace interscapulaire avec le genou. A répéter quatre ou cinq fois.

IX

EXPANSION DU THORAX

Mouvement passif.

Attitudes. — La malade est debout, les bras levés et appuyés, par exemple, sur les deux montants d'une porte. Bras horizontaux. Avant-bras verticaux. Pieds sur le seuil ou un peu en arrière.

Le médecin est derrière la malade, une main appliquée **sur le dos** entre les omoplates, l'autre main sur le ventre.

Mouvement. — Le médecin exerce une pression de bas en haut entre les épaules de la malade qui se lève sur la pointe des pieds en faisant une profonde inspiration. L'autre main du médecin empêche le bassin d'être poussé en avant. Pendant l'expiration, on suspend cette pression et la malade reprend l'attitude primitive.

X

FLEXION LATÉRALE DU TRONC, BRAS LEVÉS

Mouvement avec résistance ; mais que la malade peut exécuter seule sans résistance.

Attitudes. — La malade est debout, jambes écartées, bras tendus en l'air, paume des mains en dedans, reins appuyés.

Le médecin est debout devant la malade. Il saisit légèrement les coudes en dehors.

Mouvement. — Le médecin fléchit latéralement le tronc de la malade qui résiste ; puis elle se redresse et le médecin résiste. Le mouvement est alternativement répété à gauche et à droite, trois à quatre fois. Il peut être exécuté par la malade seule.

Remarques. — Les femmes atteintes d'une affection du bas-ventre ne supportent pas l'exécution régulière de ce mouvement. Dans ce cas, on tourne légèrement le tronc du côté où l'on veut fléchir la malade, de façon à ne pas exercer la résistance exclusivement de côté, mais un peu en avant, en tenant les coudes un peu par derrière. Le mouvement est mal exécuté si la tête ne suit pas le tronc, ou si la malade lève un pied ou fléchit le genou.

Effet. — Dérivatif pour les organes thoraciques, et tel que je le fais exécuter, pour la circulation du bassin ; mais peu puissant.

XI

ROTATION DU TRONC

Mouvement avec résistance.

Attitudes. — La même que pour l'exercice X, mais je fais mettre la malade devant un banc élevé, de sorte qu'elle soit appuyée, plus haut que les reins.

Le médecin se tient debout sur le banc derrière la malade, à laquelle il fournit avec son genou un point d'appui. Il saisit ses mains.

Mouvement. — Le médecin tourne de côté le tronc de la malade qui résiste. Puis la malade se tourne en avant avec résistance du médecin. Répétez alternativement à droite et à gauche trois à quatre fois.

Effet. — Dérivatif pour la circulation des organes thoraciques ; congestionnant, mais peu, pour celle du bassin.

XII

ROTATION DU TRONC

Mouvement avec résistance.

Attitudes. — La malade est assise droite sur une chaise, les bras levés au-dessus de la tête, et tournés de côté avec le tronc, le plus possible. Genoux écartés.

Le médecin est debout sur une chaise derrière la malade. Un pied tourné en dedans et placé contre le siège de la malade, de façon que la face externe du genou fournisse un point d'appui au côté de la femme qui est tournée en avant.

Les mains se saisissent réciproquement de façon que chacune tienne le poignet de l'autre.

Le médecin tire un peu sur les bras de la malade pour pouvoir mieux régler le mouvement.

Mouvement. — La malade tourne le tronc et les bras lentement en avant, tendant surtout les muscles de la poitrine et de l'abdomen, mais aussi peu que possible ceux du bras postérieur, et pas du tout ceux du bras antérieur. Elle pivote sur le genou du médecin qui exerce une résistance mesurée. Puis le médecin ramène à l'attitude primitive, la malade qui résiste. Répétez trois à quatre fois.

Remarques. — C'est une faute d'exercer la résistance sur le bras postérieur, parce qu'alors les muscles dorsaux entrent en jeu. La malade doit rester bien droite, surtout en cas d'hémorrhagies.

Effet. — Faiblement dérivatif.

XIII

ROTATION DU TRONC

Mouvement avec résistance.

Attitude. — La malade est à cheval sur un banc élevé, au besoin sur une chaise ; jambes fixées d'une façon quelconque ; mains sur les hanches ; tête levée.

Le médecin est derrière la malade appuyée sur sa poitrine. Il saisit les aisselles par dessus.

Mouvement. — Le médecin tourne de côté le tronc de la malade qui résiste. Puis la malade revient à l'attitude primitive et le médecin résiste. Répétez trois à quatre fois de chaque côté.

En général je fais suivre ce mouvement, par un mouvement du dos. La malade se penche légèrement en avant et le médecin la tire en arrière sans déployer trop de force pendant qu'elle résiste.

Effet. — Tonifie les muscles abdominaux et pectoraux.

Ce même mouvement peut être exécuté avec la variante qui suit :

La malade s'incline un peu en avant, et conserve le dos légèrement courbé pendant tout le mouvement.

Le médecin se penche légèrement en avant pour fournir avec sa poitrine un point d'appui à la malade. De cette façon on exécute le mouvement avec modération ou avec force, comme on veut.

MOUVEMENT. — Pendant la torsion le tronc est tiré en arrière jusqu'à l'attitude verticale, sans la dépasser et sans creuser les reins. Le mouvement du dos décrit plus haut suit cet exercice. Ne pas laisser la malade dépasser le plan vertical.

EFFET. — On emploie ce mouvement en cas de diarrhée et de reins flottants.

XIV

SECOUEMENT DU TRONC ET DU BASSIN

Mouvement actif.

ATTITUDES. — La malade est à genoux sur un tapis ou sur un coussin ; genoux écartés, mains sur les hanches ; tronc et tête penchés en arrière de sorte que le bassin soit poussé très en avant.

Le médecin se tient debout derrière la malade. Il place son pied entre les genoux de la malade, assez en avant pour fournir avec sa jambe un point d'appui au sacrum et le pousser en avant.

Il saisit la malade sous les aisselles, les doigts dirigés vers la clavicule.

MOUVEMENT. — D'abord la malade est poussée très fortement en avant, de sorte que l'angle entre la cuisse et la jambe soit aussi obtus que possible et que la malade tombe en avant si le médecin ne la retenait.

Le médecin, toujours poussant du genou ou de la jambe le sacrum, imprime au tronc avec ses mains un mouvement latéral, alternativement droit et gauche, saccadé et rapide. Pause pendant laquelle la malade se redresse. Répétez trois fois.

EFFET. — Un des mouvements les plus congestionnants.

XV

RENVERSEMENT DU TRONC EN ARRIÈRE

Mouvement que la malade exécute seule.

La malade est à genoux sur un coussin, jambes écartées.

En fléchissant de plus en plus les genoux, elle se renverse en arrière, puis se redresse. A répéter trois ou quatre fois.

EFFET. — Congestionnant.

XVI

EXTENSION DU TRONC

Mouvement actif.

ATTITUDES. — La malade est à plat ventre sur une banquette élevée
que le ventre et le tronc dépassent. Jambes fixées sur la banquette.
Mains sur les hanches. Tête levée.

Pour prendre cette attitude, la malade s'est d'abord mise à genoux
sur la banquette. Ses jambes ont été fixées par un aide. Puis le médecin,
placé devant la malade, l'a saisie sous les aisselles, et rapidement, d'un
seul coup, l'a mise dans l'attitude décrite. De cette façon on évite la tension des muscles abdominaux qui se produirait en penchant lentement
le corps en avant. Pour redresser la malade, le médecin applique ses
mains sur la région des fausses côtes et la remet à genoux, rapidement
mais sans violence. Pour moi au lieu de laisser la malade immobile, je
lui fais exécuter un mouvement de flexion du tronc par lequel elle s'incline vers le parquet. Puis elle tourne la tête à droite et à gauche, en
respirant bien. Ensuite elle cambre les reins. Le tout répété deux fois.
Faites attention que le bas-ventre ne pose pas sur le banc. La pression
sur la symphyse serait douloureuse.

EFFET. — Ce mouvement ainsi exécuté n'a rien de dangereux pour les
malades jeunes et fortes. C'est un stimulant nerveux. La circulation
est accélérée dans toute la masse musculaire dorsale et postérieure des
cuisses. Ne le faites pas exécuter par les malades constipées. C'est un

dérivatif de la circulation du bassin et de la tête. En outre je crois qu'il tonifie les ligaments qui fixent l'utérus en avant. Il est par conséquent utile en cas de rétroversion.

XVII

ROTATION DU TRONC

Mouvement avec résistance.

ATTITUDES. — La malade est assise, un peu penchée en avant, genoux joints, mains sur les hanches, pieds assez en avant pour donner de l'assiette.

Le médecin est assis devant la malade, les genoux de celle-ci entre les siens. Je place une main (la droite, par exemple, pour exécuter le mouvement à gauche) sous l'aisselle gauche de la malade, de telle façon que le pouce soit dirigé en avant et les autres doigts en arrière. La main gauche est placée derrière l'épaule droite.

MOUVEMENT. — La malade est tournée à gauche pour amener l'épaule droite en avant. Elle résiste. Puis elle revient en avant, ce qui ramène en arrière l'épaule droite. Le médecin résiste. Répétez alternativement trois à quatre fois.

Je fais toujours suivre ce mouvement, par un autre dont voici la description : Le médecin met ses deux mains sur les épaules de la malade, et tire le tronc en avant. Elle résiste. La malade se redresse en se renversant légèrement. Le médecin résiste.

Je considère comme très important, que la malade ait la colonne vertébrale un peu courbée pendant le mouvement. Je préfère l'attitude des genoux joints à celle des genoux écartés, en cas de position anormale de l'utérus, parce qu'une pression de bas en haut se produit dans le bassin.

C'est une faute si la malade s'incline à droite ou à gauche, si elle tend le cou en avant, si les jambes changent de situation, etc.

EFFET. — Le mouvement stimule l'innervation et la circulation de la région lombaire. Il décongestionne le bassin.

XVIII

ROTATION DU TRONC

Mouvement avec résistance.

ATTITUDES. — La malade est assise, tronc penché en avant, genoux écartés. Ou bien les bras sont étendus au-dessus de la tête ; ou bien ils sont à peu près dans le plan horizontal, et les avant-bras parallèles au tronc.

Le médecin est debout sur une chaise devant la malade. Il saisit les mains de telle façon que l'avant-bras de la malade soit tenu entre l'index et le doigt du milieu. D'autre part la malade saisit les avant-bras du médecin, avec ses mains en pronation forte.

MOUVEMENT. — Le tronc de la malade est tourné de côté, sans qu'elle s'incline de ce côté. Elle résiste. Une seule des mains du médecin opère, l'autre sert seulement d'appui. Le médecin résiste à son tour quand la malade reprend l'attitude primitive. Répétez alternativement trois à quatre fois des deux côtés.

Autrefois on laissait la malade étendre les bras. Peu à peu on s'est habitué à laisser les bras dans le plan horizontal et les avant-bras parallèles au tronc pour déployer plus de force. Je fais toujours faire après ce mouvement un redressement du tronc pendant lequel les bras sont presque étendus, mais le tronc doit rester un peu courbé. Exécution analogue à celle du mouvement précédent. Mêmes observations sur l'attitude.

EFFET. — Stimulant des nerfs et vaisseaux de la face postérieure du tronc. Très dérivatif pour la circulation pelvienne.

XIX

ROTATION CIRCULAIRE DU TRONC

Mouvement passif.

ATTITUDES. — La malade est à cheval sur une chaise ou une banquette pas trop large. Mains sur les hanches. Genoux fixés. Tête levée,

Deux personnes, placées derrière la malade, mettent leurs mains sur ses épaules.

MOUVEMENT. — On fait mouvoir en cercle le haut du tronc, de droite à gauche et de gauche à droite. La malade obéit passivement à l'impulsion ; mais se tient droite.

Le mouvement doit se passer dans la région dorso-lombaire autant que possible et non dans l'articulation des hanches. Il doit se faire très régulièrement et pas trop en arrière. S'il existe un état inflammatoire du bassin, les cercles ne doivent pas passer le plan vertical. Dans ce cas on ne fait pas non plus la torsion du tronc ni son redressement, comme c'est la coutume. Il faut également veiller à ce que le bassin ne soit pas trop porté en avant, ce qui peut produire une excitation génitale.

EFFET. — Accélère la circulation de la veine-porte. Utile en cas de constipation.

XX

MOUVEMENT CIRCULAIRE DU TRONC

Mouvement que la malade exécute seule.

ATTITUDE DE LA MALADE. — Debout, jambes écartées, mains sur les hanches.

MOUVEMENT. — La malade exécute un mouvement circulaire du tronc trois à quatre fois de chaque côté. Les jambes doivent rester en extension toutes les deux.

EFFET. — Un peu congestionnant.

XXI

MASSAGE DU VENTRE

Mouvement passif.

Procédé n° 1.

ATTITUDES. — La malade tient toute la face postérieure du corps appuyée ; contre un mur, par exemple. Bras tendus au-dessus de la tête.

Les mains saisissent une barre assez haut placée pour mettre tout le corps en extension. Pour faciliter la besogne du médecin la malade peut monter sur un escabeau. Vêtements détachés, de sorte que la chemise seule couvre le ventre.

Le médecin se tient devant la malade.

MOUVEMENT. — Il se divise en deux séries.

Série A. — Symétriquement, les deux mains, agissant surtout avec le carpe et l'éminence thénar, exécutent, avec une certaine pression, cinq à sept frictions rapides partant de la ligne médiane et aboutissant en bas et en dehors. Elles décrivent une courbe à peu près parallèle à celle des côtes ; elles s'enfoncent de plus en plus en descendant. Répétez de haut en bas trois ou quatre fois.

Les mains sont d'abord placées à plat sur l'hypochondre. Les doigts dirigés en dehors, et non pas en haut. Extrémités digitales presque immobiles. Le carpe de chaque main exécute rapidement la friction en dehors et en bas. Pouces en abduction.

Série B. — Les deux mains travaillent simultanément ; mais chacune de son côté et à sa manière. Elles doivent exécuter une friction sur le gros intestin, de la fosse iliaque droite à la gauche, et travailler avec le carpe et les éminences thénars.

La main gauche agit à droite, d'abord de bas en haut, passe sur le cœcum, le colon ascendant et le transverse. La main droite à gauche, sur le colon transverse et le descendant. Elle commence la manœuvre un peu à droite, continuant ainsi le travail de la main gauche. Latéralement, sous l'hypochondre droit, les deux mains se rencontrent à angle aigu, sans que la manœuvre soit interrompue. La main gauche, d'abord placée obliquement, doigts en dehors et en arrière, effleure avec pression, et en travaillant du carpe, la fosse iliaque droite, remonte, puis traverse à gauche, en travaillant d'abord avec le carpe, puis avec le milieu de la paume, enfin avec les doigts. La main droite part à peu près de l'épigastre, en travaillant sur la ligne médiane. Doigts dirigés en dehors et en haut. Le massage se fait avec le carpe d'abord, puis avec toute la main, jusqu'à la fosse iliaque gauche, enfin avec les doigts.

Il faut enfoncer les mains suffisamment pour agir dans la profondeur et non pas seulement sur la paroi abdominale ; mais toujours sans violence pour ne pas éveiller la douleur en comprimant des amas fécaux, ou, ce qui serait pire, un rein flottant. Ne touchez jamais ni les côtes, ni l'os iliaque. De la régularité dans les mouvements. Pas de secousse.

EFFET. — Afflux intestinal du sang. Excitation du mouvement péristaltique. La première série agit surtout sur l'intestin grêle, la seconde sur le gros intestin. Efficace en cas de constipation, ce mouvement doit être évité en cas d'hémorrhagie et plus encore d'inflammation pelvienne.

XXII

Procédé n° 2.

ATTITUDE DE LA MALADE. — Demi-couchée. Ventre couvert par la chemise.

ATTITUDE DU MÉDECIN. — Assis à côté de la malade.

MOUVEMENT. — Il est composé de deux séries qui se suivent.

Série A. — Avec l'extrémité des doigts des deux mains, en commençant par la fosse iliaque gauche, on cherche à pousser en bas les matières intestinales par de petits mouvements glissants, sans frotter la peau. Massez plus longtemps au niveau des masses fécales jusqu'à ce qu'elles se déplacent. Avancez lentement en remontant le long du colon descendant, transversal, ascendant; finissez par le cœcum, puis remontez en sens inverse, faisant toujours le même mouvement glissant, et finissez par la fosse iliaque gauche.

Série B. — Le médecin applique ses deux mains l'une sur l'autre, transversalement sur le ventre. Puis il exécute assez longtemps le massage, en tournant les deux mains, pour ainsi dire, en cercle. Pression continue. La main supérieure suit toujours l'autre ; aussi pour simplifier la description je ne décris que la manœuvre de la main inférieure.

Les doigts étendus, ou très peu fléchis, s'enfoncent aussi profondément que possible dans la fosse iliaque la plus éloignée, en tirant en même temps vers le centre, de sorte que le contenu du ventre soit porté autant que possible de l'autre côté. Les mains tournent graduellement, si bien que leur face dorsale finit par regarder un peu en haut. Alors la pression est exercée par le milieu de la main en évitant que le bord cubital travaille plus que la paume. Puis la main pivotant encore, c'est le carpe qui s'enfonce dans la fosse iliaque, et le contenu du ventre, surtout celui de la fosse iliaque, est refoulé autant que possible de l'autre côté. A ce moment, la face dorsale se dirige un peu en bas, cherchant à saisir profondément en bas et pressant en haut. Enfin, l'attitude primitive est reprise et le mouvement recommence.

Les mouvements doivent être assez profonds ; cependant, comme l'intestin, surtout rempli de gaz ou de matières, est très sensible, on doit procéder toujours avec douceur, et compter sur la patience plutôt que sur la force pour obtenir le résultat désiré. La première série exige de la prudence quand l'utérus est anormalement placé ou dans les cas d'inflammations pelviennes, de façon à ne pas renverser, par exemple, un utérus redressé. Cela ne se fait pas d'ordinaire, comme on serait tenté de le croire, au moment où les pressions sont exercées au voisinage des organes pelviens. Au contraire, ce sont les pressions sur le haut du ventre, quand elles se dirigent en bas, qui exposent à la rétroversion. Veillez aussi à ne pas irriter la vessie.

Effets. — Énergiques contre la constipation. Congestionnants. En cas d'hémorrhagie, évitez-les.

XXIII

SECOUSSE VISCÉRALE

Mouvement passif.

Attitudes — La malade est assise sur une chaise, le tronc porté, mais non penché en avant, mollement affaissé, de façon à mettre la paroi en complet relâchement.

Le médecin est assis devant la malade, saisissant les flancs de celle-ci entre les côtes et la crête iliaque, carpes tournés vers la ligne médiane pour agir en avant.

Mouvement. — Dix à douze secousses du ventre avec les mains ramenées alternativement en avant et en arrière. Répétez trois ou quatre fois avec des pauses légères.

Effet. — Ce mouvement agit, mais faiblement, contre la constipation. On l'emploie contre la colique. Il tire sa valeur, surtout, de ce qu'il n'est pas congestionnant comme les autres mouvements employés contre la constipation et peut, en conséquence, rendre service en cas d'hémorrhagie.

XXIV

MASSAGE ET VIBRATION GASTRIQUE

Mouvement passif.

ATTITUDES. — Malade demi-couchée.

Médecin d'abord assis à côté de la malade ; puis debout à sa gauche et regardant les pieds.

MOUVEMENTS. — Il y en a deux :

N° 1 (première attitude). Les doigts des deux mains pénètrent aussi profondément que possible dans l'épigastre, sans éveiller la douleur, et massent les organes subjacents. Les doigts travaillent séparément.

N° 2 (deuxième attitude). Deux mains jointes sur l'hypochondre gauche. Doigts appliqués un peu au-dessous du rebord des côtes, parallèlement à celles-ci. Ils enfoncent, fléchissent graduellement et se portant obliquement en haut, aussi loin que possible dans la profondeur de l'hypochondre gauche. A ce moment, vibration douce qui est répétée un certain nombre de fois avec pauses.

EFFET. — Le premier mouvement agit en partie sur l'estomac et sur les organes épigastriques. Le second, sur l'estomac seul.

Indication : inappétence, gastrite, gastralgie.

XXV

SECOUSSE DE L'INTESTIN

Mouvement passif.

ATTITUDES. — Malade demi-couchée.

Le médecin est assis à côté de la malade, il pose ses deux mains l'une sur l'autre, transversalement, sur le ventre.

Mouvement. — Portant les mains en avant et en arrière, le médecin imprime une secousse aux viscères. Pression très faible pour débuter et mouvement aussi étendu que possible. Puis à chaque secousse transversale on augmente la pression et on diminue l'étendue du mouvement qui se termine par une vibration avec pression assez forte sur la colonne vertébrale. A mesure que la pression diminue, les mains se relèvent, la vibration se transforme en secousses transversales de plus en plus étendues, jusqu'au maximum. Alors pression aussi légère qu'au début. Une pause, puis reprise du mouvement. A exécuter trois ou quatre fois.

Effet. — Très bon résultat, en maintes circonstances, contre la diarrhée.

XXVI

ROTATION DES CUISSES

Mouvement passif.

La malade est assise inclinée en arrière. Un genou fixé.

Le médecin debout à côté de la malade saisit d'une main le genou, de l'autre le pied, et fléchit l'articulation de la hanche et celle du genou de la jambe horizontalement tenue.

Mouvement. — Faire mouvoir le genou en cercle huit à dix fois, en haut et en dehors, aussi haut que possible. La cuisse doit rester en abduction pendant toute la durée du mouvement, et en faisant tourner la cuisse on cherche à exercer une pression sur le ventre, avec cette cuisse.

Les jambes doivent être écartées. Le genou qui tourne ne doit pas dépasser la ligne médiane. Je n'exécute pas le mouvement avec régularité mais par saccades en les dirigeant en haut et en dehors. Dans tous les cas je fais suivre ce mouvement d'un autre qui sera décrit plus bas.

C'est une faute d'exercer la pression contre la poitrine et non sur le ventre. Mettez donc le genou en flexion forte. Que le pied touche presque la cuisse.

Si l'on a en vue une action articulaire ou musculaire, on varie le mouvement de diverses façons (en dedans, en dehors, actif, passif).

EFFET. — Favorable en cas de constipation, il augmente la menstruation. Ne pas l'exécuter s'il y a inflammation pelvienne.

XXVII

ROTATION DES CUISSES

Mouvement passif.

ATTITUDES. — La malade est debout devant une porte, un peu en avant, le dos tourné à la porte. Bras tendu en l'air et en arrière. Tronc incliné en arrière. Les mains saisissent fermement les montants de la porte. Un des genoux est fortement fléchi en haut.

Il faut deux aides. Ils se mettent chacun d'un côté de la malade et saisissent son genou fléchi par devant. Leur main libre soutient les reins.

MOUVEMENT. — Le genou de la malade est porté régulièrement huit à dix fois en cercle, en haut, en dehors, en bas, puis en dedans mais sans jamais dépasser la ligne médiane.

Je fais toujours suivre ce mouvement de deux autres que voici :

1° Le genou est porté en forte abduction, la malade résistant. Puis elle le ramène sur la ligne médiane, les aides résistant. Répétez trois fois.

2° Les aides placent leur main au-dessus du genou qu'ils abaissent, jusqu'à ce que le pied touche terre. La malade résiste. La malade ramène le genou à sa première situation. Les aides résistent légèrement. Répétez deux ou trois fois. Attitude et mouvements sont fatigants et entravent la libre respiration. C'est pourquoi vous les exécuterez un peu vite pour ne pas prolonger l'effort.

EFFET. — Très congestionnant.

XXVIII

ROTATION DES CUISSES

Mouvement que la malade opère seule.

Même attitude : même mouvement.

EFFET. — Congestionnant.

XXIX

FLEXION SACCADÉE DES CUISSES

Actif.

Attitudes. — La malade est assise, penchée en arrière ; un genou fléchi et levé ; l'autre fixé.

Le médecin est debout à côté de la malade, presque devant elle. Une main sur le genou, l'autre sous le pied.

Mouvement. — La cuisse est fléchie par saccades, assez vite, contre le ventre six à huit fois.

La malade doit avoir les genoux écartés, et la jambe portée un peu obliquement en dehors. Généralement ce mouvement est exécuté après le n° XXX, ou après la rotation des cuisses dans l'attitude assise.

Effet. — Facilite les garde-robes mais augmente les règles.

XXX

EXTENSION ET FLEXION DE LA CUISSE

Mouvement avec résistance.

Attitudes. — Les mêmes que pour le n° XXIX.

Mouvement. — La cuisse fléchie est étendue, jusqu'à ce que le pied touche terre. La main de l'aide est au-dessus du genou. La malade résiste. La malade fléchit la cuisse. Le médecin résiste légèrement. Répétez trois à quatre fois.

Ce mouvement est le complément obligatoire, en cas d'aménorrhée, de la rotation des cuisses. En cas de constipation il remplace ou accompagne le n° XXIX. Jambes toujours écartées pendant le mouvement. C'est dans l'attitude de l'exercice XXVII qu'il est le plus congestionnant.

Je ne fais jamais exécuter ce mouvement en cas d'affection du bas-ventre. Je le réserve pour les règles insuffisantes. Je fais exécuter d'ordinaire, à la suite, les n°s XXVI, XXX et XXIX, ce dernier chaque fois que la malade fléchit la cuisse.

33

XXXI

FLEXION ET EXTENSION DU MEMBRE INFÉRIEUR DANS L'ATTITUDE SUR PIEDS

Mouvement avec résistance.

ATTITUDES. — La malade est debout devant un tabouret auquel elle tourne le dos. La face dorsale d'un pied repose sur ce tabouret. Le genou fléchi ne doit pas être en avant de l'autre. Bras parallèlement étendus en haut. Paumes en avant. Tête, colonne vertébrale, bras, penchés en arrière.

Le médecin est debout sur le tabouret. Il saisit les mains de la malade.

MOUVEMENT. — La malade se lève sur la pointe du pied, puis elle fléchit lentement le genou. Le médecin exécute une légère pression sur les mains et veille au maintien de l'attitude. La malade se relève jusqu'à extension complète du membre inférieur, le médecin exerçant une pression encore plus légère. Enfin la malade pose le talon par terre.

Pour avoir l'effet désiré sur les organes du bassin, attachez une grande importance à la situation de celui-ci. Qu'il soit porté en avant. C'est une faute si le médecin presse trop fortement sur les mains de la malade. La résistance doit être légère. C'en est une autre si la malade fléchit les bras.

EFFET. — Très congestionnant pour le bassin et les extrémités inférieures. A réserver pour la dysménorrhée et l'aménorrhée. Sinon à éviter.

XXXII

FLEXION ET EXTENSION DU MEMBRE INFÉRIEUR DANS L'ATTITUDE SUR PIEDS

Mouvement que la malade exécute seule.

ATTITUDE DE LA MALADE. — La même que pour le mouvement précédent nº XXXI, avec cette différence que la malade n'a pas les bras levés. Ils sont étendus en avant, mains appuyées sur le dossier d'une chaise.

Congestionnant pour le bassin et les extrémités inférieures. A mettre en usage contre l'aménorrhée.

XXXIII

FLEXION ET EXTENSION DE LA JAMBE
Mouvement avec résistance.

ATTITUDES. — La malade est assise à son aise ; dossier de la chaise bien incliné. Elle pose sa cuisse, jambe étendue sur le genou du médecin.

Le médecin est assis à côté de la malade. Sur l'un de ses genoux repose la cuisse de la malade jambe étendue. Il met une main au-dessus du genou de la malade, l'autre sur le bout du pied.

MOUVEMENT. — La jambe de la malade, horizontalement placée, est lentement abaissée jusqu'à la situation verticale. La malade résiste. Puis la malade étend de nouveau sa jambe jusqu'à l'attitude horizontale primitive. Le médecin résiste. Répétez trois à quatre fois pour les deux jambes.

Le mouvement achevé, le médecin met une main au-dessus du genou, l'autre sous le talon de la jambe relevée et étendue, et exécute une vibration qui fait disparaître la sensation de fatigue des muscles extenseurs.

XXXIV

EXTENSION DU MEMBRE INFÉRIEUR DANS LA STATION SUR PIEDS
Mouvement avec résistance.

ATTITUDES. — La malade est debout sur un tabouret, le dos et la paume des mains appuyés contre un mur. Elle se tient sur une jambe. L'autre est hors du tabouret, en extension verticale, portée un peu en arrière.

Le médecin est debout devant la malade, une main (la droite pour la jambe gauche) derrière le talon de la malade ; l'autre devant la hanche correspondante.

MOUVEMENT. — Le médecin tire la jambe en haut et en avant, sans que la position varie ; la malade résiste ; puis elle ramène la jambe en arrière et le médecin résiste. Répétez trois à quatre fois de chaque côté.

Effet. — Décongestionnant. Le mouvement n'est pas très fatigant.

XXXV

EXTENSION DU MEMBRE INFÉRIEUR, LA MALADE ÉTANT PENCHÉE EN AVANT

Mouvement avec résistance.

Attitudes. — La malade est debout, penchée en avant, plus ou moins, selon les forces. Mains appuyées, écartées l'une de l'autre de la largeur des épaules. Doigts dirigés en dedans. Tête levée ; bras un peu fléchis ; jambes étendues.

Le médecin, à côté de la malade, applique une main sur le bas-ventre pour lui fournir un point d'appui. L'autre main saisit le talon.

Mouvement. — La malade lève en arrière la jambe, sans fléchir, aussi haut qu'elle peut, sans modifier l'attitude du corps.

Puis le médecin ramène la jambe vers le sol jusqu'à ce que le pied touche par terre et repose à plat. Ensuite la malade relève la jambe sans résistance de la part du médecin.

Répétez trois à quatre fois pour chaque membre. En général je n'exagère pas l'inclinaison du corps. Je tiens à ce que les pieds posent bien à plat.

Effet. — Le mouvement agit par la synergie musculaire sur un grand nombre de muscles des bras, des jambes, de la face antérieure du tronc, sans se concentrer plus ou moins sur tel ou tel de ces groupes; mais il agit surtout sur les fessiers, les lombaires, et les muscles postérieurs des membres inférieurs, Par là, il décongestionne puissamment le bassin. Il est un peu fatigant.

XXXVI

ROTATION

Mouvement passif.

FLEXION ET EXTENSION DES PIEDS

Mouvement avec résistance.

Attitudes. — La malade est commodément assise. Dos un peu renversé. La jambe repose par le tendon d'Achille sur le genou du médecin.

Le médecin est assis, tenant sur son genou la jambe placée comme il a été dit.

MOUVEMENT. — Le médecin fait exécuter au pied un mouvement de circumduction de dedans en dehors et de dehors en dedans. La malade est passive. Le médecin place une de ses mains au-dessus de l'articulation tibio-tarsienne. Avec l'autre il saisit sans force l'extrémité métatarso-phalangienne du pied.

La circumduction achevée et répétée trois à quatre fois de dedans en dehors et de dehors en dedans pour chaque pied, la malade étend le pied et le médecin résiste avec la main qui tient l'extrémité métatarso-phalangienne ; puis la malade fléchit le pied ; le médecin résiste. Pour cette opération ses mains changent de position. Celle qui était placée au-dessus de l'articulation tibio-tarsienne est appliquée sur la face dorsale du pied. C'est elle qui résiste. L'autre maintient le talon.

EFFET. — Ce mouvement ne décongestionne pas le bassin comme on pourrait le croire. Au contraire, il faut l'éviter en cas d'hémorrhagie.

XXXVII

ROTATION DES PIEDS

Mouvement que la malade exécute seule.

ATTITUDES. — La malade est commodément assise ; penchée en arrière. Jambes étendues et croisées sur une chaise. Talons hors de la chaise.

MOUVEMENT. — Avec les pieds ainsi joints, la malade exécute sans aide une circumduction aussi étendue que possible dans laquelle les extrémités digitales tracent le cercle maximum, les talons restant à peu près immobiles. Puis elle intervertit la situation des pieds et exécute la circumduction en sens inverse.

EFFET. — Utile contre les pieds froids.

XXXVIII

ADDUCTION DES CUISSES

Mouvement avec résistance.

ATTITUDES. — La malade est assise, penchée en arrière, pieds joints, appuyés sur une chaise, de telle façon que les genoux et les hanches soient fléchis.

Deux aides, de chaque côté de la malade et tournés vers elle, placent leurs mains sur la face interne des genoux.

Mouvement. — Les genoux sont lentement écartés par les aides. La malade résiste, puis elle rapproche les genoux. Les aides résistent. Répétez trois à quatre fois. En cas de nécessité et si la malade n'est pas trop vigoureuse, un seul aide suffit. Il s'assied alors à côté de la malade.

Effet. — Comme les mouvements de jambe en général, cet exercice est congestionnant pour le bassin si on ne le continue pas avec un exercice dérivatif. Actuellement je ne l'emploie guère que contre la leucorrhée cervicale et je lui fais succéder de suite l'exercice XXXIX.

XXXIX

ABDUCTION DES CUISSES

Mouvement avec résistance.

L'attitude de la malade est la même que pour le mouvement précédent.

Celle des aides également; mais ils placent leurs mains sur la face externe des genoux.

Mouvement. — La malade écarte les genoux. Les aides résistent. Puis les aides rapprochent les genoux. La malade résiste.

Même observation que pour le mouvement précédent : un seul opérateur peut suffire.

Effet. — Décongestion du bassin.

XL et XLI

ADDUCTION ET ABDUCTION FÉMORALES

Mouvement avec résistance.

Attitudes. — La malade est couchée; mais elle ne conserve pas cette attitude pendant le mouvement. A ce moment, elle soulève le bassin, jusqu'à ce que l'articulation des hanches soit étendue et que le poids du corps porte sur les pieds, sur la partie supérieure du dos et des épaules. Jambes fortement fléchies. Pieds joints.

Le médecin est assis à côté de la malade (1). Il place ses mains sur la face interne des genoux pour l'exercice des adducteurs et sur la face externe pour celui des abducteurs. Il tient les bras rapprochés et parallèles.

Mouvement. — Si l'on fait agir les adducteurs on écarte les genoux. La malade résiste. Répétez trois ou quatre fois. Si l'on fait agir les abducteurs, le médecin rapproche les genoux de la malade qui résiste; puis elle les écarte et le médecin résiste.

Répétez trois à quatre fois, ou davantage s'il le faut; mais alors sans déployer trop de force. La malade doit toujours respirer tranquillement. Sans quoi, le sang se porte à la tête, ce qu'il faut éviter et l'utérus redressé peut se renverser.

Effet. — Le mouvement des adducteurs fait contracter tous les muscles du plancher pelvien, surtout si la malade soulève haut le bassin.

Fortifiés par cet exercice, lesdits muscles résistent mieux à la pression des viscères et empêchent que cette pression ne rétroverse l'utérus ou n'allonge les ligaments.

On exécute ces mouvements après l'élévation en cas de prolapsus utérin et vaginal (recto et cystocèle). On les exécute aussi en cas de rétroversion; mais, d'après mon expérience, cet exercice ne suffit pas à lui seul pour guérir les prolapsus. Il n'est même pas indispensable, puisque j'ai guéri plus de quarante cas de prolapsus avant de connaître ce mouvement. Grâce à l'action simultanée des muscles dorsaux, la congestion du bassin est supprimée, et l'effet est même un peu décongestionnant.

Le mouvement des abducteurs est fort décongestionnant. Aussi faut-il combiner avec lui l'exercice des adducteurs. J'emploie le mouvement des abducteurs, immédiatement après le massage, en cas d'hémorrhagie, d'exsudat, et de fixation.

(1) Je donne la préférence aux attitudes que j'ai décrites. Elles sont plus fatigantes pour le médecin; mais on équilibre mieux la résistance (Stapfer).

XLII

TAPOTEMENTS

Mouvements passifs.

ATTITUDES DE LA MALADE. — A. — Debout, droite, mains appuyées contre un mur; tête levée, pieds écartés, un peu tournés en dedans.

B. — Debout, inclinée en avant, mains appuyées sur une table, bras un peu fléchis. Dans cette attitude, une partie du poids du corps porte sur les bras, et la tension active des muscles de la face antérieure du corps est nécessaire pour tenir le corps en position rectiligne. Plus l'inclinaison est grande et plus les bras se mettent dans la ligne verticale du corps, plus la tension augmente.

C. — Assise; genoux écartés, tronc penché en avant; mains appuyées sur une chaise.

D. — A plat ventre sur une chaise longue ou sur un rang de chaises jointes, la malade saisit une barre solide un peu haut placée devant elle. Un aide saisit les attaches des pieds et tire en arrière et en haut, de sorte que tout le corps décrit une courbe. Le ventre seul porte légèrement au milieu de la chaise. Attitude passive. La malade n'a qu'à lever la tête.

MOUVEMENT. — Le tapotement est exécuté avec le poing qui ne doit pas être serré. La main gauche soutient le ventre. Poignet souple. Doigts fléchis; élastiques. — 1° Tapotement lombaire — 2° Tapotement sacré.

1. — Frappez de haut en bas trois à quatre fois des deux côtés, en commençant à la première vertèbre lombaire. La première série de coups est appliquée sur la ligne médiane; les autres séries de plus en plus en dehors. On reste au-dessus de la crête iliaque.

2. — Frappez de haut en bas, un peu obliquement, de dehors en dedans, sur les côtés du sacrum, en suivant à peu près la direction des trous sacrés.

REMARQUES. — L'attitude B est plus ou moins inclinée, selon les forces de la malade; mais les pieds doivent toujours poser à plat.

Les tapotements sont suivis de quelques effleurages exécutés avec la paume de la main sur le dos et le long du sacrum.

Effet. — Stimulant de l'innervation pelvienne.

Le tapotement lombaire est employé pour les déviations utérines; le tapotement sacré également; mais aussi pour congestionner le bassin. Il a une action stimulante sur la vessie, le rectum et le vagin. Pratiqué dans l'attitude verticale (A), il est congestionnant et peut même provoquer une hémorrhagie. Aussi pour les malades exposées aux hémorrhagies j'emploie l'attitude inclinée (B). Si elles ne la supportent pas et si elles ont besoin d'une stimulation des nerfs pelviens, je les mets dans l'attitude assise (C) et je fais un tapotement très léger. Cette attitude n'est pas congestionnante. J'emploie le tapotement dans l'attitude D, en cas d'hémorrhoïdes.

XLIII

TAPOTEMENTS

Passif.

Attitudes de la malade. — Les mêmes.

Mouvement. — Le tapotement s'exécute avec le bord cubital des mains depuis la nuque, tout le long du dos, à droite et à gauche de la colonne. Les doigts sont écartés pour agir à chaque coup comme des ressorts. Ne frappez pas avec le bord cubital de la face palmaire. Très faible sur la nuque, le tapotement augmente en descendant.

Effet. — Stimulant du système nerveux général.

Je pratique ce genre de tapotement avec le tapotement lombaire et sacré, en cas de déviation utérine pour agir sur l'innervation pelvienne. Branting est d'avis d'éviter ce mouvement chez les malades atteintes de palpitations.

B. — RÈGLES PARTICULIÈRES

De l'emploi et des effets du Massage et de la Gymnastique dans
les Affections et Anomalies génitales de la Femme.

I. — LES RÈGLES.

A. MASSAGE ET GYMNASTIQUE PENDANT LES RÈGLES

Il est facile de constater que les mouvements de la vie de relation ont
une influence variée sur l'abondance des règles. C'est surtout un peu
avant et pendant les règles que se manifeste cette influence. Il est plus
difficile de préciser dans quel sens agira tel ou tel mouvement de la vie
de relation. Ainsi, par exemple, la marche prolongée jusqu'à la fatigue
peut avoir des effets fort différents. Une personne forte et bien portante,
habituée à la marche, diminuera, par son moyen, la congestion utérine. On pourrait expliquer le fait par la dérivation sanguine due à l'action musculaire.

Au contraire une personne faible augmentera par la marche la
menstruation, ce qui s'explique peut-être par l'augmentation de la
tension vasculaire due à l'effort.

Un travail continu des bras a encore plus d'action sur la diminution
des règles. La danse les diminue aussi, mais toujours chez les personnes vigoureuses et surtout quand elles sont d'ordinaire profuses.

Pendant les règles, je supprime le plus souvent les exercices qui favorisent les garde-robes, car en général la constipation diminue à ce
moment. Je me renseigne, en outre, sur la quantité de sang perdu.
Est-elle plus grande que d'habitude, je supprime tout exercice conges-

tionnant. Est-elle moindre je les continue en évitant les plus actifs et en surveillant l'effet de très près, pour ne pas provoquer **d'hémorrha-gie.**

Tout dépend naturellement de l'affection à traiter. Contre l'aménor-rhée on institue le traitement congestionnant, jusqu'à ce que les règles paraissent et on le continue en le modérant, si les règles sont insuffi-santes.

Depuis que le Dr Nissen a commencé à masser pendant les règles (1877) je me suis conformé graduellement à cette méthode et je ne peux que la recommander avec instance ; seulement il faut masser plus légè-rement et moins longtemps, car les malades sont plus sensibles pendant la menstruation. Je compte par milliers les malades que j'ai traitées pen-dant les règles. Je n'ai jamais eu d'accidents. Je suis convaincu que ceux qui agiront comme moi, avec une égale prudence, cela va sans dire, cons-tateront cette innocuité. Je conseille donc le massage pendant les règles mais à condition d'employer en même temps le traitement gymnasti-que général.

Pendant notre séjour à Iéna, en 1886, le travail du Dr Nissen et le mien a été contrôlé pendant deux mois et demi par le Dr Skutsch, cri-tique sévère qui dès le début s'était montré assez sceptique. Notre trai-tement était employé à l'exclusion de tout autre, si bien qu'on ne donnait même pas un lavement aux malades. Nous avons continué le traite-ment pendant les règles sans le moindre accident. Les femmes attein-tes de prolapsus (voyez la publication de Profanter) avaient perdu du sang à la suite de l'examen pratiqué sous le chloroforme par plusieurs médecins d'Iéna, la veille du jour où le traitement fut commencé par nous. Après la première séance ces légères hémorrhagies s'arrêtèrent. Dans l'article favorable qu'il a écrit (Forschritte der medicin 13 novem-ber), le Dr Skutsch n'a pas critiqué la continuation du traitement pen-dant les règles, car il n'avait constaté aucun accident.

Mes raisons pour ne pas suspendre le traitement pendant la mens-truation, raisons basées sur des expériences extrêmement nombreuses, peuvent se résumer ainsi :

1° Si le traitement est pratiqué avec prudence et réserve, non seule-ment il n'est pas nuisible, mais il avance en général la guérison. Au contraire la suspension du traitement, pendant les règles, retarde tout au moins la guérison.

Si les douleurs augmentent pendant les règles, le traitement les calme.

2° Les hémorrhagies sont souvent réduites à la normale comme quantité et comme durée. Le fait est observé pour les fibromyomes petits ou grands et dans toute hémorrhagie profuse, que l'utérus soit volumineux ou au contraire très petit, ce qui n'est pas rare. Aucun traitement n'est plus avantageux. Il m'est arrivé de traiter deux fois par jour la même malade.

Il va sans dire que mon traitement n'a rien à faire avec le cancer.

3° Les exsudats diminuent plus vite pendant les règles sous l'influence du traitement que dans leur intervalle. Ils peuvent, si le traitement est arrêté pendant la menstruation, devenir tellement douloureux que les malades soient obligées d'avoir recours à d'autres procédés thérapeutiques. Leur guérison devient alors très difficile, parfois impossible.

4° Les fixations disparaissent plus aisément et plus sûrement pendant les règles que dans leur intervalle. Assurément une telle opération, dangereuse en elle-même, exige une prudence spéciale pendant les règles ; mais on doit y avoir recours car il se peut que certaines fixations nullement influençables par le traitement dans l'intervalle des menstrues, le soient pendant les règles et disparaissent graduellement au moment des époques. Par conséquent, dans les cas de fixations rebelles, il faut s'attendre à un échec si l'on suspend le traitement au moment de la menstruation.

En cas de prolapsus et de changement de position de l'utérus, l'augmentation de volume et de poids de cet organe, qui se produisent souvent pendant les règles, sont une raison toute spéciale de remettre surtout à ce moment l'utérus en position normale. Autrement la tonification des ligaments déjà obtenue, et tous les résultats acquis seraient perdus. Je répète cependant que le massage doit être plus court et plus léger. Quand je traite une rétroversion je ne manque pas de trouver la réduction plus difficile le lundi, après l'interruption du dimanche. Donc si l'utérus reste rétroversé pendant toute la durée des règles, si les ligaments restent relâchés ou contractés, autant vaut s'abstenir du traitement et s'épargner le travail de Sisyphe.

On a dit que le traitement pendant les règles était risqué, sans parler du désagrément qu'il cause à la malade et au médecin. Si on se borne

aux redressements qu'une main exercée exécute sans peine et sans douleur, si l'on y ajoute un massage court, très léger, ambiant, on n'a que
de bons résultats. Vous, médecins, qui êtes venus me voir, et dont le
nombre dépasse aujourd'hui quatre-vingts, vous qui avez vu ma façon
d'opérer durant un laps de temps qui a varié de huit jours à deux mois,
je vous le demande, avez-vous vu le traitement pendant les règles avoir
de fâcheuses conséquences ? D'ailleurs, malgré mes avertissements, si
le traitement n'a pas été assez léger, assez doux, assez court, et s'il a eu
un mauvais résultat, je ne puis que le déplorer. Cela ne m'empêchera
pas de continuer, et j'espère trouver en fin de compte des partisans de
ce procédé et des défenseurs énergiques.

B. DYSMÉNORRHÉE

On a indiqué comme cause des douleurs pendant la menstruation, le
rétrécissement des orifices, et la flexion roide du col, deux obstacles
mécaniques. On a aussi admis que la douleur, ou tout au moins celle
qui précède les règles, était l'effet de la pression du sang sur les parois
des vaisseaux, quand il ne peut s'échapper dans la cavité utérine, ce
qu'on observe dans l'endométrite. La métrite, l'endométrite, les œdèmes péri-utérins sont considérés comme cause de dysménorrhée. Il
en est de même des inflammations tubaires et ovariennes.

Naturellement le traitement varie suivant les cas ; mais comme il
saute aux yeux que la rapidité de l'écoulement sanguin est propor-
tionnelle à la pression, j'ai tenté, me basant sur ce fait, pour les malades de la première catégorie, de supprimer la douleur, et j'ai réussi
même dans les cas où l'introduction d'une sonde fine ordinaire était
impossible.

Une malade avait eu, pendant les époques précédentes, les mains et
les pieds froids, le sang à la tête, les pupilles dilatées, et des coliques
utérines pendant plusieurs heures. Je supposai que si, pendant les
jours qui précèdent les règles, on dirigeait fortement le sang vers le bassin, de façon qu'il s'écoulât plus vite et plus abondamment, il pénétre-
rait aussi plus facilement dans les orifices rétrécis. Cette malade fut
donc traitée par des mouvements appropriés. La prochaine époque et
les suivantes se passèrent sans douleurs. Il en fut de même pour nom-

bre de malades ainsi traitées. Aucun autre traitement que la gymnastique ne fut employé, cela va sans dire.

Pour les malades de la seconde catégorie, on doit d'abord faire disparaître l'état inflammatoire et les œdèmes, puis, s'il est nécessaire, exécuter les mouvements congestionnants. J'ai vu, durant longues années, par ce traitement, disparaître les douleurs menstruelles et d'autres affections. En effet, dans bien des cas, les douleurs ne viennent pas de l'utérus même, mais de l'état des parties ambiantes. Dans les positions vicieuses utérines, la douleur est parfois nulle ou peu marquée, dans l'intervalle des règles, mais paraît ou augmente au moment des règles.

D'une part la position vicieuse peut entraver la circulation et l'innervation utérines, et la pléthore exciter douloureusement les filets nerveux, qui, d'autre part, peuvent subir la même excitation dans les ligaments raccourcis ou déformés. L'augmentation de la pression vasculaire, au moment de la congestion menstruelle, agit autant que les obstacles mécaniques au cours de sang, et l'exacerbation des états inflammatoires chroniques. Les fixations ont une importance capitale, et la disparition radicale de la dysménorrhée dépend de leur disparition radicale. Cependant comme le rôle joué par la congestion menstruelle est important en provoquant la douleur, on améliore déjà notablement les malades en leur faisant suivre un traitement décongestionnant.

Un traitement congestionnant sera quotidien et réglé à peu près de la façon suivante : nᵒˢ I - XXXI - XXVII - XLII et XLIII - XIX - XVII- XIV - XXXIII - XLII - IX.

Une de mes malades m'a raconté qu'elle faisait disparaître les douleurs de règles en se couchant sur le ventre quand ces douleurs la surprenaient la nuit.

Si aux époques normales les symptômes de la menstruation se révèlent sans que le sang fasse apparition, il faut après examen, si la cause est une malformation, abandonner le cas à une autre thérapeutique.

Bien souvent les malades ne peuvent suivre le traitement gymnastique réglé par une personne instruite ; mais divers troubles menstruels peuvent être améliorés par des mouvements actifs exécutés sans aide, ou par une personne qui n'est pas du métier.

Une de mes malades qui avait des règles douloureuses a été traitée avec succès par l'hydrothérapie de la manière suivante : pendant la semaine qui précédait les règles, elle se lavait rapidement les jambes et les pieds avec une serviette mouillée. Elle s'essuyait sans frotter ; puis elle prenait un bain de siège (reins et bas-ventre) et s'essuyait de la même façon. Après ces ablutions la malade doit marcher en levant très haut les genoux, jusqu'à ce qu'elle ait chaud. Puis les mouvements suivants sont exécutés : XLII - XXVII - XXXII - XXXVII et, si l'on veut, XV.

Il convient d'ajouter que si la dysménorrhée complique des fixations, ou un état œdémateux de l'utérus ou des annexes, ce traitement est contr'indiqué.

C. AMÉNORRHÉE

Quand une femme n'a ni ses règles ni les douleurs qui les annoncent, on la traite, — si les organes sont normalement développés, — par des mouvements congestionnants, surtout quand elle a des congestions de la face. Lorsqu'une femme bien réglée a une suppression, telle qu'on en voit par exemple après un refroidissement des jambes, c'est-à-dire de cause accidentelle, examinez avec soin pour voir s'il existe quelque œdème inflammatoire du pelvis. Portez surtout votre attention sur les ovaires, si cet œdème douloureux existe. En pareil cas, même si la bénignité ne fait aucun doute, faites d'abord disparaître par le massage œdème et sensibilité. Puis vous instituerez graduellement une gymnastique de plus en plus congestionnante, vous assurant toujours avant la séance que la sensibilité ne revient pas. Cette gymnastique visera la dérivation du sang vers le bassin et les membres inférieurs. Il est malaisé de donner un critérium général des mouvements congestionnants et décongestionnants. Ainsi, il semble que les mouvements gymnastiques qui accélèrent le courant du sang vers les membres inférieurs, c'est-à-dire les mouvements des pieds, des genoux, des jambes doivent augmenter la pression sanguine pelvienne. Cela est vrai et cependant certains mouvements des membres inférieurs sont décongestionnants. Les mouvements dans lesquels on met en jeu les muscles abdominaux sont d'ordinaire congestionnants, surtout dans certaines attitudes. Il faut savoir que l'attitude du corps joue un rôle très important.

Voici quelques mouvements congestionnants types pour un traitement gymnastique contre l'aménorrhée.

1° *Série A* : (moins fort), 2° *Série B* : (plus fort).

Série A. — I et II - VI - XXXVI - XXXIII - XLII - XLIII - XXVI - XIX-XVII - XIV- IX.

Série B. — XI - XXXI - XXVII - XLII - XIX - XIV - XLII - IX.

On peut encore employer comme mouvements congestionnants les nᵒˢ XXIX et XXX.

J'ai souvent essayé, pour provoquer l'écoulement sanguin, d'exciter directement la muqueuse utérine de la façon suivante : une sonde est introduite lentement et très prudemment dans l'utérus. En même temps on exécute une vibration transversale légère. Le sang ne paraît pas toujours de suite mais au bout de quelques heures. Le lendemain le traitement habituel amène une véritable menstruation. Ne concluez pas d'après cela que, dans la règle, on puisse provoquer, chez une aménorrhéique, la menstruation, en sondant.

Bien des fois j'ai dû répéter l'opération le lendemain. La malade n'éprouve aucune douleur, mais une sensation nerveuse générale qui semble partir de la région utérine.

Il est intéressant de constater comment les jeunes filles chlorotiques retrouvent vite la santé, quand leurs règles viennent plus abondantes et plus régulières. On serait cependant tenté de croire qu'elles seront affaiblies par la perte d'une quantité plus grande de sang.

Quand l'utérus est augmenté de volume, si vous n'êtes pas absolument certain qu'il n'y a point de grossesse, abstenez-vous de gymnastique congestionnante. En cas d'aménorrhée vraie, l'utérus est plutôt petit que gros. Son augmentation de volume est au contraire habituellement combinée d'hémorrhagies quand il n'y a pas grossesse.

On peut triompher de l'aménorrhée, par un traitement que la malade exécute seule. Après une ablution des jambes et du bas-ventre, faite comme j'ai dit, la femme exécute une série de mouvements congestionnants : tels que les nᵒˢ VII-XXXVII-X-XXXII, la flexion du tronc en avant et en arrière, les nᵒˢ XXVIII - XX - XV, la marche sur place en levant haut les genoux, le nᵒ VII.

D. MÉNORRHAGIE ET MÉTRORRHAGIE

Les hémorrhagies surviennent en général quand la muqueuse uté-

rine est malade ou quand il existe des polypes, fibrômes, etc. — Dans
le premier cas, l'utérus peut être plus gros ou plus petit qu'à l'état normal mais assez souvent il conserve son volume normal. Le traitement
consiste en mouvements actifs pour la plupart et qui tous dérivent le
sang en haut vers les muscles de la poitrine, des bras et du dos, ou en
bas vers les muscles postérieurs du membre inférieur. Il consiste encore dans des élévations pendant lesquelles la pression exercée est plus
ou moins forte; mais le traitement principal est le massage court et
léger de l'utérus. Ce massage doit être méthodique.

S'il existe un polype le traitement est institué après son ablation,
plus ou moins tôt, suivant le cas, et avec prudence. Pour les hémorrhagies que causent les fibro-myomes, voyez le chapitre qui concerne
ces tumeurs.

Quel que soit l'état de l'utérus, le massage doit être très léger, surtout au début. On cherche seulement à exciter la contraction vasculaire. On masse surtout le corps; mais si le col est tuméfié, ce qui est
très fréquent quand les hémorrhagies datent d'assez longtemps, on ne
manque pas de le masser aussi. Si l'utérus est dur et augmenté de volume, le traitement est plus long; cinq à huit mois, et même davantage avant une amélioration notable. C'est du moins ce que j'ai observé
et je n'ai pas obtenu le retour au volume normal; mais les hémorrhagies et autres inconvénients dont souffraient les malades ont disparu.
En même temps elles ont récupéré leurs forces. J'ai dû me contenter
de ce résultat.

Dans ces dernières années j'ai constaté que s'il existe concurremment des fixations et des raccourcissements ligamentaires, même peu
accusés, le traitement des utérus augmentés de volume et de consistance dure, est abrégé, si l'on masse et si l'on étire fixations et raccourcissements.

A mesure que les hémorrhagies diminuent, massez plus fort. On peut
en général augmenter la force et la durée du massage au bout de quelques séances.

Une de mes malades qui était restée bien portante pendant plusieurs
années après un tel traitement, et avait pu reprendre ses occupations
eut une rechute à la suite d'un refroidissement. Les hémorrhagies revinrent avec abondance, et exigèrent un nouveau traitement qui dura
deux mois. Au moment où ce nouveau traitement fut institué, l'utérus

était, autant qu'on peut juger, de la grosseur et de la consistance qu'il avait à la fin du premier traitement, en tous cas, pas plus gros. Seize ans se sont écoulés et on m'a affirmé que cette malade se portait bien.

Une autre avait des hémorrhagies provoquées par le moindre effort, et souffrait d'une chaleur continuelle, au point de ne pouvoir supporter les vêtements ordinaires. L'utérus était assez dur, fixé, très augmenté de volume. Après cinq mois de traitement, les règles étaient normales, l'utérus avait la grosseur d'un utérus de multipare, mais un peu plus dur. Un an plus tard (1872), je constatai que cet état se maintenait. Elle s'était mariée.

Dans les hémorrhagies profuses de longue durée, l'utérus devient souvent spongieux et très augmenté de volume. Il faut alors, outre les mouvements dérivatifs, faire un massage léger, pour exciter les vaisseaux à se contracter. Ce massage léger, exécuté avec grande prudence, est continué jusqu'à ce que l'utérus devienne plus ferme et que les hémorrhagies ne soient plus à craindre.

Autrefois quand j'avais à faire à des malades très affaiblies, ou quand l'hémorrhagie, durant les premiers jours du traitement, semblait augmenter, j'abandonnais les malades à une autre thérapeutique. Un jour, je me trouvai obligé de continuer le traitement en pareilles circonstances et je vis l'hémorrhagie cesser en exécutant un massage très léger, sans la moindre pression, et très court. Depuis les faits se sont multipliés.

Dans bien des cas d'hémorrhagies profuses persistant pendant des années, j'ai trouvé l'utérus excessivement petit, mou, et j'ai constaté que le massage léger, qui effleure à peine, est le plus efficace, tandis qu'un massage fort augmente les pertes.

Un certain nombre de ces malades n'avaient pas d'enfant. Ayant massé avec succès plusieurs cas d'hémorrhagies produites par la subinvolution dont les avortements étaient cause, j'en citerai quelques-uns. En 1875, je traitai une femme de 31 ans que des hémorrhagies continuelles retenaient au lit depuis plusieurs semaines. Deux jours après le début du traitement, elle se leva. Le troisième, elle venait chez moi, montant et descendant les escaliers. Cinq jours plus tard, elle était guérie.

La même année, à la fin du mois de juillet, j'ai soigné une femme de 34 ans qui avait fait une fausse couche en février et n'avait cessé de perdre depuis lors. A deux reprises, on avait pratiqué à l'hôpital le tamponnement. Pour venir chez moi, elle dut d'abord se faire transporter chez elle, au péril de sa vie. Trente kilomètres de chemin. Elle eut une forte hémorrhagie avant la première séance. Après la troisième, le sang s'arrêta. Après la cinquième, la malade se promena dans l'appartement. Dès lors, plus d'hémorrhagies. Le traitement fut continué durant un mois.

Les malades très faibles et alitées doivent être traitées au lit. Comme la méthode suivante m'a donné, en pareil cas, de bons résultats, je la décrirai un peu en détail.

La malade évitera rigoureusement pendant le traitement et en dehors de lui, de contracter les muscles abdominaux. S'il est indispensable qu'elle se lève, quelqu'un l'aidera, ou bien elle se mettra prudemment sur le côté et se lèvera en s'appuyant sur les genoux et sur les bras. Pendant les séances, elle sera couchée sur le dos. En dehors des séances, elle se tiendra autant que possible sur le côté, jambes fléchies. Deux séances par jour. Cinq mouvements à exécuter, y compris le massage. Le dernier exercice gymnastique est la répétition du premier et le quatrième la répétition du deuxième. Donc 1, 2, 3, 4, 5.

1. — Le médecin se met à la tête du lit, saisit la malade par les poignets et exécute la rotation des bras laquelle se termine les bras étant fléchis à l'articulation du coude, et les mains à la hauteur des épaules. A ce moment, le médecin tire les bras en haut jusqu'à extension complète. La malade résiste. Ne pas ramener les coudes en avant. A son tour, la malade fléchit les bras. Le médecin résiste. Répétez deux à trois fois.

2. — Le médecin se met à côté du lit et regarde la malade. Il a un pied par terre. Le genou de l'autre jambe est sur le lit. Il saisit la nuque et aussi l'espace interscapulaire avec ses mains posées à plat et redresse la malade qui résiste. Puis la malade se recouche et le médecin résiste. Répétez trois à quatre fois. Évitez avec soin la contraction des muscles abdominaux. Vous ne l'éviterez pas si vous n'exercez pas sur la nuque une pression continuelle qui ne doit cesser qu'après extension complète de la malade sur le lit.

3. — *Massage.* — On le pratique dans l'attitude demi-couchée; léger; court; après réduction utérine, s'il est nécessaire; quelques

minutes ; avec de courtes pauses. Il est utile de détourner l'attention de la malade en lui parlant.

4. — Voyez 2.

5. — Voyez 1.

Si la femme en a la force faites exécuter le mouvement XLI [abducteurs] après le massage.

Dès que la malade peut se lever, on modifie ainsi le traitement :

N⁰ˢ III - XII - XVIII, *Massage*, XLI - XVIII.

Naturellement le traitement n'est pas suspendu dès que les hémorrhagies cessent. Pour faire lever la malade, on l'aide en déployant une certaine force.

On peut, quand il n'y a pas d'exsudats pelviens, exécuter, même si l'hémorrhagie est assez forte, une pression un peu prolongée sur les veines hypogastriques. Cette pression se termine par un effleurage de bas en haut le long des vaisseaux. Un massage léger de l'utérus et des ligaments larges ne doit pas être omis après l'effleurage. Cependant si l'élévation est indiquée, on la pratique avant ce massage terminal que suit le mouvement des ad ou abducteurs. J'ai, en effet, dans ces derniers temps, uni à un fort mouvement des abducteurs, un léger mouvement des adducteurs, celui-ci précédant l'autre, tous deux avec soulèvement du bassin, en cas de prolapsus ou de déviation compliquant les hémorrhagies ; et je ne suis pas éloigné de penser que, même au point de vue de la seule dérivation, l'efficacité est plus grande qu'avec le simple mouvement des abducteurs que j'employais jadis, car, en général, — je parle par expérience — les effets dérivatifs sont plus sûrement obtenus si les muscles les plus rapprochés sont d'abord mis en action, puis les plus éloignés. Donc, exécutez dans l'ordre suivant le traitement des hémorrhagies compliquées de déviation ou de prolapsus : l'utérus est d'abord redressé, puis massé. La pression sur le plexus et les veines hypogastriques vient ensuite. On termine par quelques mouvements des adducteurs destinés à mieux fixer l'utérus en position normale, puis par le mouvement des abducteurs pour décongestionner.

Pour faire lever la malade, on l'aide de façon qu'elle ne contracte point ses muscles abdominaux et en même temps on tient le doigt appliqué sur la face antérieure du col pour amener le maintien de l'utérus en antéversion. Sa chute en arrière pourrait augmenter l'hémorrhagie.

Quand celle-ci est en voie de diminution, l'élévation, si elle est indiquée, complète la réduction.

En général, les mouvements les plus décongestionnants sont ceux des bras et surtout ceux qui font agir les muscles dorsaux, pectoraux, rotateurs en dehors, abducteurs et extenseurs de l'articulation des hanches.

Il m'est arrivé dans un cas d'hémorrhagie d'avoir à traiter, à deux reprises avec intervalle de cinq ans, une dame âgée de 40 ans environ, dont la paroi abdominale était si chargée de graisse que le massage ordinaire bimanuel était impossible : c'est à cette occasion que je fis mon unique essai de massage par la voie vaginale seule, la malade étant dans le décubitus latéral, jambes fortement fléchies. Impossible d'arriver assez haut pour que le massage eût quelque utilité. Je le cessai après trois séances. Je ne continuai que les mouvements dérivatifs, en cherchant à augmenter et régulariser la circulation générale. On exécuta III-VI avec flexion et extension des pieds XII - XXXIII - XVIII - XLI - XVIII avec III.

Le traitement dura un mois chaque fois ; l'hémorrhagie s'arrêta de suite. Les règles furent à peu près normales dans l'intervalle de cinq années. Après le dernier traitement, elles furent très peu abondantes durant un certain temps.

Comme un tel traitement offre des risques il est à souhaiter que les gymnastes spécialement instruits en entreprennent seuls l'exécution : mais mieux vaudrait encore que les médecins l'entreprissent eux-mêmes, ou fussent au moins capables de la diriger.

S'il y a de la constipation je fais faire l'exercice n° XIII.

Voici une sorte de schéma qui convient au traitement des règles anormales avec modification du parenchyme utérin.

A. — Utérus gros ; règles diminuées. Massage léger pour commencer ; augmentez la force assez vite. Pas de mouvements congestionnants.

B. — Utérus gros, règles augmentées (profuses ou persistantes), massage léger, mouvements dérivatifs.

C. — Utérus petit, mais non atrophié ; règles augmentées. Massage aussi léger que possible. Mouvements dérivatifs.

D. — Utérus trop petit. Règles insuffisantes. Massage léger, stimulant et mouvements congestionnants.

Dans tous ces cas, il n'y a pas, comme pour l'aménorrhée et la dysménorrhée, des mouvements que la malade puisse exécuter seule. Les mouvements suivants sont cependant un peu décongestionnants : XVIII, pratiqué sans résistance et debout. Dans l'autre exercice la malade debout lance ses bras en haut avec une certaine force.

E. ACCIDENTS EN PAPPORT AVEC LA MÉNOPAUSE ET LA PUBERTÉ

Etant donnée une femme âgée de 45 ans ou plus jeune qui n'est pas réglée depuis deux ou trois mois, et qui, bien qu'elle ne souffre pas de cette suppression, désire être réglée, on peut, en un mois, faire reparaître la menstruation, si cette femme est vigoureuse, par la gymnastique congestionnante. Je répète encore qu'on doit d'abord être certain qu'il n'existe ni état gravidique, ni état pathologique ; un pareil traitement leur étant contraire.

Au temps de la cessation complète des règles, ou un peu plus tard, un an environ après, beaucoup de femmes souffrent de fortes congestions à la tête avec ou sans transpirations. Les pieds sont souvent froids. C'est par la gymnastique qu'on remédie à ces troubles de l'innervation et de la circulation. On cherche à décongestionner la tête, à stimuler l'innervation et, partant, la circulation dans les membres, surtout dans les jambes et dans le dos. Il est très important de faciliter les garde-robes sans trop stimuler cependant la circulation pelvienne. Il importe de faire une différence entre les femmes âgées et celles qui sont relativement jeunes, entre les femmes fortes et les femmes affaiblies. Si la malade est encore jeune et vigoureuse, le mieux, d'ordinaire, est de provoquer les règles. Chez les femmes vigoureuses, bien portantes qui commencent à avoir des règles rares et moins abondantes, les membres inférieurs froids, des congestions de la tête, de la céphalalgie, et l'humeur irritable, on ne doit, en aucun cas, dériver le sang du bassin vers les parties supérieures du corps. Même si elles ont un œdème du bassin nécessitant le massage, ne faites pas, comme je l'ai indiqué pour les femmes jeunes, la dérivation sanguine pelvienne vers le haut du corps. Dirigez énergiquement le sang vers les extrémités inférieures même en risquant de faire durer la menstruation pendant plusieurs années, ce qui d'ailleurs est un service à rendre aux pléthoriques. Naturellement vous éviterez toute gymnastique qui dirige avec force le sang vers le bassin.

A part les modifications qui viennent d'être indiquées, le traitement des diverses affections génitales se fait pendant la ménopause, suivant les règles ordinaires. Il n'est pas rare qu'on ait à traiter alors des prolapsus utérins ou vaginaux, et même à un âge plus avancé. Quelquefois la guérison marche étonnamment vite, mais en règle le pronostic est moins favorable que pour les personnes jeunes.

Il n'est pas commun d'avoir à traiter des jeunes filles avant la puberté. Je n'ai, pour ma part, soigné que des pertes blanches et, une seule fois, un gros ovaire.

Le mieux est de fortifier l'état général. Attachez-vous surtout, dans le traitement gymnastique, à tonifier la musculature de la nuque, du dos, de la poitrine, et dans une certaine mesure les muscles extérieurs du bassin. Par une action ménagée sur les membres inférieurs dirigez le sang vers le pelvis. Augmentez l'appétit ; facilitez les garde-robes ; donnez des bains fortifiants en été ; pas de balnéation locale. Je vais citer quelques cas de massage pratiqués chez les jeunes filles :

Une jeune fille âgée de 13 ans, qui souffrait depuis 18 mois de pertes blanches, malgré les soins d'un excellent médecin, me fut amenée par sa mère. Je la traitai suivant la méthode décrite plus haut, avec addition de quelques mouvements spéciaux (tapotement très léger du dos et du sacrum). Le massage de l'utérus avec point d'appui rectal était très court et très léger. Elle se rétablit vite. Cinq semaines après le début du traitement, il n'était plus question de pertes blanches. On continua pendant un certain temps le traitement général.

Au mois de juillet 1872, une malade, que je soignais pour une affection ovarienne, m'amena sa fille âgée de 13 ans qui depuis un an était traitée sans résultat pour des douleurs semblables à celles qu'elle éprouvait elle-même et pour lesquelles je la soignais. J'avais d'abord refusé de l'examiner ; mais cette raison m'y détermina. Je l'examinai par le rectum et trouvai l'ovaire gauche gros comme une noix d'Espagne. La méthode décrite plus haut fut employée en même que le massage de l'ovaire. L'enfant s'améliora promptement et put retourner chez elle au bout de peu de temps, débarrassée de ses misères. L'ovaire resta pourtant un peu gros.

II. — TRAITEMENT PENDANT LA GROSSESSE

Il est évident, d'après tout ce qui a été dit dans ce livre, que le traitement des affections de l'utérus facilite la conception et cela d'autant mieux qu'on arrive à une guérison plus radicale des états maladifs, obstacles au but visé. Entre toutes les conditions qui favorisent la conception, plusieurs sont et demeureront inconnues, mais en général elle dépend de l'état physiologique des organes génitaux. A cette question bien naturelle : le massage de l'utérus gravide est-il admissible, je réponds que jamais je n'en ai vu de mauvais résultats au début de la grossesse. Au contraire, j'ai fait avec succès un massage court et léger quand l'utérus était sensible et quand la femme éprouvait des douleurs spontanées. Mon expérience me convainc de l'utilité d'un traitement composé de gymnastique, de massage et d'effleurages pour éviter les retours périodiques du sang et les avortements qu'on observe dans certains cas. C'est le fait suivant qui m'a donné la première idée du traitement des femmes enceintes.

Une femme qui s'était mariée un peu tard avait eu deux avortements survenus à la même époque de deux premières grossesses. Elle était alitée et je la traitais pour un prolapsus utérin et de la débilité générale. Je la guéris. Elle retourna chez elle et devint enceinte. La grossesse évolua jusqu'à l'époque des avortements précédents et la fausse couche menaça. Elle fit pratiquer l'élévation pendant quatorze jours et la grossesse se termina normalement.

Voici d'autres exemples de traitement pendant la grossesse.

R... D... 30 ans, primipare, arrivée au troisième mois, avait l'utérus rétroversé et un prolapsus rectal dont elle souffrait depuis l'âge de sept ans. Elle me consulta surtout à cause de ce prolapsus. Je la traitai et au bout d'un mois l'utérus était antéversé et le prolapsus guéri.

V. de F. 22 ans, primipare, arrivée au troisième mois, avait de petites pertes fréquentes et souffrait de l'ovaire gauche. Un traitement de douze jours fit disparaître perte et douleurs et la grossesse évolua jusqu'à terme.

V. de S. 34 ans, tertipare, arrivée au deuxième mois, avait les ovaires gros et douloureux. Le traitement fut entrepris et continué sur mes conseils pendant la première moitié de la grossesse et même au delà. Accouchement heureux.

P. de S. 30 ans, très vigoureuse, secondipare, arrivée au troisième mois, s'était mariée en novembre 1878, avait fait une fausse couche de deux mois le 3 mars 1879, et vu pour la dernière fois ses règles le 25 mai de la même année. Dans une journée passée à Stockholm où elle demeurait au troisième, elle monta et descendit plusieurs étages et éprouva le lendemain dans la matinée des douleurs abdominales accompagnées de perte légère. Le traitement, pratiqué avec la prudence ordinaire, fit disparaître ces accidents ; mais le lendemain du jour où elle se crut guérie, elle descendit sans précaution d'un bateau à voiles et monta en courant un escarpement. Retour de la perte ; reprise du traitement ; suppression immédiate de la perte. Elle commit alors l'imprudence de monter et descendre avec rapidité une montagne. Une sensation de pesanteur et quelques douleurs firent de suite apparition. Le traitement réussit encore et fut continué deux fois par jour, pendant cinq jours, et une fois pendant deux jours. Il n'y eut pas de retour des accidents. Au premier examen, j'ai trouvé l'orifice externe clos et dirigé en arrière, l'utérus très mou et très volumineux. Il atteignait presque l'ombilic et s'étalait à droite et à gauche. Là tout près de l'os iliaque se trouvaient deux petites tumeurs symétriques et bilatérales que je supposai constituées par les ovaires. Tout était plus sensible que d'habitude pendant la grossesse. Après le dernier accident le col était très abaissé et se trouvait en bas et en avant. Le volume de l'utérus m'avait fait supposer que la grossesse datait de quatre mois au moins. Grande fut ma surprise de le voir diminuer dès que le traitement devint continu, et si vite qu'après cinq jours l'utérus était ferme et d'un volume normal pour l'âge de la grossesse. Tout gonflement avait disparu. On recommanda à cette malade, grande et forte personne, de se tenir plus tranquille et de ne pas faire la cuisine. Suppression des bains. Lavages pour les remplacer. Le traitement a consisté en : gymnastique : III-XVIII ; massage de l'utérus, du col surtout et des alentours ; élévation en saisissant l'utérus par les côtés (troisième forme) ; massage ; gymnastique : XVII-III (1).

(1) J'ai cité un ou deux exemples de ces utérus gravides œdémateux. — Tout ce que Brandt dit de l'efficacité du massage et de la gymnastique pour combattre les malaises des femmes enceintes (troubles vaso-moteurs) est confirmé par mes recherches cliniques (STAPFER).

N. A. de S. avait été traitée par moi avant sa première grossesse pour
une augmentation de volume et de la sensibilité de l'ovaire gauche
avec succès au point de vue de la sensibilité, mais sans obtenir une
notable diminution. Deux mois après l'accouchement cette diminution
était devenue appréciable. Au cinquième mois de sa deuxième grossesse
cette malade vint me consulter pour une douleur brûlante qu'elle éprouvait dans la région de l'aine et qu'elle attribuait à la pression de l'enfant. En l'examinant j'ai constaté en effet que le fœtus pesait contre
l'os iliaque gauche ; mais il y avait là un œdème de faible étendue très
sensible. Un traitement de trois à quatre jours fit disparaître cet œdème
et en même temps s'évanouirent les douleurs. Je continuai à la traiter
pendant un mois pour un catarrhe du col et des ulcérations ; puis elle
retourna chez elle guérie. Deux ans plus tard je la revis. Elle et son
enfant se portaient bien. L'ovaire gauche avait encore diminué mais il
restait plus gros qu'il ne doit être.

Il n'est pas rare que l'utérus au début de la grossesse exerce une compression sur les vaisseaux et les nerfs et devienne le point de départ
d'une douleur brûlante. Pour modifier la situation de l'utérus, je me
suis servi des élévations légères (troisième forme) avec vibration douce,
prudemment, et de façon que l'organe ne fût ni comprimé entre les
mains ni pressé contre le sacrum, mais seulement soulevé. Non seulement ce traitement fait disparaître les douleurs ; mais les femmes peuvent marcher plus facilement.

Les femmes enceintes sont fréquemment atteintes de grosses varices,
non seulement aux jambes, mais aux parties génitales. Chez la même
femme, les varices peuvent être plus ou moins développées à différentes
grossesses. Plus d'une femme enceinte sur laquelle j'ai pratiqué l'élévation m'a affirmé que cette opération avait une influence sur les varices
et que la distension des veines devenait moindre.

Je considère comme excellent que les femmes enceintes, même si elles
ne souffrent pas, fassent de la gymnastique générale pendant la grossesse. Beaucoup d'entre elles ont les traits tirés et maigrissent, mettent
au monde de gros enfants avec difficulté, ne reprennent que lentement
leurs forces, ce qui nuit à l'allaitement. D'autres au contraire ont
bonne apparence, engraissent, mettent au monde facilement des enfants
dont le volume n'est point exagéré et regagnent vite leurs forces, excellent appoint pour un bon nourrissage.

Nous voyons aussi les femmes qui travaillent de leur corps avoir des enfants de moins belle apparence, et des accouchements incomparablement plus faciles que les femmes qui ne travaillent pas. On peut conclure de là, en toute logique, qu'une cure gymnastique bien faite pendant la grossesse est utile. Qu'importe que l'enfant soit moins gros en naissant ; il le deviendra s'il a la vitalité et une bonne nourrice. Augmentez par la gymnastique la nutrition de tout l'organisme. Fortifiez tous les muscles ; agissez spécialement sur les groupes et les ligaments que l'accouchement met en jeu. Evitez cependant tout mouvement exagéré dans lequel les psoas iliaques se contractent. De Ron, un de nos meilleurs gymnastes, a fait plusieurs fois l'expérience du traitement gymnastique général pendant la grossesse. J'ai eu l'occasion de voir deux femmes traitées par lui jusqu'au dernier mois. Elles m'ont affirmé que leurs accouchements avaient été très faciles, et toutes deux, l'une surtout, était accouchée précédemment plusieurs fois avec difficulté. De Ron m'a autorisé à communiquer à mes lecteurs son mode de traitement ; je me garderai d'y manquer.

Les femmes traitées avec succès par la gymnastique médicale éprouvaient des douleurs dans les reins, dans les aines, et dans les hanches. On doit éviter tout mouvement et toute attitude qui augmenterait la pression abdominale. Les femmes doivent être assises, les pieds appuyés sur une banquette de façon que les genoux soient plus élevés que l'articulation coxo-fémorale. Ils doivent être d'autant plus haut que la grossesse est plus avancée ; le traitement toujours doux et léger. La prudence est indispensable. De Ron divise la gymnastique en cinq groupes.

I. — *a*) Femme assise ; pieds appuyés. Extension et renversement du tronc en arrière avec résistance du médecin qui exerce un effleurage vibratoire sur les épaules et sous les bras d'arrière en avant.

b) Femme demi-couchée. Pétrissage léger et très doux de dedans en dehors sur la région de l'aine.

c) Jambes étendues. Le médecin fournit un point d'appui sous le creux poplité et sous le pied. Rotation vibratoire passive.

Mouvement de pompe des jambes.

d) Flexion et extension active des jambes.

Mouvement de pompe des bras (1).

II. — *a*) Rotation des bras avec flexion et extension actives.

b) Tapotement du dos et du sacrum et effleurage exécuté avec la paume de la main : Des épaules aux hanches. Continuez alors l'effleurage en avant avec le bord de la main en vous dirigeant vers la région de l'aine, sur laquelle vous terminerez.

c) Femme assise, pieds appuyés. Renversement du tronc en arrière avec résistance exercée d'abord sur les épaules, puis sur le dos, enfin sur les lombes. A ce moment le praticien soutient la tète de la malade pour éviter un renversement en arrière trop marqué.

III. — *a*) Femme demi-couchée. Pétrissage très léger du ventre exécuté avec la paume de la main. Médecin assis en face de la malade.

b) Femme assise. Renversement du tronc en arrière avec effleurage.

c) Femme demi-couchée. Massage léger de la région de l'aine, de dedans en dehors.

d) Vibration des jambes.

e) Rotation des cuisses d'abord passive puis active.

e) Abduction et adduction active du genou.

Mouvement de pompe de la jambe.

f) Flexion et extension actives de la jambe.

g) Rotation, flexion, extension active des pieds.

IV. — *a*) Voyez b, groupe II.

b) Femme debout. Vibration sur les épaules.

c) Femme debout. Mouvement respiratoire avec effleurage rapide le long du dos.

Les mouvements de chaque groupe sont répétés quotidiennement. Pauses courtes entre les groupes.

Quelques observations semblent démontrer que la sécrétion de lait peut être augmentée ou diminuée par certains mouvements gymnastiques ; mais ce n'est pas ici le lieu d'étudier la question.

Mon traitement (massage et gymnastique) peut rendre service pendant les suites de couches. A ce propos, je me rappelle avoir assisté à l'une des séances d'un traitement gymnastique qui fut institué dans un cas où l'utérus, quinze jours après l'accouchement, conservait un

---

(1) Exercice n° 4. Le mouvement de pompe des jambes est l'exercice n° 33, mais *la malade est passive* et le mouvement rapide (STAPFER).

volume exagéré. Je vis l'opérateur comprimer l'utérus assez fortement mais sans violence contre le pubis, et j'ai entendu raconter qu'il fit dans la suite le massage de l'utérus gros et antéversé à travers les parois abdominales avec les deux mains. Je désapprouve ce procédé. Voici comment je m'y serais pris :

1° La rotation des bras. Outre son influence dérivative pelvienne, elle a l'avantage de faire affluer le sang vers la mamelle et peut ainsi augmenter la sécrétion lactée.

2° Massage local léger. On commence des deux côtés du promontoire, puis on enfonce plus profondément vers les parois du bassin mais en exécutant le mouvement toujours de bas en haut. L'utérus entier est ensuite massé par les mouvements circulaires suivant la méthode ordinaire, avec prudence ; ensuite on passe aux paramètres dans la direction des parois du bassin en continuant jusqu'au promontoire.

3° Mouvement des abducteurs. Torsion légère du tronc. Rotation des bras.

Ce traitement est, j'en suis convaincu, inoffensif et par son moyen on accélérera l'involution utérine.

III. — DÉPLACEMENT DU VAGIN

Le prolapsus du vagin est causé soit par le relâchement primitif de la paroi vaginale, soit, secondairement, par le prolapsus utérin. Dans ce dernier cas, il disparaît à mesure qu'on réussit par les élévations à fortifier les ligaments de l'utérus et à rendre à cet organe la situation normale. Le premier genre est plus difficile à guérir ; cependant j'ai réussi dans plus d'un cas. Un exemple suffira.

S. B., 69 ans, tertipare, avait souffert d'une typhlite qui laissa la région péri-cœcale douloureuse. En outre, elle se plaignait d'un prolapsus et en effet la paroi vaginale antérieure faisait une saillie grosse comme un œuf. Je traitai ce prolapsus pendant l'hiver 1879-1880 jusqu'à la fin de mai, avec succès. Je la revis l'hiver suivant et elle me dit qu'elle n'éprouvait plus le moindre inconvénient. J'ai remarqué que la sensation désagréable du relâchement du vagin éprouvée par les femmes atteintes de chute de cet organe existe parfois avant que l'accident se manifeste. Aussi le diagnostic du prolapsus vaginal n'est-il pas, au dé-

but, aussi simple qu'on pourrait croire. Même en mettant la femme
debout, et en examinant avec soin, on ne découvre rien d'anormal, et
cependant les sensations subjectives de la malade indiquent nettement
l'existence du prolapsus. Mettez en pareil cas la malade sur pieds et
dites-lui de pousser, pas trop fort mais avec continuité ; si elle est indemne de prolapsus, vous n'observerez qu'un déplacement insignifiant
des parois vaginales, et ce déplacement cessera en même temps que
l'effort. Au contraire si les parois vaginales sont affaiblies, elles seront
poussées dehors en paquet et ne reprendront leur place qu'incomplètement ou lentement.

Encore une observation : une malade qui était traitée pour diverses
affections, entre autres un abaissement du rein droit, se plaignait de
douleurs violentes dans la fosse iliaque droite, et éprouvait quand elle
se penchait la sensation d'un corps sur le point de sortir. Malgré des
examens répétés dans l'attitude debout ou demi-couchée, je ne trouvai
rien d'anormal, et conseillai à la malade de ne pas entreprendre un traitement spécial. Elle suivit pendant deux mois celui auquel elle était
soumise. Quand il cessa, elle se mit à travailler, se fatigua, monta des
étages tous les jours et revint réclamant de nouveau le traitement parce
que les accidents s'étaient accru. Je l'examinai et constatai alors en
l'invitant à pousser une cystocèle prononcée et l'abaissement de l'utérus. Un traitement approprié la débarrassa dans un temps relativement
court.

Ce traitement est un peu douloureux. Je dois dire à ce propos que
je considère comme inadmissible un massage proprement dit de la
paroi du vagin, effleurages ou frottements. Voici quelle est ma méthode :

1° Tapotement sacré dans la station verticale.

2° Elévation utérine (première forme).

3° Compression des nerfs honteux et hypogastriques.

4° Pression glissante de la paroi vaginale.

5° Mouvement des abducteurs.

6° Tapotement sacré.

Le tapotement sacré a pour but d'exciter l'innervation. La compression des nerfs également excitante provoque la contraction vaginale et
celle des ligaments utérins. La pression glissante agit directement sur
la paroi relâchée. Le mouvement des adducteurs fait agir et fortifie les
muscles du plancher pelvien, en particulier le releveur de l'anus.

On doit comprimer le nerf honteux avec une certaine force jusqu'à provoquer une légère douleur.

Appliquez l'extrémité d'un ou deux doigts sur la face extérieure des grandes lèvres, enfoncez assez profondément et exercez une courte pression vibrante sur le nerf contre la branche descendante du pubis. Répétez la pression deux à trois fois, toujours avec le ou les doigts appliqués extérieurement. Cette manœuvre est efficace surtout chez les vieilles femmes qui souffrent de la sensation de relâchement.

La pression de la paroi vaginale (pettryckning) s'exécute de la façon suivante. Appliquez le bout de l'index, un peu fléchi dans l'articulation phalangino-phalangettienne, à l'entrée du vagin. Exercez alors une pression pas trop forte, mais bien précise contre la face postérieure du pubis à côté de l'urèthre, puis poussez en dedans la paroi vaginale antérieure relâchée. Répétez la manœuvre deux à trois fois de chaque côté. La malade doit laver la partie prolabée trois à quatre fois par jour avec une serviette trempée dans l'eau froide, et s'essuyer sans frotter.

La guérison est considérablement facilitée par une gymnastique active des muscles du plancher pelvien. Ce mouvement doit être exécuté par la malade plusieurs fois par jour de la façon suivante dans l'attitude sur pieds ou dans le décubitus dorsal. Elle croise les jambes étendues, les serre l'une contre l'autre et contracte les fessiers ; en même temps les muscles du bassin sont lentement mais vigoureusement contractés de façon que le plancher pelvien se retire en dedans.

J'ai réussi dans quelques cas à guérir des cystocèles en trois ou quatre mois. Voici quel a été le traitement employé :

1° Tapotement sacré.

2° Elévation de l'utérus.

3° Compression du nerf honteux.

4° Injection d'un verre d'eau fraîche tous les jours et trois ou quatre lavages tels qu'ils sont indiqués plus haut.

J'ai également eu de bons résultats dans le traitement des rectocèles. Quelques-unes de mes malades sont même accouchées depuis lors sans récidive du prolapsus. Pour stimuler les nerfs des organes prolabés et faire contracter rectum et vagin j'ai employé, outre le tapotement, l'élévation et la pression hypogastrique, l'élévation rectale qui a bien agi.

Actuellement voici l'ordre de mon traitement :

1° Tapotement sacré.

2° Elévation rectale.

3° Elévation utérine et pression hypogastrique.

4° Compression des nerfs honteux.

5° Mouvement des adducteurs, bassin soulevé.

En outre j'ordonne à la malade d'exécuter chez elle les mouvements des muscles pelviens que je viens de décrire.

La pression glissante que j'ai recommandée pour la paroi vaginale en cas de cystocèle peut être utilisée avec avantage pour la paroi rectale en cas de rectocèle surtout quand il y a œdème de cette paroi. S'il existe concurremment un déplacement de l'utérus, la réduction de cet organe et le traitement de la déviation ont naturellement une grande importance.

TRAITEMENT DE L'HYPERESTHÉSIE DE L'ORIFICE VAGINAL ET DE LA CONTRACTURE DES MUSCLES DU PLANCHER PELVIEN (*vaginisme*).

On sait combien est grande la sensibilité dans ce genre d'affection. Je considère comme capital de persuader à la malade avant tout qu'on n'exercera aucune violence.

La malade étant dans l'attitude que je préconise, j'applique le doigt enduit de vaseline sur l'une puis sur l'autre des grandes lèvres, très légèrement pour commencer et en demandant si cela fait mal. Puis j'applique le doigt sur d'autres points, très doucement et en posant toujours la même question.

Le lendemain et les jours suivants, je continue de même façon approchant par degrés de l'orifice vaginal. Graduellement j'arrive à mettre le doigt à l'entrée de l'orifice vulvo-vaginal, je le retire sans, pour ainsi dire, que la malade s'en aperçoive. La séance est terminée. A la suivante je pénètre un peu, très peu, laissant le doigt cheminer par son seul poids et j'exerce une très légère compression à droite et à gauche. En allant ainsi par degrés, et en exerçant toujours cette compression on réussit en quelques jours à introduire l'index entier. A Dalaro, il y a deux ans, j'ai traité ainsi une femme que j'eus la satisfaction de faire examiner quinze jours plus tard par le D' S..., sans

qu'elle éprouvât la moindre douleur. Cette femme m'a écrit que le vaginisme ne s'était pas reproduit. Je pourrais citer d'autres cas pareils.

IV. — SUR LA SITUATION DE L'UTÉRUS

Le déplacement de l'utérus est si fréquent chez les femmes qui ont
eu des enfants qu'on a considéré la rétroversion comme aussi normale
chez la multipare que l'antéversion chez la nullipare.

Si cette opinion était juste, ce serait une faute de réduire l'utérus.
Cette réduction n'aurait aucun avantage. J'ai vu quantité de femmes accouchées plusieurs fois (dix, onze et même plus), dont l'utérus était en
complète antéversion. J'en ai vu qui avaient été atteintes de prolapsus,
qui sont accouchées depuis et dont l'utérus est resté antéversé. D'autre part, on voit fréquemment des malades qui ont l'utérus renversé et
qui souffrent. Ces souffrances disparaissent ou diminuent dès que l'utérus reste antéversé.

Je suis convaincu que les rétroversions après la parturition sont la
conséquence d'un état maladif ou d'un accident survenu pendant l'accouchement et les suites de couches, et non leur résultat naturel et un
état normal.

La rétroposition est fréquemment le principe de douleurs locales et
de souffrances générales. Comment expliquer alors que la nature ait
laissé tant de mobilité à l'utérus, qu'elle en ait fait un organe instable.
La mobilité est si grande qu'avec le spéculum de Sims on constate que
l'utérus obéit aux mouvements respiratoires. La mobilité utérine est
indispensable parce que cet organe est situé entre deux autres, la vessie et le rectum qui changent sans cesse de position et de volume.
Cette mobilité est encore commandée par les fonctions spéciales de l'u-
térus dont les ligaments doivent être très souples, élastiques et contractiles.

Le mouvement principal de l'utérus se fait à l'état normal sur un
axe transversal qui doit être logiquement placé au niveau de l'isthme,
pour que l'organe puisse mieux obéir aux variations de la vessie et du
rectum. En effet, c'est exactement dans la région de l'orifice interne que
la plus grande souplesse est constatée à ne considérer que la substance
parenchymateuse ; et cette région doit être regardée comme le point

fixé; mais cette fixation est très relative dans les mouvements normaux car si à l'état physiologique, le corps seul de l'utérus est poussé en haut et en arrière par la vessie qui se remplit, c'est l'utérus entier qui est poussé dans la même direction quand elle est pleine. De même, le rectum très embarrassé de matières refoule le col en avant sans que la femme éprouve de sensation douloureuse, toujours à l'état physiologique.

Dans l'état pathologique, j'observe constamment la limitation ou la disparition de cette mobilité normale, soit à la suite d'une affection utérine ou annexielle, soit que les régions ambiantes aient gonflé et durci, soit que l'élasticité ligamentaire ait diminué ou disparu. Alors, toute pression, tout tiraillement, surtout les pressions et les tiraillements brusques, éveillent la douleur et sont nuisibles, tandis que les mouvements de l'utérus causés par le remplissage et l'évacuation des réservoirs sont d'ordinaire indolores à l'état normal. J'en conclus que l'appareil ligamentaire doit être mou, souple, très élastique.

Quoique je préfère laisser aux spécialistes les explications théoriques, j'exposerai en quelques mots mes opinions sur le sujet :

En général, plus le vagin est puissant, plus les plis transversaux sont serrés. Cela tend à prouver qu'on ne doit pas l'assimiler à un ressort en spirale qui prêterait d'en bas un point d'appui à l'utérus, mais qu'au contraire une traction élastique continue le tire en bas et en avant puisque les anneaux ne s'élargissent pas en haut. On peut comparer l'utérus à un cône façonné qui est légèrement fixé au niveau de son tiers inférieur ou à peu près, par des ligaments souples élastiques. On peut comparer le vagin à une gousse entourant par une extrémité la pointe du cône, et tirant en bas et en avant. Si on exerce une traction sur les parois vaginales, l'extrémité supérieure ou extrémité large du cône s'abaisse légèrement. Quand les ligaments sont relâchés, cet abaissement s'accuse bien davantage, mais alors sous l'influence des efforts, car le tiraillement ne peut se produire que si les organes qui tirent sont normaux. Sont-ils relâchés ou amollis, il ne saurait être question de tension par le vagin.

Comparez l'inertie avec laquelle l'utérus, attiré à l'entrée du vagin, reprend sa position quand la pince le lâche, avec l'étreinte que subit le doigt vaginal pendant l'élévation haute ; souvenez-vous de la violence avec laquelle à ce moment l'utérus bondit en bas, si on a l'imprudence

de le laisser échapper, et vous aurez selon moi une nouvelle preuve
que le rôle fixateur du vagin consiste en contractions qui le raccourcissent et tirent l'utérus en bas.

Dans le pelvis d'un cadavre de femme, les intestins enlevés, on aperçoit l'utérus comme suspendu dans le dédoublement des ligaments
larges qui s'étendent des deux côtés. La face postérieure de l'utérus
est couverte jusqu'au col par le péritoine qui se réfléchit pour former
les ligaments. C'est au niveau de l'isthme qu'ils paraissent le plus
tendus. En cas d'abaissement, ou plus encore de prolapsus, les symptômes accusés par la malade indiquent le tiraillement du péritoine. Ces
symptômes sont la sensation de tiraillement dans les régions gastrique
et lombaire avec poids et pression du côté du pubis. L'abaissement
compliqué ou non de déviation utérine se produit fréquemment à la
suite d'un effort fait pour soulever un fardeau. Tout cela me persuade
que c'est surtout le péritoine et l'appareil ligamentaire qui portent
l'utérus. Le plancher pelvien joue un rôle important en fournissant un
point d'appui énergique. Cet appareil musculaire lutte contre la pression abdominale causée par l'effort. En outre, l'utérus est attaché à la
vessie et des ligaments spéciaux le fixent, d'une part, au pubis et à
la vessie, d'autre part, au sacrum. Le rôle de toutes ces attaches n'est
pas seulement de soutenir l'utérus, mais aussi, à l'état normal, de le
maintenir en antéversion dans les divers mouvements que le corps
humain exécute. La puissance contractile peut seule expliquer ce fait
physiologique. Or, ce n'est que dans les ligaments ronds qu'on trouve
des masses musculaires de quelque importance. Dans les autres, il n'y
a que des fibres éparses. Voilà pourquoi on a accordé la puissance
contractile aux ligaments ronds, en la refusant aux autres. Si cette
dénégation est exacte, je demande comment on expliquera qu'un utérus
abaissé, voire prolabé, ou un utérus rétro ou latéro-versé puisse être
remis et fixé en antéversion et à la hauteur normales, si les ligaments
sont incapables de se contracter. Je dirai encore, à l'appui de ma manière de voir, qu'ayant fait l'extension des ligaments postérieurs contractés j'ai constaté un spasme consécutif. Ces ligaments fixent la partie
inférieure de l'utérus en arrière, tandis que les ligaments ronds ne
fixent que le fond en avant. Cependant la position normale de l'utérus
ne dépend pas uniquement de la puissance ligamentaire, mais aussi
de la synergie élastique de quantité d'organes, tels que le péritoine,

les muscles abdominaux, le diaphragme, les muscles dorsaux et pectoraux. Quand par une raison quelconque, les parois abdominales ont
perdu leur tonicité, soit directement par relâchement musculaire ou
péritonéal, soit indirectement par détente des muscles qui soutiennent
la poitrine et la tête, l'utérus et ses attaches sont refoulés en bas.
L'utérus subit toutes les pressions, il obéit même aux mouvements
respiratoires, phénomène visible à l'aide du spéculum de Sims.

V. — DÉPLACEMENTS DE L'UTÉRUS EN GÉNÉRAL

On doit, en examinant, reconnaître les fixations et les raccourcissements le mieux possible. Pour cela, ramenez, par exemple, avec le
doigt vaginal, l'utérus à la position normale, puis lâchez légèrement ;
les ligaments raccourcis ou les régions fixées tendront à revenir à la
situation ou à l'état primitifs. Les fixations peu marquées cèdent.

Quand à la suite d'inflammations qui ont produit des raccourcissements ligamentaires, l'utérus est dévié, les femmes souffrent soit du
côté de la déviation, soit du côté opposé. Dans ce dernier cas, force est
d'admettre un relâchement pathologique, et ce qui le prouve, c'est que
la déviation cède à un étirement pratiqué avec prudence du côté contracté et que ligaments et organes de ce côté s'offrent de suite au
doigt explorateur avec leur apparence normale. Je dois ajouter qu'en
pareil cas, je n'ose pas tout étirer en une séance. Je commence par les
points les plus voisins de l'utérus ; et eux seuls redeviennent normaux.
Le lendemain, je recommence et ainsi de suite jusqu'à ce que toute
la région soit étirée. Tant que l'extension n'a pas été complète, on
sent contre la paroi du bassin des tissus épaissis nullement douloureux.

Ces étirements n'éveillent aucune douleur. On ne trouve pas, comme
dans le premier cas, des cordons cicatriciels plus ou moins étendus.
L'étirement de ces cordons est difficile, souvent douloureux ; il exige
du temps et peut être inexécutable de prime abord à cause du danger
d'un épanchement. Les cordes raides disparaissent parfois dès que
l'extension est achevée, mais si on déploie trop de force, une infiltration douloureuse se forme à leur place.

Dans les rétroversions, quand le col est très court, il est difficile, souvent même impossible de le refouler en arrière en plaçant le doigt sur la lèvre cervicale antérieure placée contre l'urèthre. Mais dans la plupart des cas, si l'on arrive à redresser le corps, le col se porte de lui-même en arrière, sans résistance. Il s'agit alors de relâchement. Dans d'autres cas, le col reste fixé en avant, même après redressement du corps. C'est le signe de l'existence d'un tissu cicatriciel.

La position normale de l'utérus est indispensable à la parfaite activité vitale de cet organe. Cette parfaite activité vitale se manifeste par le fonctionnement régulier des vaisseaux et des nerfs, et comme placés dans les ligaments larges, ils traversent les parties ambiantes, il faut que ces parties soient normales. Or, ce n'est jamais le cas lorsque l'utérus est déplacé. Des contractions, des relâchements, des tissus cicatriciels produisent une congestion, ou même des exsudats, et sont une continuelle entrave à l'innervation et à la circulation de l'utérus et des alentours. Un pessaire peut-il remédier à des troubles semblables, parce qu'il force l'utérus à rester dans une situation plus ou moins normale? Qui donc peut raisonnablement croire qu'un bras paralysé guérisse par l'application d'un appareil suspenseur. Ces instruments font-ils disparaître les exsudats et les congestions ligamentaires? Bien plus, les malades qui ont des exsudats ou des rétractions ont une aggravation si elles font usage de pessaires. J'ai écrit, il y a longtemps, que l'électricité ne devait pas avoir de meilleur résultat puisque son emploi ne s'était pas généralisé malgré le bruit qui s'était fait autour d'elle et qu'il n'existait pas d'opérations pour guérir les déviations utérines. On a depuis imaginé l'hystéropexie ou ventrofixation et l'usage de l'électricité s'est beaucoup répandu. Cependant je persiste à me demander si opérations et électricité valent la méthode que je préconise.

On objectera que beaucoup de femmes ont été guéries par les pessaires. Je crois que ce résultat a été acquis moins par l'instrument que par le travail de réduction auquel s'est livré le médecin chaque fois qu'il l'a mis en place et par la stimulation nerveuse et circulatoire qui en a été la conséquence. Je suis arrivé souvent au même résultat, sans instrument, dès la première séance.

Donc, je ne crois pas que l'instrument considéré comme point d'appui ait une grande valeur. J'ajoute que sa pression gêne la circulation en retour. A mon avis, le seul traitement raisonnable consiste à faire dis-

paraître rétractions, exsudats, tissus cicatriciels, congestions, etc., etc.,
par le massage, par les extensions, par les pressions appropriées, et
surtout à vitaliser et tonifier par l'élévation les ligaments relâchés et
allongés. Naturellement cela suppose une innervation normale ou capable de revenir à l'état normal.

Je cherche à redresser l'utérus aussitôt que possible et à chaque
séance. Les médecins qui nous ont vu moi ou mes élèves, se sont sans
doute demandés à quoi servaient ces réductions répétées. Elles stimulent l'innervation et facilitent la circulation entravée soit dans l'utérus
même soit dans les ligaments tordus, distendus ou raccourcis ; elles
apaisent les douleurs, facilitent les fonctions utérines et vésicales.
Sans doute le but visé est la persistance de la position normale ; mais
quand on échoue, la répétition quotidienne des redressements empêche ou diminue les congestions, stimule le système nerveux et seconde
le massage.

La rétroflexion, le prolapsus, l'antéflexion avec hypertrophie s'accompagnent assez fréquemment de troubles vésicaux. Ils peuvent avoir
pour principe — et ce n'est pas rare — un tiraillement de la vessie dû
à la fixation en arrière de l'utérus. Ces troubles aggravés un peu au
début du traitement disparaissent à mesure que leur cause disparaît,
c'est-à-dire que l'utérus détaché devient réductible, alors même qu'il
ne reste pas réduit. Par conséquent la réduction est le fait capital du
traitement de ces douleurs vésicales ; mais si elle est exécutée sans
prudence, les douleurs redoublent. Exécutez le redressement de la façon suivante : amenez autant que possible l'utérus entier en avant et
en haut, puis vous antéverserez le fond. On évite ainsi la douleur.
Tant que les troubles vésicaux persistent, à plus forte raison s'ils dépendent d'une altération du réservoir même, l'élévation utérine est
contr'indiquée. Ne pas confondre ces troubles vésicaux avec les douleurs ou avec les besoins fréquents d'uriner qu'accompagne assez fréquemment le retour à la position normale d'un utérus versé ou prolabé, et que l'on doit même considérer comme signe favorable permettant d'espérer le maintien de la position normale.

Pour les déplacements la gymnastique dérivative est souvent indiquée ou même indispensable, quand un état inflammatoire a causé la
déviation ou la complique, ou encore par les ménorrhagies ou métrorrhagies concomitantes.

Les malades qui souffrent de fixations, d'œdèmes, etc. voient souvent les douleurs redoubler pendant les règles. Chez ces malades, les nerfs et partant la circulation ne fonctionnent pas bien, soit à cause des états inflammatoires précédemment mentionnés, soit à cause d'une déviation utéro-annexielle, et ces troubles circulatoires ne se limitent pas à la région affectée mais rayonnent et retentissent sur le voisinage. Un utérus, des ovaires qui sont à peu près normaux en éprouvent le contre-coup. Au moment où l'affluence du sang artériel est provoquée par la menstruation, la gêne circulatoire s'accroît en raison directe de l'accroissement de pression intra-vasculaire, et les nerfs déjà sensibles sont douloureusement excités.

La gymnastique dérivative est alors indispensable, et plus efficace que le massage qui la seconde et les élévations, à supposer qu'elles soient praticables. Pour une efficacité plus grande encore on peut ajouter au traitement l'hydrothérapie, mais non pendant les règles.

J'ai observé maintes fois dans des cas de fixation utérine antérieure, postérieure ou latérale, non seulement des règles prolongées et profuses, mais une petite perte dans leur intervalle, phénomènes qui ont disparu dès que l'utérus est devenu plus libre et plus mobile, ce qui n'a pas empêché la continuation des mouvements dérivatifs.

On peut se demander si les déplacements utérins exigent toujours un traitement. Une femme en bonne santé, qui montait à cheval sans le moindre inconvénient, se laissa examiner par une de mes élèves qui voulait comparer les organes sains aux organes malades. Or, l'utérus se trouva obliquement situé dans le diamètre transverse, le fond d'un côté, le col de l'autre. De même j'ai trouvé chez une femme bien portante, forte, qui faisait toute la journée des exercices gymnastiques, l'utérus rétroversé, fait que j'ai constaté d'autres fois encore. Entreprendre un traitement en pareil cas ce serait inquiéter la femme. Seule la stérilité concomitante constitue une indication. Il convient d'y ajouter les fixations fortes qui, par exception, existent sans symptômes révélateurs (1). On doit les traiter parce qu'elles peuvent causer l'avortement.

(1) Ces faits, d'autres encore constatés par moi et certes par quantité de médecins stupéfaits faute d'interprétation, démontrent le bien fondé de l'axiome que j'ai formulé en ces termes : *les troubles de l'innervation vaso-motrice sont les générateurs et les accumulateurs de la misère gynécologique* (Stapfer).

Chez un grand nombre de malades il m'a été impossible de rendre aux ligaments relâchés leur tonicité et de maintenir l'utérus en position normale, mais au moins les troubles ont disparu et ces malades ont recouvré non seulement la santé mais la faculté de travailler. J'en conclus que la véritable cause de ces troubles n'était pas le déplacement, mais les rétractions de tissus et les œdèmes du voisinage. Je les avais fait disparaître.

Le but du traitement est de supprimer les douleurs, puis d'essayer de remettre l'utérus en situation physiologique, parce que souvent les troubles dérivent du déplacement et parce que la persistance de ce dernier expose à une récidive des autres. En pratique, sur deux cas, on réussira dans le premier à mettre d'abord l'utérus en place, et dans le second à supprimer d'abord les douleurs. Si j'ai pu me réjouir, surtout au début de ma pratique, de la rapidité avec laquelle certains cas de prolapsus et autres déviations ont été guéris, plus tard il m'a été en maintes circonstances difficile, souvent impossible, de mettre définitivement l'utérus en situation normale. La réduction persistante a été nombre de fois aussi difficile à obtenir qu'il m'a été souvent facile de mobiliser un utérus adhérent. Ma peine a été grande surtout quand la position vicieuse dépendait d'un relâchement étendu sur une plus ou moins grande région. Cure longue et laborieuse ; pas toujours cependant. En effet j'ai vu des cas où l'utérus semblait fixé en position anormale et assez solidement ; cependant la réduction définitive fut si rapide et si simple qu'il suffit de quelques séances et même d'une seule. J'ai constaté le fait surtout pour les utérus fixés dont les ligaments étaient élastiques au toucher.

Le pronostic est toujours difficile. En général on ne peut, ni affirmer la guérison, ni prévoir le temps qu'elle prendra. Je persévère longtemps dans les cas rebelles parce que j'ai obtenu une centaine de fois la réduction définitive, même dans un cas de rétroposition avec rupture totale du périnée.

Il m'est arrivé de délivrer à deux reprises, dans l'espace de six mois, par le seul redressement, une femme vigoureuse, de douleurs causées par la rétroversion brusque produite en soulevant un lourd fardeau. Le fond de l'utérus très profondément enfoui était tiré roidement à gauche. Pour voir s'il s'agissait d'une fixation je le poussai doucement de la paroi du bassin vers la ligne médiane. Soudain il se redressa comme mû par un ressort et la douleur s'évanouit. Il faut dire que le traitement suivit de près l'accident.

VI. — UTÉRUS DÉVIÉS ET FIXÉS

Quand l'utérus entier ou l'un de ses segments est tiré et fixé plus ou moins solidement contre la paroi pelvienne, ou quand la mobilité physiologique de cet organe est entravée, dans une ou plusieurs directions, on doit étirer les ligaments raccourcis jusqu'à ce que l'élasticité contractile leur soit rendue. Le relâchement causé par les étirements est corrigé par les efforts de la nature, et tant qu'ils durent, les ligaments opposés, précédemment relâchés, se raccourcissent par antagonisme et reprennent du terrain, si bien que l'utérus finit par reprendre sa position normale. Pour agir vivement sur les ligaments relâchés, les élévations doivent prendre part au traitement dès que les vraies fixations ont disparu.

Redressez chaque jour les utérus retroversés dès qu'ils ont recouvré une mobilité suffisante ; mais, en cas d'exsudats, ou si la sensibilité très vive indique un état inflammatoire, remettez provisoirement les extensions et surtout les élévations et les tentatives de réduction. Faites d'abord disparaître ou atténuez les phénomènes inflammatoires par le massage et la gymnastique dérivative, autrement vous courrez le risque des exacerbations ou des rechutes. Tant qu'il y a des rétractions ou des fixations à étirer, j'emploie le mouvement gymnastique des abducteurs immédiatement après le massage, sans préjudice d'autres mouvements dérivatifs. Quand les étirements sont achevés ou à peu près, je commence, si elle est nécessaire, l'élévation, et en même temps je remplace le mouvement des abducteurs par celui des adducteurs, ou je fais exécuter ce dernier en outre.

Des extensions ou étirements. — Ils exigent la prudence mais ne doivent être ni trop doux ni trop courts. C'est en effet le seul moyen d'obtenir un relâchement. Un ligament, qui subit une extension douce et brève, est excité, et se contracte au lieu de se relâcher. La fixation peut même s'accentuer.

Le danger de provoquer dès œdèmes intra-ligamentaires est toujours imminent pendant les étirements, pour peu que la force déployée soit trop grande. Faites plutôt moins que trop à chaque séance. Vous gagnerez un peu plus le lendemain. La force à déployer, différente suivant les cas, est très difficile à régler. C'est la précision du diagnostic et l'expérience acquise qui dirigent. Ce qu'un débutant n'a pas fait et ne juge pas faisable, le praticien consommé peut le juger, par expérience de cas semblables et plus encore par la finesse du toucher, non seulement possible mais nécessaire. La consistance des ligaments à étirer varie considérablement. Tantôt minces et souples, tantôt épais, fermes, durs. La force à déployer dans la première variété est insignifiante à côté de celle que la seconde exige. Le ligament contracté est-il mince et souple, l'effet est obtenu en quelques séances, sans effort. S'agit-il de fixations fortes il est parfois indiqué de prolonger l'extension pendant un quart d'heure et davantage, en déployant une force considérable, et cela tous les jours pendant deux ou plusieurs semaines, pour constater que l'attache commence à céder. Impossible d'apprendre aux élèves le degré de force tolérable et utile. Dans le but de parer autant que faire se peut aux inconvénients, je me suis fait une méthode pour les étirements difficiles. Je cherche d'abord, par un examen détaillé, à m'orienter sur la fixation, sa position, direction, épaisseur, étendue, etc., etc., et je la masse le mieux possible dans la direction centripète, en cherchant de quelle manière l'extension peut être faite et bien faite. Alors je mets la femme dans l'attitude la plus favorable, variable suivant les cas, et ayant saisi avec précision ce qui doit être allongé, je pratique l'étirement graduel jusqu'à l'extrême limite, c'est-à-dire *autant que la souplesse le permet, jamais au delà.* La tension est maintenue durant quelques secondes, puis on lâche un peu et quelques instants seulement, pour reprendre une ou deux fois. N'omettez jamais, après l'étirement, les frictions circulaires autour des parties étirées et sur elles. Tantôt on opère avec l'index introduit dans le vagin, ou dans le rectum, tantôt et souvent avec le pouce introduit dans le vagin ou avec l'index dans le rectum et le pouce dans le vagin. Dans bien des cas aussi l'étirement est bi-manuel, doigt intérieur, main extérieure. En étirant, ne craignez pas d'encourager la malade à se plaindre, et surveillez son visage, pour atténuer la force, si la douleur se trahit sur les traits. Provoquez le moins de douleur possible. Une douleur vive doit être à tout prix évitée. Quand la fixation est étendue sur une large surface, n'étirez pas tout à la fois. Attaquez

la périphérie sur un point, puis sur un autre jusqu'à ce que vous ayez
opéré sur tous les points : Evitez avec soin la violence en pareil cas.
Les étirements se font en toute direction autour de l'utérus. La force
est appliquée au point d'attache c'est-à-dire à la paroi et descend verticalement contre elle. Cependant quand l'attache est allongée et mobile
on peut pratiquer des étirements partiels. Pour cela on saisit bimanuellement l'attache à son extrémité utérine, puis on la tire suivant une
direction oblique et on l'amène lentement vers le centre du cercle pelvien ; on étire de cette façon de tous côtés.

Suivant les cas et la nature de la fixation, l'attitude de la malade diffère : debout, demi-couchée ou à plat ventre (voyez chapitre III). Quand
la malade est grasse l'étirement dans l'attitude debout est très facilité,
si la malade pose sur une chaise le pied le plus éloigné du médecin. La
durée des étirements pour arriver à bonne fin varie suivant les cas et
il est rare qu'on puisse la fixer d'avance. Certains utérus semblent
a priori solidement fixés, et comme collés aux parois ; en quelques
séances, en une seule même, on les mobilise. D'autres m'ont paru n'être
fixés que localement, et par une insignifiante attache et il m'a fallu
beaucoup de temps pour la libération complète.

Il m'est arrivé plusieurs fois de mobiliser complètement en quelques
minutes des utérus que les médecins présents croyaient fixés à la paroi
du bassin ; mobilité qu'ils ont constatée ; mais dans d'autres cas, des
semaines ou des mois sont nécessaires, surtout lorsque des inflammations antérieures commandent la prudence.

D'ordinaire on sent avec netteté l'instant précis où l'extension commence. Dès que j'ai perçu cette sensation je cesse l'étirement pour le
reprendre à la séance suivante. Alors la partie allongée cède aux premières tractions, et j'étire un peu davantage, prudemment.

Souvent quand des tractions fortes et persévérantes n'ont pas réussi à
produire le plus petit allongement, la fixation cède au moment des
règles, à une traction moins forte et moins prolongée. C'est ainsi qu'à
Iéna, dans un cas où l'utérus resta fixé pendant quinze jours, je sentis
le troisième jour des règles que la fixation cédait, et dès lors je gagnai
du terrain graduellement tous les jours. Le succès de la manœuvre
exige donc de l'expérience, du jugement, de la prudence, et pas à petite
dose.

Des étirements trop forts. — Au cours de ma pratique il est rarement arrivé, mais il est arrivé que l'excès de force déployée pour les étirements ait déterminé une inflammation ou un épanchement sanguin. En pareil cas on observe de suite, ou dès la première demi-heure, de violentes douleurs du bas-ventre souvent accompagnées d'alternatives de frissons et de chaleurs. Toutes les fois que l'examen a été pratiqué, on a constaté la formation rapide — un quart d'heure de durée au maximum — d'un œdème circonscrit gros comme un œuf, occupant la région étirée, siège de douleurs vives et spontanées. Voici quel est mon traitement : je laisse la malade un ou plusieurs jours chez elle, et je masse l'œdème aussitôt que possible, répétant, s'il y a moyen, le massage deux ou trois fois par jour pour commencer, et je ne reprends les étirements qu'après disparition de la sensibilité et de l'œdème. Le massage répété plusieurs fois par jour active tellement la résorption que des malades qui avaient une de ces extravasations grosse comme un œuf ont pu, après un traitement à domicile de trois jours, reprendre place le quatrième jour parmi mes malades ambulantes.

Je me servais en outre, autrefois, des compresses froides. Plus tard, sur le conseil du Dr Nissen j'ai employé la vessie de glace dont je me suis trouvé encore mieux. Si la malade a ses règles, on masse quand même, mais par prudence je supprime l'emploi de l'eau et de la glace. Malgré des apparences très menaçantes, j'ai eu le bonheur de ne perdre aucune de mes nombreuses malades, et elles ne se sont point ressenties dans l'avenir de cet accident.

Fixation antérieure. — L'extension des fixations antérieures est nécessaire, quand le fond de l'utérus contigu à l'os pubis, médian ou plus ou moins latéral, est peu mobile ou tout à fait fixé. Chez une malade qui souffrait de métrite chronique avec induration et augmentation de volume énorme de l'utérus, le fond de cet organe était si solidement fixé qu'il me fallut un mois pour le détacher. Il m'en fallut deux dans un autre cas. Le fond était tiré en avant, obliquement, en haut, et à droite contre la paroi pelvienne. J'ajoute que malgré ma prudence, au moment où la fixation céda, il y eut un retour de métrite et d'oophorite.

Voici comment j'opère lorsque le fond de l'utérus est fixé au pubis, la partie vaginale du col étant à sa place normale ou à peu près. Par le vagin, avec l'index recourbé, j'accroche l'isthme et je le tire en avant tout près de l'os. Puis je glisse le doigt tout le long de la face postérieure de l'utérus ; en exerçant une pression je mets le col et le corps sur une verticale, et poussant avec mesure, l'organe, en haut, le long du pubis, j'élève son fond au-dessus de cet os. Alors, tenant le coude en l'air, de façon que l'avant-bras et la main forment une ligne droite, je puis avec la paume de la main, et en déployant une force suffisante, refouler le fond d'avant en arrière. A chaque séance on progresse et on tâche d'introduire l'extrémité des doigts le long de la face utérine antérieure. Quand j'ai réussi, je procède de la manière suivante pour achever la libération : index de la main gauche sur la face antérieure du col, extrémités digitales de la main droite sur l'isthme ; main gauche et main droite agissent à tour de rôle exerçant une pression alternative sur l'isthme l'une d'en haut, l'autre d'en bas et le refoulant en arrière en même temps. Une aide exercée facilite et abrège la besogne. Le médecin ayant l'index gauche placé comme d'habitude sur le col, l'aide fait glisser ses mains comme pour l'élévation, entre le pubis et le fond de l'utérus, pénètre prudemment, puis retire les mains dans la même direction. La manœuvre est répétée plusieurs fois. Quand le fond se laisse bien refouler en arrière on commence l'élévation, d'abord très légère, puis de plus en plus complète. Opérez sagement, pour ne pas provoquer d'extravasation par des surextensions.

Des pseudo-fixations. — (*Scheinbare Fixation*) (1). — En pareil cas la seule pression du col en arrière ne saurait produire l'étirement de la fixation. D'ailleurs cette seule pression ne réussit pas davantage dans nombre de rétroversions même mobiles. Il faut alors redresser par le rectum avec l'index le corps utérin rétroversé ou rétrofléchi, puis appliquer le pouce, haut sur le col. Le succès est immédiat et aisé. Le col fuit en arrière, et, s'il est fixé, la pression du pouce détermine l'extension des attaches raccourcies. Pour plus de facilité mettez la malade debout ; appuyez le coude gauche sur le genou gauche et exécutez l'étirement en soulevant le talon du pied gauche. De cette façon

(1) Ce titre a peu ou point de relation avec le texte qui suit et concorde seulement avec la fin de la page 561 et la page 562. Simple erreur typographique peut-être ; mais il arrivait souvent à Brandt, dans sa conversation comme dans ses écrits, d'oublier la proposition principale. D'incidence en incidence il finissait par la perdre complètement de vue. Cette incoordination des idées, qui s'alliait chez lui à un ordre matériel poussé à l'extrême, se montre çà et là dans son livre, en particulier dans le chapitre de la gymnastique. Les mouvements y sont décrits pêle-mêle (Stapfer).

non seulement l'effort est plus grand et plus continu mais on le modère
à volonté. Si le col glisse en haut et échappe au pouce, poussez et maintenez le corps en avant avec l'index ; de cette façon le pouce aura prise
et pourra exécuter l'étirement.

Autres procédés : la malade est couchée sur le ventre ; on met la
paume de la main sur l'hypogastre ; les doigts de cette main pénètrent
derrière le pubis et pressent le col, à travers la paroi abdominale.
Simultanément le pouce de l'autre main introduit dans le vagin
chasse aussi le col vers le sacrum. Si la paroi abdominale est très
souple, vous pouvez opérer debout, pourvu que la malade se penche
un peu en avant. C'est la face dorsale de la main libre et non la paume
qui doit être tournée en pareil cas contre la paroi abdominale. Quelle
que soit la mobilité du corps utérin, si le col est fixé en avant, en bas ou
latéralement, il est impossible de rendre à l'utérus sa situation normale
sans que le col ait retrouvé sa place et sa liberté. Dès qu'on a réussi à
étendre suffisamment les attaches, l'utérus récupère vite sa position
physiologique.

FIXATION LATÉRALE. — Dans quantité de cas l'utérus, qu'il soit placé
en avant ou en arrière, est fixé contre un des côtés du bassin, parfois
dans toute sa longueur. Si cette fixation latérale est à la fois postérieure
pour le corps et antérieure pour le col, la libération peut offrir des
difficultés. Je m'occupe d'abord de libérer le col. Dans ce but, la malade
étant debout pour commencer, j'enfonce le pouce aussi profondément
que possible entre le col et la paroi pelvienne et je tâche d'éloigner le
col de la paroi, le dirigeant vers la ligne médiane ; puis avec le même
doigt je le refoule le long de la paroi, en arrière. Pour obtenir la continuité de l'effort sans fatigue, j'appuie le coude sur le genou et je fais
l'extension en soulevant le talon. Ensuite, j'introduis l'index le plus
haut possible dans le rectum, l'appliquant sur la face postérieure du
corps utérin, et je cherche à étirer le plus haut possible, soit en avant,
soit de la paroi latérale au centre. Plaçant alors la malade dans l'attitude
demi-couchée, j'enfonce la main extérieure le long de la paroi pelvienne,
cherchant à pénétrer entre cette paroi et l'utérus que je pousse vers la
ligne médiane, puis au delà, mais graduellement avec les doigts de la
main extérieure et avec l'index vaginal. L'opération doit être répétée
tous les jours et c'est seulement après le succès de celle-ci qu'on
essaye de remettre l'utérus en position physiologique. A cet effet, la

malade se met debout et l'opérateur redresse l'organe, le mieux possible dans cette attitude, puis la malade se place sans brusquerie dans l'attitude demi-couchée, et on achève la besogne, en massant s'il le faut les cordes qui font obstacle. Quand on a réussi on essaye l'élévation oblique, qui est contr'indiquée tant que le fond utérin ne peut être poussé à gauche ou à droite de la ligne médiane du côté opposé à la fixation.

FIXATION POSTÉRIEURE. — Très souvent le col (partie vaginale et supra vaginale), ou le corps, ou le fond de l'utérus sont fixés en arrière. La fixation est d'ordinaire oblique, d'un côté. Quand l'utérus est gros ou situé profondément en bas, les ligaments raccourcis sont étirés dans le décubitus abdominal s'il le faut, mais en général (surtout quand l'utérus est petit) dans la station sur pieds et par le rectum avec l'index. L'extrémité du doigt doit *dépasser* le troisième sphincter et les ligaments rétractés. On presse avec persévérance sur l'utérus, tantôt d'un côté, tantôt de l'autre et tout près des attaches raccourcies. Sitôt qu'on a réussi de cette façon à pousser l'utérus vers la ligne médiane, on essaye le redressement. Appliquez le pouce sur la face antérieure du col et chassez-le en arrière pour antéverser le fond que l'index chargé de faire l'extension pousse alternativement en avant. C'est plus tard, quand le redressement se fait sans peine, qu'on commence les élévations.

Les utérus en antéflexion forte sont assez souvent fixés en totalité, en arrière, sur la ligne médiane ou latéralement, comme par des attaches postérieures, le col et le fond conservant toute mobilité à droite et à gauche. Dans bien des cas, après avoir réussi à étendre ces attaches de façon à rendre à l'utérus sa position normale, j'ai constaté plus tard, en examinant, même après de longs traitements et la disparition des troubles fonctionnels, que la contraction s'était reproduite, avec ou sans réapparition des troubles.

Il m'est arrivé, après d'infructueux essais de réduction durant quatorze jours, l'utérus étant très fortement fixé à la paroi postérieure, de croire à l'irréductibilité; mais graduellement, je suis parvenu à détacher l'organe, à étendre les ligaments contractés et à conduire l'utérus jusqu'à la symphyse pubienne en m'y prenant de la manière suivante: malade debout : index introduit dans le rectum le long du sacrum, au delà du troisième sphincter ; on le place verticalement près de l'os et les étirements sont pratiqués avec ce doigt des deux côtés de la fixation. Ensuite le pouce est introduit dans le vagin et appliqué sur la face antérieure de l'utérus, sur le col si l'organe est petit et dur, sur le segment inférieur du corps s'il est gros. Les pressions sont alternativement exercées par l'index et par le pouce. Celui-ci refoule le segment inférieur en arrière, puis fortement en haut. Cette façon d'agir avec le pouce semble avoir un grand effet sur ce genre de fixation. Le fond tend à basculer en avant malgré la résistance des fixations qui limitent l'action du pouce. C'est un bon adjuvant au travail de l'index qui pousse directement le fond en avant, de jour en jour davantage, si le travail est quotidien.

Plusieurs de mes malades ont souffert pendant des années d'une constipation qui avait résisté à tout traitement médical. Quelques-unes d'entre elles se plaignant d'avoir la sensation d'un obstacle mécanique quand elles allaient à la garde-robe furent traitées par la dilatation forcée sans résultat. Je les examinai par le rectum et je trouvai que l'utérus était fixé très haut et très en arrière. De deux choses l'une ou il .y avait une contracture des ligaments postérieurs, ou des attaches anormales, mais sans œdème. Cette constipation ne s'observe pas dans tous les cas de fixation postérieure même forte. Les garde-robes peuvent être satisfaisantes ; mais certaines malades disent qu'elles ont éprouvé la sensation et les effets d'obstacle mécanique, et que la guérison s'est faite spontanément. Je les traitai, elles se portèrent de mieux en mieux et les garde-robes devinrent naturelles, à mesure que la position de l'utérus se rapprochait de la normale et que les attaches s'assouplissaient. Tantôt il s'agissait d'un simple raccourcissement des ligaments sacro-utérins et l'utérus était antéfléchi de la façon que j'ai décrite plus haut ; tantôt l'utérus était en arrière et son fond fixé des deux côtés à la paroi postérieure ; tantôt enfin, et c'est le pire, la face postérieure de l'utérus était soudée au rectum. En pareil cas, tout en pratiquant le traitement ordinaire contre la constipation, le principal est l'extension prudente et persistante des ligaments et des fixations qui doit être exécutée d'en haut en avant et en bas avec l'index introduit au-dessus du troisième sphincter dans le rectum, la malade se tenant debout. Fréquemment il est indispensable que l'extrémité du doigt dépasse le corps et les ligaments larges et presse sur le fond qui doit être amené non seulement en avant mais en bas ; pression exercée régulièrement sur la totalité des ligaments raccourcis et non pas pression partielle, faute que l'on commet quand on n'atteint pas assez haut. Je parlerai plus loin des adhérences au rectum. Après avoir traité pendant des années quantité de maladies génitales et constaté sans cesse que certaines prétendues fixations se laissaient étirer promptement, parfois en quelques minutes, je commençai à les considérer comme des rétractions plus ou moins fortes des tissus conjonctifs dont l'extension n'exige que de la prudence. Plus tard j'ai vu cependant qu'il y a des adhérences vraies, très difficiles à distinguer des autres à un premier examen, voire après plusieurs. L'utérus peut sembler adhérent à la paroi et en fin de compte être détaché. Je citerai quelques faits qui montrent qu'on ne doit pas désespérer même quand les apparences sont mauvaises.

C. A., 35 ans, avait été traitée ailleurs que chez moi pour une affection du bas-ventre. Je l'examinai en 1883. Le corps utérin était si fortement fixé contre le sacrum un peu à droite qu'il me semblait impossible de l'en détacher jamais. Or, le second jour cet utérus se trouva légèrement mobilisé, le troisième les attaches cédèrent au point de me permettre de tirer le corps en avant et en bas presque à moitié chemin de la position normale. Le quatrième jour l'utérus fut complètement réduit et resta antéversé. Le traitement fut continué cinq semaines sans interruption pendant les règles. La malade retourna chez elle guérie.

Ne croyez pas que de tels cas soient rares. Une femme de 24 ans, mariée depuis six ans, était restée au lit, sur le conseil de son médecin, pendant un an, pour une inflammation pelvienne avec exsudat, accompagnée de prétendues adhérences. Comme on lui ordonnait de rester au lit encore plus longtemps, un an peut-être encore, elle m'appela de désespoir. Je trouvai l'utérus rétroversé et tiré à droite. Dès le lendemain, je la fis lever et après l'avoir traitée trois semaines chez elle, je la fis venir chez moi. Elle avait trois étages raides à gravir, et tout un quartier de la ville à traverser. Je la traitai à plusieurs reprises pendant assez longtemps, et ce ne fut pas dans le courant de la même année que je réussis à libérer l'utérus. Elle revint au traitement l'année suivante et je réussis alors assez vite à étirer les fixations et à redresser complètement l'utérus, mais il ne fut pas possible de rendre définitive la réduction.

J'eus à soigner il y a plusieurs années une femme non mariée
dont le segment supérieur de l'utérus était fortement tiré en arrière
et en haut contre la paroi. La hauteur, la consistance des attaches, et
aussi le fait que la malade avait suivi une « mastkur », mettait hors
d'atteinte le fond de l'utérus. Impossible de passer par-dessus dans
n'importe quelle attitude. Je me rappelai alors de quelle façon le
péritoine se laissait étendre quand on libérait des ovaires fixés et je
commençai le massage autour des fixations. Tout en massant j'essayai
bimanuellement en pressant et en tirant de séparer l'utérus de la paroi. Puis avec l'index gauche j'exerçai une forte traction sur le col
vers la droite, de façon à produire un tiraillement correspondant du
corps, sur la fixation, ensuite je le poussai en haut contre la paroi
pour produire un autre tiraillement en sens opposé à la fixation. Enfin
l'index étant introduit dans le rectum au-dessus du troisième sphincter, je pressai du bout de l'index mis à droite, le fond utérin que j'essayai de refouler en avant, à gauche et en bas. Je réussis ainsi à obtenir en quelques séances un écart assez notable entre l'utérus et la
paroi. Le procédé, mis en pratique chaque jour, libéra de plus en plus
l'utérus. N'oubliez jamais de faire suivre de semblables manœuvres
par le massage. Chez une jeune femme mariée, je trouvai l'utérus tiré
tellement haut que je ne pus dépasser la partie vaginale du col avec
l'index et me rendre compte si l'utérus était fixé et où il l'était. J'essayai alors de l'élévation, que je fis à trois reprises, seul, n'ayant pas
d'aide. L'utérus se mobilisa complètement.

Adhérences au rectum. — L'utérus rétroversé adhère parfois au rectum, adhérence plus ou moins étendue. Dans certains cas le mouvement péristaltique du rectum semble en être gêné. Les malades sont
constipées et l'ampoule du rectum est vide tandis que l'intestin supérieur s'emplit de matières fécales. L'utérus peut être adhérent au
rectum seul, ou à la fois au rectum et à la paroi osseuse. Dans ce dernier cas le diagnostic est difficile ou impossible à faire avant que les
attaches à la paroi soient relâchées dans une certaine mesure. La caractéristique de l'adhérence au rectum consiste dans la possibilité de
redresser l'utérus ou à peu près et l'impossibilité de le faire rester dans
cette position sans le maintenir. Dès qu'on le lâche, il est tiré en arrière
comme par un ressort. Ce quasi-redressement peut être opéré suivant
la méthode ordinaire et quand on maintient l'utérus avec la main abdo-

minale on sent avec cette main et avec l'index vaginal placé derrière le col, le rectum, qui se tend entre le sacrum et l'utérus. Vous pouvez contrôler l'observation en examinant par le rectum et le vagin ; mais alors placez le doigt sur les côtés du rectum. Quand la fixation ne s'étend pas jusqu'au fond de l'utérus, cet organe peut être saisi suivant le procédé habituel et massé en antéversion ; mais le corps se fléchit quelquefois au point fixé pendant cette manœuvre. Dans tous les cas on sent en appliquant la main sur la face postérieure de l'utérus que les doigts se heurtent au niveau de la fixation. Impossible d'enfoncer plus profondément. Plus le fond bascule en avant, plus la résistance augmente, plus on laisse le fond revenir en arrière, plus la résistance diminue. Pour que les doigts de la main abdominale pénètrent à une profondeur telle qu'il y ait contact entre eux et l'index vaginal, il faut, en amenant le fond fortement en avant, appliquer les doigts derrière l'utérus. Alors l'index vaginal placé sur le col cède légèrement, et les doigts extérieurs peuvent pénétrer profondément, déprimant la paroi rectale qui se tend. Les deux mains arrivent à se rencontrer et à explorer la face postérieure de l'utérus et la paroi rectale qui adhère. L'antéversion est maintenue par la main extérieure et par la pression du doigt intérieur sur le col.

Lorsque la fixation s'étend jusqu'au fond de l'utérus on ne peut le saisir qu'en appliquant les extrémités digitales (main extérieure) non pas près du fond mais un peu au-dessus. La paroi rectale, dont on perçoit la tension, se laisse alors refouler, les doigts atteignent la face postérieure du corps utérin qu'ils refoulent en avant et en bas. En maintenant l'utérus le mieux possible en avant, au moyen de l'index vaginal dont la phalangine appuie sur le col, et de l'extrémité des doigts de la main libre qui tiennent le fond on peut palper les côtés du rectum d'une part avec la phalangette de l'index vaginal, d'autre part, avec les doigts de la main abdominale, d'en bas et d'en haut à la fois par conséquent, et percevoir la tension latérale des parois du rectum. Sitôt qu'on lâche l'utérus, il retombe en arrière. Rien de plus caractéristique. Quand on veut apprécier la tension de la paroi antérieure, on antéverse l'utérus, l'index introduit dans le vagin agissant comme je l'ai dit plus haut. Quand on lâche graduellement l'utérus, on peut déterminer par la façon dont il se renverse le siège de la fixation. Si le fond retombe en arrière le premier c'est lui qui est fixé, si le corps est tiré d'abord, c'est là que siège l'adhérence.

Pour détacher le rectum de l'utérus on opère de la façon suivante : la malade étant dans l'attitude demi-couchée, on antéverse l'utérus autant que faire se peut par le procédé décrit sous le nom de procédé abdomino-recto-vaginal. Les doigts de la main extérieure pénètrent, comme je l'ai dit, un peu au-dessus du fond, pour pouvoir déprimer la paroi rectale jusqu'à la face postérieure de l'utérus. Le col saisi avec les deux doigts intérieurs est solidement fixé en haut et en arrière. Voici comment : l'index et le pouce croisés, celui-ci à droite, l'autre à gauche, saisissent la paroi recto-vaginale, de façon que l'angle ouvert en haut, qu'ils forment dans cette situation, maintienne le col à peu près comme fait un pessaire. Les doigts de la main libre placés derrière l'utérus, par de petits mouvements dirigés en arrière et en bas, assez énergiques, refoulent la paroi rectale qu'ils invaginent. Les mouvements seront exécutés près du fond de l'utérus et du bord supérieur de la fixation et simultanément le fond de l'utérus sera conduit, de plus en plus, en avant. La plus petite violence est interdite.

Quand la fixation est latérale, la mobilité utérine est moindre. Si l'utérus est fixé en outre aux parois osseuses, on le libère d'abord de cette attache par les procédés ordinaires : massage et étirements de la fixation concurremment pratiqués. La manipulation est très fatigante ; on doit faire des pauses et sans abandonner l'utérus. Le mieux est de lever le coude de façon que les doigts, la main et l'avant-bras forment une ligne droite.

Il est assez rare qu'on réussisse à libérer l'utérus et à lui rendre sa position normale. Dans bien des cas on ne réussit que pour la partie supérieure ou pour un des côtés et dès qu'on lâche les doigts, le rectum tire l'utérus en arrière. L'échec est quelquefois complet ; mais massage et extension atténuent les inconvénients inhérents aux adhérences.

VII. — DÉPLACEMENTS MOBILES

Il est souvent difficile, ou même impossible de les guérir. Aussi devrait-on s'efforcer de les prévenir. Je crois — je l'ai déjà dit — qu'ils dépendent, dans bien des cas, de négligences, d'erreurs ou de violences commises pendant l'accouchement ou les suites de couches. Bien que ce ne soit pas mon affaire de trancher pareilles questions, je me permettrai d'indiquer une de ces erreurs, cause fréquente à mon sens de la rétroversion mobile. Un grand nombre de nos malades m'ont appris que pendant leurs suites de couches non seulement elles restaient neuf jours et plus au lit, mais qu'on les engageait à s'y tenir sur le dos. En admettant que les médecins ne soient pas toujours exigeants à cet égard, les sages-femmes le sont et la majorité des accouchements sont faits par elles. Or l'utérus est, pendant les premiers neuf jours, tellement lourd que son poids seul peut avoir une influence sur les ligaments. Bien est-il vrai que l'involution est rarement assez complète avant le neuvième jour pour qu'il puisse choir à côté du promontoire ; mais cependant l'entrave au prompt retour de l'élasticité ligamentaire me paraît probable surtout si la femme est affaiblie. Le repos est sans doute indispensable après l'accouchement ; mais ne l'obtiendrait-on pas mieux en laissant à la femme la liberté de se mettre à sa fantaisie sur le dos ou sur le côté ? Combien le repos dans une position fixe est peu enviable ! On devrait y condamner ceux qui le recommandent.

Une autre cause assez fréquente des déplacements utérins est l'habitude de retenir les urines. Les femmes y sont sujettes, par ignorance des dangers auxquels elles s'exposent et par les difficultés qu'elles rencontrent, surtout dans les grandes villes, pour vider leur vessie au premier besoin.

Est-il possible de rendre aux ligaments relâchés en totalité ou en partie leur vitalité, et de les tonifier ? Une ample moisson d'expériences me paraît le démontrer. Le vagin relâché devient plus ferme, plus court, plus étroit. Le plancher pelvien affaibli recouvre la force. L'utérus, anomalement mobile, se fixe de plus en plus en situation physiologique. Pourquoi on échoue dans certains cas, malgré un long traitement, pourquoi dans d'autres on réussit sans peine, même en peu de séances, je n'en sais rien. L'âge et l'état général de la malade semblent cependant avoir une grande importance.

Les modifications séniles sont en général, mais pas toujours, défavorables. Si, dans la règle, les déplacements anciens exigent un traitement plus long que les récents, cependant les difficultés ne sont pas toujours en rapport direct avec la durée. J'ai vu, — et cela est vrai surtout des prolapsus — que, même pour les chutes totales et anciennes, le pronostic peut être favorable quand les malades ne sont pas trop âgées, les

ligaments paraissant au toucher encore vigoureux. Il arrive que l'utérus reste en place dès les premières séances et même dès la première.
Si je suis parvenu, dans certaines circonstances, à obtenir une position
normale durable après un traitement long, je dois ajouter que, pour ce
qui concerne les prolapsus, ceux-là seuls sont guéris dont la réduction
définitive est obtenue en huit ou quinze jours d'un traitement bien
exécuté. Les autres persistent ou sont seulement atténués après un
très long traitement. Lorsque la réduction est rapidement obtenue, on
ne doit cependant donner congé à la malade qu'après avoir obtenu l'antéposition physiologique ou à peu près.

La variation des résultats dans le traitement des déplacements mobiles dépend sans doute de l'innervation et d'un plus ou moins haut
degré de paralysie. Les femmes qui ont porté des pessaires m'ont semblé plus rebelles à la guérison que d'autres dont le pronostic à première
vue paraissait moins favorable.

Dès que l'utérus commence à garder une position correcte entre les
séances, — utérus prolabés ne faisant plus issue au dehors, utérus rétroversés se maintenant antéfléchis — on doit, surtout au début, éviter
avec soin tout ce qui peut troubler, même momentanément, la position.
Faute de précautions, l'ancien état reparait, avec aggravation, car la réduction peut être plus difficile à obtenir. Interdire, par conséquent, les
grands efforts de garde-robe qui pourraient abaisser ou même expulser
en partie l'utérus prolabé, ou renverser cet organe si la malade avait
une rétroversion. Evacuer fréquemment la vessie. S'épargner les longues courses, le soulèvement des fardeaux, l'ascension des étages, etc.
etc... Pendant le massage comme pendant l'élévation il est essentiel de
maintenir la position normale. Tout cela me prouve qu'il serait préférable de traiter ce genre de malades dans une clinique.

J'ai observé fréquemment que tel ou tel mouvement gymnastique pouvait faire rétrofléchir un utérus antéversé quelques jours avant, et resté
jusque-là en position normale ; élévation mal faite, contraction des
muscles abdominaux, rotation des cuisses, etc. On venait de pratiquer
le massage contre la constipation lorsque j'ai constaté la chose pour la
première fois. Je m'assurai de l'effet produit en appliquant l'index
sur le col que je refoulai en arrière pendant l'exécution du massage. Je
prévins la personne qui l'exécutait des risques que certaines manœuvres
faisaient courir à l'utérus, et le renversement fut désormais évité.

Dans un hôpital où l'on essayait ma méthode pour les prolapsus, dès que l'utérus commençait à rester en place, on ne se contentait pas de faire pousser la malade pour constater le résultat, mais on tirait en bas le col saisi dans une pince. Il est incroyable qu'un médecin commette une pareille faute et il serait merveilleux qu'on réussît malgré elle à guérir un prolapsus.

Pour rendre la tonicité aux ligaments relâchés et faire disparaître les déplacements qui en sont la conséquence, l'opération principale est l'élévation qui diffère suivant les cas. Le but à atteindre est le réveil de la contractilité, par des extensions courtes, pas trop énergiques, secondées de vibrations, pour les attaches trop lâches, et pour celles qui sont roidies et raccourcies les extensions assez vigoureuses pour que la rétraction ne se reproduise pas au moins de suite. L'élévation n'influence pas seulement les parois vaginales, mais les ligaments supérieurs et le péritoine. Pour exciter et tonifier les ligaments relâchés, le tapotement sacré est utile. On le pratique dans diverses attitudes suivant l'état des organes génitaux. De même, je cherche à stimuler l'innervation des ligaments au moyen de pressions vibrantes, légères mais précises, dont le point d'application se trouve à droite et à gauche du promontoire, sur le grand sympathique et un peu plus bas et plus profondément sur le plexus hypogastrique. On opère alors par le vagin et le rectum. Lorsque les ligaments postérieurs sont relâchés, j'exerce la pression vibrante autour d'eux et sur leur point d'attache. J'ajoute en cas de prolapsus vaginal la compression avec vibration du nerf honteux. Contre le relâchement périnéal j'agis par le mouvement des adducteurs, bassin soulevé, et souvent par une gymnastique que la malade exécute chez elle trois à cinq fois par jour. Voici en quoi elle consiste : debout et appuyée ou couchée sur le dos, la femme croise les jambes, serre fortement les cuisses et contracte son périnée de façon à le tirer en dedans. Le mouvement est répété chaque fois à trois ou quatre reprises.

Les malades atteintes de rétrodéviations, descentes et prolapsus, ne se lèveront pas comme on le fait d'ordinaire, pour ne pas nuire aux effets du traitement. Ou bien, on les aidera en appliquant une main sur la nuque, l'autre entre les épaules et elles se tiendront raides (nuque et dos) pendant qu'on les soulèvera; ou bien on leur apprendra à se lever sans aide, soit en mettant leurs bras derrière elles et se dressant sur eux, soit — et cela vaut mieux — en se tournant d'abord sans brus-

querie sur le ventre, puis en se mettant à genoux pour se redresser
ensuite sur les bras comme point d'appui. Dans ces derniers temps, je
relève moi-même la malade après le massage de la manière suivante :
l'index étant introduit dans le vagin entre les jambes et non sous la
cuisse gauche, je l'applique sur le col très haut, puis je saisis de ma
main libre les deux mains de la malade qui pose à terre son pied gauche et que je relève. Quand elle est debout je refoule le col en arrière et
en haut et par ce refoulement je permets aux ligaments excités par
l'élévation de se contracter et je relâche toutes les attaches antérieures.
Suivent un tapotement léger et un effleurage dorsal répété deux où trois
fois ; puis la malade, au moins en cas de prolapsus, se repose cinq à
dix minutes couchée sur le ventre avec un coussin sous celui-ci. Les
complications peuvent naturellement exiger d'autres mouvements
gymnastiques. Voici l'ordre et la marche ordinaire de mon traitement :

1º Tapotement dorsal et sacré, différemment exécuté suivant les cas.

2º Réduction, s'il y a lieu ; étirement, massage, etc.

3º Elévation.

4º Massage dans la plupart des cas. Par ex. : pour les rétroflexions,
sur le point de flexion.

5º Pression sur l'hypogastrique ou sur le nerf honteux, s'il y a lieu.

6º Mouvement des adducteurs ou des abducteurs.

Quand les déplacements, surtout les rétropositions sont compliqués
d'hémorrhagies, je fais exécuter après l'élévation (il m'arrive aussi
d'exercer une pression vibratoire sur les vaisseaux hypogastriques)
d'abord le mouvement des adducteurs deux ou trois fois pour faire
contracter le périnée, puis immédiatement après le mouvement des
abducteurs trois ou quatre fois pour agir sur le sang. Le même mouvement est toujours indiqué par les états inflammatoires quels qu'ils
soient.

7º Torsion du tronc (prolapsus).

8º On aide la malade à se lever pendant la rétropulsion du col.
Tapotement sacré, léger. Repos sur le ventre.

VIII. — CHANGEMENTS DE FORME ET DE CONSISTANCE
DE L'UTÉRUS

J'ai maintes fois constaté que la rétroversion, indépendamment de l'augmentation de volume générale qu'elle produit, cause l'allongement de l'utérus. L'augmentation de volume générale dépend à mon sens de la torsion des ligaments larges d'où résulte la gêne circulatoire. Elle disparaît graduellement dès que l'utérus reste en position normale. L'allongement au contraire me paraît être le résultat d'une tension mécanique sans que je puisse l'expliquer. L'allongement est la conséquence immédiate de la rétroversion. Il cesse dès que la réduction est opérée. J'ai vu un utérus rétroversé, dont le col était allongé. Sa portion inférieure avait à peu près la forme et la grosseur d'une cerise. Après réduction le col se raccourcissait et recouvrait la forme normale.

On trouve quelquefois un utérus rétroversé, allongé parce que le col est tiré en avant par le raccourcissement des attaches antérieures.

Quand on réussit à redresser l'utérus on constate pendant la réduction qu'il se contracte et que le corps est tiré vers le pubis.

En général, on observe que les utérus rétroversés, augmentés de volume ou modifiés d'une façon quelconque, deviennent plus petits et plus normaux après réduction. Les augmentations totales ou partielles dues aux prolapsus diminuent pareillement ou disparaissent dès que l'organe commence à rester dans le vagin. Ces phénomènes dépendent de la liberté circulatoire qui est l'effet d'une meilleure situation de l'organe.

FLEXIONS DE L'UTÉRUS. — Les rétroflexions ou même les simples rétroversions sont très souvent accompagnées de fortes hémorrhagies qui presque toujours diminuent par le redressement, mais d'habitude la dysménorrhée manque. Par contre, elle est la compagne ordinaire des antéflexions.

La flexion de l'utérus rétrofléchi disparaît presque toujours, quand on le redresse ou se change en une antéflexion molle. En règle on emploie le même traitement que pour les rétroversions simples, seulement on masse l'angle de flexion ; massage léger et court. Si les rétroflexions sont en général plus lentes et plus difficiles à guérir que les rétrover-

sions, cela tient au relâchement de l'angle de flexion contre lequel
on doit agir par les légers massages. Tant qu'on n'a pas réussi, le corps
se renverse pour la moindre cause. Dans certains cas où le relâchement
de l'angle rendait le redressement si difficile qu'il fallait employer le
procédé abdomino-recto-vaginal, je suis arrivé à modifier la consistance
suffisamment pour opérer avec grande facilité plus tard par le procédé
abdomino-vaginal. Je conclus de mes expériences du traitement des
flexions que les atrophies de l'angle de flexion peuvent disparaître en
améliorant la nutrition des tissus par les réductions répétées, le massage et la gymnastique ; mais s'il y a rétraction et formation de tissu
cicatriciel, les succès sont rares.

L'antéflexion s'accompagne rarement, mais s'accompagne d'une raideur de l'angle, plus ou moins prononcée. D'autres fois il y a relâchement. La raideur peut avoir pour cause une forte traction de l'isthme
en arrière. La dysménorrhée et la stérilité peuvent exister et disparaître si l'on corrige la forme vicieuse de l'utérus. Dans ces derniers cas
les ligaments postérieurs sont d'ordinaire contractés, la partie vaginale
du col regarde en avant dans la direction du vagin, le fond est en avant
au-dessus de la vessie. Le principal est d'étirer les ligaments raccourcis ; mais l'étirement sera suivi de massage, et le massage sera continué pendant un certain temps. Il arrive dans les cas difficiles qu'après
extension des ligaments et lorsque les ovaires que je suppose par exemple placés primitivement en haut et en arrière ont repris leur place, il
arrive, dis-je, que l'antéflexion forte persiste. Si je rétroverse alors le
corps utérin je constate que col et corps sont rectilignes.

Il m'est arrivé de trouver le lendemain la rétroversion persistante
mais le fond revenait plus ou moins en avant ; il y avait flexion du
corps, le col et le segment inférieur formant une ligne droite. Si j'ame-
nais le fond en avant, l'antéflexion habituelle se produisait. Si je pres-
sais l'utérus redressé pendant quelques instants contre l'index vaginal et
le pubis, de façon à le tenir droit, dès que je le lâchais l'antéflexion re-
paraissait comme si l'organe fléchissait sous un effort extérieur. Si je
renversais le fond, l'utérus redevenait rectiligne. Évidemment l'utérus a
perdu sa tonicité ; mais pourquoi la flexion du corps en avant ? Est-il tiré
par le feuillet antérieur des ligaments larges ? J'ai constaté que la flexion
commence au moment où le fond de l'utérus pendant l'opération de
redressement atteint à peu près la moitié de sa course. Il se fléchit en

avant comme si les ligaments le comprimaient en même temps de haut en bas et de bas en haut. Je me rappelle deux malades chez lesquelles l'utérus petit était fortement antéfléchi avec roideur de l'angle de flexion. Dès qu'on rétroversait cet utérus, non seulement l'angle de flexion mais la raideur disparaissaient, de sorte que l'utérus restait d'un jour à l'autre droit et rétroversé. Sitôt que je redressais l'organe, l'angle de flexion et la roideur se reproduisaient. Sur une jeune fille de 17 ans, j'ai trouvé à un premier examen pratiqué le 1er juillet l'utérus rétroversé très petit. Le 27 juillet suivant, l'utérus restait en antéflexion forte et tous les troubles avaient disparu. Dans tous ces cas la roideur n'est qu'apparente puisque la rétroversion la fait disparaître avec la flexion. C'est probablement la compression ligamentaire en deux sens dont je parlais tout à l'heure qui maintient avec force l'utérus dans cette attitude.

Les utérus très fortement fléchis avec raideur de l'angle sont en général petits. Jusqu'en 1882, ils ont défié mes efforts. Le 7 février de cette année, j'entrepris de traiter une jeune fille dont l'utérus présentait une flexion à angle aigu. Je fis tous les jours l'élévation, le col étant fixé par mon doigt en arrière contre le sacrum, tandis que l'aide saisissant haut le corps et élevant l'organe, chassait le fond en arrière. Nous réussîmes ainsi à renverser l'utérus le long du sacrum. Cette rétroversion fut entretenue durant plusieurs jours ; l'angle de flexion était massé à chaque séance. Plus tard, lorsque je redressai le corps, l'utérus se mit en antéversion forte, mais la flexion avait presque disparu. Je continuai à refouler le corps en arrière tous les jours et à masser le col à droite et à gauche.

Pour redresser l'utérus antéfléchi (sans ou avec flexion à angle aigu) petit et dur, le mieux est d'introduire l'index dans le rectum, le pouce dans le vagin et de mettre les doigts libres sur le fond en avant. On fixe avec l'index le segment utérin le plus saillant en arrière, et le col avec le pouce en avant, et de la main libre on cherche à refouler le corps en arrière ; le tout avec prudence. On réussit vite, d'ordinaire, à redresser l'utérus en le rétroversant ; il repose droit sur l'index ; manœuvre quotidienne jusqu'à ce que l'utérus reste rétroversé. Quelques jours suffisent habituellement pour que ce résultat soit obtenu. On masse tous les jours le point de flexion. Ne pas réduire trop tôt l'utérus rétroversé, parce que l'antéflexion se reproduirait. Essayez après quatre ou cinq jours, et si de suite et dans les jours qui suivent, l'utérus s'antéfléchit peu ou point, ne le rétroversez plus. Autrement, rétroversez-le de nouveau pour le laisser dans cette position pendant le même laps de temps.

Quand une flexion forte entrave l'écoulement des liquides, il est capital de ne pas la laisser se reproduire. Alors abstenez-vous plus longtemps du redressement de la rétroversion artificielle. Cela n'a pas un inconvénient comparable à celui qu'on veut supprimer.

Des règles douloureuses peuvent être la conséquence d'une antéflexion qui ne semble pas très prononcée. Si les douleurs ne sont pas excessives, je ne conseille pas la rétroversion provoquée, car les inconvénients de cette position anormale pourraient être pires que le mal. On se contente de refouler avec l'index, par le vagin, le col en arrière et de faire le massage indispensable. Avec la main libre on réussit, en général, à mettre l'utérus en droite ligne sur l'index.

Agir par pression avec la main libre sur les ligaments sacro-utérins et non sur l'utérus, est préférable, plus sûr, plus rapide. Tournez la face palmaire contre le promontoire, coude en l'air, pour opérer avec efficacité.

Utérus trop gros ou trop petits. — Stimuler l'innervation, c'est activer la circulation et accroître la nutrition. Pour stimuler les nerfs d'un organe, on ne saurait jamais le toucher trop délicatement. Pour masser un utérus atrophié, on n'aura jamais la main trop légère. Un massage léger par contre active peu ou point la résorption. Le massage léger bien pratiqué détermine parfois une augmentation de volume très rapide, mais c'est d'abord la forme et la consistance de l'organe et non le volume qui se modifient. En trois jours, elles peuvent devenir presque normales. La gymnastique congestionnante augmente la nutrition, et grâce à elle, on obtient plus vite le retour au volume normal d'utérus trop petits. Un massage fort, persévérant, surtout si le traitement est prolongé et s'il est secondé par la gymnastique dérivative, a, comme on peut penser, un effet opposé. Il active la résorption.

Les hémorrhagies persistantes et la consistance spongieuse de l'utérus augmenté de volume, coïncident parfois. Un massage, même modérément fort, employé au début du traitement, ferait grossir encore l'utérus. N'employez donc la force, ne prolongez donc les séances qu'après être arrivé par la légèreté à faire contracter le parenchyme et après avoir arrêté le sang. Procédez graduellement. La gymnastique dérivative est indispensable.

Si l'utérus n'est pas seulement plus gros, mais plus dur qu'à l'état physiologique, vous pouvez essayer la force et la prolongation du massage avant cessation des hémorrhagies ; mais procédez toujours graduellement ; légèreté de main au début. Les femmes qui ont souffert pendant des années de fortes hémorrhagies ont, très souvent, le col augmenté de volume, mou, spongieux avec un catarrhe prononcé ; orifice béant ; corps augmenté de volume et dur. De ces deux augmentations de volume, celle du col disparaît plus vite que celle du corps dans tous les cas, et en général, le résultat ne se fait pas attendre ; mais alors que la totalité du col est revenue à la normale, le corps peut rester longtemps gros et dur.

Quand l'utérus est gros et les règles absentes, n'employez pas la gymnastique congestionnante, car la grossesse est possible. L'aménorrhée pathologique coïncide d'habitude avec la diminution de l'utérus. L'hypertrophie pathologique, avec une consistance dure ou spongieuse, est accompagnée de méno ou métrorrhagie. Gros utérus, règles retardées, pensez à la grossesse.

L'utérus présente, dans sa consistance, des variations caractéristiques dépendant d'abord de la nulli et de l'uni ou multiparité.

Il y a des utérus très petits et courts surtout de corps, lequel, mou et effilé au toucher, coiffe comme une casquette le col court lui-même et épais, très dur dans sa partie vaginale et présentant à l'orifice externe un anneau cartilagineux béant, à travers lequel le doigt pénètre jusqu'à l'orifice interne. Si les diverses régions sont massées d'après les règles que j'ai données, forme et consistance changent, en général, vite. La région inférieure devient plus souple, la supérieure finit par l'emporter comme volume, en longueur, épaisseur et largeur. L'utérus reprend peu à peu sa forme normale.

Il n'est pas rare de voir paraître au cours du traitement un écoulement, quelquefois même une ulcération qui guérit vite. Le plus souvent, il y a de fortes hémorrhagies qui nécessitent un traitement gymnastique dérivatif. J'ai traité cependant une jeune fille chez laquelle la gymnastique congestionnante était indiquée.

IX. — ÉTATS INFLAMMATOIRES DE L'UTÉRUS

C'est une erreur accréditée parmi les médecins que le massage et les manipulations abdominales provoquent l'hyperémie des organes génitaux et par conséquent sont contr'indiqués par les états inflammatoires. Sans doute on peut, au moyen d'un pincement ou d'une pression, suspendre instantanément le cours du sang, mais ce qui est capital, c'est l'effet consécutif consistant en une accélération du courant sanguin et l'écoulement plus rapide des liquides stagnants, d'où résulte une résorption plus active. Donc le massage et les manipulations locales ont une puissance peut-être incomparable pour guérir, inflammations chroniques, ulcères, etc., d'une façon naturelle, c'est-à-dire en favorisant les efforts curatifs de la nature. Le même traitement permet de guérir les hémorrhagies de la muqueuse utérine. Ce n'est pas le massage seul qui est efficace en pareille circonstance, c'est encore la gymnastique qui précipite le courant sanguin à la périphérie du tronc et des membres. De même, les élévations exécutées pour un déplacement simultané agissent par contre-coup sur l'utérus même, surtout si elles sont combinées avec des pressions. Si l'état inflammatoire de l'utérus est compliqué d'un état semblable de son entourage ou de déplacement, le traitement de ces états pathologiques concomitants est indispensable et sert indirectement à la guérison de l'affection utérine.

L'état inflammatoire de l'utérus est toujours — l'expérience me l'a prouvé — favorablement influencé par l'élévation quand des exsudats, des contractures ou des fixations ne rendent pas l'opération nuisible ou dangereuse. L'élévation a aussi une action salutaire sur les écoulements dus à la congestion de la muqueuse. On y joindra le massage.

Beaucoup de médecins ont constaté le succès de mes massages en cas de métrite chronique. Mon traitement est aussi utile contre les divers états inflammatoires utérins que contre l'hypertrophie, les ulcères, les prurits qui coïncident avec des pertes blanches peu abondantes mais très irritantes.

Selon que la métrite occupe le col ou le corps, on masse, dans le premier cas, la partie inférieure de l'utérus de bas en haut, dans le second la partie supérieure de haut en bas; mais on débute toujours par les lymphatiques du promontoire et de ses côtés, et on combine le massage utérin avec celui du paramètre en se dirigeant en dehors; massage un peu prolongé mais au commencement court et léger. Vous pouvez masser vigoureusement les utérus très durs et peu sensibles. Les utérus très gros saisissables à travers les parois abdominales avec les deux mains sont parfois massés très vigoureusement et avec profit de cette façon. En commençant on évite de le tirer et de l'élever de peur d'irriter les ligaments, à moins que l'hypertrophie ne soit le résultat d'un prolapsus ou d'un autre déplacement. L'élévation est alors la chose principale.

La règle est de proportionner la force du massage à la sensibilité, d'agir avec douceur si le massage est suivi de petites pertes, ce qui se voit en cas de catarrhe cervical et d'ulcères. Le traitement est long; malgré l'amélioration assez rapide qui se produit, il n'avance que lentement. De temps à autre, sous des influences diverses (refroidissement des membres par ex.) il y a des exacerbations et aggravations passagères. Les femmes paraissent plus sensibles au froid et à la fatigue pendant le traitement.

Des utérus gros, mous, reprennent le volume normal, quelquefois étonnamment vite. Il m'est arrivé de réduire ainsi aux proportions physiologiques des utérus très gros, très durs, corps et col, avec métrorrhagies concomitantes et ulcères; mais il a fallu cinq à huit mois et même davantage. C'est plutôt le volume que la consistance qui a été modifié mais on serait peut-être arrivé à la modification de consistance en persévérant. Les ulcères ont en général disparu assez vite et les écoulements sont devenus normaux. J'ajoute cependant que, dans beaucoup de cas, on constatera par expérience l'impossibilité de la *restitutio ad integrum*, mais les femmes graduellement améliorées se sentiront en fin de compte bien portantes, capables de travailler et auront des règles normales. Ces résultats obtenus il me semble superflu de continuer le traitement.

DU CATARRHE CERVICAL ET DES ULCÈRES. — Il serait puéril de nier ce que l'expérience médicale a maintes fois démontré, à savoir la guérison des ulcérations par cautérisation ou par d'autres procédés; mais le mien m'a paru plus rapide. J'ajoute ceci :

1° J'ai constaté chez des femmes guéries de leurs ulcères par un traitement médical, que les dits ulcères ont reparú peu après le début de mon traitement et se sont même agrandis ;

2° D'autres malades qui étaient traitées à peu près de même façon n'ont pas eu d'ulcération ;

3° Les ulcères guéris par mon traitement ne se sont jamais reproduits, que je sache.

Ces faits prouvent que les ulcères des premières femmes avaient été guéris sans que le mal primitif siégeant dans la profondeur eût disparu.

Il ne faut pas enfermer le loup dans la bergerie. Mon traitement vise exclusivement à seconder l'effort de la nature vers la guérison en tâchant d'obtenir la résorption des liquides stagnants au moyen de mouvements qui stimulent circulation et innervation dans la région génitale et dans l'organisme en général. Si la guérison des ulcères traités par ma méthode est persistante, cela tient à ce qu'il assainit les organes pelviens, et améliore l'état général.

En 1871, à Skofde, le Dr Skoldberg examinant une femme s'exprima ainsi sur son compte : « Voici un catarrhe ulcérant. L'ulcération est magnifique. La guérison douteuse. Nous sommes deux à constater le fait. Tâchez maintenant d'en venir à bout par votre traitement. » Un mois suffit. La malade rentrée chez elle bien portante eut en 1873 un enfant après neuf ans de stérilité. En 1888 elle continuait à se bien porter.

Le massage irrite la plaie au début, mais cette irritation n'est pas de longue durée. L'accélération de la circulation, la stimulation vaso-motrice contribuent à faciliter la résorption que le massage local détermine. De petites pertes se montrent parfois, quoique rarement. Elles n'ont pas d'importance si le massage est léger.

En déprimant les culs-de-sac vaginaux avec le speculum, ou en tirant le col pour examiner les ulcérations, évitez de rétroverser l'utérus. En tous cas on doit s'assurer de l'antéversion après l'examen. Les mouvements dérivatifs ordinaires et des injections tièdes, matin et soir, seront employés.

En cas d'aménorrhée les élévations sont contr'indiquées, et il faut se dispenser autant que possible de masser le corps de l'utérus. On s'en tient à celui du col.

X. — DES NÉOPLASMES

Je ne saurais dire si l'on peut tirer un avantage quelconque de mon traitement dans le cas de néoplasme malin. Je n'en ai jamais traité ; toutes les fois que je les ai soupçonnés, j'ai renvoyé les malades aux médecins, pour la confirmation du diagnostic et le traitement. Tout ce qu'on pourrait obtenir c'est un effet palliatif.

J'ai traité beaucoup de fibro-myomes et pendant de longs mois, sans grand résultat. On procure quelque soulagement ; mais je n'ai jamais vu les tumeurs dures et d'une certaine étendue devenir plus petites et plus souples. Je suis cependant disposé à croire que le massage a quelque influence sur le développement du fibro-myome. Il a peut-être une valeur préventive capable de modérer ou interrompre le développement des tumeurs. Les troubles qu'elles causent sont, comme on sait, fort variables. Des tumeurs assez volumineuses peuvent n'en produire aucun, et rien ne motive un traitement. D'autres grosses comme des pois sont la source d'hémorrhagies violentes qu'on peut traiter avec grand résultat comme d'autres métrorrhagies, alors même que les fibro-myomes sont gros. Ces derniers déterminent dans bien des cas de violentes et lancinantes douleurs, ou un fréquent besoin d'uriner avec douleurs en urinant. Ils peuvent gêner mécaniquement les garde-robes. Des adhérences péritonéales ou la compression directe des nerfs contre la paroi osseuse, mais en général la contraction de l'utérus même, telles sont les causes probables de ces douleurs. Rappelez-vous la douleur éveillée par la pression digitale sur l'intestin rempli de matières et vous comprendrez comment les tumeurs dures peuvent produire le même effet surtout quand le rectum est encombré. Il faut atténuer ou faire disparaître les phénomènes douloureux, ce qui arrive souvent dès qu'on a réussi à ébranler les adhérences et à libérer l'utérus. Essayez avec prudence, augmentez la force par degrés. Massez seulement l'utérus et les tumeurs pour commencer. Vous ajouterez plus tard des ébranlements et des extensions à droite et à gauche. A la libération succède l'élévation (3e forme). Mes malades ont tiré profit des élévations pratiquées dans les cas où les fibro-myomes déterminaient la compression, quoique l'utérus fût resté mobile.

37

En résumé, bien que mon traitement soit seulement palliatif, je le trouve indiqué pour les motifs suivants :

1° Il peut prévenir ou arrêter le développement des tumeurs.

2° Il exerce une influence sur les douleurs, les besoins fréquents d'uriner, la gêne des garde-robes, etc.

3° Il diminue les hémorrhagies, rend la force aux malades, supprime la gêne respiratoire, les vertiges, le froid aux extrémités, etc.

J'envoie toujours aux chirurgiens les polypes. Si les pertes persistent après l'opération on peut faire usage du traitement.

Il est arrivé souvent, à moi et à mes élèves, que des femmes, traitées depuis un certain temps, aient expulsé, par l'orifice utérin, des polypes qui, pour une raison bien compréhensible, avaient échappé à l'examen.

XI. — TROMPES ET OVAIRES

J'attribue à présent aux maladies tubaires bien des misères gynécologiques avec gonflement latéral du bassin et douleurs spontanées que je rapportais jadis aux ovaires ; mais il m'a été toujours difficile, voire impossible, de diagnostiquer les affections ovariennes des salpingiennes. Je me permettrai à ce sujet quelques observations.

Quand on saisit entre les deux mains un ovaire légèrement atteint, la femme éprouve une sensation obliquement en arrière dans la région sacro-lombaire du côté correspondant. Quand la trompe est saisie de même façon, la malade n'éprouve pas cette sensation. Si l'on peut suivre le ligament de l'ovaire jusqu'à l'utérus on perçoit son point d'attache au-dessous de la corne, mais l'attache de la trompe est sur la corne même.

Quand les parois abdominales ne sont ni très épaisses, ni très tendues, on peut chercher la trompe saine. Elle s'offre nettement, au toucher expérimenté, surtout quand on la roule entre les doigts, comme une corde mince. On la suit d'une part jusqu'à la corne de l'utérus, de l'autre jusque près de l'ovaire. Si quelque état pathologique augmente le volume de la trompe, elle est plus facile à palper. Généralement elle est alors dure près de l'utérus ; elle s'épaissit et s'amollit en se dirigeant vers l'extrémité abdominale. Elle se termine souvent par un kyste élastique et souple, plus ou moins étendu. Je n'en ai jamais traité de plus gros qu'un marron ou qu'une noix. Le ligament de l'ovaire peut être gonflé et dur, mais on le distingue aisément de la trompe surtout par son point d'attache à l'utérus.

Dans de nombreux cas d'affections tubaires, on observe régulièrement, une semaine après cessation des menstrues, de violentes douleurs spontanées qui durent plusieurs heures et cèdent dès que la malade perd un liquide clair. Les sensations éprouvées par la femme sont analogues à celles qui précèdent l'écoulement menstruel. Quand l'ovaire est le siège de la douleur, il n'y a pas de perte. Dans quelques cas les douleurs précédent de quelques jours les règles et durent autant qu'elles.

Quand la trompe est gonflée dans sa partie externe, on trouve souvent le tiers interne, surtout près de l'utérus, dur et sensible. Je crois pour ma part que dans ces cas il y a fermeture du segment tubaire voisin de l'utérus, par boursouflure des parois, ce qui joue un rôle important dans la formation des collections liquides.

Quand je ne puis distinguer, au palper, la trompe de l'ovaire, si le tiers interne de la trompe est induré et sensible, je conclus à une affection tubaire. On peut parfois reconnaître l'ovaire, petit, derrière le kyste, présentant à la pression la douleur qui le caractérise et s'étend en haut et en arrière. Quant on a à faire à des œdèmes ovariens ou périovariens, ces œdèmes ne diminuent que graduellement à chaque séance. Au contraire la trompe se vide en une fois, avec la sensation d'écoulement déjà mentionnée.

Hydrosalpinx.

La trompe peut se vider pendant le massage, ou par l'utérus ou par l'abdomen. Le premier genre d'évacuation est inoffensif, le second est parfois dangereux. Voilà pourquoi je fais mon possible pour provoquer l'évacuation par l'utérus.

Lorsque au cours du massage une poche élastique s'offre tout d'un coup à mes doigts, j'interromps de suite la séance, et le lendemain je cherche un point induré dans la partie médiane de la trompe, et l'ayant trouvé je le masse dans la direction de l'utérus pour frayer le chemin aux liquides. Dans la majorité des cas, j'ai réussi de cette façon à vider la trompe dans l'utérus. L'évacuation complète s'est toujours faite dans l'intervalle des séances, de sorte que la trompe était complètement affaissée le lendemain, ou s'affaissa graduellement en quelques jours.

Je cherche donc d'abord à faire disparaître l'œdème engorgeant de la partie utérine de la trompe et à faire passer les liquides sans violence. Souvent la malade éprouve la sensation d'écoulement après la séance.

Au temps où je ne distinguais pas les kystes tubaires des exsudats, j'ai certainement vidé de ces kystes dans l'abdomen, sans accident. Plus tard, dans des cas où l'évacuation utérine était impossible, j'ai encore provoqué l'évacuation abdominale, sans préméditation. On sent alors le kyste s'amollir et diminuer, d'ordinaire la femme n'éprouve aucune sensation.

Souvent le kyste se reforme peu avant les règles suivantes ; je répète alors les mêmes manœuvres que je résume méthodiquement ainsi : supprimer par le massage tout obstacle à l'écoulement vers l'utérus, puis faire cheminer les liquides dans cette direction. Le plus gros kyste que j'aie vidé à dessein dans l'utérus, l'était comme une prune. Le plus grand que j'aie vidé sans intention dans l'abdomen l'était comme mon doigt (1).

Aucun accident, je le répète; mais dans un cas, après évacuation d'un kyste dans l'abdomen, il y eut de violentes douleurs, de neuf heures du soir à trois heures du matin. On les traita par des compresses froides fréquemment changées. Je préviens les débutants des gros dangers auxquels ces évacuations peuvent exposer les malades, à ce que m'ont raconté les médecins.

Quand les trompes sont oblitérées, la récidive du kyste se produit tant que la femme est réglée. C'est une des meilleures raisons à invoquer, pour qu'on tente de rétablir la perméabilité du conduit d'abord à l'extrémité utérine, puis à l'extrémité abdominale, s'il y a moyen. En théorie j'admets qu'on puisse faire disparaître de cette façon la stérilité mais je n'en ai aucune preuve. Je termine par quelques observations.

Une femme de 20 ans environ avait, lorsque je l'examinai pour la première fois, en 1868, une tumeur gauche, grosse comme le poignet. A cette époque, je la pris pour une tumeur de l'ovaire. Aujourd'hui je la considère comme un kyste tubaire. La malade était alitée depuis longtemps et éprouvait de violentes douleurs. On la porta chez moi et

(1) Les doigts de Brandt étaient exceptionnellement gros et exceptionnellement longs.

une semaine après le début du traitement, survint un écoulement vaginal abondant qui cessa quand le kyste fut vide. Le traitement dura six semaines en tout et la malade six mois plus tard m'écrivit qu'elle était bien portante.

C'est en 1875, que j'ai traité pour la première fois de tels cas en connaissance de cause. Il s'agissait d'une jeune femme qui, une semaine après les règles, était prise pendant plusieurs heures de fortes douleurs, auxquelles un écoulement vaginal mettait subitement terme. Sur le conseil de son médecin, elle était restée chez elle pendant deux mois, sans amélioration. Je lui dis de venir chez moi. Le traitement quotidien qu'elle entreprit commença peu avant les règles. L'extrémité de la trompe gauche, déjà augmentée de volume, s'accrut graduellement dans la semaine qui suivit les règles et atteignit la grosseur d'une noix. Au bout de deux heures de souffrances, les liquides furent évacués, clairs comme de l'eau, sans couleur, ni odeur. Disparition immédiate des douleurs et affaissement de la trompe. Kyste et douleurs diminuèrent peu à peu, et après quelques mois, la malade fut et resta bien portante. Je n'ai jamais pu palper distinctement la partie de la trompe qui séparait le kyste de l'utérus. Le médecin avait affirmé qu'il s'agissait d'une affection tubaire.

H. V. F., 25 ans. Traitement commencé en avril 1890. Toute la trompe droite était grosse. Une moitié se vidait par l'abdomen dès le premier examen. L'autre moitié, par l'utérus, le lendemain. Je découvris alors, au milieu de la trompe, une induration, de la grosseur d'une noisette, qui avait séparé les deux collections liquides. L'induration disparut à la deuxième séance. L'année suivante, la malade, enceinte d'un mois environ, eut un œdème gros de 3 cm. environ, du tiers interne de la même trompe. Un massage très léger le fit disparaître en une semaine.

A., 46 ans. Traitement institué en novembre 1890. Kyste de la trompe droite, gros comme une cerise, se vidant au plus léger examen, et par l'abdomen, car ni la malade, ni moi, ne percevions d'écoulement extérieur. L'évacuation du kyste ne modifiait en rien la santé de la malade. Je la débarrassai en six semaines et elle n'eut pas de récidive.

K. B. 45 ans. Traitement commencé en janvier 1892. Elle avait une tumeur aussi grosse que l'utérus occupant le côté droit et considérée par les meilleurs gynécologues comme ovarienne. La malade était affaiblie par de fortes hémorrhagies qui avaient débuté avec l'affection, remontant à 24 ans, et par des humeurs brûlantes, périodiquement évacuées. Le massage léger diminuait la tumeur ; mais le lendemain, elle était aussi grosse. Cela me fit admettre un kyste tubaire. J'essayai de le vider et après la deuxième tentative, il y eut évacuation par l'utérus. Une cuisson douloureuse du vagin et de l'utérus la suivit et des débris de muqueuse en quantité.furent expulsés peu après. Ces expulsions se renouvelèrent à chaque évacuation. Je les attribue à l'effet corrosif déterminé par le passage des humeurs âcres kystiques. Probablement il y aura des pertes utérines anormales, tant que les évacuations kystiques persisteront ou, du moins, auront cette âcreté corrosive. Puisque la corrosion est assez forte pour détacher la muqueuse, elle est capable d'ulcérer la paroi des vaisseaux, et de provoquer des hémorrhagies, ce qui a été le cas ici. Quelques légers mouvements circulaires suffisaient pour vider complètement la trompe dont la paroi épaissie et dilatée avait, en 24 ans, subi des modifications qui sont sans doute définitives.

Les dernières évacuations du kyste n'ont pas été accompagnées de douleurs et de cuisson, mais de fragments de la muqueuse et d'hémorrhagies, malgré lesquelles la malade est venue chez moi sans interruption. C'est un signe d'amélioration qui me fait espérer un résultat meilleur encore, mais la guérison reste problématique (1).

En cas d'hydrosalpinx avec dysménorrhée concomitante, on essaye dans l'intervalle des règles de vider le kyste et d'empêcher par le massage qu'il se remplisse de nouveau. On emploie une gymnastique faiblement congestionnante pour diminuer la douleur au moment des règles. Ex. : n°ˢ X, VI avec extension de la jambe, XLII a, XXVI, XXIV a, et XXV — Massage léger de la trompe, n° XL – IX.

Avant ce traitement, qui a pour but d'obtenir des règles non douloureuses, on s'efforce d'abord de faire disparaître l'affection tubaire.

Il est certain que le massage facilite l'évacuation de la trompe ; mais il est non moins certain que malgré toute précaution l'évacuation peut être abdominale.

(1) J'ai vu cette malade chez Brandt au début du traitement, qui a été très long, avant et après la première évacuation. Il m'a tenu au courant des progrès. Les dernières nouvelles qui me soient parvenues datent de 1894. A cette époque, Mᵐᵉ K. B. était bien réglée. Le kyste ne se vidait plus (STAPFER).

Dislocation et fixation.

Il est difficile de préciser ce qu'on exprime quand on parle de position normale de l'ovaire. Chez maintes malades qui ont et ont eu les ovaires toujours libres et sains, on trouve l'un de ces organes rapprochés de la région de l'aine, l'autre haut et en arrière de la place ordinaire, ou bien on trouve un ovaire près de l'utérus, et l'autre à côté de la paroi pelvienne, ou bien encore tous deux en haut et en arrière.

Quand l'ovaire est déplacé en haut et en arrière, sans fixation, il est facile de le tirer en bas et de le réduire en accrochant le ligament de l'ovaire, mais quand il est fixé ce n'est pas si aisé.

Si la fixation est postérieure ou postéro-latérale, les malades se plaignent en marchant d'une sensation de faiblesse dans la jambe correspondante.

En 1877, j'examinai une jeune fille vigoureuse qui se plaignait de douleurs continuelles à droite dans la région sacro-lombaire. Les douleurs augmentaient pendant la nuit. Pensant à une ovarite, je cherchai l'ovaire à sa place ordinaire ; mais en vain. Je finis par le découvrir à droite du sacrum, très haut, en arrière, à un pouce à peu près au-dessus du fond de l'utérus. Il était sensible, gros comme une grosse prune. Il ne me fut pas possible de le conduire en bas vers la paroi latérale du bassin, par les mouvements circulaires légers de la main libre ; mais je réussis à l'amener en avant et en bas sur l'extrémité du doigt introduit dans le rectum, après quoi tirant et poussant des deux mains je le conduisis sans grande résistance de plus en plus facilement au-dessus de la face postérieure des ligaments larges, en bas et en avant, en passant à droite du fond utérin, jusqu'à l'os pubis droit. Le lendemain il avait repris son ancienne place, et il fallut recommencer la réduction. Les douleurs avaient cessé dès que l'ovaire avait été tiré en avant. Je finis par réussir à lui conserver une position à peu près normale grâce à laquelle les souffrances ne reparaissaient pas ; mais j'ai entendu dire, depuis, qu'elles étaient revenues.

De la disparition et du retour des douleurs à chaque changement de position, je conclus que la cause de ces douleurs n'est pas l'inflammation de l'ovaire ou de son entourage. Je crois plutôt à une compression ou au tiraillement de certains nerfs.

Depuis, j'ai traité divers cas analogues mais pas aussi douloureux. La position a varié, elle aussi. Souvent on trouve l'ovaire profondément en bas derrière l'utérus. Je le tire d'abord en haut puis en avant au-dessus des ligaments larges.

Le redressement et la mobilité de l'ovaire facilitent le massage pour le médecin comme pour la malade. On doit toujours masser en étendant la fixation, non pas l'ovaire même, mais le point de fixation.

Il est indispensable de libérer l'ovaire dans le cas où celui-ci, fixé en arrière, tire l'utérus en arrière de sorte qu'il ne reste jamais en place après redressement. L'utérus ne restera jamais en position normale que l'ovaire ne soit libéré. Le détachement d'un ovaire fixé est souvent douloureux pendant les premières séances. Faites des extensions modérées pour commencer et répétez-les tous les jours. Vous arriverez à les exécuter sans éveiller la douleur, et sans danger. Je rappelle qu'on doit masser les cordes qui ont été étirées.

Pour les extensions on ne peut, à la façon ordinaire, saisir l'ovaire entre le doigt intérieur et la main extérieure. Dans des cas difficiles, le doigt est introduit dans le rectum, très haut, toujours au-dessus du sphincter, et si possible derrière l'ovaire. Avec le bout des doigts de la main libre, on cherche à saisir le point de fixation contre le doigt qui sert d'appui. Evitez de presser l'ovaire lui-même.

Pour commencer, on n'atteint dans bien des cas la base de la fixation que de deux côtés sans pouvoir passer autour. Alors par les mouvements circulaires on cherche à pousser l'ovaire au-dessus du doigt intérieur jusqu'à ce qu'on puisse saisir la base. Explorez alors par de petits mouvements la mobilité de l'ovaire ; puis faites une extension que vous maintiendrez un instant, suivie d'une surextension minime, pour obtenir la persistance du relâchement. Massez toujours, en maintenant l'extension, et recommencez à chaque séance, jusqu'à ce que vous saisissiez, entre l'extrémité des doigts des deux mains, la fixation de tous côtés.

L'ovaire est parfois placé trop haut ou trop en arrière pour être saisi d'emblée ainsi. J'essaie alors, en appliquant le doigt contre la base de la fixation, de la pousser avec de légères vibrations, cela de divers côtés, quotidiennement, jusqu'à ce que l'ovaire devienne assez mobile pour se laisser pousser par la main extérieure sur l'extrémité du doigt intérieur. Lorsque, d'une ou d'autre façon je suis parvenu à

saisir la base entre le bout des doigts, je m'applique à chaque séance à
la saisir le plus près possible de l'ovaire, que je chasse le long du doigt,
toujours en massant, toujours en étirant, toujours agissant par mouvement circulaire; on tire le plus verticalement qu'on peut, chaque jour
plus fort, jusqu'à ce que l'organe soit en situation normale et qu'il y
reste.

Ma méthode d'autrefois, qui consistait à tirer tant que les organes
prêtaient, n'avait pas d'aussi bon résultat, car la réduction n'était que
momentanée, peut-être parce que j'étirais et massais le péritoine normal plus que la fixation. Actuellement je me conduis comme pour les
fixations utérines. Je tire très peu au début (extension de 1 centim.
par exemple) j'augmente graduellement et je masse surtout, le plus
près possible de l'ovaire.

Quand l'ovaire, après des accidents inflammatoires, est fixé contre
la paroi abdominale antérieure, il est beaucoup plus difficile de le détacher et de le redresser que dans les fixations postérieures. On ne peut
le placer, le saisir, le tirer comme il faudrait. Le mieux est de chercher, à l'aide de la main libre, à pousser l'ovaire, par mouvements circulaires, loin de la paroi abdominale, en fournissant avec le doigt intérieur
un point d'appui près du lieu de fixation.

Les ovaires les plus difficiles à détacher, et souvent même impossibles à libérer, sont ceux qui sont fixés à la face interne des ligaments
sacro-utérins. Il faut commencer par les pousser au-dessus de ces ligaments.

Les trompes adhérentes sont libérées avec les mêmes précautions que
les ovaires. On cherche à saisir la fixation des deux côtés et à comprimer la trompe si elle est œdématiée. Bien que les trompes ne soient pas
aussi sensibles que les ovaires, il faut leur éviter la moindre violence,
et les libérer plutôt par roulement ou effleurage que par tiraillement.
Ovaire et trompe sont parfois soudés par un exsudat. Celui-ci disparu,
les deux organes se détachent souvent ensemble de la paroi pelvienne.

Lorsqu'en cas de rétroposition utérine, un ovaire fixé a été suffisamment libéré pour que l'élévation soit permise, celle-ci pourrait annuler
le résultat obtenu, si l'on ne prenait soin de traiter l'ovaire aussitôt
après l'opération. Il faut s'assurer à la fin de la séance que le fond de
l'utérus est resté en avant.

Par ma grande prudence, surtout au début des traitements, je n'ai

eu que peu d'accidents consistant en légers œdèmes douloureux qui
ont retardé la guérison mais dont le massage est venu à bout. Un seul
a eu quelque gravité. J'avais détaché un ovaire, le droit, le 2 février
1885. Des douleurs spontanées parurent, et le lendemain l'ovaire était
gros comme une prune. Heureusement, le 11 déjà, l'ovaire avait recouvré son volume et sa situation physiologiques.

Des oophorites, péri-oophorites, etc., etc.

Le massage fait vite disparaître les légers œdèmes des ovaires non
fixés. J'ai traité des ovaires libres mais gros, au plus comme une prune,
dont la signification pathologique m'a échappé. Ils ont diminué en général pour commencer, puis ont cessé de diminuer même avec un
traitement continu. La sensibilité s'évanouit en général assez vite.

J'ai remarqué, chaque fois qu'il y a eu grossesse, qu'après l'accouchement l'ovaire est devenu plus petit. Parmi le grand nombre de cas que
j'ai traités longtemps, et suivi pendant plusieurs années, je n'ai jamais
vu l'ovaire augmenter de nouveau, sauf chez une malade qui, malgré
mes conseils, cessa le traitement dès qu'elle ne souffrit plus. Cinq ans
plus tard elle avait une grosse tumeur ovarienne. Voilà pourquoi je
crois qu'on peut éviter le développement de certaines tumeurs de l'o-
vaire par un massage précoce. Le mieux est de commencer avant que
la tumeur soit plus grosse qu'un marron, et continuer le massage jusqu'à ce qu'on ait constaté que la tumeur ne grossit pas, c'est-à-dire,
deux à trois mois. Les tumeurs ovariennes dépassant le volume que je
viens d'indiquer ont été toujours envoyées par moi aux chirurgiens.

J'ai souvent vu disparaître d'assez volumineuses tumeurs, que j'avais
supposées d'origine ovarienne au début. Elles étaient accompagnées
de douleurs. Traitées par le massage, la gymnastique dérivative, quelquefois la glace et les compresses froides, elles disparurent, et à leur
place je trouvai l'ovaire, d'où je conclus qu'il s'agissait d'exsudat voisin étendu jusqu'à l'ovaire. Quelques-unes existaient depuis plus de
six mois et ont vite disparu. Exceptionnellement douze séances ont
suffi. Je ne crois pas que les vraies tumeurs ovariennes disparaissent
jamais par le massage.

Quand l'utérus est tiré et fixé par l'isthme contre la paroi latérale du
bassin, la trompe et l'ovaire sont souvent cachés dans une masse épaisse

et dure au toucher et se confondent si bien avec elle qu'on ne peut les distinguer. A mesure que l'exsudat diminue l'ovaire et la trompe deviennent perceptibles et se libèrent.

Le 15 mai 1885 j'entrepris le traitement du cas suivant. V. S. 37 ans. Fausse couche probable deux ans auparavant. En janvier 1884 inflammation pelvienne depuis laquelle la malade souffre sans cesse. A l'examen, je trouve un exsudat gros, mou, attaché à la paroi pelvienne droite et au côté droit du sacrum, étendu de là jusqu'à l'utérus au-dessus du ligament large droit. Traitement quotidien par moi, jusqu'à la fin de mai, par un de mes élèves jusqu'au 15 juin. A cette date cet élève m'écrivit que l'exsudat avait presque disparu. — Pendant mon traitement l'exsudat nettement limité resta fixé à la paroi. La résorption commença par les parties voisines de l'utérus bien que la périphérie opposée de l'exsudat fût également massée. Cette malade me revint le 2 septembre parce qu'elle avait souffert pendant l'été.

Je trouvai un œdème élastique, gros comme une noisette, peu mobile, près du côté droit du sacrum, et ne trouvant nulle part l'ovaire droit, je supposai que c'était lui qui donnait cette sensation, et j'entrepris avec prudence de le détacher. Le 3, je pus le pousser à gauche, le 4 en avant jusque vers la région de l'aine correspondante ; mais il revenait toujours à sa place primitive, peut-être parce qu'à cette époque, j'avais pour principe d'étirer chaque fois autant que possible. Finalement il reprit et conserva la situation normale et la femme ne souffrit plus.

On voit que des extensions prudentes sont suivies de succès pour la réduction d'un ovaire dès que la résorption se fait, grâce au massage et à la gymnastique dérivative.

Très souvent chez les malades qui se plaignent de souffrir des hanches, je n'ai rien trouvé de pathologique, mais quand j'exerçais une pression sur l'ovaire du côté correspondant, la malade disait : « oui, c'est là qu'est le mal. »

Un chirurgien de Norwège avait diagnostiqué une affection articulaire de la hanche gauche chez une jeune fille et conseillé de faire chaque nuit l'extension du membre, ordonnance exécutée pendant six mois sans amélioration notable. Cette jeune fille avait de grandes difficultés pour marcher et des douleurs spontanées, externes de hanche, qui troublaient même son sommeil. Je l'examinai et constatai que les mou-

vements de l'articulation coxo-fémorale ne provoquaient aucune douleur permettant de supposer cette articulation malade. Par contre je
découvris, à l'ovaire gauche, un petit noyau d'œdème excessivement
douloureux, pas plus gros qu'un petit pois et causant au toucher les
souffrances caractéristiques. Je le massai pendant un mois et le résultat
fut une guérison persistante.

XII. — INFLAMMATIONS ET ÉPANCHEMENTS DE DIFFÉRENTS GENRES

On entend souvent les femmes qui ont eu une inflammation pelvienne se plaindre de souffrir du ventre ou des parois abdominales. A
l'examen on trouve les parois abdominales plus dures, moins élastiques,
moins souples que normalement et sensibles à la pression. Les garde-
robes régulières sont empêchées par les douleurs que produit la tension des parois, douleurs qui se manifestent aussi bien intérieurement
que dans la paroi. Il se produit même, à en croire certains malades,
après chaque repas, de si fortes douleurs, que lesdits malades évitent
de manger, et s'affaiblissent par insuffisance alimentaire. La douleur
trouble aussi le sommeil, quand la malade se couche sur le côté, ou
quand elle reste trop longtemps sur le dos. Chaque fois que la malade
se relève de la position dorsale ou prend cette position en se couchant,
l'extension ou la contraction des parois abdominales produisent des
douleurs plus ou moins fortes.

Dans beaucoup de cas on trouve des exsudats abdominaux ou pelviens, et alors le massage de ces exsudats constitue tout le traitement
avec la gymnastique dérivative. Par cette gymnastique on cherche la
dérivation du sang de la paroi abdominale vers les autres régions du
corps, et par le massage à stimuler le mouvement péristaltique intestinal et la circulation. Les régions qui ne sont pas infiltrées sont traitées
par un pétrissage, très léger, au début, graduellement plus fort, toujours prudent, jamais irritant. Il n'est pas rare de voir de gros et durs
exsudats siégeant sur la paroi s'assouplir rapidement et disparaître en
partie. On les sent qui se rapetissent et se circonscrivent. Si l'on peut
suivre exactement avec le doigt la face profonde de ces exsudats, on

constatera que les couches superficielles seules se modifient, tandis que les parties profondes restent sans changement. La résorption des parties profondes n'a lieu que plus tard (1).

Quant aux exsudats pelviens, s'ils deviennent purulents, ils peuvent causer la mort. Aussi est-il capital de s'assurer du contenu de ces tumeurs avant de commencer un traitement, lequel traitement a presque toujours un bon résultat quand le pus n'existe pas. En général l'affection disparaît sans laisser de trace.

Le traitement est absolument dérivatif : mouvements actifs du dos, de la poitrine et des membres exécutés de telle façon que les muscles abdominaux soient complètement passifs. Massage de l'exsudat et de l'entourage. Une, deux, au plus trois séances par jour.

Quand l'exsudat, profondément placé, le long des parois pelviennes, ne peut être atteint avec la main extérieure, ou quand il est très volumineux, on masse avec le doigt introduit dans le rectum. Dans les cas où il est indiqué, l'effleurage rectal (mâlning) accélère la résorption. Au début et à la fin de chaque séance massez les vaisseaux lymphatiques à droite et à gauche du promontoire et sur la face antérieure du sacrum.

Des exsudats chroniques.

Les exsudats mous changent fréquemment de place. Un jour on les trouve en haut, dans la paroi abdominale, le long du bord antérieur de l'os iliaque, un autre jour, au-dessus du pubis dans la région de l'aîne. Il faut masser très doucement les exsudats mous pour commencer. S'ils sont durs et si l'on soupçonne la présence du pus on doit s'entourer des plus grandes précautions même pour l'examen, à plus forte raison pour le massage. Je m'en abstiens provisoirement en cas de frissons et de température élevée, et toutes les fois que j'ai soupçonné la formation du pus, j'ai adressé les malades à la chirurgie. Les exsudats durs, chroniques datant de plusieurs mois ou même d'années exigent un traitement de plusieurs mois.

(1) Brandt fait probablement allusion à ce que j'ai décrit (après ses compatriotes) sous le nom de cellulite sous-cutanée ou panniculite ; mais il ne parle ici (voyez la note de la page 456) que des œdèmes volumineux connus et décrits sous le nom de *plastrons* (STAPFER).

Les exsudats varient du volume d'une prunelle à celui du pelvis qu'ils comblent de leur masse, si bien qu'on se demande comment fonctionnent la vessie et le rectum et certainement ces fonctions sont fort difficiles surtout au début. Les exsudats peuvent occuper la partie supérieure du bassin, et avoir une étendue plus grande encore que les pelviens. Leur consistance est souvent aussi coriace que celle d'une rave. Dans nombre de cas à l'examen par le vagin on trouve la paroi recto-vaginale tendue comme une voûte et relevée contre la paroi abdominale. A l'examen par le rectum, celui-ci paraît rétréci, sous la forme d'un tube à parois dures, muni en haut près du sacrum d'une ouverture qui s'infléchit à gauche. Cette déformation est due aux masses dures de l'exsudat qui enveloppe de toutes parts le rectum. Sans l'ouverture les matières ne passeraient plus. Dans tous les cas que j'ai observés, j'ai vu plus tard que l'utérus était fixé au pubis, ce qui explique la dureté et la tension de la paroi recto-vaginale.

Le massage doit être très vigoureux. Le danger est de substituer à un état chronique un état aigu. C'est pourquoi, toujours prudent au début, je ne masse que du bout des doigts; puis graduellement j'augmente la force. On le peut et on le doit. Dès que je me suis assuré que la présence du pus n'est pas à craindre, et que le massage des extrémités digitales est insuffisant, je commence à faire des pressions vibrantes et du pétrissage avec le carpe, augmentant la force peu à peu, jusqu'à me tenir debout, bras étendu pour exercer la plus vigoureuse pression possible. Inutile d'ajouter que chaque séance commence et finit par les frictions circulaires légères. Il faut préparer le terrain aux fortes pressions.

On pourrait croire que l'appui intérieur, surtout pour des œdèmes si étendus, est inutile, mais l'expérience a prouvé le contraire, à moi tout au moins. Par le rectum ou par le vagin je fournis toujours un point d'appui qui me permet d'observer et modérer à volonté l'effet des pressions. C'est grâce à lui que j'ose augmenter la force sur les exsudats durs et indolores. Voici quelques observations relatives à ce genre d'exsudats.

Une femme, traitée à l'hôpital pendant cinq mois sans résultat, rentra chez elle et me fit venir quinze jours plus tard. Elle était au lit sur le conseil de son médecin. Je la laissai se lever pour s'occuper un peu de sa maison, et je la massai chez elle, matin et soir, pendant quinze jours;

après quoi elle vint chez moi, une fois chaque jour. Elle demeurait au troisième et assez loin de chez moi. La guérison exigea 45 séances.

Une jeune fille, qui avait été traitée dix mois dans un hôpital et sept dans un autre, apprit par la femme dont je viens de parler comment je l'avais guérie. Elle quitta l'hôpital et vint tous les jours chez moi. Il fallut cinq mois pour la guérir.

Les exsudats sont sujets à récidive surtout quand le massage cesse trop tôt. Dans un cas où un exsudat mou du côté droit avait disparu depuis deux mois, tandis qu'on massait encore un exsudat gauche, la malade se plaignit un jour à droite. On avait cependant fait, tous les jours, un massage de ce côté pour éviter la récidive. Je ne pus d'abord, malgré une recherche attentive, découvrir la cause des souffrances ; mais deux ou trois jours plus tard je trouvai un nouvel exsudat à la place même de l'ancien. Ainsi la malade avait été avertie par la douleur, longtemps avant que j'aie pu, malgré mon expérience, constater la récidive. J'ai vu d'autres faits semblables. Les récidives semblent avoir pour cause une imprudence de la malade, refroidissement des membres inférieurs, excès de marche, etc. Les œdèmes récidivant sont plus diffus. Ils se circonscrivent pendant le traitement et disparaissent comme ceux dont ils dérivent. Comme il y a avantage à masser tôt, je conseille de s'en rapporter aux indications de la malade. Ces œdèmes récents peuvent disparaître vite, au prix de quelques douleurs il est vrai.

Il est important de continuer le massage pendant un temps suffisant. C'est pendant les règles et surtout dans les derniers jours de la menstruation que les exsudats ont une disposition à se reformer. Ne cessez donc pas le massage pendant les règles. Prévenez par son moyen les stagnations. Une forte perte accélère les résorptions. Les effets du massage sont portés au maximum pendant les règles. Après elles il y a assez souvent recrudescence passagère, sans doute, par augmentation de pression sanguine, l'hémorrhagie ayant cessé et la congestion pelvienne n'ayant pas disparu.

Continuez le traitement après disparition de l'exsudat tant qu'il y aura le plus léger œdème. Quelques semaines plus tard, ou mieux si les règles suivantes ne sont accompagnées d'aucune récidive, cessez le traitement.

Les exsudats anciens, soumis à de rudes massages répétés plusieurs fois dans la journée, sont accompagnés de phénomènes fébriles plus ou moins marqués. 39° le soir, et même 40°. Je continue le traitement ; je n'ai jamais eu d'accident, mais je m'entoure des plus grandes précautions, conformément à l'avis des médecins qui considèrent le massage comme dangereux en pareilles circonstances. Si la fièvre est très forte, non seulement j'atténue la force du massage, mais je réduis le nombre des séances quotidiennes, de trois à deux ou une seule. En outre, j'emploie l'eau froide en frictions sur les membres et quand les douleurs le permettent, sur le dos. Essuyage rapide sans frotter. On couvre bien le corps. A répéter plusieurs fois, nuit et jour, suivant l'élévation de la température. Ne pas abandonner trop tôt ce traitement. J'ai vu une malade dont la température s'élevait à 40° et le pouls à 130°, traitée ainsi, sortir au bout de quelques jours. Parfois, surtout avant que j'eusse appris à modérer la force et la fréquence du massage, la fièvre a reparu au bout d'un ou deux jours ; cela peut arriver deux ou trois fois avant que l'exsudat soit vaincu ; mais le traitement hydro-thérapique avec massage finit par être le maître.

J'ai aussi fait usage de la vessie de glace, avec avantage ; mais en 1882, époque où je traitai la malade, je ne l'avais pas encore employée. Encore quelques observations : en 1880, j'ai massé avec succès un exsudat mou chez une femme qui me revint l'année suivante avec un exsudat dur. Disparition après un mois de traitement. En 1884, nouvel exsudat mou dont j'entrepris le traitement, mais comme la fièvre ordinaire se manifesta, le traitement fut interdit à plusieurs reprises par le médecin de la malade, et j'y renonçai. Un an plus tard, nouvelle atteinte du même mal. Cette femme était de complexion délicate, très nerveuse, sortait beaucoup, montait des étages, etc., etc.

A. W., 35 ans, mariée depuis 10 ans, 4 enfants, le dernier âgé de 18 mois. — En 1864, les garde-robes sont supprimées pendant 22 jours. En 1866, inflammation légère du ventre. Durée quelques semaines. En 1868, premier accouchement. Délivrance artificielle. Après le troisième accouchement, inflammation de l'utérus ? Encore une inflammation du ventre, d'octobre 1875 à juillet 1876. Pendant l'automne de cette même année, on la traite pour des ulcérations. En mars 1877, encore une inflammation du ventre. Je commence mon traitement le 18 avril 1877. Malade alitée, restes d'exsudats douloureux sous la paroi abdominale. Alternatives de constipation et de diarrhée. Règles régulières deux à quatre jours. Gros exsudat dans le ligament large gauche. Pieds froids, humides. Jambes faibles. Je lui dis de se lever le lendemain. Le traitement suivi a duré un mois ; voici comment il était réglé :

Gymn. Exercice nº III. — Massage de l'utérus, de l'exsudat, etc. — Massage du ventre contre la constipation ou contre la diarrhée. — Gymn. Ex. XXXIX, XXXIII, VI avec XXXVI, XVII. La malade était guérie le 18 mai et n'eut pas de récidive.

X., 23 ans, eut, à la suite d'un refroidissement, une inflammation du ventre, le 5 mai 1887. Appelé auprès d'elle le lendemain matin, je ne trouvai dans le bassin ni œdème, ni pulsations anormales, et lui conseillai d'appeler un médecin. Celui-ci, un de nos plus renommés spécialistes, déclara que la malade souffrirait sans doute longtemps. Le 1er juin, on revint me chercher. Il y avait de petits exsudats dans les ligaments larges, surtout à droite. Malgré l'avis du médecin qui considérait le massage comme dangereux, elle suivit le traitement et les exsudats diminuèrent de jour en jour. Le 19 juin, les règles parurent en retard d'une semaine. Peu de temps après leur cessation la guérison était acquise.

Exsudats aigus.

L'expérience m'a appris que si l'on masse un exsudat deux fois par jour, au moment de sa production, la malade gardant le repos, l'accroissement s'arrête très vite, parfois dès le second jour. Si la résorption ne se fait pas dans ce laps de temps, les douleurs disparaissent tout au moins. Or, comme la disparition des douleurs indique souvent que le processus aigu est terminé et le danger passé, le repos absolu n'est plus nécessaire ; je fais donc venir chez moi, en pareille occurrence, la malade deux fois par jour, si le chemin n'est pas trop long. Naturellement on aura égard aux forces de la malade pour la graduation du traitement. Au début, employez des compresses froides ou mieux la vessie de glace. Voyez d'ailleurs ce qui a été dit au chapitre viii sur les épanchements, sur les extensions et ce qui vient d'être écrit au sujet des récidives d'exsudats. Les médecins interdisent d'un commun accord le massage de toute inflammation pelvienne aiguë, comme très dangereux, surtout s'il y a péritonite. En cas d'épanche-

ments avec symptômes aigus survenus après une surextension, j'ai
cependant, en maintes circonstances, massé de suite, même deux fois
par jour, avec un très bon résultat. Il s'agissait, sans doute, d'épanchements sanguins. Je ne puis dire si le péritoine était affecté. Dans deux
cas au moins où les femmes sont tombées subitement malades avec
fièvre et douleurs violentes et où j'ai assisté à la formation de gros
exsudats, j'ai massé très légèrement, quatre à cinq fois par jour, avec
un tel résultat que les malades se sont levées et promenées dans leur
appartement, et bientôt ont pu venir chez moi. J'ai toujours employé
au début la vessie de glace. Le massage précoce me paraît, en de tels
cas, un grand bienfait puisque les malades peuvent promptement se
lever, recouvrent une partie de leur activité et sont tôt guéries.

De certaines tumeurs qui ont l'apparence d'exsudats.

Autant sont fréquents les exsudats ordinaires, autant est rare l'affection dont je vais citer quelques cas. En 1870, ou à peu près, j'observai
chez une femme une tumeur œdémateuse, aplatie, molle, nettement
limitée à la région hypogastrique, occupant le milieu de l'espace qui
sépare l'utérus de la crête iliaque. Il y en avait, en outre, d'autres plus
petites le long du bord antérieur des os, et d'autres plus grosses sur la
paroi latérale du bassin entre la colonne vertébrale et l'attache latérale
du ligament large. Quelques-unes disparurent sous le massage en quelques secondes. Cherchant l'étiologie de ces productions, j'acquis la
certitude qu'elles étaient liquides, car elles se laissaient pousser en
haut vers le ventre, ou dans l'hypogastre, ou en arrière du péritoine.
La malade disait éprouver d'assez fortes douleurs. Chaque jour je
retrouvais les tumeurs à leur place. Ou bien elles étaient redescendues,
en vertu de la pesanteur, ou bien de nouveaux liquides s'étaient
collectés. J'essayai de les faire disparaître par le pétrissage en cercle,
et la gymnastique dérivative, moyens qui réussissent en général.

Je connais une femme qui a souffert sept ans d'une affection semblable. J'ai inutilement consulté sur sa nature les médecins et les livres.
Elle semble être absolument inoffensive. Par le traitement médical
·ordinaire, on n'arrive pas à grand'chose au point de vue de la guérison,
qui est facilement obtenue par le massage quand il est faisable, ou par

des élévations, ou par le pétrissage des parois, mais toujours combiné avec la gymnastique dérivative.

Dans ces derniers temps j'ai maintes fois observé par l'ouïe et par le toucher comment les liquides, pendant le massage, s'échappent en frôlant, d'un point à un autre.

Encore quelques observations! En août 1882 j'eus à soigner une femme de 30 ans qui, entre autres maux, souffrait d'un mal de ce genre. La tumeur s'étendait en arrière dans le bassin ; à droite jusqu'à la partie postérieure de l'attache latérale du ligament large ; à gauche jusqu'au milieu du sacrum. Je la pris d'abord pour un exsudat mou ordinaire, peut-être un peu plus mou. Pendant une des premières séances je constatai, avec inquiétude, la disparition presque instantanée de cette tumeur. Je cessai de m'inquiéter en voyant que la malade ne souffrait pas. La tumeur se reforma et quatre ou cinq fois j'assistai au même phénomène. Je vis que l'évacuation se faisait en haut et en arrière et que je pouvais reconstituer instantanément l'œdème à l'endroit primitif et de la grosseur primitive, en faisant exécuter doucement, par une aide, l'élévation comme je l'exécute pour les femmes enceintes.

Je faisais disparaître l'œdème et le reconstituais à volonté. Le traitement continué pendant quelque temps eut pour résultat la résorption définitive et la disparition des troubles qui résultaient de ce mal singulier. L'année suivante j'eus encore un cas semblable (N. S. 28 ans). La tumeur était peu considérable, mais très sensible. Elle s'étendait à droite du bassin jusqu'à la partie inférieure droite du ventre comme une épaisse enflure. Elle disparut assez rapidement pendant le massage en donnant sous le doigt une sensation de crépitation. L'année suivante la femme se portait bien, ou du moins n'avait pas de récidive.

Œdèmes durs sur les os du bassin.

C'est en 1880 que j'ai observé pour la première fois ce genre d'œdème, sur une fille de 50 ans encore réglée. Elle était en traitement depuis quatorze jours déjà quand elle appela mon attention sur un point douloureux. Je découvris alors sur la face interne de l'épine sciatique un tubercule dur empiétant un peu sur le ligament sacro-sciatique et gros comme une noix de muscade. Il était si dur et si fixé que les effleurages rectaux ne pouvaient ni le séparer ni même le distinguer de l'os. La malade l'attribuait à une chute violente faite dans un escalier plusieurs années avant. Je supposai d'abord que l'épine sciatique avait été alors enfoncée par un choc direct et fracturée ; mais comme cette malade avait depuis deux ans un ulcère de la langue, j'admis la possibilité d'un cancer pelvien, et l'adressai à son médecin qui, d'accord avec un chirurgien réputé, lui conseillèrent de faire opérer le tubercule osseux le plus tôt possible.

Or, l'ulcère de la langue disparut après arrachement d'une dent. Je consultai donc un gynécologue qui conseilla la continuation de mon traitement puisque la malade s'en trouvait bien à tous égards. Une opération est chose grave ; et celle-là pouvait être remise à plus tard, si elle devenait nécessaire. L'amélioration continua et le 4 février 1881, le médecin de la malade constata la guérison qui cette année (1890) ne s'était pas encore démentie. Je l'ai examinée et n'ai trouvé nulle trace de la tumeur.

Le 16 novembre 1880 j'étais consulté par une fille de 25 ans, assez forte, un peu infiltrée, qui souffrait d'hémorrhagies et d'inflammation du ventre depuis plus de deux mois et avait constaté alors un gonflement douloureux de la région inguinale. Je trouvai un petit exsudat à gauche dans la région où le bassin et le ventre se touchent, tout près de la paroi osseuse, et en outre une tumeur dure sur l'épine sciatique, s'étendant sur le ligament, un peu plus grosse que la précédente. La tumeur fut examinée par un médecin, le 30 janvier et le 20 février. Lors de ce second examen la tumeur était assouplie et mobilisée. Le 4 avril elle avait disparu ; mais un œdème persistait. Le 1er mai il n'y avait plus rien.

Ces cas doivent être traités par le massage pratiqué avec l'index par le rectum ; massage très douloureux. J'exécutai à chaque séance des effleurages autour de la tumeur pour diminuer la sensibilité. De brèves frictions, de plus en plus fortes et rapides, leur succédaient, à trois ou quatre reprises avec pauses. Ces frictions étaient faites sur la tumeur et au-dessus d'elle. Puis je reprenais l'effleurage doux. Les frictions étaient répétées un certain nombre de fois.

Quand ces tumeurs disparaissent ou s'améliorent les phénomènes suivants, tout à fait caractéristiques, se produisent : l'assouplissement commence par le côté contigu à l'os ; en même temps paraissent dans les selles quantité de mucosités saignantes et la muqueuse rectale au niveau de la tumeur se plisse profondément ; peu à peu la tumeur se transforme en un bourrelet mou et mobile qu'on peut pousser en haut et en bas ; il glisse sur le point de fixation primitif ; les mucosités diminuent, disparaissent, la muqueuse reprend la consistance normale, et tous les accidents s'évanouissent. Chez la dernière malade les mucosités et la sensibilité au massage diminuèrent vers le 5 mai ; mais persistèrent jusqu'à la fin du traitement.

J'ai traité plus tard, avec un égal succès, des tumeurs semblables plus grosses ou plus petites, sur la face interne du sacrum. La plupart siégeaient à gauche. Il y en avait, de grosseur, largeur et épaisseur notables. Lorsque ces tumeurs sont petites on les confond aisément avec l'ovaire fixé au sacrum. Qu'on se souvienne qu'une pression légère sur ce soi-disant ovaire cause des douleurs dans la région lombaire et que ces tumeurs sont tout à fait adhérentes à l'os ; deux faits qu'on n'observe pas quand il s'agit d'un ovaire. A cause des évacuations de mucosités il vaut mieux ne masser qu'une fois par jour. Pour le massage l'avant-bras, la main et l'index étendus forment une ligne droite et le mouvement se fait en portant le tronc en avant, puis en arrière. On est assis près des pieds de la malade, vers le visage de laquelle on se tourne. Les jambes sont relevées et fortement écartées. L'avant-bras est entre elles. Le médius, l'annulaire et le petit doigt sont légèrement fléchis dans la paume de la main dont la face dorsale est terminée en haut.

Dernièrement j'ai soigné encore une femme qui avait un de ces tubercules osseux, à peine gros comme une fève, sur la face postérieure du pubis, à l'angle supérieur. Cette femme âgée de 47 ans, mariée, sans enfants, était soignée pour un prolapsus vaginal. La tumeur peu douloureuse fut traitée avec l'index par le vagin. Au bout d'un mois elle diminuait et se mobilisait. Elle finit par disparaître comme dans les autres cas que j'ai cités.

APPENDICE

DE L'INFLAMMATION DU CŒCUM

Ce traitement, dont il ne peut être question qu'après cessation des accidents aigus, doit être pratiqué avec prudence pour ne pas provoquer de récidive. Il est donc employé pour dissiper les vestiges du mal. Ayant vu que ma méthode d'examen, rectale pour les hommes, vagino-recto-abdominale pour les femmes, était la meilleure, la plus sûre, la moins douloureuse, je l'ai employée de préférence aux autres. J'ai également une méthode pour examiner avec fruit, sans douleur pour la malade, les régions les plus difficiles à atteindre, soit à la partie postérieure, soit sur les côtés du bassin, et aussi la fosse iliaque droite en cas d'inflammation cœcale. Il faut modifier l'attitude ordinaire. On fait fléchir latéralement le tronc du côté à examiner, de telle sorte que la hanche et la tête se rapprochent. Pour l'exploration bi-manuelle, on met l'avant-bras entre les cuisses de la malade et on refoule avec la poitrine le genou gauche en haut et en dehors, ou bien on met le pied droit de la malade sur l'épaule correspondante à la main qui touche; il ne faut pas que la cuisse gêne la main. Pour examiner un cœcum ou toute autre région douloureuse, on cherche le point malade avec le doigt qui touche. Puis on le retire un peu; et prudemment, de la main libre, on exécute des mouvements circulaires lents, et on cherche alternativement avec l'une ou l'autre main, *sans qu'elles se fournissent un appui réciproque*, à reconnaître la consistance et la forme du mal. Par cette méthode on ne cause aucune douleur, et avec de la finesse de tact on explore exactement. Le soulèvement du bassin facilite aussi l'exploration. Quand on a examiné ainsi sans causer de douleurs, on tente, à la séance suivante, l'examen bimanuel simultané, naturellement indispensable, mais de telle façon que la main qui fournit le point d'appui n'exerce pas de pression sur le côté opposé de l'organe malade, mais seulement une résistance élastique. Ne croyez pas qu'en brouillant tout au hasard dans le ventre on ait des perceptions aussi nettes que par mes procédés d'exploration ; usez de ces mouvements légers et lents, et chaque jour vous vous perfectionnerez dans le traitement de cette affection.

Il va sans dire qu'on masse en haut les veines, le conduit thoracique, les ganglions avec la main libre plutôt qu'avec le doigt qui touche.

Je recommande ce mode d'exploration surtout aux personnes qui ont les doigts courts ; mais qu'on emploie un seul doigt et qu'on tienne la main ouverte. Le traitement vise d'abord la disparition de la sensibilité, le rétablissement des fonctions péristaltiques cœcales, et le retour à une vie active. Je commence le massage à gauche pour faire descendre les matières fécales stagnantes. Puis, remontant, je gagne le coude des colons transverse et descendant et j'approche graduellement, d'une main légère, de la région affectée, sans y toucher le premier jour. De cette façon on arrive assez vite à agir sur le cœcum et le colon ascendant. Massez avec précaution, et engagez la malade à vous prévenir de la première douleur ou du moindre malaise. Les renseignements qu'elle donne, joints à l'expérience quotidienne, à la prudence et à la finesse du toucher, guident pour l'augmentation des pressions. D'ailleurs il n'est pas seulement plus sûr, mais plus avantageux, comme l'expérience me l'a prouvé, d'abréger beaucoup les séances au début, de faire plutôt un examen qu'un massage, puis d'augmenter graduellement. On doit avoir la main légère dans toutes les régions et non pas seulement au niveau ou au voisinage du cœcum, car les tiraillements ou mouvements du côté opposé sont ressentis par lui.

On exécutera la gymnastique appropriée. Les mouvements des muscles dorsaux troublant la régularité des selles seront évités. On les provoquera quotidiennement par un moyen inoffensif, tel que les lavements. Il va sans dire que la malade se mettra au régime alimentaire indispensable à la guérison. Voici l'ordre de mon traitement :

1° Gymnastique : XI avec XXXVI, XVII ; mouvement d'extension de la jambe : XLII, I, XI, légèrement.

2° Massage du ventre.

3° Elévation du rectum.

4° Dilatation sans force.

5° XLI, IX.

Pendant les règles : XVIII et XI ; extension de la jambe : XLII, I, VI ; massage : XLI, IX.

SIXIÈME PARTIE

NOTES COMPLÉMENTAIRES

ERRATUM

TABLE GÉNÉRALE

NOTES COMPLÉMENTAIRES

ET ERRATUM

Page ix. — **Complément à la préface de l'auteur.** — Voici quelle a été l'origine de mes recherches sur le système de Brandt. — La première pensée qui me soit venue de m'enquérir d'un traitement différent des méthodes en cours est née de l'infériorité relative de ces méthodes, de l'avènement et des excès de l'empirisme chirurgical et de la lecture, dans la *Revue des Deux-Mondes*, d'un article de M. Lagrange, qui depuis, s'est distingué par de nombreuses publications scientifiques sur la physiologie des mouvements et la haute utilité de la gymnastique médicale générale. Dans cet article M. Lagrange, qui revenait de Suède où il avait été comme moi envoyé en mission, mentionnait en passant le traitement de Brandt. Je suis parti en 1893, ayant pour bagage littéraire un livre bien fait pour piquer la curiosité, celui de MM. Jentzer et Bourcart.

On m'avait dit : n'allez pas chez Brandt. C'est une sorte de *rebouteux*. Allez chez un médecin pratiquant sa méthode. Je me mis donc à l'obligeante école du Dr Helleday pendant un mois. J'en emportai une idée de la pratique du massage, mais non de la méthode de Brandt et *la notion* d'un fait *qui*, plus tard, *prit une importance capitale à mes yeux :* le Dr Helleday avait une habileté et une facilité d'exploration gynécologiques, supérieures non seulement à la mienne malgré dix années d'études spéciales, mais à celle des maîtres les plus justement réputés. J'appris de plus que la méthode de Brandt n'avait causé aucun accident grave entre ses mains et celles de ses élèves suédois et norwégiens. Enfin je constatai que toutes les malades du Dr Helleday se louaient du traitement.

De retour à Paris j'essayai le massage sur deux ou trois malades qui éprouvaient des malaises abdominaux depuis leur accouchement datant de trois ou quatre mois, sans que les suites immédiates eussent été pathologiques, et sans que l'utérus fût altéré. Il n'y avait même pas de subinvolution apparente. Le ventre diminua et les femmes se sentirent légères et très bien portantes. *Je ne comprenais pas grand'chose à ce que j'avais fait*, et me bornai à constater que les résultats dans ces cas simples avaient été bons. Je ne m'occupai point de la gymnastique dans laquelle je voyais, à l'exemple du Dr Helleday, un auxiliaire fortifiant, un tonique de l'état général, et rien d'autre.

Je retournai en Suède en 1892. Cette fois je vis Brandt. Pendant un mois, je passai la majeure partie de mes journées chez lui à regarder sa main droite travailler, grâce à la complaisance de ses malades, à lui poser des questions auxquelles il faisait, par interprète, des réponses toujours instructives, mais d'ordinaire sans rapport avec mes questions, et à constater de loin en loin son adresse à réduire l'utérus.

Dans la salle voisine je voyais une assistante expédier avec la plus vertigi-
neuse prestesse des exercices gymnastiques qui me semblaient une inutile
gesticulation, mais Brandt affirmait l'excellence de leur principe et sa probité scientifique donnait de la valeur à cette affirmation. L'inestimable gage de cette
sincérité m'encourageait à poursuivre avec opiniâtreté une enquête hérissée de difficultés non seulement par mon ignorance de la langue suédoise, mais par le
défaut d'esprit de suite dans les conversations de Brandt. Le soir, un Suisse,
M. O... d'une extrême obligeance, possédant le suédois comme le français, s'éver-
tuait à me traduire, de vive voix, l'ouvrage original de Brandt, que j'avais préféré à l'ouvrage allemand (retouché) et dont je connaissais déjà certaines parties, par la traduction française de Stas (d'Anvers) faite d'après la traduction
allemande de Resch. En écoutant cette lecture mes impressions étaient à peu
près celles d'un minéralogiste qui verrait luire des parcelles de pierre précieuse
dans une gangue en apparence grossière.

Revenu à Paris, j'expérimentai cliniquement et *sur indications nettes*, les mouvements gymnastiques décongestionnants dont l'importance me semblait primordiale. Quant au massage je le repris ; mais *au hasard de la fourchette* car
nulle part, pas même auprès de Brandt ou dans son livre, je n'avais trouvé, à ce
sujet, d'indications offrant quelque précision scientifique. J'eus la bonne fortune
de rencontrer, dès le début, des cas fort démonstratifs au point de vue des
résultats. L'étude critique des documents publiés donna une nouvelle solidité
à ces notions personnelles *exclusivement relatives à la valeur curative et palliative du système*. La cause de succès inégaux mais toujours de même sorte malgré la variété des cas, était encore pour moi et devait rester un certain temps
lettre morte. Cependant ma conception de la méthode prenait corps. J'avais
cherché et trouvé dans Littré le mot, — KINÈSITHÉRAPIE — pour en exprimer la
géniale synthèse. La science gynécologique me paraissait révisable à la lumière
des découvertes de Brandt, plus importantes, à mon sens, qu'il ne les supposait
lui-même. Je laissai entrevoir, dans mon Rapport, la possibilité de cette révision.
Restait à faire les études dont cet ouvrage contient la relation et d'autres encore
qui viendront en leur temps.

PAGE IX, LIGNE 21. — « Faits sinon semblables du moins analogues... » Je
soigne dans ce moment une malade de même catégo-
rie. Hystérectomisée par le Dr X.... chirurgien des hôpitaux, un des promoteurs de l'opération, cette femme
continue à souffrir périodiquement. On sent, à droite
et à gauche, deux masses dures, de consistance et de
volume variables suivant l'époque du mois (molimens).
L'une, la gauche, est en un point limité *atrocement*
douloureuse.

L'étude de ce cas contribuera à faire dans mon esprit
la lumière sur les deux questions suivantes déjà presque tranchées :

1º Le chirurgien ne peut-il créer des infirmités qui
n'existaient pas, ou en laisser subsister que la kinèsithérapie guérit en même temps qu'elle empêche ou du

> moins retarde la déchéance physique et morale, consé-
> quence logique de la mutilation radicale des femmes
> jeunes ;
>
> 2º Les tissus cicatriciels n'opposent-ils pas, comme
> les scléroses et les dégénérescences, un obstacle insur-
> montable au massage ?

PAGE XV, LIGNE 16. — Au lieu de : *complémeutaires*, lisez : *complémentaires*.

— 9, — 21. — Au lieu de : *qui les fixent*, lisez : *qui le fixent*.

— 14, EN TÉTE. — Au lieu de : *dont le massage démontre*, lisez : *dont la
kinésithérapie démontre*.

— 18, LIGNE 2. — Au lieu de : *vaso-dilatations erratiques*, lisez : *vaso-dilatations ou vaso-constrictions erratiques*.

— 18, — 28. — Voici **l'observation** :

N..., âgée de 13 ans, infirme depuis deux ans, non réglée.

ANTÉCÉDENTS — Dans la première enfance rien de particulier. Un frère coxal-
gique.

A la fin de 1891, cette enfant, voulant embrasser son frère, se dresse sur la
pointe du pied droit, pousse un cri de douleur et s'évanouit. Quand elle revient
à elle, sa jambe droite est fléchie, dans l'articulation fémoro-tibiale. La fillette
ne peut ni l'étendre ni poser le talon par terre sans se plaindre.

X..., membre de l'Académie, ne découvre aucune lésion appréciable mais est
d'avis, à cause des antécédents, d'appeler N..., chirurgien des hôpitaux. Celui-ci,
à cause des mêmes antécédents, conseille de tenir la fillette étendue ; puis comme
la flexion de la jambe s'accentue, on pratique l'extension continue au moyen
d'un poids léger fixé au pied.

L'enfant continue à souffrir, tenant toujours sa jambe plus ou moins fléchie
quand on la met debout et ne posant que les orteils sur le sol.

*A l'approche de l'été de 1892 les phénomènes s'accentuent et disparaissent dès
que les chaleurs s'établissent.*

L'enfant passe la saison au bord de la mer, marchant, courant, jouant, comme
ses camarades bien portantes.

A l'entrée de l'hiver de 1892-93 *la douleur reparait et la jambe se fléchit. Les
phénomènes s'accentuent avec le froid.* Nouvelle consultation.

N... ordonne la reprise du traitement, et on couche l'enfant durant plusieurs
mois, avec un poids attaché au pied.

*A l'approche de l'été de 1893, les phénomènes s'amendent et disparaissent dès
que les chaleurs s'établissent.*

L'enfant passe la saison au bord de la mer, marchant, jouant, courant comme
ses camarades bien portantes.

*A l'entrée de l'hiver de 1893-94, la douleur reparait et la jambe se fléchit.
Les phénomènes s'accentuent avec le froid.* Nouvelle consultation.

N... déclare que les os sont décidément indemnes et qu'il faut essayer des
traitements généraux qui s'éterniseront. Le sien avait duré deux ans sans autre
résultat que d'affaiblir la malade.

V..., professeur à la Faculté, invité à donner son avis, conseille de séparer l'enfant de sa mère et de la placer dans un établissement hydrothérapique spécial.

C'est alors que je me rencontre avec X... qui considère la fillette comme une hystérique latente.

Ce diagnostic ne me semble pas moins hypothétique que celui de coxalgie qui l'avait précédé.

Examen. — État local. — L'enfant est couchée ; le membre inférieur fléchi moyennement, cuisse sur le bassin, jambe sur la cuisse. Au niveau du genou existent trois points douloureux, disposés en triangle. On ne peut y toucher, même légèrement, sans que l'enfant se plaigne. De ces points partent de temps à autre des crises de souffrances que N... qualifie d'aura.

La jambe est toujours froide.

État général. — Aspect un peu chétif. Pas de menstruation ; mais l'enfant présente de temps en temps quelques-uns des troubles réflexes communs à l'époque de la puberté. Je suis frappé de la vaso-constriction permanente du membre malade et de l'influence indéniable du froid sur l'affection (Voyez plus haut). Je le suis également du défaut de menstruation et de la manifestation intermittente de congestions qui au lieu de se concentrer sur l'abdomen, pour aboutir au raptus sanguin physiologique, ne font qu'une fugace apparition, et sont déviées vers tel ou tel point de l'organisme. A cette époque je n'avais pas fait mes expériences, ma théorie des troubles vaso-moteurs erratiques n'existait point, et je ne songeais point à rechercher les faits démonstratifs, c'est-à-dire l'exacerbation de la douleur et de la flexion du membre inférieur, au moment de molimens abdominaux éphémères et presque nuls ; mais *la logique* me fit admettre une relation possible entre l'absence de menstruation et l'indéfinissable état pathologique au sujet duquel j'étais consulté.

En conséquence je déclarai à la famille que si cette relation existait je guérirais l'enfant en la réglant. Si au contraire l'hystérie était le point de départ des accidents, j'échouerais ou tout au moins n'obtiendrais pas de guérison durable.

Le traitement consistant en gymnastique congestionnante du pelvis et en un massage court et très léger des quatre membres, sans jamais toucher aux points douloureux du genou, est institué *à la fin de décembre* 1893.

On porte l'enfant chez moi, jusqu'au jour où elle peut poser le pied par terre. Dès le premier mois un molimen abdominal très net fait apparition. Huit jours plus tard le sang coule.

Au mois de mars l'enfant cesse le traitement. Elle marche et *cette guérison se maintient comme la menstruation.*

La dernière fois que je l'ai vue, elle était au bal [*Novembre* 1896].

Ce cas présente une analogie d'origine non douteuse avec un autre, également soigné par moi et dans lequel le point de départ fut *encore* une douleur localisée au membre inférieur, survenue *encore* à la suite de ce qu'on appelle faux mouvement ; mais la maladie installée et prise pour affection hystérique progressa lentement et sûrement défiant toute thérapeutique. A l'impotence succéda l'atrophie. Le massage du ventre sans gymnastique — car celle-ci était impossible — fit alors son œuvre dynamogénique. Après cinq mois de traitement la malade s'asseyait, ce qu'elle n'avait pu faire depuis neuf ans, et à la fin de la même saison, elle marchait sur des béquilles. Ce succès, qui date de 1893, ne se dément point ; au contraire, sous l'influence d'un traitement annuel de trois mois suivi de cure d'air dans la montagne, les progrès s'accusent, confirmant mon hypothèse de la *rééducation des centres moteurs par la kinésithérapie et spécialement par le massage léger du ventre.*

Pages 24, 96, 244. — Cellulite sous-cutanée ou **panniculite.** J'extrais du travail du Dʳ Josephson sur le traitement manuel des affections gynécologiques — (om den manuela behandlingen af gynükologiska lidanden, Stockholm, 1891), — l'excellente description qui suit. J'en ai eu connaissance au début de mes recherches sur la cellulite, et je l'ai citée mais non publiée, faute de place, dans mon premier travail sur le sujet (Annales de Gyn. et d'Obst., 1893). Je la fais suivre du petit mémoire du Dʳ K. Viderström sur la cellulite du fond du bassin, c'est-à-dire du bassin mou. Je rappelle que pour moi ce n'est pas l'unique siège de la cellulite pelvienne et que je réunis en une seule famille les œdèmes abdomino-pelviens en leur donnant pour cause les troubles de l'innervation vaso-motrice.

CELLULITE DE LA PAROI ABDOMINALE
PAR LE Dʳ JOSEPHSON.

« Avant d'achever ce mémoire (Etude sur la méthode de Brandt, citée page 160), je veux appeler l'attention sur une affection très fréquente chez la femme, très douloureuse et qu'on ne peut guérir que par le massage ; je parle de la cellulite de la paroi abdominale. Le nom « cellulite » exige une explication. Dans la langue ordinaire médicale, cellulite signifie une inflammation du tissu cellulaire, un phlegmon. Les Anglais usent particulièrement de cette expression, et dans la nomenclature anglaise, la cellulite du bassin devient l'analogue de la paramétrite — inflammation des tissus du bassin. Quand on entend pour la première fois l'expression « de cellulite de la paroi abdominale » on croit qu'il s'agit d'un phelgmon de la cavité prévésicale de Retzius. Mais c'est tout autre chose. Tous les masseurs savent qu'il peut y avoir, en toute partie du corps, des noyaux (litt. gonflements) probablement de nature œdémateuse dans les tissus sous-cutanés. Cette affection est très fréquente, au moins en Suède, chez les femmes et chez les hommes. Le siège le plus ordinaire de ces modifications est : 1⁰ le cuir chevelu ; 2⁰ les bras ; 3⁰ les surfaces antérieures et latérales de la poitrine ; 4⁰ la paroi abdominale ; 5⁰ la région fessière et la face interne des cuisses. Elle se manifeste par des symptômes différents suivant le lieu où elle se montre. La cellulite du cuir chevelu détermine une forte sensation de poids sur le sommet de la tête et de la céphalée. La cellulite des extrémités a les mêmes signes que la myosite rhumatismale et quand elle est localisée dans la région fessière, on peut la confondre avec une sciatique. A la poitrine elle fait croire à une pleurésie sèche, et surtout à une affection cardiaque. Beaucoup de malades atteintes de cellulite croient avoir une maladie du cœur. Elles éprouvent une inquiétude particulière, des palpitations et souvent de la difficulté à respirer, et elles se plaignent de la région du cœur et du cœur même. La sensation que produit la cellulite localisée en ce point plonge souvent la malade dans la mélancolie. La cellulite épigastrique est maintes fois confondue avec les affections gastriques et la cellulite de la partie inférieure du ventre avec les oophorites.

L'anatomie pathologique de cette affection est encore moins connue que celle de la myosite rhumatismale. Les explorations postmortem manquent pour des raisons faciles à expliquer. On peut supposer par les symptômes cliniques que la maladie a pour origine un œdème du tissu cellulaire, tantôt diffus et tantôt localisé en noyaux, séparés les uns des autres. Les dimensions de ces noyaux varient de très petits grains de gruau à de grosses noisettes. L'œdème peut s'étendre à un grand nombre de lobes adipeux ou se limiter à des lobes isolés. Cet œdème est probablement d'origine vaso-motrice.

Je laisse de côté les autres cellulites pour m'occuper de la cellulite de la paroi abdominale. Les gynécologues l'observent souvent. Les malades se plaignent ordinairement d'une douleur de ventre, de la partie inférieure ordinairement, et surtout des aines. La douleur s'accroît en marchant et en général pendant les efforts. Mais quelquefois elle s'apaise quand la malade se donne du mouvement, et s'exaspère pendant la nuit.

Cette douleur ressemble parfois à une crampe, et simule une colique intestinale ou génitale. La sensibilité est souvent très vive, tellement quelquefois que la seule pression des vêtements la fait naître ; le ventre en maintes occasions est si douloureux que la malade crie quand on la touche. Naturellement le degré de cellulite varie : c'est tantôt une affection sans importance, tantôt une pénible infirmité. Quand une femme accuse de tels symptômes, on est disposé à croire comme elle qu'il s'agit d'une maladie du bas-ventre et on pratique l'exploration bimanuelle. On trouve alors que les pressions provoquent la souffrance. En règle on peut assez facilement palper l'utérus, mais quand on veut explorer les annexes la patiente se contracte et éprouve de telles douleurs que la palpation devient impossible. Quand on ne connaît pas la véritable nature de cette affection on suppose que les annexes sont atteintes. Le plus souvent on pose à la légère le diagnostic d'oophorite et la malade est traitée sans succès. Pour arriver au diagnostic, il faut user de procédés spéciaux. Faites un pli à la paroi abdominale de façon à saisir les couches de cette paroi sus-jacentes aux muscles, c'est-à-dire la peau et le tissu adipeux sous-cutané.

S'il y a cellulite, le pli de la peau est mou, pâteux, sans élasticité comme cédant à la pression des doigts, mais quelquefois aussi très dur et en tous cas sans élasticité normale. Dans d'autres cas on trouve de petits grains de gruau, très douloureux ou des masses plus ou moins grosses, composées d'une agglomération de ces petits gruaux. La malade éprouve une douleur violente et par la comparaison avec une partie insensible de la peau, on peut y faire des plis plus minces et sans consistance pâteuse. Alors le diagnostic est clair, il s'agit d'une cellulite, c'est-à-dire, selon toute vraisemblance, d'un œdème du tissu cellulaire (et peut-être des couches les plus profondes de la peau). La malade persiste à croire qu'il s'agit d'une maladie du bas-ventre et parfois n'est convaincue qu'après disparition progressive de la cellulite. Dans certains cas les modifications de tissus sont si légères qu'on fait le diagnostic seulement par la sensibilité, et par l'efficacité du traitement. J'ai dit plus haut que la cellulite pouvait être observée dans toutes les parties du corps ; cependant elle a des lieux de prédilection. La cellulite de la paroi abdominale siège au-dessus du nombril ; unilatérale ou bilatérale, elle s'étend en bas et en dehors vers les aines, quelquefois jusqu'à l'épine iliaque antéro-supérieure et de là au-dessous de la crête iliaque et au-dessus de la région fessière. La cellulite occupe aussi la région pubienne, les symptômes simulent alors une maladie de vessie, mais l'exploration montre facilement à quoi on a à faire. Les pressions légères exercées sur les parties molles contre les os sous-jacents sont très douloureuses en pareil cas. La cellulite peut être limitée à la région ombilicale, la malade éprouve alors des douleurs de ventre. La cellulite siège souvent à l'épigastre mais ses lieux de prédilection sont les régions gastrique, iliaque et inguinale. Telle est la symptomatologie.

L'étiologie n'est pas claire. J'ai admis plusieurs causes, tant générales que locales, générales dans les cas où la cellulite est distribuée sur toute la superficie du corps J'ai vu des cas où les mains et les pieds seuls étaient indemnes. La consistance pâteuse et la douleur existaient partout. Attribuer cette affection au refroidissement, c'est se tirer aisément d'affaire. Une cause banale ne saurait avoir qu'une importance secondaire. Supposer une anomalie du système vasomoteur dans les cas de cellulite générale, est plus scientifique.

Dans la cellulite locale, le refroidissement paraît jouer un certain rôle. La cellulite abdominale est favorisée : 1° par la pression du corset ou des rubans de jupes. Dans les régions comprimées contre le squelette, la circulation de la peau est entravée L'œdème se produit d'autant plus facilement que la circulation est moins libre ; 2' par l'insuffisance des vêtements de dessous ; 3° par la grossesse. L'extension du ventre, l'effort pendant l'accouchement paraissent prédisposer la paroi abdominale à la cellulite. Je l'ai vue se produire quelque temps après et même pendant l'accouchement chez des femmes qui n'avaient pas eu de cellulite auparavant ou du moins chez lesquelles elle était latente. Voilà qui explique pourquoi cette affection est plus commune chez les femmes que chez les hommes ; mais quel que soit le lieu où elle se manifeste, elle est plus généralement observée chez les femmes.

Outre les trois conditions favorables que je viens de signaler, il en est d'autres sans doute puisqu'on peut la rencontrer chez des femmes qui ne se sont jamais serrées, qui ont toujours porté des vêtements de dessous en laine et qui n'ont pas eu d'enfant. Enfin, il faut encore expliquer pourquoi elle ne se produit pas chez des femmes qui se serrent, ne se couvrent pas suffisamment et qui ont eu des enfants.

Il est incontestable que la surcharge adipeuse du tissu cellulaire en facilite le développement. On trouve, très rarement, au moins, la cellulite abdominale chez des femmes maigres.

Cela s'explique par une entrave légère à la circulation en pareille circonstance.

Je ferai remarquer que la cellulite peut se présenter sous l'aspect d'une granulation, mais qu'il ne faut pas la confondre avec les granulations du tissu cellulaire adipeux que détermine l'atrophie de celui-ci après plusieurs accouchements. Ordinairement d'ailleurs la cellulite de la paroi abdominale a une certaine étendue. Souvent c'est après avoir massé pendant quelque temps que les granulations paraissent ; souvent aussi persistent de petits grains qui ne disparaissent pas et ne deviennent pas indolores. Le diagnostic est facile du jour où les doigts ont acquis la notion du mal par la sensation de consistance pâteuse. La cellulite ne peut échapper à un examen attentif. La malade éprouve une douleur caractéristique quand on saisit comme il faut un pli de la peau. On ne peut guère confondre la cellulite avec un œdème d'autre origine ; tel que l'anasarque, d'une part, l'absence de troubles circulatoires et d'état hydrémique, d'autre part la répartition irrégulière de l'œdème et la consistance pâteuse, et la sensibilité, préviennent toute confusion.

On pourrait prendre la myosite pour la cellulite en explorant superficiellement, mais cela n'arrive pas si l'examen est méthodique Il ne faut pas refouler la région malade contre la couche musculaire sous-jacente, mais faire un pli à la peau qu'on étire Un grand nombre de cas de prétendues myosites sont sans doute des cellulites. Il faut savoir que la myosite et la cellulite peuvent exister concurremment et que leur étiologie et pathologie sont peut-être semblables. Au point de vue gynécologique il est important de ne pas confondre la cellulite avec les affections des organes abdomino-pelviens.

C'est en effet, surtout au point de vue gynécologique, que cette maladie offre de l'intérêt, car faute de connaître ce genre d'affection on court risque d'attribuer à un état pathologique génital les douleurs et les infirmités qui dépendent de la cellulite. Une cellulite étendue peut être prise pour une péritonite chronique ; la sensibilité pendant l'exploration être interprétée dans le sens de métrite, d'oophorite ou de névralgie ovarienne.

La cellulite abdominale rend plus difficile ou même empêche l'exploration bi-manuelle. La malade se contracte à cause de la douleur et chaque pression exercée par la main extérieure augmente douleur et contraction. C'est surtout au massage gynécologique que la cellulite crée un obstacle qu'il faut d'abord faire disparaître.

Le pronostic de cette maladie est favorable parce qu'elle est sans danger et parce qu'on en triomphe par un traitement convenable. Mais il est difficile, souvent impossible, de faire disparaître la cellulite complètement et la récidive survient au bout de quelques années. Rechute parfois complète, mais elle n'a pas de durée si l'on agit à temps. Le traitement est simple mais pénible et douloureux. Le massage est la seule méthode de valeur Je parle ici de la cellulite abdominale, car la cellulite générale pourrait être traitée également par des bains. Le pétrissage, en étirant la peau et le tissu cellulaire, constitue le meilleur mode de massage. Commencer très doucement à cause de la sensibilité souvent très grande et qui augmente les premiers jours. même quand on procède avec prudence. Vous augmenterez ensuite la force. Si la sensibilité s'exagère, il est avantageux de suspendre le traitement pendant un jour, surtout au début. On constate souvent que l'arrêt ordinaire du dimanche est utile, car la sensibilité est souvent moindre le lundi. On triomphe des cellulites légères par un traitement de quelques semaines, mais les cas invétérés exigent le traitement quotidien pendant des mois. La sensibilité persiste souvent aussi longtemps que le massage est continué. La douleur disparue et la consistance de la paroi abdominale devenue normale, on doit cesser le traitement pendant quelques jours quand même il y a encore sensibilité au massage ; si elle disparait alors, on abandonne le massage.

Cette sorte d'affection. cette cellulite abdominale, si importante au point de vue du diagnostic différentiel, paraît encore peu connue même des gynécologues. Hors de Suède, si je ne m'abuse, elle est parfaitement ignorée. Chez nous c'est le professeur Salin qui a appelé l'attention sur l'importance de cette affection en gynécologie. Il y a déjà plus de dix ans qu'il a découvert la vraie nature et le traitement de cette maladie, il en démontrait alors l'existence clinique à ses élèves. Je veux citer ici ses deux premières observations qu'il a mises à ma disposition.

Observation I — La malade, âgée de 36 ans, me consulta pour la première fois le 26 octobre 1880. Elle éprouvait depuis quatre ans de violentes douleurs du ventre. Très fréquentes, les crises douloureuses duraient d'un à quinze jours. Prises pour une inflammation péritonéale, elles furent traitées par l'immobilité et la morphine. Les mouvements augmentaient la douleur, ce qui rendait la malade quasiment invalide, très nerveuse et altérait la nutrition. En l'explorant on ne trouvait rien d'anomal sinon une paroi abdominale dure et très sensible. On pratiqua le massage d'abord douloureux. On le continua pendant deux mois, et la malade se rétablit complètement. Plus tard elle eut une récidive légère dont le massage triompha aisément.

Observation II. — La malade, âgée de 30 ans, mariée, consulta le Pr Salin le 17 novembre 1880. Après son premier accouchement normal, elle avait éprouvé des douleurs surtout à gauche du ventre. On la traita pour une oophorite, mais rien, pas même le massage gynécologique, ne l'améliorait. Par l'exploration on trouvait les organes génitaux normaux, excepté une légère augmentation de volume et un catarrhe de l'utérus sans importance. Mais le tissu adipeux du bas-ventre était considérablement épaissi et d'une extrême sensibilité. Après un traitement de quelque durée par le massage les douleurs disparurent. Depuis elles sont revenues mais rarement et alors le massage en venait facilement à bout. Ces deux cas sont sous tous les rapports, typiques, y compris les diagnostics inexacts et les traitements non justifiés.

Voici maintenant un cas simulant une colique hépatique.

Observation III. — La femme d'une vingtaine d'années, mariée, est accouchée il y a vingt mois. Elle est malade depuis six semaines; vomissements et douleurs de ventre. Le médecin qui l'a traitée a diagnostiqué une colique hépatique. La malade n'avait pas d'ictère et on n'a jamais trouvé de calculs biliaires. Elle a eu de légères crises simulant des coliques hépatiques et de continuelles douleurs avec sensibilité à la moindre pression du ventre, et sensation constante de fatigue. Par l'examen je trouvai à gauche et au-dessous du nombril une cellulite qui s'étendait sur la surface d'une main et à droite une autre moins étendue. L'utérus était en rétroversion et l'exploration très difficile à cause de l'épaisseur et de la sensibilité des parois abdominales. J'ai fait le massage pendant trois semaines; passé ce temps les douleurs, spontanées et à la pression, et la sensation de fatigue ont disparu. Dans ce cas la cellulite était probablement aiguë.

Observation IV. — La malade, âgée de 26 ans, mariée, avait eu une endométrite que j'avais soignée depuis le commencement de 1890, jusqu'au treize mai, époque du rétablissement. A cette époque pas trace de cellulite. Le 8 septembre elle revenait se plaignant de souffrir du ventre à droite. Cette douleur, apparue trois mois auparavant à la suite de refroidissement, persistait depuis cette époque.

Je constatai une cellulite légère à droite du ventre. Après l'avoir massée, je la priai de venir à ma clinique quelques jours plus tard, dans l'intention de la montrer à un gynécologue allemand. Elle vint mais la cellulite n'existait plus, et comme je recherchais la cause de cette disparition, la malade raconta qu'elle s'était massée elle-même deux fois par jour parce que mon unique massage l'avait soulagée. Aucune douleur ni spontanée ni à la pression Ce n'est pas la première fois que je vois la cellulite de date récente disparaitre après quelques séances de massage; mais les cas invétérés exigent un très long traitement. Voici un de ces cas, assez intéressant.

Observation V. — La malade, âgée de 28 ans, célibataire, souffre constamment du ventre depuis cinq à six ans. Règles douloureuses et irrégulières. La malade se croit atteinte d'une affection du bas-ventre. Dernières règles à la fin du mois de juin. Examen le 11 août. L'exploration ne permet pas un diagnostic précis, à cause de la sensibilité et de la tension du ventre mais je ne pense pas à la cellulite.

18 août. L'exploration renouvelée, je trouve autour et au-dessous du nombril une cellulite qui s'étend vers les aines. L'utérus est gros et je soupçonne la grossesse. Le 6 septembre je la constate. Massage de la cellulite qui, le 20 novembre, avait disparu, sauf en un endroit où persistait obstinément une granulation douloureuse. La malade accoucha plus tard : elle se porte bien.

Il n'y a naturellement aucune contr'indication au massage de la cellulite pendant la grossesse. Celle-ci prédispose à la cellulite et par conséquent aggrave une cellulite existante. Il ne faut pas que l'affection s'enracine et on ne peut pas exciter la contraction de l'utérus par le massage et l'étirement d'un pli de la peau.

Après l'accouchement il n'est pas rare que la cellulite survienne ou s'exaspère si elle préexistait, source d'erreurs de diagnostic, comme le prouve le cas suivant.

Observation VI. — Malade âgée de 24 ans, soignée en mars 1889, pour un avortement. A cette époque, aucune trace de cellulite. Accouchement le 12 avril 1891. Pas de fièvre puerpérale. Quinze jours après son accouchement elle se plaint de douleur au côté droit sans que je puisse sentir aucun exsudat. Repos absolu pendant une semaine encore. En l'explorant de nouveau je trouve que la paramétrite soupçonnée était une cellulite légère de la moitié droite de la paroi abdominale. Je pourrais citer plusieurs cas d'erreurs de diagnostic. Mais ce serait me répéter. La règle est que, dans l'exploration, il ne faut pas oublier la cellulite. Surtout pour le gynécologue, il est nécessaire d'explorer la paroi abdominale à chaque examen, incomplet sans cela. Cette négligence facilite des erreurs.

La cellulite existe également dans le bassin unie à la myosite. Le docteur Viderström a signalé des faits de sa pratique qui le prouvent, et a indiqué son traitement en pareil cas. Je n'en ai vu et traité qu'un seul.

Observation VII. — Malade âgée de 37 ans. Deux enfants, le dernier il y a neuf ans. Lors du dernier accouchement terminé par les instruments, le périnée a été déchiré et probablement aussi l'anus. Dès lors douleurs pendant les évacuations. Il y a deux ans avortement suivi d'une inflammation très tenace du bas-ventre. Santé assez bonne jusqu'à l'été de 1890 ; elle souffre alors d'une cystite avec uréthrite, et d'une fissure avec contraction de l'anus. En outre elle avait un reste d'exsudat qui fixait l'utérus en rétroflexion. Elle n'avait pas alors de douleurs au fond du bassin en s'asseyant.

Après un séjour au lit pendant deux mois l'affection vésicale et intestinale disparut. Je n'avais pas traité le reste d'exsudat. C'est alors que la malade commença à souffrir pendant la station assise prolongée. Douleurs très violentes Elle me fit chercher le 31 janvier 1891. Je constatai de la myosite au niveau de l'attache des muscles à l'os sacrum et je la massai pendant quelque temps sans aucun résultat, quand la malade, pratique comme toute sa nation (anglaise), me dit que l'affection devait avoir son origine au fond du bassin. J'avais justement lu le mémoire de Dr Viderström et je me mis à explorer bi-manuellement avec deux doigts introduits dans le vagin et la main extérieure appliquée sur la face inférieure du fond du bassin Les pressions ainsi exercées faisaient vivement souffrir la malade.

Après un traitement de quelques semaines, elle put s'asseoir sans douleurs. Je ne doute pas que je n'ai observé là un cas de cellulite du fond du bassin. Ni les attaches des muscles au coccyx ni l'os lui-même n'étaient douloureux. Je ne pouvais pas sentir une différence de consistance, mais sans aucune expérience de ce genre de palpation, je ne puis prétendre qu'elle n'existât point. La sensibilité et le résultat du traitement prouvent suffisamment l'existence de la cellulite. On traite de tels cas de la manière suivante : Deux doigts dans le vagin ou un doigt dans le rectum servent d'appui, et le massage est fait sur la face inférieure du fond du bassin avec la main extérieure. La position de Sims est la plus commode.

DE LA MYOSITE ET DE LA CELLULITE DU FOND DU BASSIN (1), PAR LE Dr K. VIDERSTRÖM

Om myiter och celluliter i bäckenbotten. Hygiea, 1891, sid. 166.

Les modifications pathologiques des muscles et du tissu adipeux auxquelles on a donné le nom de myosite et de cellulite s'observent, comme on le sait, dans un endroit quelconque du corps. L'auteur a eu l'occasion de constater plusieurs fois que l'une et l'autre peuvent occuper le fond du bassin.

L'origine de la première observation de ce genre a été l'introduction d'un speculum de Sims causant des douleurs trop violentes pour provenir d'une hyperémie du vestibule, celle-ci surtout ayant diminué par le traitement, et la sensibilité persistant néanmoins. J'explorai donc avec soin soit par le vagin, soit par le rectum le fond du bassin et je trouvai dans toute son étendue des parties plus ou moins douloureuses qui se révélaient au toucher comme une pâte, un gonflement ou un épaississement du tissu ou comme de petits grains circonscrits. Plus tard j'ai assez souvent observé semblables phénomènes Ils se produisent soit dans le tissu adipeux du creux ischio-rectal, soit dans les muscles et surtout dans les attaches ou tout près des attaches à l'os coccyx du muscle releveur de l'anus. Dans quelques cas, la myosite et la cellulite ont été observées sans complication d'altération génitale simultanée ou antérieure ; mais dans la plupart il y avait aussi une endométrite ou de l'hyperémie vaginale. Les malades étaient des femmes

(1) Bassin mou.

mariées ou non mariées, quelques-unes en état de grossesse. Les symptômes
ont été variables, dépendant du degré et du siège de l'affection. Les malades
éprouvent une sensation de poids et de pression ou de douleur et de cuisson,
tantôt et surtout dans la région vulvaire, tantôt dans la région de l'anus. La
malade souffre fréquemment en s'asseyant et ces douleurs sont ordinairement
plus violentes au moment où elle se relève. Les évacuations sont douloureuses
ou, ce qui est encore plus commun, la malade éprouve une certaine difficulté à
pousser, et une sensation de relâchement ressemblant à celle qu'accusent les
personnes atteintes de myosite ou de cellulite de la paroi abdominale. Ces symptômes sont, comme on voit, à peu près ceux que les auteurs décrivent sous le nom
de « coccygodynie » *mais on n'indique comme la cause de telles douleurs que les
modifications pathologiques du coccyx ou de ses articulations.* Dans quelques cas
j'ai trouvé les articulations de cet os sensibles, mais le plus souvent l'os lui-
même n'était pas le principe de la souffrance. Dans trois de mes cas ces modifications pathologiques ont causé du vaginisme pas très marqué à la vérité. Il
faut rechercher le rôle que la myosite et la cellulite du fond du bassin jouent
dans les cas où elles ne sont qu'un symptôme. Quant à l'étiologie je ne l'ai pas
beaucoup étudiée. Les refroidissements causés par des vêtements insuffisants
ne protégeant pas la région atteinte sont ordinairement regardés comme la principale cause des myosites en général. Il faut probablement aussi lui attribuer la
cellulite du fond du bassin. Le traitement que j'ai employé a été le massage bi-
manuel L'index gauche ou droit est placé dans le rectum et masse ou sert de
point d'appui à la main extérieure qui, appliquée sur la face inférieure du plancher
pelvien, sert elle-même de point d'appui ou masse. La malade est dans la position de Sims.

PAGES 25 et 27, LIGNES 12 et 8. — Au lieu de : *contraction,* lisez : *contracture.*

— 30, LIGNE 22. — Au lieu de : *communes,* lisez : *commune.*

— 31, — 23. — Au lieu de : *restera,* lisez : *reste.*

— 32, — 7. — Au lieu de : *gynécoolgie,* lisez : *gynécologie.*

— 32, — 14. — Aran est sans contredit un des premiers gynécologues
français. Je dirais volontiers, le premier. Son livre
en remontre au plus fraichement imprimé de nos
traités actuels. C'est le propre des cliniciens de race,
des grands observateurs, de rester maitres quand ils
datent.

— 35, — 4. — *Au début de ma pratique;* ajoutez : hospitalière (1892).

— 54, — 33. — Au lieu de : *grosseur,* lisez : *grossesse.*

— 57, — 31. — Au lieu de : *chez d'autres les phénomènes vaso-dilatateurs
dominent,* lisez : *chez d'autres la vaso-constriction se
manifeste ailleurs, ou au contraire les phénomènes vaso-
dilatateurs dominent.*

— 65, — 32. — Au lieu de : *démontré,* lisez : *démontrée.*

— 76, — 9. — Au lieu de : *comme je l'ai dit,* lisez : *après ce que j'ai dit.*

PAGE 77, LIGNE 15. — Au lieu de : *j'ai avec un succès relatif soigné*, lisez : *j'ai soigné avec un succès relatif.*

— 83, — 16. — Au lieu de : *détendre la paroi, faciliter...*, lisez : *détendre la paroi et faciliter.*

Brandt recommande cette position. Je préconise aussi (ligne 17) le decubitus *dorso-latéral* gauche. L'une et l'autre attitudes rendent service, la sienne par le relâchement de la paroi abdominale à droite, la mienne par le même relâchement et le déplacement de l'intestin grêle vers la gauche.

— 84, — 11. — Ajoutez : *Plus les pieds sont rapprochés du siège moins la paroi abdominale offre de résistance.*

— 86, — 25. — Voici comment Aran s'exprime dans ses leçons cliniques (p. 45) : CONTRAIREMENT AU PRÉCEPTE DONNÉ PAR QUELQUES AUTEURS, IL NE FAUT PAS TENIR LE POUCE, LE MÉDIUS ET LES AUTRES DOIGTS FLÉCHIS DANS LA PAUME DE LA MAIN, CE QUI FAIT PERDRE A L'INDEX PLUS DE DEUX CENTIMÈTRES DE SA LONGUEUR (LISFRANC) ; MAIS, BIEN AU CONTRAIRE, LES TENIR FORTEMENT ÉTENDUS ET ÉCARTÉS LES UNS DES AUTRES, LE POUCE DIRIGÉ VERS LE SOMMET DE LA VULVE, EN DEHORS DU CLITORIS, LE MÉDIUS ET LES AUTRES DOIGTS PORTÉS EN ARRIÈRE, LE MÉDIUS EMBRASSANT LE PÉRINÉE ET L'ANUS QU'IL REFOULE DEVANT LUI. A peu de chose près Aran décrit exactement la position de Brandt.

— 87, — 9. — Au lieu de : *fig.* 4, lisez : *fig.* 10.

— 90, fig. 13. — Les lettres A B n'ont pas de signification.

— 101, LIGNE 13, 14, 15. — Au lieu de : *la partie droite du gros intestin (cœcum et colon) se ressent parfois des altérations génitales ou du moins coïncide avec elles, mais ces altérations sont ordinairement liées à la ptose du rein*, lisez : *la partie droite du gros intestin (cœcum et colon) se ressent parfois des altérations génitales, et s'hyperémie lors des congestions périodiques ; tuméfaction liée également à l'œdème et à la ptose du rein.*

— 101, — 16. — Ajoutez : *le decubitus dorso-latéral gauche avec flexion des cuisses sur le bassin est très utile pour l'exploration du cœcum.*

— 105, — 12. — Au lieu de : *dans ce cas le fond même, dans le decubitus dorsal*, lisez : *dans ce cas le fond, même dans le decubitus dorsal.*

— 105, — 23. — Ajoutez : DIRECTION ET SITUATION NORMALES DE L'UTÉRUS GRAVIDE. — L'utérus gravide est *en règle* fortement antéversé dès le 2e ou 3e mois de la grossesse. Le col est maintes fois si éloigné de l'orifice vaginal qu'on ne peut le cerner avec le doigt surtout si la femme est examinée dans la station sur pieds. Brandt a signalé le fait dans son livre suédois. Cette remarque et sa description de la consistance spéciale de l'utérus (Erratum p. 123) ont ouvert mes yeux sur ses qualités d'observateur. Qu'il sentit ce que les accoucheurs spécialistes seuls, *quand leurs sensations sont affinées*, connaissent, cela prouvait la précision de son toucher. Brandt a également, comme je le dis plus loin, mentionné l'aplatissement du col (signe de Hegar).

Page 107, ligne 5. — Consultez au sujet de l'anté-rétro-position l'erratum de la page 250.

— 117, fig. 43. — Cette figure n'est pas exacte. Consultez à son sujet l'erratum de la page 281.

— 119, ligne 5. — Au lieu de : *protétique*, lisez : *protéique*.

— 121, — 4. — *Je n'en ai pas trouvé*, ajoutez : *ou du moins je ne puis affirmer la constance de ceux que j'ai observés.*

— 121, — 6. — Pour bien percevoir le signe de Hegar qui en somme est excellent, on doit palper en massant. Le cas que je cite est exceptionnel selon toutes probabilités. La malade avait une induration de la base du ligament large droit. La grossesse survint au cours du traitement. En admettant une exception, je me fonde non seulement sur cette particularité; mais sur d'autres faits, confirmant l'exactitude du signe de Hegar, et constatés depuis l'impression de la page 121. De plus, en parcourant les notes prises à Stockholm pendant qu'on me traduisait le livre suédois de Brandt, j'y trouve la remarque suivante : « au 3e mois de la grossesse le col est aplati d'avant en arrière et la voûte du vagin est élargie. » Brandt avait donc constaté cette modification de la région cervicale, avant 1884.

— 121, — 30. — *Dans le rectum*, ajoutez : *ou entre l'index et la main libre qui masse.*

— 123, — 15. — Brandt comparait cette « consistance spéciale, à celle d'une terre soulevée par la charrue. »

— 129, — 21. — Au lieu de : *examen médial*, lisez : *examen médiat.*

— 130, — 33. — Au lieu de : *border*, lisez : *broder.*

— 133, — . — Ajoutez : *Lorsque les œdèmes péri-oophoro tubaires commencent à se dissiper et les annexes à se dessiner, pour les distinguer des anses intestinales contenant de petites boules fécales, pratiquez l'effleurage par le rectum; roulez toute la masse. . . .*

Pages 139, 140, 141, 142, 143. — **Cellulite ligamentaire. Contracture. Rectum douloureux**. — Ces phénomènes m'ont semblé particulièrement tenaces lorsque l'origine des affections génitales était suspecte. Ils l'ont été très nettement dans un cas d'oophoro-salpingite où la blennorrhagie ne faisait point de doute (uréthrite de la malade, mari atteint de gonorrhée). Il conviendrait peut-être de faire un rapprochement entre les altérations ligamentaires, la contracture ligamentaire, la contracture du périnée, et les crampes douloureuses signalées par Charcot dans les masses musculaires voisines des articulations envahies par l'infection blennorrhagique ; mais je répète que de tels phénomènes ne sont pas nécessairement liés à ce virus puisque je les ai observés sur des malades non suspectes.

— 157, LIGNE 16. — Au lieu de : *c'est ce qu'on appelle mouvement acti* , isez *c'est ce que j'appelle mouvement actif*. En effet Brandt distingue le mouvement actif du mouvement à résistance, la première désignation étant réservée par lui aux exercices que la malade exécute seule. Il m'a semblé inutile de multiplier les catégories.

— 157, — 15 et 16. — *Résistent et font effort tour à tour*. Expression impropre. La résistance implique l'effort. Il faut dire : *opposent réciproquement leurs forces*. Voyez à ce sujet, l'observation de la page 214, à propos des malades qui de mauvaises deviennent bonnes exécutantes sur un simple changement de formule, et en erratum la note complémentaire. FAITES AUTANT QUE POSSIBLE RAISONNER LES EXERCICES COMME VOUS LES RAISONNEZ VOUS-MÊME.

— 158, fig. 54. — Mettez les barbes de la flèche à la place du dard, et le dard à la place des barbes. Le mouvement s'exécute de *dedans en dehors*.

— 159, — 9. — Au lieu de : *Sanders*, lisez : *Zander*.

— 160, LIGNE 14. — Texte exact de Josephson : « La gymnastique générale a une grande valeur pour activer la nutrition et faciliter les évacuations. Elle a de plus une efficacité psychique ; mais, *je ne crois pas* qu'on puisse arrêter une hémorrhagie génitale en employant comme moyen décongestionnant des mouvements de bras » (JOSEPHSON).

— 160, — 33. — Voici l'article en question. Extrait du « Médecin-praticien », nº 29, 1894. Auteur : Freudenberg, gynécologue à Dresde.

PRATIQUONS-NOUS, OUI OU NON, EN ALLEMAGNE LE MASSAGE DE BRANDT ? — PAR LE Dr FREUDENBERG

« Dernièrement parurent à l'étranger deux publications importantes qui traitent de la méthode de Th. Brandt à des points de vue essentiellement différents. Cette différence s'exprime même par leurs titres respectifs.

Ces publications sont : la « Kinèsithérapie gynécologique » du Dr Stapfer (Paris), parue dans les numéros d'août, septembre et octobre des « Annales de gynécol. et d'obst. » 1892, et « Deux ans d'expérience du massage pelvien dans les cas gynécologiques avec relation de ces cas », par Vineberg (New-York), dans le numéro de février 1893 du « Journal Américain d'Obstétr. », etc.

Stapfer était le délégué du gouvernement français chez Brandt, à Stockholm. Après avoir étudié la méthode de Brandt à fond, il présenta au gouvernement et à l'Académie de médecine un rapport avec description exacte de la méthode dont il recommande vivement l'introduction en France à tous les médecins français. Vineberg lui aussi a étudié la méthode de Brandt, chez Brandt même, à Stockholm (son travail sera reproduit dans le prochain numéro de « Frauenarzt ». Il consacra deux années au « pelvi-massage », et vient de publier les résultats obtenus qui sont très favorables.

« Kinèsithérapie », c'est le titre que Stapfer donne à son travail pour indiquer, comme il le dit expressément d'ailleurs, que par le mot « massage » on ne caractérise nullement la méthode de Brandt, attendu qu'une moitié seule de ce système mérite pareille désignation. (De même l'auteur de ce travail a choisi dans son livre les « Gebärmutter-Geschwulste » l'expression de « traitement mécanique » pour indiquer le vrai sens du traitement).

Vineberg, au contraire, de ses études chez Brandt ne retient que le massage seul du bassin et appelle par conséquent son traitement, non pas méthode de Brandt, mais « pelvi-massage » tout simplement. Nous trouvons donc dans les titres de ces publications deux différents programmes qu'il vaut la peine d'étudier de plus près.

Le système de Brandt est bien fixé et universellement connu. Comme gymnaste il ne voit dans le massage du bassin chez la femme, inventé par lui, qu'une partie de la méthode gymnastique qu'il emploie dans la généralité des maladies des femmes. C'est la manière de voir aussi du Dr Stapfer. Vineberg accuse à tort Stapfer de chercher querelle aux Allemands en traitant de « bâtarde » leur méthode dans la pratique du traitement ; non, c'est la conviction pleine et entière de Stapfer exprimée en toute franchise, et elle est conforme au point de vue de Brandt. Si Stapfer se trompe en prétendant que la méthode de Brandt n'est appliquée *nulle part* en Allemagne d'une manière tout à fait correcte, il a cependant raison, d'une façon générale, comme nous le verrons tout à l'heure. Déjà les premières publications qui parurent, après le séjour de Brandt à Iéna, démontrent que, tout en acceptant le principe de la méthode de Brandt, on tend à la modifier. Seiffart y adjoint dès 1888 les pessaires, pour les déviations. Prochownick (1890) et d'autres considèrent l'assistant comme une superfluité gênante. En se privant d'aides, presque partout en Allemagne les médecins ont rendu impossibles les mouvements généraux gymnastiques. La gymnastique mécanique de Zander n'était applicable que dans les grandes villes. L'élévation de l'utérus elle-même, si préconisée par Brandt, devenait également impraticable au moins suivant les procédés de Brandt.

Dans ces dernières années, une brèche nouvelle fut faite au système par le Professeur von *Preuschen*, démontrant que l'écart seul des genoux (gymnastique de Brandt) pouvait guérir le prolapsus. Brandt répondit que la totalité des cas ne guérissait pas ainsi et le professeur reconnut dans la suite que les assertions de Brandt étaient exactes. Dührssen et d'autres montrèrent pratiquement que l'élévation de l'utérus pouvait être faite bi-manuellement par le médecin. Les procédés de Dührssen réclamaient une telle longueur de doigts que peu d'hommes pourraient en fournir de pareils.

De tout cela il résulte, et je pourrais corroborer mon affirmation par d'autres exemples — mais l'énumération n'en finirait pas — que *des manœuvres considérées par Brandt comme essentielles peuvent être remplacées, et que le médecin peut se passer d'aide.*

Partout en Allemagne nous voyons « la méthode, dite de Brandt », ainsi pratiquée, tronquée, modifiée, réduite au massage du pelvis. On y ajoute, suivant les cas, des curettages, des cautérisations, on introduit la sonde (pour redresser l'utérus), on fait l'amputation du col, et on croit se conformer aux préceptes de Brandt.

Tout le monde est censé travailler « d'après Brandt ». Une minorité de médecins seulement sont peut-être les élèves de Brandt.

Les autres ont leur petit système à eux, « d'après Brandt ». Nous ne pouvons nier qu'ainsi en Allemagne on abuse beaucoup, et d'une manière grossière, du nom de Brandt. Stapfer a qualifié la méthode allemande de bâtarde. Il aurait pu stigmatiser plus énergiquement de tels abus, mais Stapfer ne s'élève pas contre les abus. Il démontre seulement qu'en Allemagne la méthode de Brandt est souvent remplacée par d'autres procédés qui peuvent avoir leur justification scientifique mais qu'il ne saurait être question de « méthode de Brandt » par la seule raison qu'on y ajoute le massage.

Brandt lui-même est beaucoup trop modeste, pour ne pas regarder son système comme susceptible d'être perfectionné ; il tient seulement à sauvegarder son système gymnastique. Brandt ne doute pas que des résultats analogues aux siens ne puissent être obtenus par d'autres moyens que les siens. Mais cette voie n'est pas la sienne et il ne peut pas y voir *sa méthode*. Du reste l'expression même de « Massage de Brandt », habituelle en Allemagne, n'a été inventée ni par lui, ni par ses premiers traducteurs.

Dans une discussion à la société des médecins norvégiens, en 1874, les médecins parurent disposés à conserver la partie du système Brandt qui n'exigeait pas d'aide et rejetèrent la gymnastique de Brandt, n'acceptant que le traitement local de sa méthode.

« Ma conscience, dit Brandt, ne me permet pas de me priver de la gymnastique générale pour le traitement des malades. »

On se trouve donc en présence de deux systèmes différents souvent opposés. D'une part le *traitement gymnastique de Brandt*, et d'autre part le *traitement médical avec massage du bassin seul.*

La critique, ouvrant l'œil sur cette scission, doit veiller à ne pas confondre les deux catégories. Comment peut-on discuter la « méthode de Brandt » quand chacun la pratique à sa fantaisie ? Celui-là seul qui applique rigoureusement l'ensemble du système de Brandt peut dire de quoi il est capable et de quoi il est incapable.

Les observations de Vineberg sont intéressantes quoiqu'il ait employé le pelvi-massage au lieu de la méthode de Brandt ; mais il serait à désirer que la science allemande, comme la science américaine, fissent une séparation rigoureuse, aussi bien des noms que des choses.

PAGE 169, fig. 58. — Même correction que pour la figure 54, p. 158.

— 176.   — EXERCICES RESPIRATOIRES OU COMBURANTS. Savoir respirer est chose rare. Presque toutes les malades, surtout les nerveuses, ont besoin d'une éducation spéciale à ce sujet. Le Dr Saquet (de Nantes) m'a recommande un excellent procédé pour l'ascension des escaliers : 1° Inspiration au bas des marches ; 2° Ascension de quelques marches pendant l'expiration ; 3° Arrêt pour inspirer. Et ainsi de suite.

Pour les mouvements respiratoires qui terminent les séances je préfère le mode d'exécution figuré page 176, parce que le médecin, dans l'attitude représentée, respire lui-même, dilate et efface sa poitrine, *ce qui le repose;* mais les variantes sont fort nombreuses. Ainsi, le médecin peut se tenir debout sur le tabouret derrière la malade, à laquelle sa jambe gauche ou droite sert de dossier comme dans la figure 67. Il saisit les aisselles par devant. Tel est le mode décrit par Brandt, excellent pour les malades qui n'arrivent pas à rester passives et tournent les bras comme des ailes de moulin, quoi qu'on dise. Terminez par une légère vibration exécutée sur les épaules de la malade qu'embrassent les paumes de vos mains. En même temps effacez lesdites épaules. Forcez ainsi très doucement la malade à poitriner et aidez-la par la pression de votre jambe dans l'espace inter-scapulaire. La malade peut encore se tenir debout entre les chambranles d'une porte assez rapprochés et assez éloignés pour que les avant-bras s'y appuient dans toute la longueur, les bras étant horizontaux. Elle se dresse sur la pointe du pied, poitrine à ce moment et fait une large et profonde respiration Le médecin, à ses côtés, applique une main sur le ventre, l'autre entre les omoplates et facilite, par une légère pression, l'expansion thoracique au moment où la malade se dresse sur les orteils et inspire. Autre mode décrit par Brandt.

Quand on possède les principes fondamentaux de la gymnastique, on peut varier presque à l'infini les modes

d'exécution. Cela est même préférable, telle malade exécutant mieux tel ou tel mode que tel autre.

PAGE 200, LIGNE 9. — Ajoutez : *on surveillera l'effet des exercices de chant.* —
Les exercices de chant ont une influence marquée sur la
circulation abdomino-pelvienne quand les chanteuses,
surtout débutantes, ont la respiration diaphragmatique
pour méthode et font travailler les muscles du ventre.
On peut ainsi avancer la menstruation, l'augmenter, la
dérégler. D'autre part les modifications de la circulation
abdomino-pelvienne retentissent sur le larynx. La qualité des sons et de leur émission varie. Le premier effet
est mécanique, le second, d'ordre réflexe, relève des
phénomènes vaso-moteurs que ce livre signale.

— 204, — 2. — Ajoutez : *après le massage on doit, en règle, mettre les
malades sur leur séant et ne pas tolérer qu'elles s'y mettent seules. Le médecin applique une main sur l'espace
inter-scapulaire, saisit de l'autre le tiers supérieur du
bras ou mieux les deux mains et assied la femme qui
roidit le dos. Cette méthode, dont le but est d'éviter
la contraction des muscles abdominaux, est utile
en cas de métrorrhagies, d'utérus dévié ou réduit, et
de prolapsus. J'en ai fait une règle, à l'exemple de
Brandt. On enseignera de plus à ces malades, comment, privées d'aide, elles doivent se lever : en se tournant sur le côté, jambes et cuisses fléchies, pour se
mettre ensuite à genoux ; ou bien en s'aidant des mains
posées à plat, en arrière du siège et en faisant effort
des bras seuls pour s'asseoir. Ces procédés sont ceux que
Brandt conseille.*

— 421, — 18. — Essayez aussi, quand l'un des membres fonctionne irrégulièrement pendant l'exercice, de faire incliner légèrement le corps du côté de ce membre, à peu près
comme le représente la fig. 8, mais sans flexion latérale du tronc.

— 214, — 25. — Ajoutez : *le succès de ce simple changement de formule
tient à ce que beaucoup de malades ne comprennent pas
qu'elles font agir* LES MÊMES GROUPES MUSCULAIRES *pendant
les deux temps de l'exercice. Elles croient que l'effort à
faire est différent dans le premier et dans le second. Cette
méthode pédagogique est applicable à tous les mouvements gymnastiques actifs dans lesquels le médecin et
la malade* OPPOSENT RÉCIPROQUEMENT LEURS FORCES.

— 230, fig. 117. — Rétablissez la flèche ; mais donnez-lui la direction indiquée *en erratum* pour la même fig. (54, p. 158 ; 58, p.
169.)

PAGE 250, LIGNE 23. — **Anté-rétro-déviation**. — Schultze et Fritsch, cités par Ziegenspeck ont décrit une rétroversion avec antéflexion que Ziegenspeck qualifie de prétendue (die Sogennante Retroversio cum anteflexione). Je ne sais si la description de Schultze et de Fritsch s'accorde avec la mienne, mais ce que je dis avoir senti, je l'ai senti. L'anté-rétro-déviation ou rétroversion et antéflexion combinées *ne peut être mise en doute.*

— 259, — 11. — Au lieu de : *résistante*, lisez : *rénitente.*

— 267, — 10. — Au lieu de : *et aurez*, lisez : *vous aurez.*

— 267, — 22. — Au lieu de : *second degré*, lisez : *second type.*

— 272, fig. 45. — Voyez l'erratum de la page 281.

— 279, LIGNE 20. — Au lieu de : *très fréquente*, lisez : *très fréquent.*

— 280, — 1. — Au lieu de : *aisser*, lisez : *laisser.*

— 281, texte et figure. — Ils sont en désaccord. C'est le texte qui est exact. Le pouce incliné à droite et non à gauche devrait croiser l'index sur le dessin. C'est ainsi, du moins, que j'ai fixé l'utérus — dans une fourche, — et cela est conforme à la description de Brandt.

— 314, LIGNE 4. — Ajoutez : *quand les trompes et les ovaires sont fixés au voisinage du plancher c'est surtout par l'effleurage rectal qu'on les libère. Dès qu'on sent la forme de ces organes se dessiner, après dissipation des œdèmes, on les roule du bout de la pulpe indexielle.*

— 316, — 7. — Brandt conseille, pour faciliter le mouvement, de faire exécuter d'abord une légère rotation du tronc et d'exercer la résistance sur la face postéro-externe du bras et non sur la face externe seule.

— 332, — 10. — Ajoutez : *l'exercice des adducteurs fémoraux n'est décongestionnant que grâce au soulèvement du bassin et à l'action simultanée des muscles dorsaux. Ce soulèvement est un correctif de la congestion produite par la contraction des adducteurs ; voilà pourquoi je conseille, à l'exemple de Brandt, de lui faire succéder l'abduction fémorale, exercice dérivatif par excellence. Brandt dit même que cet effet est plus énergique quand l'adduction fémorale précède l'abduction. Cependant en pratique et en règle il n'unissait pas les deux mouvements.*

— 337, — 31. — PROLAPSUS RECTAL. Ajoutez : **Elévation du rectum.**

— 343, — 10. — J'ai entrepris il y a un mois le traitement d'une véritable incontinence d'urine. Les accidents sont nocturnes. La malade est adulte. Son infirmité date de six mois.

La méthode des vibrations a été suivie d'un succès presque immédiat. Je ne pouvais affirmer alors qu'elles en fussent la cause parce que l'incontinence était marquée surtout pendant les molimens et que nous traversions une période favorable. Aujourd'hui leur influence ne laisse aucun doute.

PAGE 347, LIGNE 18. — Aran n'a pas — comme mes expressions le feraient croire — nié le reflux des liquides ; mais il le considérait comme « phénomène tout à fait exceptionnel » (L. clin., p. 629).

— 357, — 10. — Ajoutez : *Pour augmenter l'effort de la malade on saisit le pied par les orteils. On allonge ainsi le bras de levier qu'elle doit mouvoir.*

— 364, — 17. — *Gravité exceptionnelle mais réelle.* Très réelle en effet dans certains cas. J'ai vu les troubles oculaires se manifester non par de la conjonctivite, comme dans l'observation citée à la page 368, mais par une sclérotite. Malade en pleine ménopause, atteinte de fibro-myome, goutteuse. Le Dr P... oculiste, avait écrit sur l'ordonnance d'un collyre : SCLÉROTITE D'ORIGINE UTÉRINE. Voilà donc un observateur dans le diagnostic duquel je retrouve ma propre observation, un partisan *avant la lettre* des idées que ce livre défend, et qui ne datent pas d'hier, puisqu'elles existent dans la vieille doctrine des métastases et sont résumées dans le très ancien aphorisme : *propter uterum mulier est id quod est.* J'ai traité cette malade par les exercices décongestionnants céphaliques, représentés sur les figures 203, 204, 205 et 206, par de *très légers massages du globe oculaire,* dont la résistance anormale a disparu en même temps que les douleurs, sous cette influence et sous celle des molimens abdominaux, que je favorisais.

— 369, — 15. — Au lieu de : *dans le tronc,* lisez : *dans la fosse.*

— 377, — 10. — Ajoutez : *pour les femmes exposées aux méno- et métrorrhagies, défiez-vous de l'abus des laxatifs et purgatifs.*

— 385, — 2. — Au lieu de : *phénomène constant, dans les diverses espèces, sauf* EXCEPTION *d'arrêt en diastole chez quelques batraciens,* lisez : *phénomènes constants chez les batraciens, sauf* EXCEPTION *d'arrêt en diastole pour quelques individus.*

— 390, — 2 et 3. — Au lieu de : *la persistance des battements du cœur malgré la section des pneumogastriques,* lisez : *la persistante accélération des battements du cœur, malgré l'excitation du bout périphérique des pneumogastriques sectionnés.* Voici la relation de l'expérience :

DIMANCHE 9 JUIN ; XXVe SÉANCE. Laboratoire de la Faculté. — Lapin no 2. Injection de morphine 15 milligr. Respiration artificielle. Mise à nu des pneumogastriques. On passe un fil sous eux.

Exploration directe des battements du cœur. On prend d'abord deux tracés : avant, pendant et après massage du paquet viscéral à travers la peau. On n'obtient pendant massage qu'un très léger déplacement en haut de toute la courbe. Autrement dit, le tracé est à peu près uniforme dans toute sa longueur.

Pendant un troisième tracé, un peu après le début, on comprime le paquet viscéral et on obtient immédiatement le déplacement du graphique en haut, sans élévation des pointes.

On cesse la compression pendant un instant; puis on reprend les frictions. Même résultat.

On sectionne les pneumogastriques. Massage du ventre, sans modification du tracé au début de l'opération. Au milieu, la courbe se déplace un peu en haut, sans élévation des pointes.

ON EXCITE A PLUSIEURS REPRISES LES BOUTS PÉRIPHÉRIQUES DES PNEUMOGASTRIQUES SANS ARRÊT DU CŒUR. *On avait choisi, pour la section, les deux plus gros troncs longeant l'artère. En agissant sur un nerf voisin et parallèle le cœur ne s'arrête pas davantage. On suspend la respiration; le cœur ne devient pas arythmique.* Ce cœur, très petit, bat en apparence avec la même vitesse qu'au début des expériences et a fonctionné avec une rapidité et régularité singulière (véritable galop) pendant toute la durée des expériences.

On sacrifie l'animal. *On s'assure par la dissection que les pneumogastriques ont été coupés.*

J'ai supposé (page 390 et dans la thèse de Romano) qu'à la morphine on avait substitué par erreur un alcaloïde d'ordre différent. C'est possible, mais deux renseignements ou constatations manquent à notre relation : 1º La préparation de la ligature des pneumogastriques a-t-elle précédé ou suivi la mise à nu du cœur ? Rien ne l'indique. Nous ne savons donc quel était l'état du cœur avant l'opération. 2º On n'a pas examiné les viscères. Or le cœur, pendant toute la durée de l'expérience, avait l'apparence et l'allure de celui des animaux dont la circulation abdominale est paralysée par section radicale des splanchniques, section qui n'existait pas; mais l'excitation du nerf de Cyon a, *d'après ce que j'ai lu,* des effets analogues et rien ne prouve qu'on n'avait pas agi sur ce nerf en préparant la ligature des vagues

PAGE 390, LIGNE 11. — Au lieu de « *m'avait paru* », lisez *m'avaient paru.*

— 430. EN NOTE. — Au lieu de : *voyez l'appendice,* lisez : *voyez les notes complémentaires.*

PAGE 433. — **Traitement des maladies des femmes par Th. Brandt.** Th. Brandt a publié deux traités de sa méthode, le premier (1884) en suédois. Il est intitulé GYMNASTIKEN SÅSOM BOTMEDEL MOT QVINLIGA UNDERLIFSSJUKDOMAR JEMTESTRÖDDA ANTECKNINGAR I ALLMÄN SJUKGYMNASTIK. ce qui signifie : *De la gymnastique comme traitement des maladies du bas-ventre des femmes avec quelques remarques sur la gymnastique générale.* — Le second traité écrit en allemand a pour titre : *Behandlung weiblicher Geschlechtskrankheiten :* C'est celui dont cet ouvrage donne la traduction française faite sur la deuxième édition (1893). La première date de 1890.

Resch a traduit en allemand le livre suédois, en 1888. Brandt n'appréciait pas ce travail parce que les exercices musculaires avaient été négligés. C'est cependant en lisant la traduction de Resch ou du moins celle de Stas (d'Anvers) d'après Resch que j'ai eu la première idée de la géniale synthèse de sa méthode.

Je n'ai possédé qu'en 1893 l'ouvrage original allemand. Sachant qu'il avait été retouché, j'avais préféré prendre d'abord connaissance de l'ouvrage suédois, plus personnel. — J'ai trouvé, chez Brandt, l'exemplaire que des amis et élèves dévoués ont couvert de notes ou de ratures pour le guider dans la composition du livre allemand. J'ai reproduit dans mon propre exemplaire ces notes et ces ratures, avec l'intention d'examiner un jour si les correcteurs n'avaient pas, dans une intention d'ailleurs louable, supprimé certains passages qui contredisaient trop ouvertement et sans couleur de science les idées médicales courantes à l'époque de la publication. Je ne me suis pas encore occupé de cette recherche et serais bien étonné qu'elle fût stérile mais elle exigera du temps à.cause de l'obscurité de l'auteur et de ses continuelles digressions. J'en ai pour preuve la peine que nous avons eue, mon collaborateur E. von Sneidern et moi, à extraire les idées claires des lettres de Brandt. Quantité de ces lettres, notamment un mémoire sur le traitement des prostatites et des affections vésicales, n'ont pas encore été étudiés par nous.

PAGE 450. — GÉNÉRALITÉS. — Les deux ou trois premiers feuillets de ce chapitre représentent un admirable exposé du système de Ling appliqué par Brandt aux maladies des femmes. La clinique et l'expérimentation confirment ces déductions de la simple logique (Voyez pages 77, 78 et l'étude des troubles vaso-moteurs, page 349 *et passim*).

PAGE 453, LIGNE 16. — *Autrement la seule indication du traitement est la stérilité*. Brandt avait remarqué, comme ceux qui ont pratiqué son traitement peuvent l'observer, que bon nombre de malades devenaient enceintes après l'avoir suivi ou même pendant son cours. Je n'ai pas fait de la stérilité une indication spéciale parce que ses causes sont multiples et qu'il serait enfantin de conseiller le traitement kinésique à toutes les femmes infécondes même en éliminant celles qui le sont par la faute du mari ; mais j'appelle l'attention sur deux faits depuis longtemps connus et trop oubliés : 1° l'intégrité des organes génitaux n'est pas indispensable à la conception ; 2° l'état général exerce sur elle une influence capitale. Or il tombe sous le sens que le traitement kinésique, qui atteint non seulement les lésions locales, mais la santé de tout l'organisme, et tend à rétablir, par une sorte de *rééducation des centres nerveux*, l'équilibre des fonctions, est par excellence le traitement des infécondités.

PAGE 454, LIGNE 6. — Un petit nombre de malades seulement trouvent profit à séjourner à l'hôpital au lieu de s'y rendre chaque matin pour le traitement. Je ne traite à l'hôpital et chez elles que les malades alitées ou incapables de marcher et dès qu'elles peuvent le faire, je les renvoie de l'hôpital ou je cesse de me rendre chez elles. La promenade de dix minutes (minimum) que j'exige avant et après les séances fait partie du traitement. J'ai toujours vu les progrès s'accentuer dès que la malade se donnait du mouvement en allant et venant. On pourrait objecter qu'à l'hôpital tout au moins il est facile d'exiger que la femme se remue et ne reste pas au lit ; mais l'immobilité et l'inactivité ne sont pas les seuls inconvénients. Le prompt dégoût de la nourriture relativement inférieure à celle que les femmes ont chez elles, car la plupart ne sont pas des indigentes, l'éveil matinal par le libre accès des tout premiers rayons de l'aurore à travers les fenêtres sans rideaux, et le bruit que font les infirmières sans égard pour le sommeil des salles, en circulant, remuant et nettoyant la vaisselle, sont autant de causes de fatigue et de dépression compensées, pour un petit nombre de malades seulement, par le repos relatif qu'elles goûtent.

PAGE 457, LIGNE 34. — Par : *mouvements passifs*, entendez : *le massage*. Le massage fait partie des mouvements passifs, et Brandt emploie sans cesse ces deux mots comme synonymes de massage.

— 463, — 14. — Je considère cette concentration et contention d'esprit comme indispensables. J'ai insisté sur sa nécessité. A l'hôpital lorsque je parle aux élèves pendant la pratique du massage et les exercices gymnastiques, j'opère toujours moins bien.

— 465, — 7. — Cet alinéa renferme la description embryonnaire de ce que j'ai décrit sous le nom de *palpation bi-manuelle combinée au massage*. De même, le germe du palper bi-manuel simple se trouve dans le Traité des accouchements de Puzos (1759) en ces termes : « pendant que le chirurgien tiendra son doigt comme adapté à l'orifice de la matrice, il appliquera le plat de l'autre main sur le ventre, à l'endroit où doit se trouver la matrice. S'il y sent un corps rond qui s'enfonce et se relève aisément quand il le presse plus ou moins, si ce même corps poussé légèrement par son fond de haut en bas répond au doigt adapté à l'orifice de la matrice, et s'il ballotte et renvoie successivement de l'une à l'autre main la partie qu'il presse par ses deux extrémités opposées, il ne doutera pas que ce soit la matrice et il sera sûr qu'elle renferme en elle quelque chose ; parce que l'on sait que cette partie, hors l'état de grossesse et de maladie, se trouve cachée sous le pubis, sans le déborder, et par conséquent on a beau la chercher dans le ventre on ne peut la rencontrer. »

— 467, — 7. — Cet effleurage, tel que Brandt le décrit, ressemble à une passe magnétique à laquelle la suggestion se mêle. En réalité c'est un massage centrifuge, le seul que les nerveuses supportent. Il ne faut pas oublier qu'à l'origine Brandt considérait sa méthode comme magnétique.

PAGE **467**, LIGNE **20**. — *Toucher fin, main douce et très petits mouvements...* et les lignes suivantes. — Voilà encore un de ces passages où le maître observateur se montre et où les principes fondamentaux de la méthode du diagnostic par le palper-massage sont condensés en quelques mots.

— **468**, — Avant-dernière phrase : *Dans les cas d'utérus gravide,* etc. J'ai fait de cette anté-position durable un signe de probabilité de la grossesse. Je le dis une fois pour toutes et le lecteur attentif le verra d'ailleurs lui-même : plus d'une idée développée dans mon ouvrage a été exprimée par Brandt, plus d'un fait, étudié par moi, ou par d'autres, a été signalé par lui. Exemple le signe de Hegar.

— **469** et suivantes. — Quoique le chapitre de Brandt renferme d'utiles indications et la description de procédés nouveaux pour la réduction de l'utérus, quoiqu'il eût pour lui quelque prédilection, je le trouve court, incomplet, et ses catégories ne sont pas claires Sa longue expérience eût pu le faire tout autre. Ce chapitre rappelle l'enseignement de certains professeurs très expérimentés, rompus au métier, qui ont oublié les difficultés par lesquelles eux-mêmes ont passé et qui, supposant connues de leurs élèves quantité de choses qu'ils ignorent, résument des méthodes fort compliquées par la variété des cas, en une sorte de schéma et par cette simplification et cette synthèse toute factice, ôtent à l'enseignement médical la puissance qu'il tire d'une analyse approfondie qu'exige la diversité des faits et la contingence de notre art.

— **473**, LIGNE **14**. — Supprimez : *au massage.*

— **478**, — **29**. — Au lieu de 1893, lisez : 1883. (?)

— **479**, — **18** et **19**. — Supprimez : *du ligament antérieur.*

— **489**, — **14**. — Au lieu de : *congestionnent et augmentent,* lisez : *congestionne et augmente.*

— **516**, — **6**. — Au lieu de : *selon les forces,* lisez : *selon sa force.*

— **525**, — **18**. — LES ŒDÈMES. — J'ai traduit, au cours de l'ouvrage, les expressions *gonflement, boursouflure,* et quelquefois *excroissance* par le mot ŒDÈMES. Ne pas oublier que cette traduction est une interprétation.

— **531**, — **22** et **23**. — Au lieu de : *les bras étant fléchis à l'articulation du coude, et les mains à la hauteur des épaules,* lisez : *l'articulation du coude étant fléchie de façon que les mains soient à la hauteur des épaules.*

PAGE 532, LIGNE 25. — Consultez, au sujet de cette association, la note complémentaire de la page 332.

— 534, — 3 et 4. — Au lieu de : *XVIII pratiqué sans résistance et debout. Dans l'autre exercice la malade debout lance ses bras en haut avec une certaine force,* lisez : 1° *La malade debout lance ses bras en haut ou les ouvre, avec toute la force dont elle est capable.* 2° *XVIII pratiqué sans résistance.*

— 557. DES PSEUDO-FIXATIONS. — Brandt connaissait fort bien la contracture qui est une pseudo-fixation. Je lui dois donc la première notion de ce que j'ai appelé : « *torticolis ligamentaires.* « Lorsque je m'étais fait traduire à Stockholm son livre suédois, j'avais été frappé de l'emploi fréquent du mot : SAM-MANDRAGNING, qui signifie contracture. De plus Brandt laisse entendre, page 561, sans trop affirmer, presque entre les lignes, par respect de l'opinion courante des médecins pour lesquels la *pseudo-fixation* est un phénomène inconnu, que la fixation vraie est moins fréquente. Je suis tellement convaincu de la conformité de nos opinions à ce sujet que j'ai interprété souvent, dans le sens de contracture et rétraction, des mots dont l'acception littérale mais vague aurait été tension.

La *contracture* est un phénomène de toute évidence, aussi manifeste que la *contraction* à laquelle j'ai fait jouer un rôle, — après Velpeau et Thevenot, — dans les VARIATIONS DU DEGRÉ D'ENGAGEMENT DE LA RÉGION FOETALE, PENDANT LA GROSSESSE ; — série d'articles publiés dans l'*Union médicale*, il y a dix ans environ. Seulement Thevenot et surtout Velpeau n'accordaient de puissance musculaire qu'aux ligaments ronds, et aux ligaments ronds hypertrophiés par la gravidité. Je répartis cette puissance dans tout l'appareil suspenseur de l'utérus et des annexes.

Ce livre vient maintenant prouver l'existence de la *contracture ligamentaire* — variable suivant les individus et les conditions — dans les affections gynécologiques et dans la grossesse. Il la montre. Il apprend à la saisir sur le fait.

« Comment un utérus rétro-dévié pourrait-il tenir en place, a écrit Brandt, SI LES LIGAMENTS NE SE CONTRACTAIENT PAS ? » (page 547).

J'ajoute ceci : comment un utérus dévié, remis en place, bien suspendu, pourrait-il *se dévier et se fixer douloureusement à nouveau du jour au lendemain, si les ligaments* œdématiés (cellulite) NE SE CONTRACTURAIENT PAS ?

TABLE GÉNÉRALE

DIJON, IMPRIMERIE DARANTIERE, RUE CHABOT-CHARNY, 65.